Medical Wellness & Co.

Der Gesundheitsvorsorgetourismus in Deutschland

Angebot und Nachfrage im Wandel

Bibliografische Information der Deutschen Bibliothek
Die Deutsche Bibliothek verzeichnet diese Publikation in der
Deutschen Nationalbibliografie; detaillierte bibliografische Daten
sind im Internet über http://dnb.ddb.de abrufbar.

Meike Sonnenschein
Medical Wellness & Co.
Der Gesundheitsvorsorgetourismus in Deutschland
Angebot und Nachfrage im Wandel

Berlin: Pro BUSINESS 2009

ISBN 978-3-86805-968-7

1. Auflage 2009

© 2009 by Pro BUSINESS GmbH
Schwedenstraße 14, 13357 Berlin
Alle Rechte vorbehalten.
Produktion und Herstellung: Pro BUSINESS GmbH
Gedruckt auf alterungsbeständigem Papier
Printed in Germany

www.book-on-demand.de

Meike Sonnenschein

Medical Wellness & Co.

Der Gesundheitsvorsorgetourismus in Deutschland

Angebot und Nachfrage im Wandel

Die vorliegende Arbeit wurde vom Fachbereich 09 (Chemie, Pharmazie und Geowissenschaften) der Johannes Gutenberg-Universität Mainz im Jahr 2008 als Dissertation zur Erlangung des akademischen Grades eines Doktors der Philosophie (Dr. phil.) angenommen.

Inhaltsverzeichnis

I	Inhaltsverzeichnis	I
II	Tabellenverzeichnis	VIII
III	Abbildungsverzeichnis	XII
IV	Abkürzungsverzeichnis	XVII
1	**Thematische Einführung**	**1**
1.1	Zielsetzung	2
1.2	Fragestellung	4
1.3	Gliederung und Methode	6
2	**Gesundheitsvorsorgetourismus als eine Unterform des Gesundheitstourismus**	**8**
2.1	Definition und Abgrenzung des Begriffs Gesundheitstourismus	8
2.2	Gesundheitstourismus als Unterform des Tourismus	12
2.3	Aktiver und passiver Gesundheitstourismus	15
2.4	Untertypen des Gesundheitstourismus – Definition und Abgrenzung der Begriffe	16
2.4.1	Gesundheitsvorsorgetourismus	19
2.4.1.1	Begriffsbestimmungen und Reisemotivation	19
2.4.1.2	Definition	27
2.4.2	Rehabilitationstourismus	28
2.4.2.1	Begriffsbestimmungen und Reisemotivation	28
2.4.2.2	Definition	30
2.4.3	Kurtourismus	31
2.4.3.1	Begriffsbestimmungen und Reisemotivation	31
2.4.3.2	Definition	35

2.4.3.3	Abgrenzung des Kurtourismus von sonstigen Gesundheitstourismusformen	36
2.4.4	Medizintourismus	38
2.4.4.1	Begriffsbestimmungen und Reisemotivation	39
2.4.4.2	Definition	43
2.5	STRUKTUR UND VOLUMEN DES GESUNDHEITSTOURISMUS IN DEUTSCHLAND	44
2.5.1	Nachfrage	44
2.5.1.1	Gästezielgruppen und Reisemotive	44
2.5.1.2	Volumen	46
2.5.2	Wirtschaftliche Bedeutung	50
2.5.3	Angebot	53
2.5.3.1	Struktur	53
2.5.3.2	Volumen	58
3	**GESUNDHEITSVORSORGETOURISMUS IN DER VERGANGENHEIT**	**60**
3.1	GESCHICHTE DES GESUNDHEITS- UND GESUNDHEITSVORSORGETOURISMUS	60
3.1.1	Badereisen von der Antike bis zur frühen Neuzeit	61
3.1.2	Expansion des Kurwesens im 18. Jahrhundert	65
3.1.3	Mode- und Luxusbäder des 19. Jahrhunderts	69
3.1.4	Bürgerliche Badereise und Sozialkur im 20. Jahrhundert	74
3.1.5	Neuorientierung am Anfang des 21. Jahrhunderts	85
3.2	DIE BEDEUTUNG DER GESUNDHEITSVORSORGE IM TOURISMUS IM GESCHICHTLICHEN VERLAUF	87
4	**GESELLSCHAFTLICHER WANDEL UND SEIN EINFLUSS AUF DEN GESUNDHEITSVORSORGETOURISMUS**	**92**
4.1	DEMOGRAPHISCHER WANDEL	94
4.1.1	Rückgang der Geburtenhäufigkeit	98
4.1.2	Zunahme der Lebenserwartung	101
4.1.3	Außenwanderung	103
4.1.4	Überalterung der Gesellschaft	104

4.2	WERTEWANDEL	107
4.2.1	Vom Materialismus zum Postmaterialismus	108
4.2.2	Individualisierung	109
4.2.3	Die Rolle der Frau	111
4.2.4	Spiritualisierung	112
4.2.5	Steigendes Umweltbewusstsein	113
4.3	WANDEL VON ARBEIT UND FREIZEIT	113
4.3.1	Von der traditionellen Arbeits- zur neuen Leistungsgesellschaft	114
4.3.2	New Work	116
4.4	WANDEL VON GESUNDHEITSVERSTÄNDNIS UND – VERSORGUNG	118
4.4.1	Wachsendes Gesundheitsbewusstsein in der Bevölkerung	124
4.4.2	Bedeutungszunahme der Gesundheitsvorsorge	127
4.4.3	Bedeutungsgewinn der ganzheitlichen und alternativen Medizin	131
4.4.4	Verringerung der Kassenleistungen und Zweiter Gesundheitsmarkt	133
4.4.5	Steigende Bereitschaft zur Selbstzahlung von Gesundheitsleistungen	137
4.5	EINFLUSS DES GESELLSCHAFTLICHEN WANDELS AUF DIE NACHFRAGE IM GESUNDHEITSVORSORGE-TOURISMUS	140
5	**GESUNDHEITSVORSORGETOURISMUS HEUTE**	**147**
5.1	VORSORGE(KUR)TOURISMUS IN HEILBÄDERN UND KURORTEN	150
5.1.1	Nachfrage	152
5.1.1.1	Der Vorsorge(kur)tourist	154
5.1.1.2	Reiseerwartung und Reiseverhalten	155
5.1.1.3	Volumen	157
5.1.2	Angebot	163
5.1.2.1	Destination	163
5.1.2.2	Vorsorgeanbieter in Heilbädern und Kurorten	170
5.1.2.3	Ambulante Vorsorgekur	172
5.1.2.4	Stationäre Vorsorgekur	173
5.1.2.5	Kompaktkur	174

5.1.3	Qualitätssicherung	177
5.1.3.1	Prävention im Kurort	178
5.1.3.2	Wellness im Kurort	181
5.1.4	Konkurrenz im Ausland	183
5.2	WELLNESSTOURISMUS	185
5.2.1	Definition und Abgrenzung des Begriffs	187
5.2.2	Nachfrage	194
5.2.2.1	Der Wellnesstourist	195
5.2.2.2	Reiseerwartungen und Reiseverhalten	197
5.2.2.3	Volumen	203
5.2.3	Angebot	204
5.2.3.1	Destination	206
5.2.3.2	Wellnesshotels	207
5.2.3.3	Day Spas und Fitnessstudios	214
5.2.3.4	Freizeit- und Thermalbäder	216
5.2.3.5	Vorsorge- und Rehakliniken	218
5.2.3.6	Reiseveranstalter	220
5.2.4	„Wellnepp" und Wellness-Kritik	221
5.2.5	Zertifizierungen	222
5.3	MEDICAL WELLNESSTOURISMUS	228
5.3.1	Definition und Abgrenzung des Begriffs	229
5.3.2	Nachfrage	233
5.3.2.1	Der Medical Wellnesstourist	234
5.3.2.2	Reiseerwartungen und Reiseverhalten	237
5.3.2.3	Volumen	239
5.3.3	Angebot	241
5.3.3.1	Destination	244
5.3.3.2	Medical Wellnesshotels	245
5.3.3.3	Vorsorge- und Rehakliniken	250
5.3.3.4	Medical Day Spas	255
5.3.3.5	Thermen	256
5.3.3.6	Reiseveranstalter	258
5.3.4	Medical Wellness-Kritik	259
5.3.5	Zertifizierung	261
5.4	VON KRANKENKASSEN BEZUSCHUSSTER PRÄVENTIONSTOURISMUS	266
5.4.1	Gesetzlicher Hintergrund	267
5.4.2	Kooperationen von Krankenkassen und Reiseveranstaltern	268
5.4.3	Nachfrage	269
5.4.4	Angebot	270

5.4.5	Kritik	271
5.5	ZUSAMMENFASSUNG: STRUKTUR UND VOLUMEN DES GESUNDHEITSVORSORGETOURISMUS IN DEUTSCHLAND	274
5.5.1	Nachfrage	274
5.5.1.1	Gästezielgruppen und Reisemotive	274
5.5.1.2	Volumen	278
5.5.2	Wirtschaftliche Bedeutung	282
5.5.3	Vorsorge und Rehabilitation als Nachfragemotive im aktiven Gesundheitstourismus in Deutschland und ihre wirtschaftliche Bedeutung	284
5.5.4	Angebot	287
5.5.4.1	Struktur	287
5.5.4.2	Volumen	289
5.6	EXKURS: VERGLEICH DES GESUNDHEITSVORSORGETOURISMUS HEUTE MIT DER KUR VOR 100 JAHREN	290
6	**DELPHI-BEFRAGUNG ZUR ZUKUNFT DES GESUNDHEITSVORSORGETOURISMUS**	**294**
6.1	DIE DELPHI-METHODE	296
6.1.1	Namensherkunft und geschichtlicher Überblick	298
6.1.2	Einbettung in die empirische Sozialforschung	299
6.1.3	Vor- und Nachteile der Delphi-Methode	301
6.2	ONLINE-DELPHI-BEFRAGUNG	303
6.2.1	Online-Forschung	303
6.2.2	Web-Surveys	305
6.2.3	Vor- und Nachteile von Online-Befragungen	306
6.2.4	Delphi-Befragung online	308
6.3	METHODIK UND DURCHFÜHRUNG	310
6.3.1	Ziel der Befragung	311
6.3.2	Expertenauswahl	313
6.3.2.1	Qualitative Auswahl	313
6.3.2.2	Quantitative Auswahl	318
6.3.3	Der Fragebogen	321
6.3.3.1	Inhaltliche Vorüberlegungen	322
6.3.3.2	Fragebogenlänge	323
6.3.3.3	Gliederung und Fragenabfolge	324
6.3.3.4	Fragenkonzeption	324

6.3.3.5	Online-Design	328
6.3.3.6	Pretest	329
6.3.4	Allgemeine Überlegungen zum Ablauf der Befragung	330
6.3.4.1	Zeitraum	330
6.3.4.2	Wellenanzahl und -frequenz	331
6.3.5	Anschreiben	333
6.3.6	Erste Welle	333
6.3.7	Feedback	336
6.3.8	Zweite Welle	339
6.4	ERGEBNISSE	342
7	**INTERPRETIERTE ERGEBNISSE DER DELPHI-BEFRAGUNG ZUR ZUKUNFT DES GESUNDHEITS-VORSORGETOURISMUS**	**344**
7.1	ENTWICKLUNG DES NACHFRAGEVOLUMENS	344
7.2	SCHWERPUNKTE IN DER ANGEBOTSSTRUKTUR	345
7.3	GESUNDHEITSVORSORGEDESTINATION DEUTSCHLAND	348
7.3.1	Bedeutung als Zielgebiet der Deutschen	348
7.3.2	Vor- und Nachteile im internationalen Konkurrenzumfeld	350
7.3.3	Potentielle Destinationen innerhalb Deutschlands	352
7.3.4	Entwicklung des ausländischen Nachfragevolumens	353
7.4	SPEZIELLE NACHFRAGEENTWICKLUNGEN	354
7.4.1	Kurzreisen	354
7.4.2	Selbstzahler	355
7.4.3	Alternative Medizin	355
7.5	EFFEKTIVITÄT VON GESUNDHEITSVORSORGEREISEN	356
7.5.1	Wellnessreisen	357
7.5.2	Medical Wellnessreisen	358
7.6	EIGNUNG VON BETRIEBSARTEN FÜR EFFEKTIVE GESUNDHEITSVORSORGEREISEANGEBOTE	360
7.7	ENTWICKLUNG DES NACHFRAGEVOLUMENS VERSCHIEDENER REISEARTEN IM GESUNDHEITSVORSORGETOURISMUS	364

7.8	GÄSTEZIELGRUPPEN	365
7.8.1	Alter	366
7.8.2	Geschlecht	367
7.8.3	Soziale Schichten	367
7.9	FAZIT	368

8	**ZUSAMMENFASSENDE PROGNOSEN ZUR ENTWICKLUNG DES GESUNDHEITSVORSORGE-TOURISMUS**	**369**
8.1	ZUKÜNFTIGE ENTWICKLUNG DER NACHFRAGE- UND ANGEBOTSSTRUKTUR	369
8.1.1	Vorsorge(kur)tourismus in Heilbädern und Kurorten	373
8.1.2	Wellnesstourismus	374
8.1.3	Medical Wellnesstourismus	378
8.1.4	Bezuschusster Präventionstourismus	380
8.2	NACHFRAGEVOLUMEN 2020	380
8.3	WIRTSCHAFTLICHE BEDEUTUNG 2020	386
8.4	ANGEBOTSVOLUMEN 2020	388

9	**MASSNAHMEN ZUR SICHERUNG UND STEIGERUNG DER ZUKÜNFTIGEN NACHFRAGE**	**391**
9.1	ALLGEMEINE BEGRIFFSKLÄRUNG	391
9.2	IMAGEOPTIMIERUNG	393
9.3	KONKRETE ZIELGRUPPENANSPRACHE	397
9.4	QUALITÄTSSICHERUNG	402
9.5	DESTINATIONSMANAGEMENT	406

10	**GEOGRAPHISCHE MERKMALE EINER GESUNDHEITSVORSORGEDESTINATION**	**410**
10.1	STRUKTURELLE EIGENSCHAFTEN	410
10.2	VERTEILUNG POTENTIELLER DESTINATIONEN IN DEUTSCHLAND	412

| 10.3 | RAUMWIRKSAMKEIT | 415 |

| 11 | ZUSAMMENFASSUNG | 421 |

| V | LITERATUR | 432 |

| ANHANG | | 468 |

ANHANG I: DELPHI-BEFRAGUNG: ONLINE-FRAGEBOGEN
    1. BEFRAGUNGSWELLE   468

ANHANG II: DELPHI-BEFRAGUNG: ERGEBNISSE IN
    TABELLARISCHER FORM   475

II TABELLENVERZEICHNIS

Tab. 1:	Sozialkur vs. Privatkur und sonstige Gesundheitstourismusformen	37
Tab. 2:	Nachfragevolumen aktiver Gesundheitstouristen in Deutschland 2006	50
Tab. 3:	Umsatzvolumen durch aktive Gesundheitstouristen in Deutschland 2006	52
Tab. 4:	Touristische Infrastruktur in Deutschland 2006 (Auswahl) und ihre Relevanz für den Gesundheitstourismus	54
Tab. 5:	Bevorzugte Unterkünfte, Orte und Regionen in Zusammenhang mit Gesundheitsreisen	56
Tab. 6:	Erwartete Angebotskomponenten in Zusammenhang mit Gesundheitsreisen	57
Tab. 7:	Ausgelastetes Beherbergungsangebot durch aktive Gesundheitstouristen 2006	59
Tab. 8:	Bevölkerungsentwicklung in Deutschland seit 1950 und Prognose bis 2050 (nach Altersgruppen)	106
Tab. 9:	Das Gesundheitsverständnis im geschichtlichen Verlauf nach KICKBUSCH	121
Tab. 10:	Einfluss der verschiedenen gesellschaftlichen Wandlungsprozesse auf die Nachfrage in den Unterformen des Gesundheitsvorsorgetourismus	146

Tab. 11:	Touristische Nachfrage in deutschen Heilbädern und Kurorten nach Gästegruppen 2006	161
Tab. 12:	Heilbäder und Kurorte nach Sparten und Ländern	167
Tab. 13:	Anteile der Beherbergungsbetriebe in den einzelnen Bädersparten und gesamt 2003	169
Tab. 14:	Bezuschussung von Präventionsreisen durch Krankenkassen	268
Tab. 15:	Gästezielgruppen und Reisemotivationen im Gesundheitsvorsorgetourismus	275
Tab. 16:	Nachfragevolumen aktiver Gesundheitsvorsorgetouristen in Deutschland 2006	280
Tab. 17:	Umsatzvolumen durch aktive Gesundheitsvorsorgetouristen in Deutschland 2006	284
Tab. 18:	Vorsorge und Rehabilitation als Nachfragemotive im aktiven Gesundheitstourismus in Deutschland und ihre wirtschaftliche Bedeutung 2006	285
Tab. 19:	Ausgelastetes Beherbergungsangebot durch aktive Gesundheitsvorsorgetouristen 2006	290
Tab. 20:	Quantitative Auswahl der Experten (nach Tätigkeitsfeldern)	321
Tab. 21:	Teilnehmer an der ersten Befragungswelle (nach Tätigkeitsfeldern)	336
Tab. 22:	Teilnehmer an der zweiten Befragungswelle (nach Tätigkeitsfeldern)	342
Tab. 23:	Prognostizierte Wachstumsraten der Übernachtungsnachfrage im aktiven Gesundheitsvorsorgetourismus und seinen Unterformen bis 2020	382
Tab. 24:	Prognostizierte Übernachtungsnachfrage im aktiven Gesundheitsvorsorgetourismus und seinen Unterformen 2020	383
Tab. 25:	Prognostiziertes Umsatzvolumen durch aktive Gesundheitsvorsorgetouristen in Deutschland 2020	388
Tab. 26:	Prognostizierter Bedarf an Beherbergungskapazitäten im aktiven Gesundheitsvorsorgetourismus 2020	389
Tab. 27:	Raumwirksamkeit des Gesundheitsvorsorgetourismus	416
Tab. 28:	Selbsteinschätzung der Kompetenz der an der Delphi-Befragung teilnehmenden Experten (Frage 1, W1)	475
Tab. 29a:	Entwicklung des Nachfragevolumens bis 2020 Gesundheitstourismus allgemein und Gesundheitsvorsorgetourismus (Frage 2, W1/W2)	475

Tab. 29b: Entwicklung des Nachfragevolumens bis 2020 Gesundheitstourismus allgemein und Gesundheitsvorsorgetourismus (Frage 2, GT/GG) 476

Tab. 30a: Bedeutung von Angebotsaspekten im Gesundheitsvorsorgetourismus (Frage 3, W1/W2) 476

Tab. 30b: Bedeutung von Angebotsaspekten im Gesundheitsvorsorgetourismus (Frage 3, GT/GG) 478

Tab. 31a: Zukünftige Bedeutung Deutschlands als Gesundheitsvorsorgedestination der Deutschen (Frage 4, W1/W2) 479

Tab. 31b: Zukünftige Bedeutung Deutschlands als Gesundheitsvorsorgedestination der Deutschen (Frage 4, GT/GG) 482

Tab. 32a: Vor- und Nachteile Deutschlands als Gesundheitsvorsorgedestination im internationalen Konkurrenzumfeld (Frage 5, W1/W2) 482

Tab. 32b: Vor- und Nachteile Deutschlands als Gesundheitsvorsorgedestination im internationalen Konkurrenzumfeld (Frage 5, GT/GG) 484

Tab. 33a: Eignung von Gesundheitsvorsorgetourismus-Standorten in Deutschland (Frage 6, W1/W2) 485

Tab. 33b: Eignung von Gesundheitsvorsorgetourismus-Standorten in Deutschland (Frage 6, GT/GG) 485

Tab. 34a: Zukünftige Bedeutung der Wohnortnähe einer Gesundheitsvorsorgedestination innerhalb Deutschlands (Frage 7, W1/W2) 486

Tab. 34b: Zukünftige Bedeutung der Wohnortnähe einer Gesundheitsvorsorgedestination innerhalb Deutschlands (Frage 7, GT/GG) 486

Tab. 35a: Entwicklung des Nachfragevolumens durch Ausländer nach Gesundheitsvorsorgereiseangeboten in Deutschland bis 2020 (Frage 8, W1/W2) 486

Tab. 35b: Entwicklung des Nachfragevolumens durch Ausländer nach Gesundheitsvorsorgereiseangeboten in Deutschland bis 2020 (Frage 8, GT/GG) 487

Tab. 36: Nachfrageentwicklung Gesundheitsvorsorge-Kurzreisen im Vergleich zu längeren Reisen (Frage 9, W1) 488

Tab. 37a: Entwicklung der Bereitschaft zur Selbstzahlung von Gesundheitsvorsorgemaßnahmen im Urlaub (Frage 10, W1/W2) 488

Tab. 37b: Entwicklung der Bereitschaft zur Selbstzahlung von Gesundheitsvorsorgemaßnahmen im Urlaub (Frage 10, GT/GG) 489

Tab. 38a: Entwicklung der Nachfrage nach Angeboten der
Alternativen Medizin im Gesundheitsvorsorgetourismus
(Frage 11, W1/W2) 489

Tab. 38b: Entwicklung der Nachfrage nach Angeboten der
Alternativen Medizin im Gesundheitsvorsorgetourismus
(Frage 11, GT/GG) 489

Tab. 39a: Effektivität von Gesundheitsvorsorgereisen
(Frage 12, W1/W2) 490

Tab. 39b: Effektivität von Gesundheitsvorsorgereisen
(Frage 12, GT/GG) 490

Tab. 40a: Effektivität von Wellnessreisen (Frage 13, W1/W2) 491

Tab. 40b: Effektivität von Wellnessreisen (Frage 13, GT/GG) 492

Tab. 41a: Effektivität von Medical Wellnessreisen
(Frage 14, W1/W2) 492

Tab. 41b: Effektivität von Medical Wellnessreisen
(Frage 14, GT/GG) 493

Tab. 42a: Eignung von Betriebsarten für effektive Gesundheitsvorsorgereiseangebote (Frage 15, W1/W2) 494

Tab. 42b: Eignung von Betriebsarten für effektive
Gesundheitsvorsorgereiseangebote (Frage 15, GT/GG) 495

Tab. 43a: Entwicklung des Nachfragevolumens nach verschiedenen
Gesundheitsvorsorgereisearten bis 2020
(Frage 16, W1/W2) 496

Tab. 43b: Entwicklung des Nachfragevolumens nach verschiedenen
Gesundheitsvorsorgereisearten bis 2020
(Frage 16, GT/GG) 496

Tab. 44a: Nachfrageentwicklung durch Zielgruppen unterschiedlichen
Alters nach Gesundheitsvorsorgereisen bis 2020
(Frage 17, W1/W2) 497

Tab. 44b: Nachfrageentwicklung durch Zielgruppen unterschiedlichen
Alters nach Gesundheitsvorsorgereisen bis 2020
(Frage 17, GT/GG) 498

Tab. 45a: Nachfrageentwicklung nach Gesundheitsvorsorgereisen
durch männliche Nachfrager (Frage 18, W1/W2) 498

Tab. 45b: Nachfrageentwicklung nach Gesundheitsvorsorgereisen
durch männliche Nachfrager (Frage 18, GT/GG) 499

Tab. 46: Zukünftige Nachfrage nach Gesundheitsvorsorgereisen
durch unterschiedliche soziale Schichten (Frage 19, W1) 499

III   ABBILDUNGSVERZEICHNIS

Abb. 1:	Die Zirkelbewegung des Tourismus	9
Abb. 2:	Tourismussegmente nach KASPAR	12
Abb. 3:	Tourismussegmente nach NAHRSTEDT	13
Abb. 4:	Urlaubs- und Reisesegmente nach MUNDT	14
Abb. 5:	Einordnung des Gesundheitstourismus in das System der Tourismuskategorien	15
Abb. 6:	Aktiver und passiver Gesundheitstourismus	16
Abb. 7:	Hauptmotive im Gesundheitstourismus	17
Abb. 8:	Gesundheitstourismus und seine Untertypen	18
Abb. 9:	Eingliederung des Kurtourismus in das Begriffssystem des Gesundheitstourismus	19
Abb. 10:	Gesundheitsvorsorge und ihre Untergliederung	20
Abb. 11:	Die drei Arten der Prävention	21
Abb. 12:	Ziele der Gesundheitsvorsorge	26
Abb. 13:	Formen der Rehabilitation	29
Abb. 14:	Kurtourismus und seine Untergliederung	35
Abb. 15:	Arten medizinischer Eingriffe	39
Abb. 16:	Hauptmotive im Medizintourismus	40
Abb. 17:	Gästezielgruppen im Gesundheitstourismus	45
Abb. 18:	Rehabilitation und Gesundheitsvorsorge als Schwerpunkte der Medizin (Mitte 19. Jh. bis beginnendes 21. Jh.)	87
Abb. 19:	Medizin/Therapie und Wohlfühlen/Entspannen/Vergnügen als Reisemotive im Gesundheitstourismus (Mitte 19. Jh. bis beginnendes 21. Jh.)	89
Abb. 20:	Gesundheitsvorsorge und Rehabilitation als Reisemotive im Gesundheitstourismus (Mitte 19. Jh. bis beginnendes 21. Jh.)	90
Abb. 21:	Gesellschaftliche Wandlungsprozesse mit Einfluss auf den Gesundheitsvorsorgetourismus (seit Ende des 19. Jahrhunderts)	94
Abb. 22:	Demographischer Übergang (Idealtypischer Verlauf)	96
Abb. 23:	Entwicklung der zusammengefassten Geburten-ziffer seit 1950	100
Abb. 24:	Entwicklung der Lebenserwartung Neugeborener seit 1871/81 und Prognose für 2020 und 2050	102

Abb. 25:	Altersaufbau der Bevölkerung Deutschlands 1950, 2000 und Prognose für 2050	105
Abb. 26:	Bevölkerungsentwicklung in Deutschland seit 1950 und Prognose bis 2050 (nach Altersgruppen)	106
Abb. 27:	Kondratieff-Zyklen nach NEFIODOW	119
Abb. 28:	Die Säulen des deutschen Gesundheitssystems	123
Abb. 29:	Wahrgenommene Maßnahmen zur Erhaltung der Gesundheit	126
Abb. 30:	Entwicklung der Gesundheitsausgaben nach Ausgabenträgern (1996-2005)	135
Abb. 31:	Anteil des Ersten und Zweiten Gesundheitsmarktes am BIP nach Medwell Gesundheits-AG	138
Abb. 32:	Bereitschaft zur Selbstzahlung von vorbeugenden Gesundheitsmaßnahmen	138
Abb. 33:	Bereitschaft zur Selbstzahlung von vorbeugenden Gesundheitsmaßnahmen (nach Altersgruppen)	139
Abb. 34:	Ausgaben für private Gesundheitsvorsorge pro Person und Jahr	140
Abb. 35:	Gesellschaftliche Wandlungsprozesse mit begünstigender Wirkung auf den Gesundheitsvorsorgetourismus	145
Abb. 36:	Aktuelle Formen des Gesundheitsvorsorgetourismus (nach Finanzierungsart)	150
Abb. 37:	Beeinflussung der Nachfrage nach der traditionellen Vorsorgekur durch gesellschaftliche Wandlungsprozesse	153
Abb. 38:	Saisonalität der Übernachtungsnachfrage in deutschen Heilbädern und Kurorten im Vergleich zu Gesamtdeutschland 2006	157
Abb. 39:	Entwicklung der touristischen Nachfrage in deutschen Heilbädern und Kurorten 1994 bis 2006	158
Abb. 40:	Entwicklung der Anteile der Privat- und Sozialgäste in deutschen Heilbädern und Kurorten seit 1970	159
Abb. 41:	Entwicklung der Fallzahlen der ambulanten Vorsorgekur 2001 bis 2006	160
Abb. 42:	Gästezielgruppen in Heilbädern und Kurorten nach Ankünften 2006	162
Abb. 43:	Gästezielgruppen in Heilbädern und Kurorten nach Übernachtungen 2006	162
Abb. 44:	Bädersparten und ihre natürlichen Heilmittel	166
Abb. 45:	Logo „Prävention im Kurort"	179

Abb. 46:	Logo „Wellness im Kurort"	182
Abb. 47:	Umsatz der deutschen Wellnessbranche nach Global Insight/Wellness Verband	186
Abb. 48:	Zusammensetzung des Begriffs Wellness nach DUNN	188
Abb. 49:	Krankheits-Wellness-Kontinuum nach TRAVIS	190
Abb. 50:	Europäisches Wellness Modell nach EWU	191
Abb. 51:	Die zwei Stufen von Wellness nach HORX-STRATHERN et al.	192
Abb. 52:	Beeinflussung der Nachfrage nach Wellnessreisen durch gesellschaftliche Wandlungsprozesse	195
Abb. 53:	Reisemotivationen des Wellnesstouristen	196
Abb. 54:	Altersstruktur der Wellnesstouristen	197
Abb. 55:	Aufenthaltsdauer von Wellnesstouristen	198
Abb. 56:	Wellnessreisende und -urlaubstage nach Reisehäufigkeit und -dauer	199
Abb. 57:	Saisonale Verteilung der Nutzungsintensität von Wellnessbereichen in Hotels im Vergleich zur Übernachtungsnachfrage in deutschen Beherbergungsbetrieben 2005	200
Abb. 58:	Reisebegleitung von Wellnesstouristen	200
Abb. 59:	Potentielle Nachfrage nach Wellnessanwendungen 2010	202
Abb. 60:	Anteil des Übernachtungsvolumens des aktiven Wellnesstourismus am Übernachtungsvolumen übergeordneter Tourismusformen 2006	204
Abb. 61:	Wellness-Hotelkategorien	209
Abb. 62:	Wellnesshotels: Betriebsgrößen nach Zimmeranzahl	209
Abb. 63:	Durchschnittliche Einzelzimmerpreise in der Wellnesshotellerie	210
Abb. 64:	Wellnesseinrichtungen	211
Abb. 65:	Lageplan des Arkona Spas im Neptun Hotel, Warnemünde	212
Abb. 66:	Entspannungs-, Wohlfühl- und medizinische Anwendungen in Wellnesshotels	213
Abb. 67:	Meridian Spa in Wandsbek, Hamburg (Schwimmbad, Massage)	216
Abb. 68:	Caracalla Therme Baden-Baden (Schwimmbad)	218
Abb. 69:	Klinik Dr. Otto Buchinger, Bad Pyrmont (Zimmer, Sauna)	220
Abb. 70:	Wellness-Siegel	224

Abb. 71:	Medical Wellness – Verbindung von Medizin und Wellness	228
Abb. 72:	Beeinflussung der Nachfrage nach Medical Wellnessreisen durch gesellschaftliche Wandlungsprozesse	234
Abb. 73:	Reisemotivationen des Medical Wellnesstouristen	236
Abb. 74:	In Anspruch genommene selbstgezahlte Medical Wellness- und Gesundheitsvorsorgeleistungen	238
Abb. 75:	Anteil des Übernachtungsvolumens durch Medical Wellnesstouristen am Übernachtungsvolumen übergeordneter Tourismusformen 2006	241
Abb. 76:	Medical Wellness-Hotelkategorien	246
Abb. 77:	Häufig angebotene Anwendungen in Medical Wellnesshotels	248
Abb. 78:	Hotel Bollant's im Park, Bad Sobernheim (Behandlungskonzept)	250
Abb. 79:	Klinik am Haussee – Fachklinik Feldberg (Gymnastik, Schwimmbad)	255
Abb. 80:	Cawi Medical Day Spa, Nürnberg (Logo, Anwendungsbereich)	256
Abb. 81:	Eugen-Keidel Bad, Freiburg (Lageplan)	258
Abb. 82:	Medical Wellness-Siegel	261
Abb. 83:	Verteilung der Übernachtungsnachfrage auf die Unterformen des aktiven Gesundheitsvorsorgetourismus 2006	281
Abb. 84:	Anteil des Nachfragevolumens durch aktive Gesundheitsvorsorgetouristen am Nachfragevolumen übergeordneter Tourismusformen 2006	282
Abb. 85:	Parallelen: Kurtourismus Anfang des 20. Jh. – Gesundheitsvorsorgetourismus Anfang des 21. Jh.	292
Abb. 86:	Der Gesundheitstourismus im 20. und im 21. Jahrhundert	293
Abb. 87:	Ziele von Delphi-Befragungen	311
Abb. 88:	Gesundheitsvorsorgetourismus-Experten (nach Tätigkeits- und Wissensbereichen)	315
Abb. 89:	Gesundheitsvorsorgetourismus-Experten (nach Tätigkeitsfeldern)	316
Abb. 90:	Quantitative Auswahl der Experten (nach Tätigkeits- und Wissensbereichen)	320
Abb. 91:	Teilnehmer an der ersten Befragungswelle (nach Tätigkeits- und Wissensbereichen)	335

Abb. 92:	Beispiel eines Feedbacks im Fragebogen der zweiten Befragungswelle	338
Abb. 93:	Teilnehmer an der zweiten Befragungswelle (nach Tätigkeits- und Wissensbereichen)	341
Abb. 94:	Zusammenfassung: Zukünftige Reiseerwartungen von Gesundheitsvorsorgetouristen	373
Abb. 95:	Wellness-Lebenszyklus	377
Abb. 96:	Medical Wellness-Lebenszyklus	378
Abb. 97:	Prognostizierte Entwicklung der Übernachtungsnachfrage in den Unterformen des aktiven Gesundheitsvorsorgetourismus (absolute Werte, 2006 bis 2020)	384
Abb. 98:	Prognostizierte Entwicklung der Übernachtungsnachfrage in den Unterformen des aktiven Gesundheitsvorsorgetourismus (Indexwerte, 2006 bis 2020)	384
Abb. 99:	Verteilung der Übernachtungsnachfrage auf die Unterformen des aktiven Gesundheitsvorsorgetourismus (2020)	385
Abb. 100:	Prognostizierte Entwicklung der Übernachtungsnachfrage des aktiven Gesundheitsvorsorgetourismus im Vergleich zum gesamten Tourismus in Deutschland (2006 bis 2020)	386
Abb. 101:	Überschneidungen der gesundheitsbezogenen Schwerpunkte bei den Unterformen des Gesundheitsvorsorgetourismus	392
Abb. 102:	Images der Gesundheitsvorsorgetourismusformen	394
Abb. 103:	Spezifische Erwartungen an Gesundheitsvorsorgereisen nach Alter (Beispiele)	399
Abb. 104:	Beispiele für zwei Gesundheitsvorsorgereiseangebote mit Ansprache unterschiedlicher Zielgruppen	400
Abb. 105:	Die Gesundheitsvorsorgedestination und ihre geographischen Faktoren	411
Abb. 106:	Verteilung touristischer Gebiete und von Heilbädern und Kurorten als potentielle Gesundheitsvorsorgedestinationen in Deutschland	414

IV ABKÜRZUNGSVERZEICHNIS

ADM	Arbeitskreis Deutscher Markt- und Sozialforschungsinstitute e.V.
AOK	Allgemeine Ortskrankenkasse
BAT	British American Tobacco (Freizeit-Forschungsinstitut)
BEK	Barmer Ersatzkasse
BIB	Bundesinstitut für Bevölkerungsforschung
BIP	Bruttoinlandsprodukt
BMG	Bundesministerium für Gesundheit
BMGS	Bundesministerium für Gesundheit und Soziale Sicherung
BMJ	Bundesministerium für Justiz
BRD	Bundesrepublik Deutschland
DAK	Deutsche Angestellten-Kasse
DDR	Deutsche Demokratische Republik
DEHOGA	Deutscher Hotel- und Gaststättenverband e.V.
DMWV	Deutscher Medical Wellness Verband e.V.
DRV Bund	Deutsche Rentenversicherung Bund
DSFT	Deutsches Seminar für Tourismus Berlin
DSSW	Deutsches Seminar für Städtebau und Wirtschaft
DTV	Deutscher Tourismusverband e.V.
dwif	Deutsches Wirtschaftswissenschaftliches Institut für Fremdenverkehr e.V.
DWV	Deutscher Wellness Verband e.V.
DZT	Deutsche Zentrale für Tourismus e.V.
ESPA	European Spa Association
EU	Europäische Union
EWU	Europäische Wellness Union
FCKW	Fluorchlorkohlenwasserstoffe
F.U.R.	Forschungsgemeinschaft Urlaub und Reisen e.V.
GEK	Gmünder Ersatzkasse
GKV	Gesetzliche Krankenversicherung
GRG	Gesundheitsreformgesetz
GSG	Gesundheitsstrukturgesetz

HKM	Heilbäder und Kurorte Marketing GmbH Baden-Württemberg
IFF	Institut für Freizeitwirtschaft
IGeL	Individuelle Gesundheitsleistungen
IHA	Hotelverband Deutschland
ITB	Internationale Tourismusbörse Berlin
KKH	Kaufmännische Krankenkasse
MDS e.V.	Medizinischer Dienst der Spitzenverbände der Krankenkassen e.V.
N.I.T.	Institut für Tourismus- und Bäderforschung in Nordeuropa GmbH
OECD	Organisation for Economic Cooperation and Development
PPP	Public-Private-Partnership
QM	Qualitätsmanagement
QMS	Qualitätsmanagementsystem
RA	Reiseanalyse (F.U.R.)
Refac	The Recreation Factory
SGB	Sozialgesetzbuch
TCM	Traditionelle Chinesische Medizin
TK	Techniker Krankenkasse
TMBW	Tourismus-Marketing GmbH Baden-Württemberg
TQM	Total Quality Management
USP	Unique Selling Proposition
VdKB	Verband der Kurbeherbergungsbetriebe Deutschlands e.V.
VDR	Verband Deutscher Rentenversicherungsträger
WHO	World Health Organization
WTO	World Tourism Organization
Zuma	Zentrum für Umfragen, Methoden und Analysen

1 Thematische Einführung

Begriffe wie Wellness und seit kurzem Medical Wellness werden heute auch im alltäglichen Sprachgebrauch häufig verwendet. Die Nachfrage in den entsprechenden Tourismussegmenten nimmt in Deutschland stark zu. Nicht nur Spezialreiseveranstalter bieten Reisen in diesem Sinne an, sondern auch die großen Touristikkonzerne haben separate Kataloge für diesen boomenden Markt in ihr Portfolio aufgenommen. Bestehende Hotels, Kliniken, Thermen und andere Tourismus- und Gesundheitsanbieter stellen ihr Angebot der Nachfrage entsprechend um und es kommen ständig neue Betriebe hinzu.

Während reine Wohlfühl-Wellnessangebote von Kritikern immer häufiger mit Oberflächlichkeit und Ineffektivität in Verbindung gebracht werden, entwickelt sich ein Nachfragetrend hin zu mehr gesundheitsförderlicher Wirkung, Qualität und Nachhaltigkeit. Aspekte, die zum traditionellen Angebot der Kur gehören, erfahren heute wieder eine zunehmende Bedeutung.

Gleich welcher Begriff gewählt wird – ob Wellness-, Medical Wellness-, Vorsorgekurtourismus oder ähnliches – alle diese Angebotsarten haben eine grundlegende Gemeinsamkeit: Die Anwendungen und Therapien basieren auf Bewegung, gesunder Ernährung und Entspannung, den drei Säulen der Gesundheitsvorsorge.

1 Thematische Einführung

Gesundheitsförderung und Prävention erfahren heute eine starke Bedeutungszunahme, was vor allem auf eine immer größere Präsenz chronischer Wohlstandskrankheiten in der Bevölkerung und auf ein zunehmendes Bewusstsein über die Vorteile der Vorsorge gegenüber der oft nicht vollständig möglichen Heilung zurückzuführen ist.

Das Individuum muss heute für Gesundheitsförderung und Prävention zum größten Teil selbst aufkommen. Die Finanzierung und Bezuschussung einzelner Elemente durch die Sozialleistungsträger reichen oft nicht aus. Ganz besonders wenn der Einzelne selbst zahlen muss und zudem Maßnahmen in seiner Freizeit wahrnimmt, wünscht er sich dabei höchste Qualität, ausgesprochene Erholungsmöglichkeiten und Komfort in einem besonderen Wohlfühlambiente. Während Gesundheitsvorsorgemaßnahmen zum Teil am Wohnort in Anspruch genommen werden, ist zukünftig von einer besonderen Nachfragesteigerung im Gesundheitsvorsorgetourismus auszugehen.

1.1 ZIELSETZUNG

In der Vergangenheit wurden vielfältige wissenschaftliche und nichtwissenschaftliche Untersuchungen zum Gesundheitstourismus allgemein und auch zu seinen Segmenten wie zum Beispiel dem Kurtourismus durchgeführt. Vor allem in den Massenmedien wird über die modernen Tourismusformen wie Wellness und

1 Thematische Einführung

Medical Wellness und somit über Teilbereiche des Gesundheitsvorsorgetourismus berichtet. Nicht zuletzt in Bezug auf die Verwendung von Begrifflichkeiten und ihren Abgrenzungen herrschen viele unterschiedliche Meinungen, die teilweise zu einer Intransparenz des Marktes beitragen. Es wird auf uneinheitliche Art und Weise auf Verschiedenheiten zwischen den mit Gesundheit und Gesundheitsvorsorge in Zusammenhang stehenden Reisearten hingewiesen. Zudem werden immerfort Neuheiten im Markt angepriesen. Eine (wissenschaftliche) Arbeit, welche den Gesundheitsvorsorgetourismus insgesamt und seine entsprechenden Unterformen mit ihren Unterschieden aber vor allem auch Gemeinsamkeiten analysiert, existiert bisher nicht.

Die vorliegende Arbeit soll diese Lücke schließen und beleuchtet den Gesundheitsvorsorgetourismus in seiner früheren, heutigen und zukünftigen Gestalt. Besonderes Augenmerk fällt dabei auf die Hintergründe, die zu Entwicklungen von Angebot und Nachfrage führen. Die Arbeit leistet einen Beitrag dazu, den wachsenden Markt des Gesundheitsvorsorgetourismus, in welchem unter anderem der Wellness- und Medical Wellnesstourismus nur unscharf umfasst sind und sich überschneidende Teilmärkte bilden, in seiner Art zu verstehen. Trends, die vor allem für die Zukunft relevant sind, werden aufgezeigt, und es werden Handlungsvorschläge zur Sicherung und Steigerung der zukünftigen Nachfrage geliefert.

Der Gesundheitsvorsorgetourismus als spezielle Form des Tourismus gliedert sich als wissenschaftliche Disziplin zwischen der

1 Thematische Einführung

Geographie und den Wirtschaftswissenschaften ein. Die Tourismus- oder Fremdenverkehrsgeographie setzt sich mit der räumlichen Struktur, den räumlichen Vorgängen und der Raumwirksamkeit des Tourismus sowie mit dem Tourist und seinen Reisemotivationen auseinander. Die Tourismuswirtschaft sieht den Tourismus als Wirtschaftsfaktor und beschreibt diesen vor allem vor dem Hintergrund des Zusammenspiels von Angebot und Nachfrage. Bei vorliegender Arbeit handelt es sich um den Versuch eines interdisziplinären Ansatzes.

1.2 FRAGESTELLUNG

Vorsorge und Rehabilitation sind die Standbeine des Gesundheitstourismus. Im Laufe der Zeit kam ihnen unterschiedlich hohe Bedeutung zu. Dieser Wandel hatte schon immer gesellschaftliche und teilweise auch gesetzliche Hintergründe. Zudem war meistens der medizinische Wissens- und Meinungsstand ausschlaggebend. Ausgehend von diesen Annahmen wird folgende zu überprüfende **Hypothese 1** aufgestellt: Die Gesundheitsvorsorge hat im Gesundheitstourismus der Vergangenheit schon immer eine Rolle gespielt. Im auslaufenden 20. Jahrhundert hat sie eine besondere Bedeutungszunahme erfahren.

Die Gesellschaft befindet sich in einem steten Wandel. Es kommen immer wieder weitreichende Wandlungsprozesse vor, welche eine gesamte Gesellschaft betreffen. In Deutschland kam es

1 Thematische Einführung

besonders in der Zeit nach dem Zweiten Weltkrieg zu großen Veränderungen im Denken und Handeln der Bevölkerung. **Hypothese 2**: Wandlungsprozesse im Denken und Handeln der Bevölkerung führen unter anderem zu einem gesteigerten Gesundheitsbewusstsein und einer geänderten Freizeitgestaltung und Reisegewohnheit. Sie haben Einfluss auf die Entwicklung von Angebot und Nachfrage im Gesundheitsvorsorgetourismus und bewirken für die Zukunft eine Ausdehnung des Marktes.

Eine seit einigen Jahren bzw. Jahrzehnten entstehende und sich stark diversifizierende Nachfrage hat bewirkt, dass es heute verschiedenste Arten von Gesundheitsvorsorgereisen auf dem Markt gibt. Das Angebot im Gesundheitsvorsorgetourismus ist schnelllebig und es entstehen nicht zuletzt vor einem globalen Hintergrund ständig neue Ausprägungen. **Hypothese 3**: Die gegenwärtig existierenden verschiedenen Arten von Gesundheitsvorsorgereisen basieren alle auf den gleichen Grundelementen und weisen vielfältige Überschneidungen auf. Unterschiede sind vor allem in den Zielgruppen zu sehen. Oft handelt es sich bei den heute stattfindenden Entwicklungen lediglich um eine neue Betitelung von bereits Bestehendem. Viele Angebote entsprechen dem, was die Kur schon vor langer Zeit beinhaltete.

Die Gesundheitsvorsorge im Allgemeinen und der Gesundheitsvorsorgetourismus im Speziellen sind zwei Themen, die heute aktueller sind denn je. **Hypothese 4**: Dem Gesundheitsvorsorgetourismus wird in Zukunft besondere Relevanz zukommen. Die Nachfrage wird in quantitativer Hinsicht eine starke Steigerung

1 Thematische Einführung

erfahren. In qualitativer Hinsicht wird sie sich vor allem in Richtung Effektivität, Nachhaltigkeit und Qualität verändern.

1.3 GLIEDERUNG UND METHODE

Die vorliegende Arbeit gliedert sich zum einen in einen theoretischen und einen empirischen Teil (Delphi-Befragung) und zum anderen nach einem zeitlichen Ablauf. Nach einer einführenden Definition und Abgrenzung von grundlegenden Begriffen wie Tourismus, Gesundheit, Gesundheitstourismus, Gesundheitsvorsorgetourismus und anderen Gesundheitstourismusformen (Kap. 2), kommt zunächst dem Gesundheitsvorsorgetourismus, seiner Rolle und Bedeutung in der Vergangenheit eine nähere Betrachtung zu (Kap. 3). Bereits der heutige und vor allem der zukünftige Gesundheitsvorsorgetourismus werden durch grundlegende gesellschaftliche Wandlungsprozesse beeinflusst. Die wichtigsten dieser Entwicklungen sind in Kapitel 4 dargestellt. Der Gesundheitsvorsorgetourismus präsentiert sich heute in unterschiedlichen Angebotsformen, die zwar alle die gleiche Basis der Gesundheitsvorsorge haben, sich aber vor allem in ihren Zielgruppen und deren Reiseerwartungen sowie in der Art der Finanzierung unterscheiden. Kapitel 5 beleuchtet die Nachfrage und das Angebot des Vorsorge(kur)tourismus in Heilbädern und Kurorten, des Wellnesstourismus, des Medical Wellnesstourismus und des durch Krankenkassen bezuschussten Präventionstourismus. Zudem werden die Parallelen des heutigen Gesundheitsvorsorge-

1 Thematische Einführung

tourismus mit dem Kurtourismus vor etwa 100 Jahren überprüft. Während die Vergangenheit und die Gegenwart des Gesundheitsvorsorgetourismus mittels Literaturarbeit aufgezeigt werden können, kommt zur Darstellung zukünftiger Entwicklungen eine empirische Untersuchung zum Einsatz. Als eine Art Prognose-Mittel wird die Delphi-Methode, eine mehrstufige schriftliche Befragungsmethode, angewendet. In Kapitel 6 wird die Methode erläutert und deren Anwendung für die vorliegende Arbeit dargestellt. Kapitel 7 beinhaltet die bereits analysierten und interpretierten Ergebnisse der Befragung und leitet zu Kapitel 8 über, in welchem zu erwartende Entwicklungen im Gesundheitsvorsorgetourismus der Zukunft zusammengefasst sind. Aus den Ergebnissen der Untersuchungen resultieren Handlungsempfehlungen zur Sicherung und Steigerung der zukünftigen Nachfrage, die in Kapitel 9 aufgezeigt werden. Kapitel 10 stellt die geographischen Merkmale einer Gesundheitsvorsorgedestination dar, wobei auf strukturelle Faktoren, die potentielle Verteilung in Deutschland und die Raumwirksamkeit eingegangen wird. Kapitel 11 resümiert die Entwicklung des Gesundheitsvorsorgetourismus von der Vergangenheit bis in die Zukunft mit Blick auf die quantitativen und qualitativen Veränderungen von Angebot und Nachfrage.

2 GESUNDHEITSVORSORGETOURISMUS ALS EINE UNTERFORM DES GESUNDHEITSTOURISMUS

2.1 DEFINITION UND ABGRENZUNG DES BEGRIFFS GESUNDHEITSTOURISMUS

Der Gesundheitstourismus umfasst ein weites Spektrum von Reisearten, deren gemeinsames Merkmal und wesentliches Motiv die Gesundheit ist.

Der Begriff Gesundheitstourismus setzt sich aus den zwei Begriffen Gesundheit und Tourismus[1] zusammen.

Der Begriff Tourismus (engl. *tourism*, frz. *tourisme*) stammt von dem griechischen Wort *tornos* für zirkelähnliches Werkzeug ab. Über das lateinische Wort *tornare* (= runden) und den französischen Substantiv *le tour* (= Reise, auch Rundgang/Spaziergang) gelangte er ins Englische und Deutsche (MUNDT 1998: 2). Im Grunde beschreiben diese Begriffe eine „runde" Bewegung (vom Wohnort in eine Destination[2] und zurück in den Wohnort, s. Abb. 1).

---

[1] Der Begriff Tourismus wird in der Literatur synonym mit dem früher zumeist verwendeten deutschen Wort Fremdenverkehr verwendet (vgl. HOPFINGER 2003: 1).
[2] Der Begriff Destination beschreibt ein Ziel einer Reise, einen Zielort oder ein Zielgebiet im touristischen Sinne (vgl. RUDOLPH 1999: 236).

2 Gesundheitsvorsorgetourismus als eine Unterform des Gesundheitstourismus

Abb. 1: Die Zirkelbewegung des Tourismus

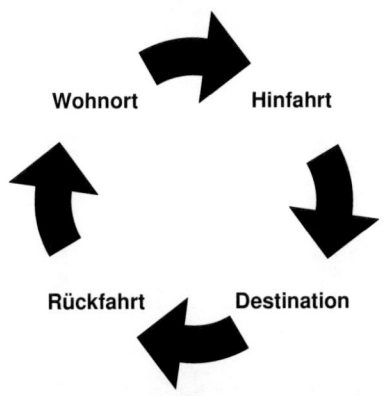

Quelle: SONNENSCHEIN (eigener Entwurf) in Anlehnung an MUNDT 1998: 2, vgl. FREYER 2006: 3

Laut Definition der Welttourismusorganisation (World Tourism Organization, WTO) umfasst Tourismus alle Aktivitäten von Personen, die an Orte außerhalb ihres gewohnten Umfeldes reisen und sich dort nicht länger als ein Jahr aufhalten. Die Reise kann aus freizeitlichen, geschäftlichen oder auch anderen Gründen durchgeführt werden, solange diese nicht in Verbindung mit einer bezahlten Beschäftigung am Besuchsort stehen (WTO 2002). Nach der Definition der WTO sind Touristen übernachtende Gäste; Tagesbesucher sind nicht eingeschlossen (vgl. STEINECKE 2006: 14).

Die Weltgesundheitsorganisation (World Health Organization, WHO) definiert Gesundheit als Zustand des vollkommenen körperlichen, mentalen und sozialen Wohlbefindens (engl.: well-being = Wohlsein) (WHO 2003). Mit dieser Begriffsbestimmung

2 Gesundheitsvorsorgetourismus als eine Unterform des Gesundheitstourismus

wurde bewusst eine Abgrenzung von früher verwendeten Definitionen angestrebt, welche Gesundheit lediglich als Abwesenheit von Krankheit verstanden (vgl. KICKBUSCH 2006: 33).

Den Definitionen von Tourismus und Gesundheit entsprechend, wird hier der Begriff Gesundheitstourismus wie folgt definiert:

> Gesundheitstourismus umfasst alle Aktivitäten von Personen, die zur Förderung/Erhaltung oder Herstellung/Wiederherstellung ihres körperlichen, mentalen und/oder sozialen Wohlbefindens an Orte außerhalb ihres gewohnten Umfeldes reisen und sich dort nicht länger als ein Jahr aufhalten[3].

Zur Abgrenzung sind neben dem Gesundheitstourismus die Begriffe Gesundheitsreise und Gesundheitsurlaub zu definieren.

Das deutsche Wort Reise ist mit dem englischen Wort *rise* (= Hochgehen, Anstieg, Erhöhung) verwandt. Beide Wörter stammen von dem Altfriesischen *rîsa* (= sich erheben, entstehen) ab. Die Reise ist ein Wegfahren und unterscheidet sich von dem Begriff Tourismus, indem bei diesem das Zurückkommen im Grunde schon eingeschlossen ist (MUNDT 1998: 2).

---

[3] Eine in der Literatur häufig verwendete Definition ist die von KASPAR: Gesundheitstourismus ist ein „Oberbegriff für einen touristischen Aufenthalt mit dem Ziel der Erhaltung, Stabilisierung und Wiederherstellung der Gesundheit, bei dem aber – um ihn von einem normalen Ferienaufenthalt zu unterscheiden – Gesundheitsdienstleistungen einen Schwerpunkt bilden" (STEINHAUSER und JOCHUM 2006: 131).

2 Gesundheitsvorsorgetourismus als eine Unterform des Gesundheitstourismus

Eine Gesundheitsreise lässt sich demnach wie folgt definieren:

> Eine Gesundheitsreise ist ein Weggehen an einen Ort außerhalb des gewohnten Umfeldes mit dem Ziel der Förderung/Erhaltung oder Herstellung/Wiederherstellung des körperlichen, mentalen und/oder sozialen Wohlbefindens.

Der Begriff Urlaub wird in der Alltagssprache oft synonym mit dem Begriff Reise verwendet. Ursprünglich stammt der Begriff aus dem Althochdeutschen (*urloup* = Erlaubnis). Nach MUNDT (1998: 10) bedeutet Urlaub heute „die Erlaubnis, ohne das Arbeitsverhältnis damit zu beenden, für eine Zeit die Dienstaufgabe niederzulegen". Keine Rolle spielt hierbei, ob man in dieser Zeit wegfährt oder nicht. BREIDENBACH (2002: 1) bezeichnet Urlaub als „Krone der Freizeit", wobei Freizeit als die Zeit zu verstehen ist, die keinen Verpflichtungen oder Zwängen unterliegt und welche ein Pendant zu den Zeiten darstellt, die durch Beruf und Haushalt ausgefüllt werden.

Ein Gesundheitsurlaub lässt sich demnach wie folgt definieren:

> Ein Gesundheitsurlaub ist Freizeit, welche mit der Zielsetzung der Förderung/Erhaltung oder Herstellung/Wiederherstellung des körperlichen, mentalen und/oder sozialen Wohlbefindens gestaltet wird und sowohl im gewohnten Umfeld als auch an anderen Orten verbracht werden kann.

2.2 GESUNDHEITSTOURISMUS ALS UNTERFORM DES TOURISMUS

Der Tourismus lässt sich als Oberbegriff in verschiedene Kategorien untergliedern, welche jeweils unterschiedlichen Reisemotivationen entsprechen. Auch der Gesundheitstourismus taucht hier als ein Segment des Tourismus auf.

In der Literatur gibt es verschiedene Ansätze, in denen der Begriff Gesundheitstourismus oft an sehr unterschiedlicher Stelle im System der Tourismuskategorien platziert wird. Beispielsweise KASPAR (1996) untergliedert nach BERNECKER (1962) den Tourismus in sechs Hauptkategorien (s. Abb. 2). Der Gesundheitstourismus ist dabei dem Erholungstourismus[4] untergeordnet.

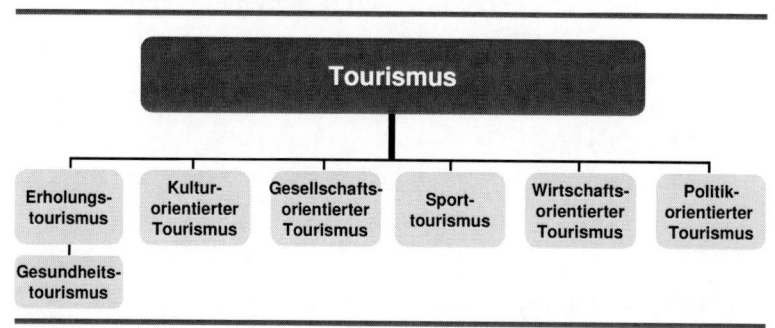

Abb. 2: Tourismussegmente nach KASPAR

```
                        Tourismus
    ┌──────────┬──────────┬──────────┬──────────┬──────────┐
Erholungs-  Kultur-   Gesellschafts-  Sport-   Wirtschafts-  Politik-
tourismus   orientierter  orientierter  tourismus  orientierter  orientierter
            Tourismus  Tourismus              Tourismus  Tourismus
    │
Gesundheits-
tourismus
```

Quelle: SONNENSCHEIN (graphischer Entwurf) nach KASPAR 1996: 16 f.

---

[4] Der Begriff Erholung steht für eine spontane, primär nicht medizinisch gesteuerte Wiedererlangung (Rekompensation) körperlicher und seelischer Gleichgewichte, nach einseitiger Über- oder Unterforderung, in einer Entlastungssituation (DHV UND DTV 2005: 20). Demnach wird bei dem Erholungstourismus das Ziel verfolgt, während einer Reise den Organismus auszuruhen und einer Ermüdung entgegen zu wirken.

2 Gesundheitsvorsorgetourismus als eine Unterform des Gesundheitstourismus

NAHRSTEDT (2002: 15) geht von einer entgegengesetzten Annahme aus und sieht den Erholungstourismus als Unterform des Gesundheitstourismus (s. Abb. 3).

Abb. 3: Tourismussegmente nach NAHRSTEDT

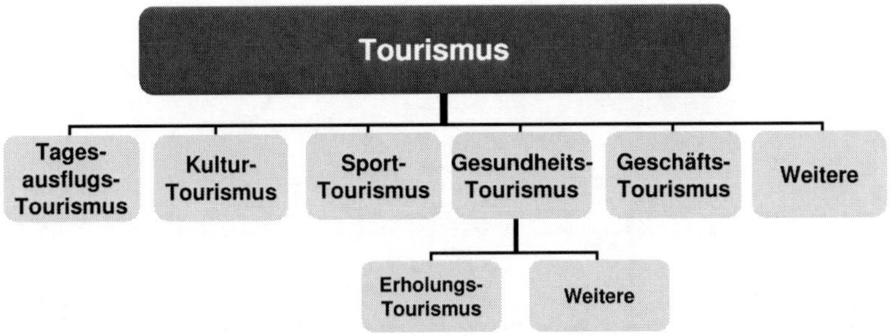

```
                        Tourismus
    ┌──────────┬──────────┬──────────┬──────────┬──────────┐
  Tages-     Kultur-    Sport-   Gesundheits- Geschäfts-  Weitere
 ausflugs-  Tourismus  Tourismus  Tourismus   Tourismus
 Tourismus                           │
                              ┌──────┴──────┐
                           Erholungs-     Weitere
                           Tourismus
```

Quelle: NAHRSTEDT *2002: 15*

MUNDT (1998: 37) siedelt den Gesundheits- und Erholungstourismus im Grunde auf gleicher Ebene an (s. Abb. 4). Bei dieser Untergliederung ist zu beachten, dass es sich hierbei um Urlaubs- und nicht um Tourismussegmente handelt (s. Definitionen in Kap. 2.1) und somit lediglich der Freizeittourismusbereich abgedeckt ist. In Hinsicht auf die Eingliederung des Gesundheitstourismus bzw. hier der Gesundheitsreise stellt MUNDT im Gegensatz zu KASPAR oder NAHRSTEDT die Gesundheitsreise auf gleiche Ebene mit Erholungsreiseformen (wobei er hier den Begriff Erholungsreise selbst nicht verwendet, sondern weiter untergliedert in Vergnügungs-, Strand-/Bade-/Sonnen- und Ausruh-Reise).

2 Gesundheitsvorsorgetourismus als eine Unterform des Gesundheitstourismus

Abb. 4: Urlaubs- und Reisesegmente nach MUNDT

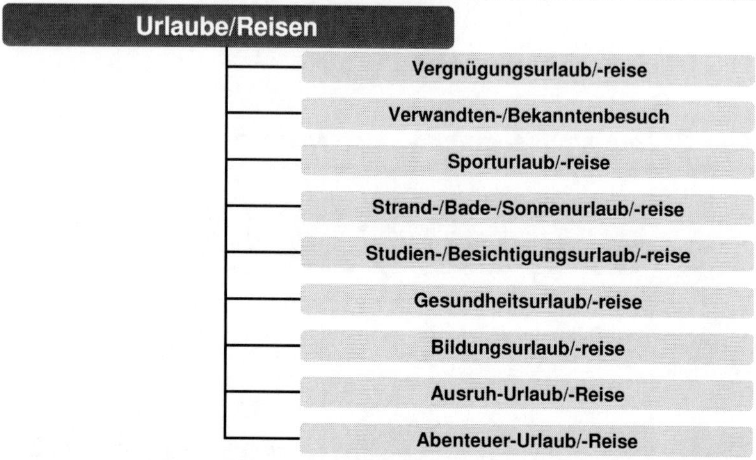

Urlaube/Reisen
Vergnügungsurlaub/-reise
Verwandten-/Bekanntenbesuch
Sporturlaub/-reise
Strand-/Bade-/Sonnenurlaub/-reise
Studien-/Besichtigungsurlaub/-reise
Gesundheitsurlaub/-reise
Bildungsurlaub/-reise
Ausruh-Urlaub/-Reise
Abenteuer-Urlaub/-Reise

Quelle: MUNDT 1998: 37

In vorliegender Arbeit wird davon ausgegangen, dass sich der Gesundheitstourismus als eine von sieben Haupttourismuskategorien in das Begriffssystem des Tourismus eingliedert (s. Abb. 5). Jede der sieben Unterarten orientiert sich an einer Hauptreisemotivation. Sowohl Sport als auch Vergnügen können bei entsprechender Ausführung zur Gesundheit beitragen, deshalb gibt es teilweise Überschneidungen des Gesundheitstourismus mit dem Sport- und auch mit dem Vergnügungstourismus. Da Erholung immer und direkt zur Erhaltung oder Wiederherstellung von Gesundheit beiträgt, ist der Erholungstourismus als Unterform des Gesundheitstourismus zu verstehen.

2 Gesundheitsvorsorgetourismus als eine Unterform des Gesundheitstourismus

Abb. 5: Einordnung des Gesundheitstourismus in das System der Tourismuskategorien

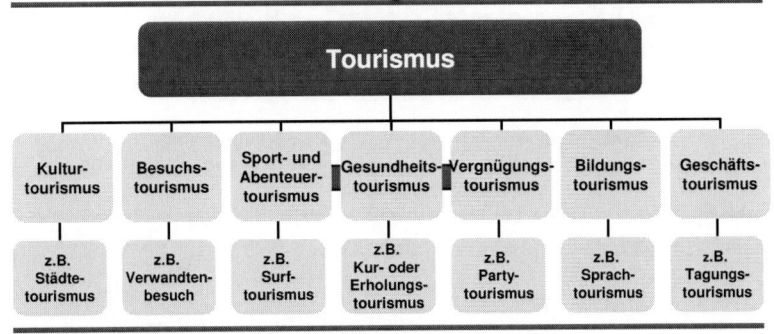

```
                            Tourismus
   ┌───────────┬────────────┬──────────────┬────────────────┬──────────────┬────────────┬────────────┐
   Kultur-    Besuchs-     Sport- und    Gesundheits-    Vergnügungs-   Bildungs-    Geschäfts-
   tourismus  tourismus    Abenteuer-    tourismus       tourismus      tourismus    tourismus
                           tourismus
   │          │            │             │               │              │            │
   z.B.       z.B.         z.B.          z.B.            z.B.           z.B.         z.B.
   Städte-    Verwandten-  Surf-         Kur- oder       Party-         Sprach-      Tagungs-
   tourismus  besuch       tourismus     Erholungs-      tourismus      tourismus    tourismus
                                         tourismus
```

Quelle: SONNENSCHEIN *(eigener Entwurf)*

In der Realität lässt sich eine bestimmte Reise selten ausschließlich einer dieser Tourismuskategorien zuordnen. Vielmehr können gleichzeitig mehrere Nebenreisemotive auftreten. So wird auch der Gesundheitstourismus oft mit anderen Tourismusarten verbunden. Entweder tritt die Förderung/Wiederherstellung der Gesundheit als Hauptreisemotiv (Beispiel: Kurreise) oder als Nebenreisemotiv (Beispiel: Wellnesstag während einer Kulturreise) auf.

2.3 AKTIVER UND PASSIVER GESUNDHEITSTOURISMUS

Nach obiger Definition deckt der Gesundheitstourismus ein sehr weites Feld ab. Es ergibt Sinn, hier eine Unterscheidung in aktiven und passiven Gesundheitstourismus zu treffen (s. Abb. 6).

2 Gesundheitsvorsorgetourismus als eine Unterform des Gesundheitstourismus

Abb. 6: Aktiver und passiver Gesundheitstourismus

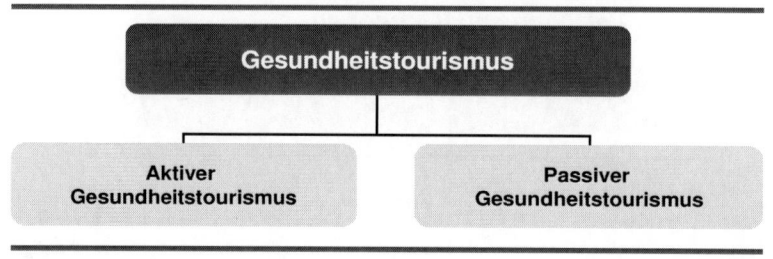

```
                    Gesundheitstourismus
                    ┌──────────┴──────────┐
                 Aktiver               Passiver
          Gesundheitstourismus    Gesundheitstourismus
```

Quelle: SONNENSCHEIN (eigener Entwurf)

Der aktive Gesundheitstourismus fasst alle Reiseformen zusammen, bei welchen sich der Tourist aktiv für seine Gesundheit einsetzt (z.B. durch Bewegung oder gesunde Ernährung). Der passive Gesundheitstourismus umfasst vor allem den Erholungs- und Ausruhtourismus.

2.4 UNTERTYPEN DES GESUNDHEITSTOURISMUS – DEFINITION UND ABGRENZUNG DER BEGRIFFE

Der Gesundheitstourismus basiert auf zwei Hauptreisemotivationen: Zum einen geht es um Gesundheitsförderung bzw. Gesunderhaltung und zum anderen um die Herstellung bzw. Wiederherstellung von Gesundheit (s. Abb. 7)[5].

---

[5] Schon Thomas VON AQUIN (ca. 1225 bis 1274) schrieb: „Die Medizin hat zweierlei Aufgaben. Die eine besteht darin, dass Krankhafte hin zur Gesundheit zurückzulenken. Dies braucht der Kranke. Die andere Aufgabe richtet sich nach vorwärts, hin auf die vollkommene Gesundheit. Dies gilt nicht für den Kranken, wohl aber für den Gesunden" (SCHIPPERGES 1993: 7).

2 Gesundheitsvorsorgetourismus als eine Unterform des Gesundheitstourismus

Abb. 7: Hauptmotive im Gesundheitstourismus

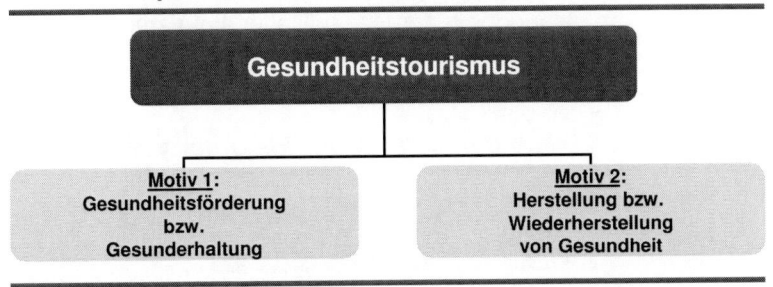

```
                    ┌─────────────────────────┐
                    │   Gesundheitstourismus  │
                    └────────────┬────────────┘
                    ┌────────────┴────────────┐
         ┌──────────┴─────────┐    ┌──────────┴─────────┐
         │      Motiv 1:      │    │      Motiv 2:      │
         │ Gesundheitsförderung│    │  Herstellung bzw.  │
         │        bzw.        │    │  Wiederherstellung │
         │   Gesunderhaltung  │    │    von Gesundheit  │
         └────────────────────┘    └────────────────────┘
```

Quelle: SONNENSCHEIN *(eigener Entwurf)*

Bei der Gesundheitsförderung bzw. der Gesunderhaltung (auch Prävention genannt) ist die Ausgangssituation, dass der Mensch gesund, also nicht krank, ist. Dieser Status soll gefördert bzw. erhalten werden, und es ist das Ziel zu verhindern, dass der Gesundheitszustand in einen Krankheitszustand übergeht.

Bei der Herstellung bzw. Wiederherstellung von Gesundheit ist die Ausgangssituation, dass der Mensch krank, also nicht gesund, ist. Ziel ist es, dass der Krankheitszustand in einen Gesundheitszustand übergeht. Hier ist weiter zu unterscheiden, ob es sich um eine therapeutische Wiederherstellung von Gesundheit bzw. eine Wiedereingliederung in das berufliche und private Leben (Rehabilitation) handelt oder um eine Heilung einer akuten Krankheit durch einen medizinischen Eingriff.

Demnach untergliedert sich der Gesundheitstourismus in drei Untertypen. Auf der einen Seite handelt es sich um den Gesundheitsvorsorgetourismus mit dem Motiv der Gesundheitsförderung bzw. Gesunderhaltung. Demgegenüber stehen zwei Formen des

2 Gesundheitsvorsorgetourismus als eine Unterform des Gesundheitstourismus

Gesundheitstourismus mit dem Ziel der Herstellung bzw. Wiederherstellung von Gesundheit: der Rehabilitationstourismus und der Medizintourismus (s. Abb. 8).

Abb. 8: Gesundheitstourismus und seine Untertypen

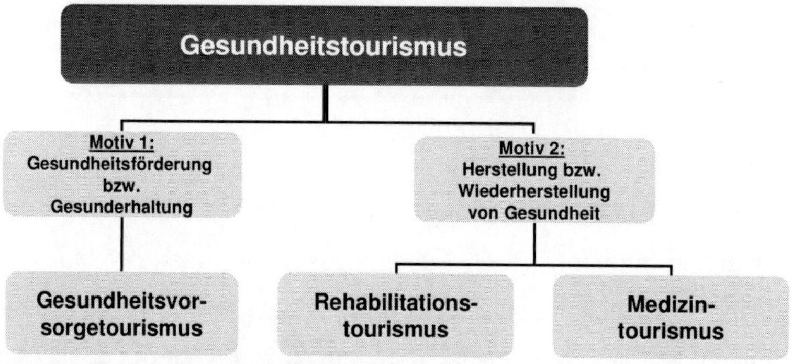

```
                        Gesundheitstourismus
                       /                    \
            Motiv 1:                    Motiv 2:
    Gesundheitsförderung          Herstellung bzw.
            bzw.                  Wiederherstellung
      Gesunderhaltung              von Gesundheit
            |                    /              \
    Gesundheitsvor-      Rehabilitations-    Medizin-
    sorgetourismus          tourismus        tourismus
```

Quelle: SONNENSCHEIN *(eigener Entwurf)*

Diese drei Unterformen des Gesundheitstourismus sind ortsunspezifisch, das heißt sie können theoretisch jeden beliebigen Ort zur Destination haben. Die traditionellen Destinationen für den Gesundheitsvorsorgetourismus und vor allem für den Rehabilitationstourismus sind die Heilbäder und Kurorte. In diesen Orten werden Gesundheitsmaßnahmen durchgeführt, welche traditionell als Kur bezeichnet werden. Entsprechend ist hier von Kurtourismus die Rede (s. Abb. 9).

Die dargestellten Unterformen des Gesundheitstourismus werden im Folgenden näher definiert.

2 Gesundheitsvorsorgetourismus als eine Unterform des Gesundheitstourismus

Abb. 9: Eingliederung des Kurtourismus in das Begriffssystem des Gesundheitstourismus

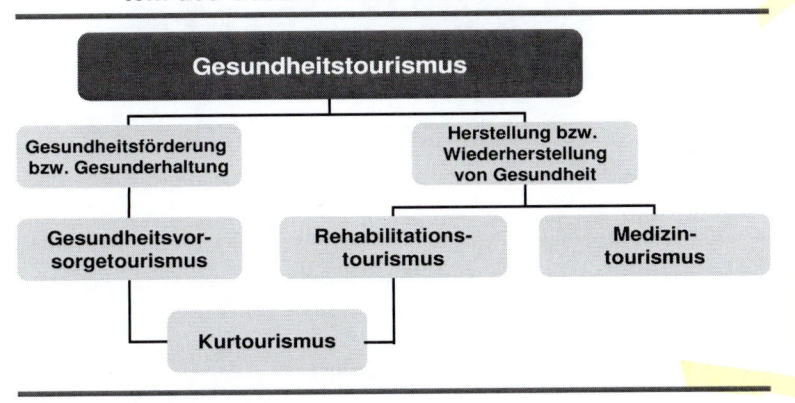

```
                        Gesundheitstourismus
          ┌──────────────────┴──────────────────┐
   Gesundheitsförderung              Herstellung bzw.
   bzw. Gesunderhaltung              Wiederherstellung
                                      von Gesundheit
          │                 ┌─────────┼─────────┐
   Gesundheitsvor-    Rehabilitations-      Medizin-
   sorgetourismus        tourismus          tourismus
          └────────┬────────┘
                Kurtourismus
```

Quelle: SONNENSCHEIN (eigener Entwurf)

2.4.1 Gesundheitsvorsorgetourismus

Unter dem Begriff Gesundheitsvorsorgetourismus sind Gesundheitsreisen zusammengefasst, die das Ziel der Gesundheitsförderung bzw. der Gesunderhaltung oder auch Krankheitsprävention haben.

2.4.1.1 Begriffsbestimmungen und Reisemotivation

Im Zusammenhang mit der Gesundheitsvorsorge stehen die Begriffe Gesundheitsförderung und Krankheitsprävention (s. Abb. 10), welche in der internationalen und vor allem in der deutschen medizinischen Fachliteratur nicht synonym verwendet werden.

2 Gesundheitsvorsorgetourismus als eine Unterform des Gesundheitstourismus

Abb. 10: Gesundheitsvorsorge und ihre Untergliederung

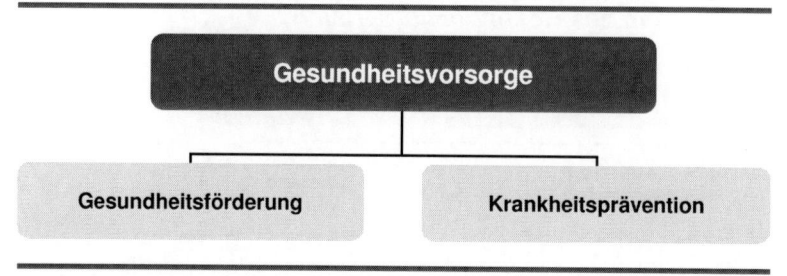

```
                    Gesundheitsvorsorge
                    ┌──────────┴──────────┐
            Gesundheitsförderung      Krankheitsprävention
```

Quelle: SONNENSCHEIN (eigener Entwurf)

KRANKHEITSPRÄVENTION

Krankheitsprävention ist der historisch ältere Begriff, welcher im 19. Jahrhundert aus einer Debatte um soziale Hygiene und Volksgesundheit entstand. Krankheitsprävention wird oft auch kurz Prävention genannt. Der Begriff Prävention (von lateinisch *praevenire* = zuvorkommen, verhüten) bezeichnet eine Handlung, die einer Gefahr vorbeugen soll. In der Medizin und der Psychologie meint Gefahr Krankheit. Der Begriff wird oft auch durch Krankheitsvorbeugung oder Prophylaxe (griechisch, Maßnahme zur Vorbeugung von Krankheiten) ersetzt (Brockhaus F. A. 2006 (22): 54). Das wesentliche Ziel der Prävention ist in der Vermeidung des Auftretens von Krankheiten zu sehen. Das Eingreifen (Intervenieren) besteht hierbei in dem Verhindern und Abwenden von Ausgangsbedingungen und Risiken von Krankheiten (HURRELMANN et. al 2004: 11 f.).

Da viele Krankheiten durch multiple Faktoren bedingt werden, zielt die Prävention nicht unbedingt auf spezifische Krankheiten,

2 Gesundheitsvorsorgetourismus als eine Unterform des Gesundheitstourismus

sondern oft auch auf ganze Krankheitsspektren ab[6] (LEPPIN 2004: 31).

Laut der medizinischen Fachliteratur ist die Kenntnis pathogenetischer[7] Dynamiken Voraussetzung der Krankheitsprävention (HURRELMANN et. al 2004: 11 f.).

International wird in der Medizin zwischen drei Arten der Prävention unterschieden (s. Abb. 11).

Abb. 11: Die drei Arten der Prävention

```
                    Prävention
        ┌───────────────┼───────────────┐
  Primärprävention  Sekundärprävention  Tertiärprävention
   Minderung der    Verringerung der      s. Definition
 Neuerkrankungsrate Krankenbestandsrate   Rehabilitation
```

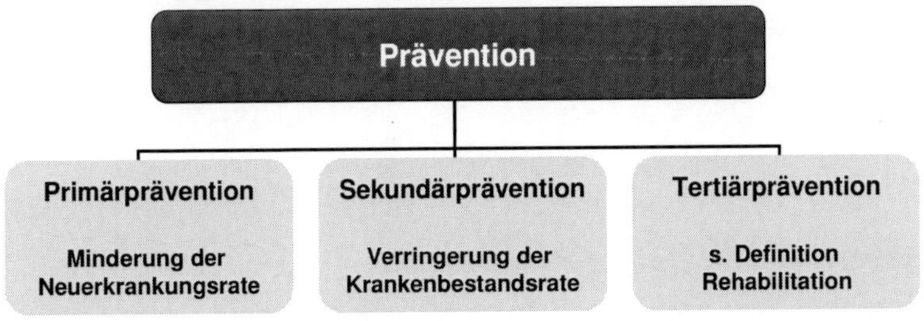

Quelle: SONNENSCHEIN (graphischer Entwurf) nach MDS 2005: 13 f.

Das deutsche Sozialgesetzbuch (SGB) sieht bei den „Rahmenempfehlungen für ambulante und stationäre Leistungen zur medizinischen Vorsorge und Rehabilitation" (§ 111b SGB V vom 12. Mai 1999) lediglich eine primäre und sekundäre Prävention vor. Der Tertiärprävention werden die gleichen Inhalte wie der

---

[6] Beispielsweise trägt der Verzicht auf Nikotin zur Prävention verschiedener Krankheiten bei.
[7] Der Begriff Pathogenese steht für die Entstehung und Entwicklung einer Krankheit (Brockhaus F. A. 2006 (21): 99).

2 Gesundheitsvorsorgetourismus als eine Unterform des Gesundheitstourismus

Rehabilitation zugesprochen (MDS 2005: 13, zur Rehabilitation s. Kap. 2.4.2.1).

Primärprävention

Die Primärprävention hat das Ziel, die Neuerkrankungsrate (Inzidenzrate) von Krankheiten zu mindern. Es geht dabei um die Förderung und Erhaltung der Gesundheit mit Hilfe von Individuen und einzelne Personengruppen betreffenden Maßnahmen wie gesunde Ernährung, körperliche Aktivität, Impfungen gegen Infektionskrankheiten und Gesundheitsrisiken im umwelt- und personenbezogenen Kontext. Krankheiten liegen noch nicht vor, Risikofaktoren können erkennbar sein (MDS 2005: 13f.). Teilweise wird die so genannte primordiale Prävention abgegrenzt, bei welcher es speziell darum geht, bereits dem Auftreten von Risikofaktoren vorzubeugen (LEPPIN 2004: 32).

Sekundärprävention

Die Sekundärprävention hat die Verringerung der Krankenbestandsrate (Prävalenzrate) durch die Verkürzung der Krankheitsdauer, das heißt durch Krankenbehandlung, zum Ziel. Mit Hilfe von Frühdiagnostik und Frühtherapie soll das Fortschreiten des Krankheitsprozesses verhindert bzw. dessen Umkehr bewirkt sowie die Beschwerden verringert werden (MDS 2005: 14).

2 Gesundheitsvorsorgetourismus als eine Unterform des Gesundheitstourismus

Tertiärprävention

Die Tertiärprävention kommt dann zum Zuge, wenn bei einer Person bereits eine Krankheit vorliegt. Im Mittelpunkt steht, die Konsequenzen der Krankheit in ihrer Intensität zu mildern, Folgeschäden zu vermeiden oder Rückfällen vorzubeugen. Es kommt zu Überschneidungen mit kurativ-therapeutischen Maßnahmen und der Rehabilitation. Da keine klaren Abgrenzungen gesetzt werden können bzw. es immer auf den Blickwinkel ankommt, ob es sich beispielsweise um einen kurativen oder präventiven Eingriff handelt (auch eine medizinische Akutbehandlung kann mit dem Blick auf das Ereignis Tod als Präventivbehandlung angesehen werden), wird in der Literatur teilweise empfohlen, gänzlich auf den Begriff Tertiärprävention zu verzichten (vgl. LEPPIN 2004: 32).

Verhaltens- versus Verhältnisprävention

Neben der Untergliederung in Primär-, Sekundär- und Tertiärprävention wird außerdem zwischen Verhaltens- und Verhältnisprävention unterschieden, wobei jeweils ein anderer Ansatz zu Grunde liegt.

Bei der Verhaltensprävention wird versucht, individuelles (Risiko-)Verhalten (z.B. Rauchen) zu verändern bzw. Personen zu motivieren, beispielsweise Impfungen oder Früherkennungsverfahren in Anspruch zu nehmen.

2 Gesundheitsvorsorgetourismus als eine Unterform des Gesundheitstourismus

Die Verhältnisprävention zielt darauf ab, die ökologischen, sozialen, ökonomischen und kulturellen Lebensumstände zu ändern und somit die Entstehung und Entwicklung von Krankheiten zu vermeiden (LEPPIN 2004: 36).

GESUNDHEITSFÖRDERUNG

Der Begriff Gesundheitsförderung ist jünger als der Begriff Krankheitsprävention und entstand während der gesundheitspolitischen Debatten der Weltgesundheitsorganisation (WHO) in den 1980er Jahren. Eine zentrale Rolle spielte hierbei die Ottawa-Charta zur Gesundheitsförderung, welche am 21. November 1986 verabschiedet wurde. Wesentliche Aussage der Charta ist: „Gesundheitsförderung zielt auf einen Prozeß, allen Menschen ein höheres Maß an Selbstbestimmung über ihre Gesundheit zu ermöglichen und sie damit zur Stärkung ihrer Gesundheit zu befähigen" (WHO/Europa 2006). Die Charta „gilt als Kristallisationspunkt für ein neues Gesundheitsverständnis und als Startsignal für Gesundheitsförderungsstrategien auf internationaler und nationaler Ebene" (ALTGELD und KOLIP 2004: 43, vgl. BAUMGARTEN und JOENSSON 2005: 21, KICKBUSCH 2006: 39).

Im Unterschied zur Krankheitsprävention, bei welcher eine Vermeidungsstrategie im Vordergrund steht, geht es bei der Gesundheitsförderung um eine Promotionsstrategie. Hierbei sollen Menschen durch eine Verbesserung ihrer Lebensbedingungen eine Stärkung der gesundheitlichen Entfaltungsmöglichkeiten erfahren. Das Intervenieren ist in dem Verbessern von individuel-

2 Gesundheitsvorsorgetourismus als eine Unterform des Gesundheitstourismus

len Fähigkeiten der Lebensbewältigung und dem Fördern der ökonomischen, kulturellen, sozialen, bildungsmäßigen und hygienischen Bedingungen der Lebensgestaltung zu sehen[8]. Hier geht es im Gegensatz zur Krankheitsprävention um die Kenntnis salutogenetischer[9] Dynamiken (HURRELMANN et. al 2004: 11 f.).

Was bei der Prävention unter Verhaltens- versus Verhältnisprävention beschrieben ist, gilt genauso für die Gesundheitsförderung: Interventionen können entweder am Individuum ansetzen (z.B. über die Stärkung des Selbstwertgefühls) oder am sozialen Umfeld bzw. den gesellschaftlichen und rechtlichen Rahmenbedingungen (z.B. durch die Schaffung von anregenden Lernumwelten in der Schule). Gesundheitsförderung wird durch eine Kombination von verhaltensbezogenen und verhältnisbezogenen Interventionsmaßnahmen besonders wirkungsvoll (ALTGELD und KOLIP 2004: 42).

Im Gegensatz zur Krankheitsprävention ist Gesundheitsförderung weniger konkret. Sie setzt nicht an spezifischen Risiken an, sondern an Ressourcen und ihr kann ein sehr komplexes Wirkungsgefüge zugrunde liegen. Gesundheitsförderung beschränkt

---

[8] Die Ottawa-Charta sieht ein Mehrebenen-Modell der Gesundheitsförderung mit folgenden fünf Handlungsfeldern vor: Persönliche Kompetenzen fördern, Gemeinschaftsaktionen unterstützen, Gesundheitsdienste neu orientieren, Gesunde Lebenswelten schaffen und Gesundheitsförderliche Gesamtpolitik (BAUMGARTEN und JOENSSON 2005: 24).

[9] Der Begriff Salutogenese wurde von dem Medizinsoziologen Aaron ANTONOVSKY als Gegenbegriff zur Pathogenese geprägt und meint die Entwicklung von Gesundheit (ALTGELD und KOLIP 2004: 41). Es geht dabei um die Frage, was Menschen mehr gesund und weniger krank macht (EBERLE 2004: 19).

2 Gesundheitsvorsorgetourismus als eine Unterform des Gesundheitstourismus

sich nicht auf die Medizin; vielmehr sind hier ganz verschiedene Akteure, wie zum Beispiel der Bildungsbereich, beteiligt. Sie ist somit als intersektorale Aufgabe zu verstehen (ALTGELD und KOLIP 2004: 43).

ZUSAMMENFASSUNG: KRANKHEITSPRÄVENTION UND GESUNDHEITSFÖRDERUNG

Krankheitsprävention und Gesundheitsförderung haben eine gemeinsame Zielsetzung, nämlich die Förderung/Erhaltung von Gesundheit. Dieses gemeinsame Ziel wird aus zwei unterschiedlichen Richtungen angegangen – zum einen durch die Verhinderung der Entstehung von Krankheiten (Krankheitsprävention) und zum anderen durch die Stärkung der gesundheitlichen Ressourcen (Gesundheitsförderung) (s. Abb. 12).

Abb. 12: Ziele der Gesundheitsvorsorge

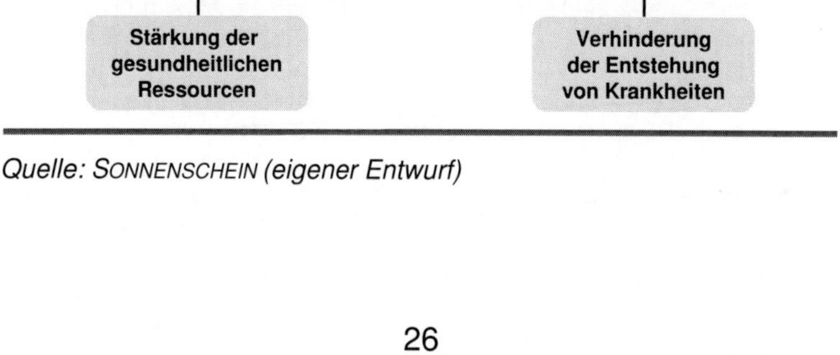

```
                    Gesundheitsvorsorge
                    ┌──────────┴──────────┐
            Gesundheitsförderung    Krankheitsprävention
                    │                       │
              Stärkung der            Verhinderung
            gesundheitlichen          der Entstehung
              Ressourcen              von Krankheiten
```

Quelle: SONNENSCHEIN *(eigener Entwurf)*

2 Gesundheitsvorsorgetourismus als eine Unterform des Gesundheitstourismus

2.4.1.2 Definition

Beim Gesundheitsvorsorgetourismus können sowohl die Krankheitsprävention als auch die Gesundheitsförderung eine Rolle spielen. Die Gesundheitsförderung ist von ihrer Art her (positiv formulierter Begriff, Stärkung von Schutzfaktoren und Ressourcen) allerdings eher als Tourismusangebot vermarktbar. Die meisten Gesundheitsvorsorgeangebote in Zusammenhang mit Reisen zielen auf eine generelle Stärkung der Gesundheit und des allgemeinen Wohlbefindens ab, ohne spezielle Krankheitsrisiken zu hinterfragen (Gesundheitsförderung und Tourismus). Es werden aber auch im Zuge von Urlaubsreisen Programme mit dem Ziel der Abwehr einer spezifischen Krankheit nachgefragt (Prävention und Tourismus). Wenn hier von Prävention gesprochen wird, ist grundsätzlich die primäre Prävention, nämlich eine Minderung der Neuerkrankungsrate durch Maßnahmen wie gesunde Ernährung oder körperliche Aktivität, gemeint.

In der medizinischen Fachliteratur ist eine Trennung von Gesundheitsförderung und Krankheitsprävention wichtig. Obwohl hier auch angemerkt sei, dass dies besonders in der deutschen Literatur der Fall ist, während beispielsweise im englischsprachigen Raum (vor allem in den USA) die Begriffe *health promotion* und *disease prevention* oft synonym verwendet werden (LEPPIN 2004: 33).

Demnach ist bei dem Gesundheitsvorsorgetourismus eine strikte Trennung dieser zwei Bereiche nicht, vor allem von der begriffli-

2 Gesundheitsvorsorgetourismus als eine Unterform des Gesundheitstourismus

chen Seite her, unbedingt nötig. Vielmehr muss der Begriff Gesundheitsvorsorgetourismus inhaltlich beide Teilbereiche umschließen[10].

Demnach lässt sich der Begriff Gesundheitsvorsorgetourismus wie folgt definieren:

> Gesundheitsvorsorgetourismus umfasst alle Aktivitäten von Personen, die zur Stärkung der gesundheitlichen Ressourcen oder einer Verhinderung der Entstehung einer Krankheit an Orte außerhalb ihres gewohnten Umfeldes reisen und sich dort nicht länger als ein Jahr aufhalten.

2.4.2 Rehabilitationstourismus

Unter Rehabilitationstourismus sind Gesundheitsreisen zusammengefasst, welche mit dem Ziel der Rehabilitation durchgeführt werden.

2.4.2.1 *Begriffsbestimmungen und Reisemotivation*

Rehabilitation (mittellateinisch: *rehabilitatio* = Wiederherstellung) ist ein Begriff, der ursprünglich aus der Rechtssprache stammt. Er

---

[10] Nach Meinung von SCHOBERSBERGER et al. (2006: 93) ist der Begriff Gesundheitsvorsorgetourismus aus medizinischer Sicht realistisch und brauchbar.

2 Gesundheitsvorsorgetourismus als eine Unterform des Gesundheitstourismus

bezeichnet die Wiederherstellung eines früheren Rechtszustands. Im Sozial- und Gesundheitswesen bedeutet Rehabilitation heute die Wiedereingliederung in den Alltag oder das berufliche Leben (Brockhaus F.A. 1996 (18): 185). Unter medizinischer Rehabilitation werden Maßnahmen zur Verhinderung, Linderung oder Beseitigung eines Leidens oder einer Behinderung und zur Wiedereingliederung in das Berufs- und Privatleben zusammengefasst (REUTER 2004: 1832). Medizinische Rehabilitation gibt es auch für Menschen, die nicht oder nicht mehr im Erwerbsleben stehen (z.B. Kinder oder ältere Menschen) und kann sowohl ambulant als auch stationär durchgeführt werden.

In der Literatur und in der deutschen Gesetzgebung wird zwischen der zuvor definierten Rehabilitation, der Anschlussheilbehandlung und der Anschlussgesundheitsmaßnahme unterschieden (s. Abb. 13).

Abb. 13: Formen der Rehabilitation

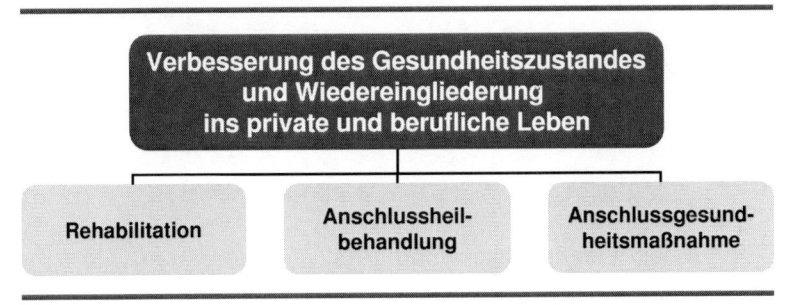

Verbesserung des Gesundheitszustandes und Wiedereingliederung ins private und berufliche Leben		
Rehabilitation	Anschlussheilbehandlung	Anschlussgesundheitsmaßnahme

Quelle: SONNENSCHEIN *(graphischer Entwurf) nach DRV Bund 2006*

2 Gesundheitsvorsorgetourismus als eine Unterform des Gesundheitstourismus

Die Anschlussheilbehandlung schließt direkt an eine Krankenhausbehandlung (akutkranke Patienten) an. Sie kann ebenfalls ambulant oder stationär durchgeführt werden. Wesentlicher Grund zur Abgrenzung gegenüber der Rehabilitation ist die unterschiedliche Antragsstellung. Anschlussheilbehandlungen können durch ein verkürztes Verfahren bei den Krankenkassen beantragt werden, womit ein direkter Übergang vom Krankenhaus in die Rehabilitationseinrichtung möglich gemacht werden soll (DRV Bund 2006: 5).

Eine Anschlussgesundheitsmaßnahme ist eine medizinische Rehabilitationsleistung für nicht gesetzlich, sondern privat oder gar nicht Versicherte (DRV Bund 2006: 7).

2.4.2.2 Definition

Zur Bestimmung des Rehabilitationstourismus lassen sich die drei oben genannten Formen der Rehabilitation zusammenfassen.

Der Begriff Rehabilitationstourismus lässt sich entsprechend wie folgt definieren:

> Rehabilitationstourismus umfasst alle Aktivitäten von Personen, die zum Zwecke der Verhinderung, Linderung oder Beseitigung eines Leidens und zur eigenen Wiedereingliederung ins Berufs- und Privatleben an

2 Gesundheitsvorsorgetourismus als eine Unterform des Gesundheitstourismus

Orte außerhalb ihres gewohnten Umfeldes reisen und sich dort nicht länger als ein Jahr aufhalten.

2.4.3 Kurtourismus

Unter Kurtourismus sind Reisen zusammengefasst, welche zum Zwecke einer Kur durchgeführt werden.

2.4.3.1 Begriffsbestimmungen und Reisemotivation

Im Sinne der gemeinsamen Begriffsbestimmungen des Deutschen Heilbäderverbandes (DHV) und des Deutschen Tourismusverbandes (DTV) (2005: 22) wird unter dem Begriff Kur[11] eine komplexe, vorwiegend ärztlich geleitete Übungsbehandlung zur Prävention und Rehabilitation bei verschiedenen Krankheiten verstanden, welche mit einem Orts- und Milieuwechsel verbunden ist.

Grundlagen der modernen Kurbehandlung (Kurorttherapie, s. auch Kurmedizin[12]) sind der Einsatz der natürlichen Heilmittel des Bodens, des Meeres und des Klimas sowie der natürlichen Heil-

---

[11] Der Begriff Kur (lat.: Sorge, Pflege) wird synonym mit dem Begriff Heilbehandlung verwendet (HARTMANN 2001: 136).
[12] Kurortmedizin ist ein Sammelbegriff für die Bäder- und Klimawissenschaften (Balneologie und Klimatologie) in Zusammenhang mit den Methoden der Physikalischen Medizin (DHV 2005a: 11).

2 Gesundheitsvorsorgetourismus als eine Unterform des Gesundheitstourismus

faktoren nach Kneipp[13] unter anderem im Rahmen einer Reiz-Reaktionsbehandlung. Die Kur ist als ein komplexer therapeutischer Prozess zu sehen, der eine Anleitung zur Bewegung (Bewegungstherapie/Krankengymnastik/Sporttherapie) und zur Ernährung (gesunde Kost/Diät) vorsieht sowie einen Tagesablauf vorgibt, bei welchem es um einen harmonischen Wechsel von Anspannung und Entspannung, Arbeit und Muße, Belastung und Entlastung (körperliches Training/Ruhephasen/Entspannungstherapien) geht. Die Kurdauer sollte mindestens drei Wochen betragen, um eine Langzeitwirkung zu erreichen (DHV und DTV 2005: 17f.).

Im Kursystem der Gesetzlichen Krankenkassen wird unter der ambulanten und der stationären Kur unterschieden. Ambulante Kuren finden vorrangig in wohnortnahen, auch teilstationären Einrichtungen statt. Möglich ist eine freie Wahl des Kurortes sowie der Unterkunft und der Verpflegung außerhalb der eigentlichen Kureinrichtung durch den Patienten (vgl. DHV 2005a: 7, Rudolph 1999: 255). Unter dem Begriff sind folgende Kurformen zusammengefasst: die ambulante Kindervorsorgekur, die ambulante Präventionskur, die ambulante Rehabilitationskur und die ambulante Kompaktkur (DHV und DTV 2005: 23).

---

[13] Die Heilfaktoren nach Kneipp sind nach dem Pfarrer und Hydrotherapeut Sebastian KNEIPP (1821-1897) benannt. Im Gegensatz zu den anderen Kurtherapieansätzen sind Kneippanwendungen ortsgebunden, da sie nicht auf besonderen Heilmitteln des Bodens oder des Meeres basieren. Die Therapie hat einen ganzheitlichen Ansatz und setzt sich aus fünf Elementen zusammen: Ordnungstherapie, Ernährungstherapie, Hydrotherapie, Bewegungstherapie und Phytotherapie (DHV und DTV 2005: 19 f.).

2 Gesundheitsvorsorgetourismus als eine Unterform des Gesundheitstourismus

Stationäre Kuren sind stationäre Behandlungen mit Unterkunft und Verpflegung in Kurkliniken, Sanatorien oder Rehabilitationseinrichtungen in Heilbädern und Kurorten mit entsprechenden Indikationen[14] (DHV 2005a: 7). Unter dem Begriff sind folgende Kurformen zusammengefasst: die stationäre Kur in einer Vorsorgeeinrichtung, die Vorsorgekur für Mütter und die Müttergenesungskur, die stationäre Rehabilitationskur/das stationäre Heilverfahren und die Anschlussrehabilitation (DHV und DTV 2005: 24, zu den Vorsorgekuren s. außerdem Kap. 5.1.2.3 bis 5.1.2.5).

Der Begriff Kur wird seit 1. Januar 2000 in der deutschen Gesetzgebung nicht mehr verwendet. Die Fachbezeichnungen lauten seitdem im Wesentlichen: ambulante Vorsorgeleistungen in anerkannten Kurorten, ambulante Rehabilitation und stationäre Rehabilitationsmaßnahmen (einschließlich der Anschlussrehabilitation) (DHV 2005a: 10)[15].

Die Rehabilitation und Prävention als Ziele der Kur stehen nach obiger Darlegung in direktem Zusammenhang mit einem Kurort[16]. Der Orts- und Milieuwechsel – aus dem gewohnten Umfeld des Patienten in das gesundheitsförderliche Milieu des Kurortes –

---

[14] Der Begriff Indikation (lat.) meint Merkmal oder Heilanzeige (Duden 1996: 368).
[15] Die Wiedereinführung des alten und bewährten Begriffs Kur wird unter anderem von dem Deutschen Heilbäderverband gefordert (DHV 2005b: 117).
[16] Im Rahmen der Gesetzlichen Krankenversicherung und nach dem Beihilferecht des öffentlichen Dienstes können Kuren nur in staatlich anerkannten Heilbädern und Kurorten durchgeführt werden (DHV und DTV 2005: 25).

2 Gesundheitsvorsorgetourismus als eine Unterform des Gesundheitstourismus

wird als wesentlicher Faktor zur Zielerreichung der Kur angesehen.

Ein Kurort lässt sich demnach wie folgt definieren:

> Der Begriff Kurort fasst diejenigen Tourismusorte zusammen, die über natürliche ortsgebundene Heilmittel (des Bodens, des Meeres, des Klimas) oder ortsungebundene Heilmittel (Heilfaktoren nach Kneipp), über eine zweckentsprechende Infrastruktur sowie über einen artgemäßen Kurortcharakter zur Durchführung von Methoden zur Rehabilitation und Prävention verfügen und als solche anerkannt sind.

Heilbäder und Kurorte werden in Deutschland durch die Verleihung des Prädikates „Bad" staatlich anerkannt[17].

Traditionell werden Kurorte entsprechend ihrer natürlichen Heilmittel in Mineral- und Moorheilbäder, heilklimatische Kurorte, Seeheilbäder und Seebäder sowie Kneippheilbäder und Kneippkurorte gegliedert (s. Kap. 5.1.2.1).

---

[17] Für die staatliche Anerkennung und Prädikatisierung der Heilbäder und Kurorte sind die Kurgesetze der Länder sowie weitere landesrechtliche Vorschriften maßgebend. Die Gesetzgebung der einzelnen Länder basiert auf den Grundlagen der Begriffsbestimmungen des Deutschen Heilbäderverbandes und des Deutschen Tourismusverbandes (DHV und DTV 2005: 25).

2 Gesundheitsvorsorgetourismus als eine Unterform des Gesundheitstourismus

2.4.3.2 Definition

Der Kurtourismus lässt sich entsprechend obiger Bestimmungen wie folgt definieren:

> Kurtourismus umfasst alle Aktivitäten von Personen, die zum Zwecke einer Kur in anerkannte Heilbäder und Kurorte oder in einen Ort mit anerkanntem Kurbetrieb reisen und sich dort nicht länger als ein Jahr aufhalten.

Der Kurtourismus untergliedert sich entsprechend seiner zwei Schwerpunkte in den Vorsorgekurtourismus und den Rehabilitationskurtourismus (s. Abb. 14).

Abb. 14: Kurtourismus und seine Untergliederung

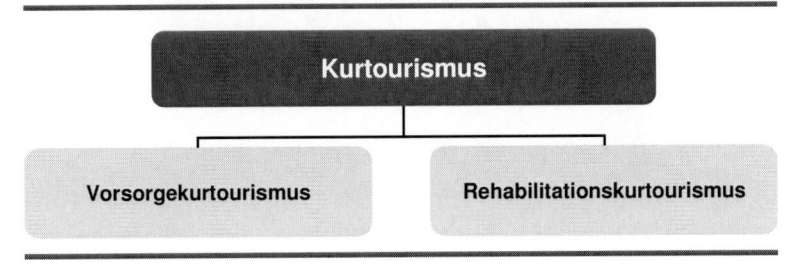

```
                    ┌─────────────────┐
                    │  Kurtourismus   │
                    └────────┬────────┘
              ┌──────────────┴──────────────┐
    ┌─────────────────────┐      ┌───────────────────────────┐
    │ Vorsorgekurtourismus│      │ Rehabilitationskurtourismus│
    └─────────────────────┘      └───────────────────────────┘
```

Quelle: SONNENSCHEIN *(eigener Entwurf)*

Früher war der Begriff Kurverkehr geläufig. Die Begriffe Tourismus und Urlaub wurden in Zusammenhang mit der Kur von den Anbietern weitestgehend umgangen, um die Ernsthaftigkeit und Wirksamkeit der Kur gerade vor den Sozialleistungsträgern als Finanziers nicht in Unglaubwürdigkeit zu ziehen. Entsprechend

2 Gesundheitsvorsorgetourismus als eine Unterform des Gesundheitstourismus

der in Kapitel 2.1 dargestellten Definition beschreibt der Begriff Tourismus nichts anderes als ein Reisen von Personen an Orte außerhalb ihres gewohnten Umfeldes und einem maximalen Aufenthalt von einem Jahr. Die Motive können dabei ganz unterschiedlicher Art sein. Demnach kann der herkömmliche Begriff Kurverkehr ohne weiteres durch den Begriff Kurtourismus ersetzt werden. Denn er ist nichts anderes als ein Reisen an einen Ort (hier Kurort) mit einer bestimmten Dauer von unter einem Jahr (hier im Durchschnitt drei Wochen) und einem bestimmten Motiv (hier Kur).

2.4.3.3 Abgrenzung des Kurtourismus von sonstigen Gesundheitstourismusformen

Neben der örtlichen Gebundenheit an den Kurort ist die Kur im Gegensatz zu den sonstigen Gesundheitstourismusarten in der Sozialgesetzgebung verankert und wird zum Teil von den Krankenkassen oder sonstigen Sozialleistungsträgern[18] bezahlt oder bezuschusst (Sozialkur[19]). Dahingegen sind Privatkuren und die restlichen Gesundheitstourismusformen eigenfinanziert[20] (s. Tab. 1). In der Literatur und in der Praxis wird in diesem Zusammen-

---

[18] u.a. Rentenversicherungen, Unfallversicherungen, Sozial- und Jugendhilfe.
[19] Der Begriff Sozialkur ist heute teilweise negativ belegt und wird als imageschädigend bewertet, weshalb er weitgehend vermieden wird. In vorliegender Arbeit wird er in Abgrenzung zur Privatkur verwendet.
[20] Hier sind die durch Krankenkassen bezuschussten Präventionsreisen ausgenommen (s. dazu Kap. 5.4).

2 Gesundheitsvorsorgetourismus als eine Unterform des Gesundheitstourismus

hang der Begriff Selbstzahler[21] verwendet (u.a. Ärzte Zeitung 2006b, DTV 2002: 11, ILLING 2002: 7, TUCH 2000).

Tab. 1: Sozialkur vs. Privatkur und sonstige Gesundheitstourismusformen

Charakteristika	Sozialkur	Privatkur und sonstige Gesundheitstourismusformen
Hauptmotivation	• ärztliche Einweisung	• Eigenmotivation
Ort	• Heilbad • Kurort • Ort mit anerkanntem Kurbetrieb	• jeder touristische Ort mit gesundheitsförderlichen Eigenarten und Infrastruktur (auch Heilbäder und Kurorte) • im Falle von Privatkuren: Heilbäder und Kurorte
Dauer	• optimale Dauer: mind. 3 Wochen (vorgegeben)	• Kurz- oder Wochenendreisen (wenige Tage) • Haupturlaubsreisen (mehrere Tage bis mehrer Wochen) • (freie Entscheidung)
Aufenthaltsablauf	• strukturierter Kurplan (vorgegeben)	• eigene Entscheidung über Ablauf (evtl. mit ärztlichem Personal abgestimmt)[22]
Finanzierung	• Krankenkasse • sonstige Sozialleistungsträger	• Eigenfinanzierung

Quelle: SONNENSCHEIN (eigener Entwurf)

---

[21] Selbstzahler sind Personen, die eine medizinisch indizierte Therapie selbst bezahlen, ohne jegliche Kosten von dritter Seite erstattet zu bekommen (vgl. ILLING 2002: 7).
[22] Im Falle der Privatkur hält sich der Gast in der Regel auch an einen strukturierten Kurplan, was als Unterscheidungskriterium zu den sonstigen Gesundheitstourismusformen gilt. Es wird auch von „strukturiertem Gesundheitsurlaub" gesprochen (vgl. DHV 2005b: 117).

2 Gesundheitsvorsorgetourismus als eine Unterform des Gesundheitstourismus

Während der Motivationsgrund im Falle der Sozialkur vorwiegend auf einer ärztlichen Einweisung beruht, basiert die Reiseentscheidung bei dem Privatkurgast und dem allgemeine Gesundheitstourist vorwiegend auf Eigenmotivation.

Weitere Unterschiede liegen in der Wahl des Aufenthaltsortes und in der Art des Aufenthaltsablaufes. Die Wahl des Aufenthaltsortes richtet sich im Falle der Sozialkur nach Anweisungen des Arztes und nach den medizinischen Indikationen; teilweise kann der Patient den Ort selbst auswählen. Die Aufenthaltsdauer ist vorgeschrieben und liegt bei mindestens ein bis zwei Wochen[23] und orientiert sich an einem ärztlich vorgegebenen Kurplan. Der Privatkurgast und der allgemeine Gesundheitstourist sind sowohl in der Wahl des Aufenthaltsortes, als auch in der Gestaltung des Aufenthaltsablaufes sowie in der Wahl der Aufenthaltsdauer frei. Gesundheitsreisen werden entweder als Kurz- oder Wochenendreisen oder auch als Haupturlaubsreisen gebucht.

2.4.4 Medizintourismus

Unter Medizintourismus sind Gesundheitsreisen zusammengefasst, welche zum Zwecke eines medizinischen Eingriffes durchgeführt werden.

---

[23] Um gewünschte Wirkungen zu erzielen, wird vielfach die Mindestdauer einer Kur bei drei Wochen gesehen.

2 Gesundheitsvorsorgetourismus als eine Unterform des Gesundheitstourismus

2.4.4.1 Begriffsbestimmungen und Reisemotivation

Medizinische Eingriffe werden, abgesehen von der Schönheitsoperation, zur Heilung (Herstellung oder Wiederherstellung eines Gesundheitszustandes) vorgenommen[24].

Bei einer Schönheitsoperation (synonym: ästhetische oder kosmetische Chirurgie) handelt es sich um einen chirurgischen Eingriff, welcher durch eine fehlende medizinische Indikation gekennzeichnet ist (s. Abb. 15).

Abb. 15: Arten medizinischer Eingriffe

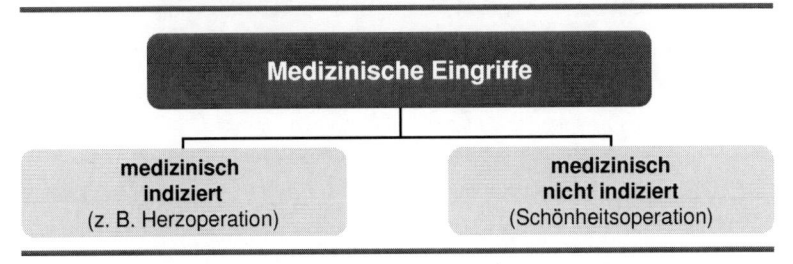

```
              Medizinische Eingriffe
              ┌──────────┴──────────┐
         medizinisch            medizinisch
          indiziert             nicht indiziert
      (z. B. Herzoperation)   (Schönheitsoperation)
```

Quelle: SONNENSCHEIN (eigener Entwurf)

Die Schönheitsoperation dient alleinig der oft nur subjektiv wahrgenommenen Verschönerung des menschlichen Körpers (Meyers Lexikonverlag 2006). Touristen, die mit dem Ziel einer Schönheitsoperation reisen, tragen damit nicht vorrangig zu ihrer Ge-

---

[24] In der Medizin wird unter kurativen und palliativen Eingriffen unterschieden. Ein kurativer Eingriff ist ein operativer Eingriff, der den zukünftigen Zustand des Patienten verbessert, indem zum Beispiel das Grundleiden beseitigt wird. Ein palliativer Eingriff ist ein operativer Eingriff, dessen Ziel es ist, den Allgemeinzustand des Patienten zu verbessern oder akute Symptome zu mildern, ohne dass das Grundleiden entfernt werden kann (REUTER 2004: 552).

sundheit bei und sind somit nicht zu den Gesundheitstouristen zu zählen.

Medizinische Eingriffe werden im Regelfall in Krankenhäusern in der Nähe des Wohnortes des Patienten vorgenommen. Es gibt verschiedene Gründe, warum Personen zur Durchführung von medizinischen Eingriffen den Heimatort verlassen oder sogar ins Ausland reisen (s. Abb. 16).

Abb. 16: Hauptmotive im Medizintourismus

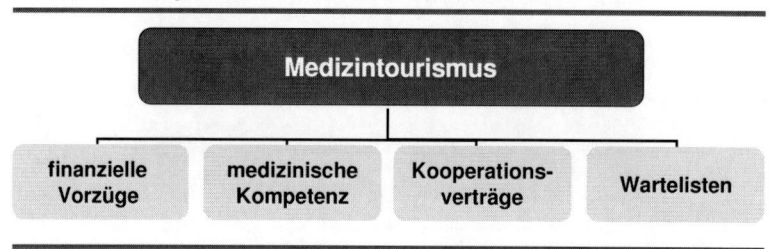

```
                    Medizintourismus
    ┌───────────────┬───────────────┬───────────────┐
  finanzielle    medizinische    Kooperations-    Wartelisten
   Vorzüge        Kompetenz        verträge
```

Quelle: SONNENSCHEIN (graphischer Entwurf) nach JUSZCZAK 2006: 25 f.

Zum einen ist hier das finanzielle Motiv zu nennen. Im Vergleich zur Vergangenheit werden heute unter anderem in Deutschland vermehrt medizinische Eingriffe von den Krankenkassen nicht mehr gezahlt (vgl. KRASKE 2004). Der Patient muss entweder Anteile der Behandlung oder die gesamte Behandlung selbst bezahlen. Oft sind Eingriffe im Ausland kostengünstiger, und es lohnt sich für den Patient, sogar inklusive der Reisekosten die Behandlung im Ausland durchführen zu lassen.

Schon früher sind Deutsche aus Kostengründen zum Beispiel für Zahnersatz- oder Zahnimplantatbehandlungen unter anderem

2 Gesundheitsvorsorgetourismus als eine Unterform des Gesundheitstourismus

nach Tschechien, Polen oder Ungarn gereist. Seit der EU-Osterweiterung im Jahre 2004 sind die deutschen Krankenkassen verpflichtet, Zahnersatz im Ausland zu bezuschussen[25]. Damit ist der Besuch einer Zahnklinik oder –praxis für deutsche Patienten in diesen Ländern finanziell noch attraktiver geworden.

Medizinreisen führen nicht ausschließlich in europäische Länder, sondern auch nach Übersee. So verzeichnet beispielsweise der Karibikstaat Kuba immer mehr Einreisen von Gesundheitstouristen. Grund sind oft schönheitschirurgische, aber auch nicht selten medizinisch indizierte Eingriffe. Die Preise liegen hier deutlich unter denen in Europa oder in den USA und der Standard der Ärzte ist international anerkannt (KUBISCH 2003).

In Asien wird dem Medizintourismus bereits eine große wirtschaftliche Bedeutung zugeschrieben. So reisten beispielsweise laut der Regierung in Bangkok im Jahr 2003 mehr als 800.000 ausländische Patienten nach Thailand, um sich dort operieren oder fachärztlich behandeln zu lassen (Deutsches Ärzteblatt 2006).

Aufgrund der finanziellen Kosten reisen aber nicht nur Deutsche für medizinische Behandlungen ins Ausland, sondern es kommen deshalb auch Ausländer nach Deutschland. Zum Beispiel in den

---

[25] Nach einer Entscheidung des Europäischen Gerichtshofes im Jahr 2003 wurde im Sozialgesetzbuch folgende Regelung aufgenommen: „Deutsche, gesetzlich krankenversicherte Patienten sind seit dem 1.1.2004 berechtigt, auch im Ausland Ärzte in Anspruch zu nehmen." (KRASKE 2004).

2 Gesundheitsvorsorgetourismus als eine Unterform des Gesundheitstourismus

USA, der Schweiz oder auch in Russland sind Eingriffe oft viel teurer (vgl. JUSZCZAK 2006: 25 f.).

Ein weiteres Motiv des Medizintourismus ist in der medizinischen Kompetenz zu sehen. Patienten nahmen in der Vergangenheit und nehmen auch heute oft weite Reisen, welche nicht selten auch mit hohen privaten Kosten verbunden sind, auf sich, um eine Behandlung von fachmedizinischen Experten durchführen zu lassen.

Die medizinische Kompetenz der Ärzte und Kliniken in Deutschland wird weltweit sehr hoch geschätzt. Neben Deutschland gibt es auch andere für ihre Medizin bekannte Länder und wieder in anderen wird heute stark an der Verbesserung der medizinischen Kompetenz gearbeitet (u.a. durch entsprechende Ausbildungen oder neue technische Ausstattungen, vgl. KRASKE 2004). Vor allem die Länder in Ost- und Südosteuropa verzeichnen in diesem Zusammenhang große Fortschritte.

Nach Deutschland kommen schon seit langer Zeit vor allem finanziell Bessergestellte aus Ländern mit einer vergleichsweise schlechteren Gesundheitsversorgung wie zum Beispiel aus Ländern in Asien, Südamerika oder Afrika. Patienten aus den arabischen Ländern und aus Russland spielen im deutschen Medizintourismus eine besonders große Rolle (vgl. JUSZCZAK 2006: 26, TCPH Ltd 2006).

2 Gesundheitsvorsorgetourismus als eine Unterform des Gesundheitstourismus

Ein weiteres Motiv für Medizinreisen ins Ausland sind Abkommen mit europäischen Nachbarländern auf politischer Ebene oder Kooperationsverträge der Versicherungsträger (JUSZCZAK 2006: 25). Beispielsweise bieten einige Schweizer Krankenkassen ihren Patienten Reha-Behandlungen sowie unter anderem auch Herz- oder Gelenkoperationen in Deutschland an, wo die Eingriffe um einiges günstiger als in der Schweiz sind (Ärzte Zeitung 2006a).

Die vierte Zielgruppe im Medizintourismus sind Wartelisten-Patienten. Beispielsweise aus Ländern wie Großbritannien und Norwegen kommen Patienten unter anderem zu medizinischen Eingriffen nach Deutschland, weil sie in ihren Heimatländern zu lange auf die Behandlung warten müssten. Es bestehen hierzu bilaterale Abkommen der Krankenversicherungsträger (JUSZCZAK 2006: 25).

2.4.4.2 Definition

Der Medizintourismus lässt sich entsprechend obiger Bestimmungen wie folgt definieren:

> Medizintourismus umfasst alle Aktivitäten von Personen, die zum Zwecke eines medizinisch indizierten oder nicht indizierten Eingriffes an Orte außerhalb ihres gewohnten Umfeldes reisen und sich dort nicht länger als ein Jahr aufhalten.

2 Gesundheitsvorsorgetourismus als eine Unterform des Gesundheitstourismus

2.5 Struktur und Volumen des Gesundheitstourismus in Deutschland

Der Gesundheitstourismus, der eines der Hauptsegmente des Tourismus stellt und selbst aus verschiedenen Unterformen wie dem Gesundheitsvorsorgetourismus besteht, ist durch eine ganz bestimmte Nachfrage- und Angebotsstruktur geprägt und spielt in Deutschland besonders auch in wirtschaftlicher Hinsicht eine wesentliche und immer wichtigere Rolle.

2.5.1 Nachfrage

Die Nachfrage im Gesundheitstourismus lässt sich anhand ihrer Struktur (bestimmte Gästezielgruppen mit verschiedenen Reisemotiven) und ihres Volumens (Gästeankünfte und Übernachtungen) darstellen.

2.5.1.1 *Gästezielgruppen und Reisemotive*

Die Nachfrage im Gesundheitstourismus setzt sich aus den drei Hauptgästezielgruppen Gesundheitsvorsorgetouristen, Rehabilitationstouristen und Medizintouristen zusammen. Es lässt sich zwischen aktiven und passiven Gesundheitstouristen unterscheiden (s. Abb. 17).

2 Gesundheitsvorsorgetourismus als eine Unterform des Gesundheitstourismus

Abb. 17: Gästezielgruppen im Gesundheitstourismus

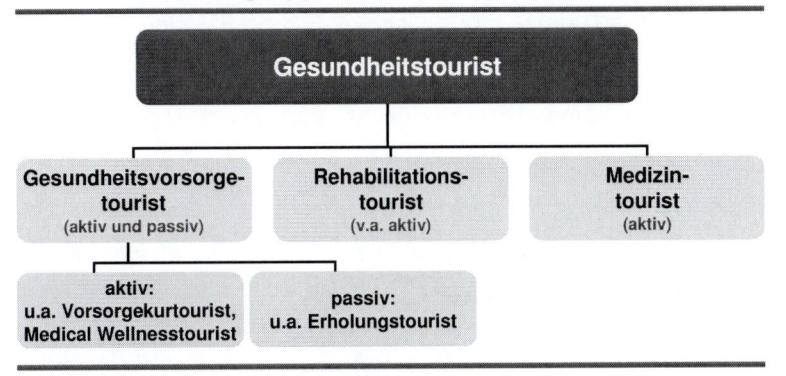

```
                    Gesundheitstourist
          ┌──────────────┼──────────────┐
  Gesundheitsvorsorge-  Rehabilitations-  Medizin-
       tourist              tourist        tourist
  (aktiv und passiv)       (v.a. aktiv)     (aktiv)
     ┌────┴────┐
   aktiv:      passiv:
u.a. Vorsorgekurtourist,  u.a. Erholungstourist
Medical Wellnesstourist
```

Quelle: SONNENSCHEIN (eigener Entwurf)

Der Gesundheitsvorsorgetourist ist in der Regel gesund und unternimmt seine Reise mit dem Ziel der Gesundheitsförderung und Prävention. Die Unterscheidung zwischen aktiv und passiv ist vor allem bei ihm von Bedeutung, da hier beide Formen in hoher Anzahl vorkommen. Aktive Gesundheitsvorsorgetouristen nehmen zur Steigerung ihrer Gesundheit zum Beispiel an Bewegungs-, Ernährungs- oder Entspannungsprogrammen teil. Der Erholungstourist ist der typische passive Gesundheitsvorsorgetourist, der alleine durch Erholung und Entspannung zu einer Steigerung seiner Gesundheit beiträgt.

Der Rehabilitationstourist ist krank und unternimmt seine Reise mit dem Ziel der Herstellung oder Wiederherstellung seiner Gesundheit. Er ist in der Regel ein aktiver Gesundheitstourist und fokussiert sich auf Therapien, die auf die Heilung seiner Krankheit abgestimmt sind.

2 Gesundheitsvorsorgetourismus als eine Unterform des Gesundheitstourismus

Der Medizintourist, als Unterform des Gesundheitstouristen, reist mit dem Grund eines medizinischen Eingriffs, welcher medizinisch indiziert ist. Das heißt, dass er die Reise wegen eines medizinischen Eingriffs zur Heilung und zur Erlangung oder Wiedererlangung seiner Gesundheit unternimmt. Dadurch unterscheidet er sich von Touristen mit dem Ziel medizinisch nicht indizierter Eingriffe (ästhetische Chirurgie). Der Medizintourist ist ein aktiver Gesundheitstourist.

2.5.1.2 Volumen

Das gesundheitstouristische Nachfragevolumen in Deutschland ist schwer einzuschätzen. Es gibt zum einen keine einheitliche Definition des Begriffs Gesundheitstourismus und zum anderen existieren keine entsprechenden Statistiken.

Der Gesundheitstourismus schließt sowohl aktive (z.B. Kur- oder Medical Wellnesstourismus) als auch passive (z.B. Erholungstourismus) Gesundheitstourismusformen ein. Alleine dem Erholungstourismus ist ein enormes Nachfragevolumen zuzurechnen, so dass der Gesundheitstourismus im Ganzen weite Teile der privaten Tourismusnachfrage in Deutschland abdeckt. Folgende Schätzungen beziehen ausschließlich die Nachfrage durch aktive Gesundheitstouristen (nur Übernachtungsgäste) ein, deren bewusstes Hauptreiseziel „etwas für die Gesundheit tun" ist und die zum Beispiel durch gezielte Bewegungsprogramme und gesunde

2 Gesundheitsvorsorgetourismus als eine Unterform des Gesundheitstourismus

Ernährung während ihrer Reise aktiv zu ihrer Gesundheit beitragen.

Es gibt verschiedene Statistiken, welche zur Einschätzung zu Rate gezogen werden können (z.b. vom Statistischen Bundesamt, von der Forschungsgruppe Urlaub und Reisen (F.U.R.) oder vom Deutschen Heilbäderverband). Da diese Statistiken aber zum Teil verschiedene Ansätze haben und unterschiedlichen Einschränkungen[26] unterliegen, sind sie nicht direkt vergleichbar und können nicht ohne weiteres zusammengefasst werden.

Entsprechend der vorangegangenen Definitionen des Begriffs Gesundheitstourismus werden jegliche Reisen mit dem Hauptreisemotiv Gesundheit zusammengefasst. Zum einen sind dies private Urlaubsreisen mit unterschiedlichen gesundheitsbezogenen Motiven (Vorsorge, Rehabilitation und medizinische Eingriffe) und zum anderen von den Sozialleistungsträgern finanzierte oder bezuschusste Kuraufenthalte (Vorsorge und Rehabilitation).

Der Deutsche Heilbäderverband geht davon aus, dass etwa 1,79 Mio. durch Sozialleistungsträger finanzierte oder bezuschusste Kuraufenthalte in den Heilbädern und Kurorten im Jahr 2006 durchgeführt wurden (DHV 2007b). Die Sozialkuraufenthalte machen 9% der insgesamt 19,4 Mio. Ankünfte in Heilbädern und

---

[26] Die Bundesstatistik weist ausschließlich Betriebe mit neun Betten und mehr aus. In den Statistiken sind die Campingplätze inbegriffen. Die Forschungsgruppe Urlaub und Reisen bezieht sich ausschließlich auf Reisen mit einer Mindestdauer von fünf Tagen. Die Statistik des Heilbäderverbandes stützt sich auf die Bundesstatistik abzüglich der Campingplätze.

2 Gesundheitsvorsorgetourismus als eine Unterform des Gesundheitstourismus

Kurorten aus (vgl. Statistisches Bundesamt 1995...2007, inkl. Campingplätze).

Der Großteil der restlichen Gäste (Privatgäste) in den Heilbädern und Kurorten sind ebenfalls Gesundheitstouristen (die übrigen haben verschiedene Motive wie Geschäfts-, Tagungs- und Kongressreisen oder Verwandtenbesuche). Das Volumen der privaten Gesundheitsgäste liegt bei etwa 13,5 Mio. Gästen, wobei etwa ein Drittel der privaten Gesundheitsvorsorgegäste und alle privaten Rehagäste den aktiven Gesundheitstouristen zugezählt werden (s. Tab. 12, Kap. 5.1.1.3). Somit kommen insgesamt rund 7 Mio. aktive Gesundheitstouristen jährlich in Heilbäder und Kurorte, die entweder auf eigene Kosten reisen oder eine finanzierte oder bezuschusste Kur wahrnehmen. Bei Annahme einer durchschnittlichen Aufenthaltsdauer von 23 Tagen im Falle der Sozialkurgäste (BMGS 2005: 8) und von rund fünf Tagen im Falle der privaten aktiven Vorsorge- und Rehagäste[27] ergibt sich ein Übernachtungsvolumen durch die aktiven Gesundheitstouristen in Heilbädern und Kurorten in Höhe von rund 68 Mio. Übernachtungen[28].

Während der Großteil des gesundheitstouristischen Nachfragevolumens auf die Heilbäder und Kurorte als die wichtigsten Ge-

---

[27] Die durchschnittliche Aufenthaltsdauer von rund fünf Tagen ergibt sich aufgrund eigener Berechnungen entsprechend der Annahmen in Kap. 5.1.1.3, 5.2.2.2, 5.3.2.2.
[28] Das entspricht 36% der Gästeankünfte und 65% der Übernachtungen in Heilbädern und Kurorten (2006: rd. 19,4 Mio. Ankünfte, 105 Mio. Übernachtungen, s. Statistisches Bundesamt 1995...2007).

2 Gesundheitsvorsorgetourismus als eine Unterform des Gesundheitstourismus

sundheitsdestinationen in Deutschland entfällt, profitieren auch andere Gemeinden von der Nachfrage aktiver Gesundheitstouristen. Das Nachfragevolumen wird für das Jahr 2006 auf etwa 2 Mio. Gäste (v.a. Wellness und Medical Wellness) und rund 9 Mio. Übernachtungen geschätzt[29].

Der Medizintourismus durch Ausländer in Deutschland macht nur einen geringen Anteil der Nachfrage im Gesundheitstourismus aus und ist schätzungsweise mit rund 60.000 Patienten zu beziffern (JUSZCZAK 2006: 25). Bei Annahme einer durchschnittlichen Aufenthaltsdauer von etwa zehn Tagen entsprechen dem rund 600.000 Übernachtungen (vgl. EBEL und JUSZCZAK 2004: 15).

Demnach ist von einem Gesamtvolumen von rund 9 Mio. Ankünften durch aktive Gesundheitstouristen und von etwa 77 Mio. Übernachtungen auszugehen (s. Tab. 2). Dies entspricht etwa 7% aller touristischen Ankünfte in Deutschland und 22% aller Übernachtungen[30].

---

[29] Dieser Schätzung liegt die Annahme zugrunde, dass etwa jeweils die Hälfte der Wellness- und Medical Wellnessanbieter in Heilbädern und Kurorten bzw. in anderen Gemeinden liegen (eigene Internetrecherche). Insgesamt wird für das Jahr 2006 von 4,2 Mio. aktiven und passiven Wellnesstouristen und 1,7 Mio. Medical Wellnesstouristen ausgegangen (s. Kap. 5.2.2.3 und 5.3.2.3).
[30] In Deutschland wurden 2006 insgesamt rund 125 Mio. Ankünfte und 351 Mio. Übernachtungen verzeichnet (vgl. Statistisches Bundesamt 1995...2007). Der deutlich höhere Anteil der Übernachtungen durch aktive Gesundheitstouristen als derjenige der Ankünfte ist auf die längere durchschnittliche Aufenthaltsdauer der aktiven Gesundheitstouristen (hier 8,6 Tage) im Vergleich zum bundesdeutschen Durchschnitt aller Touristen in Höhe von 2,8 Tagen zurückzuführen.

2 Gesundheitsvorsorgetourismus als eine Unterform des Gesundheitstourismus

Tab. 2: Nachfragevolumen aktiver Gesundheitstouristen in Deutschland 2006*

Gästegruppen	Ankünfte	Übernachtungen
Privatgäste	7,2 Mio.	35 Mio.
Sozialgäste	1,8 Mio.	42 Mio.
Gesamt	9,0 Mio.	77 Mio.

* nur Übernachtungsgäste
Quelle: SONNENSCHEIN (eigene Annahmen und Berechnung) u.a. nach DHV 2007b, Statistisches Bundesamt 1995...2007

Der Gesundheitstourismus in Deutschland ist in stärkerem Maße durch den Binnenmarkt geprägt als andere Tourismusformen. Es wird hier von einem ausländischen Anteil am Nachfragevolumen von ca. 5-10% ausgegangen[31].

2.5.2 Wirtschaftliche Bedeutung

Der Gesundheitstourismus in Deutschland hat eine große wirtschaftliche Bedeutung, welche sich nicht alleine auf die Beherbergungsbranche und auf Anbieter von medizinischen und therapeutischen Anwendungen auswirkt. Es profitieren auch weitere Sektoren wie Gastronomie, Verkehr, Kultur und Freizeit.

Gesundheitstouristen geben in der Regel im Vergleich zu sonstigen Touristen mehr Geld während ihrer Reisen aus (u.a. für Übernachtung, Verpflegung und vor allem für Gesundheitsmaß-

---

[31] Der Ausländeranteil an der touristischen Nachfrage lag in Deutschland im Jahr 2006 bei 19% der Ankünfte und 15% der Übernachtungen. In den Heilbädern und Kurorten betrug er 9% der Ankünfte und 5% der Übernachtungen (vgl. Statistisches Bundesamt 1995...2007).

2 Gesundheitsvorsorgetourismus als eine Unterform des Gesundheitstourismus

nahmen). Für die folgende Berechnung werden durchschnittliche Ausgaben je Gesundheitstourist und Tag in Höhe von € 162,- zugrunde gelegt (ohne Reisekosten)[32]. Demnach resultiert aus der gesamten privatgesundheitstouristischen Nachfrage (rd. 35 Mio. Übernachtungen, s. Tab. 2) ein jährliches Umsatzvolumen in Höhe von € 5,7 Mrd.

Hinzu kommen die Ausgaben der Sozialleistungsträger für Kuren. Die Gesetzlichen Krankenversicherungen (GKV) gaben im Jahr 2006 rund € 2,4 Mrd. für Kuren aus (BMG 2007: 1). Die Ausgaben der Gesetzlichen Rentenversicherungen (GRV) lagen 2006 bei rund € 4,2 Mrd.[33] Zu den Ausgaben der Sozialleistungsträger kommen Zuzahlungen durch die Gäste in unterschiedlicher Höhe je nach Kurform[34]. Zusammen mit sonstigen Ausgaben[35] liegt der

---

[32] Die durchschnittlichen Ausgaben in Höhe von € 162,- basieren auf eigenen Berechnung entsprechend folgender Quellen: Nach einer Berechnung des Deutschen Wirtschaftswissenschaftlichen Instituts für Fremdenverkehr e.V. (dwif) liegen die Ausgaben von Touristen in Heilbädern und Kurorten mit € 118,- fast doppelt so hoch wie im Tourismus allgemein (Stand 2005, GNAN 2006: 173). Nach Untersuchungen von ghh consult liegen die Ausgaben eines Wellnesstouristen bei etwa € 125,- pro Tag und eines Medical Wellnesstouristen bei etwa € 250,- pro Tag (HANK-HAASE und ILLING 2005: 5, HANK-HAASE und SONNENSCHEIN 2006: 60). Bei Medizintouristen ist von sehr hohen täglichen Ausgaben auszugehen (vgl. JUSZCZAK und NÖTHEN 2006). Hier wurde ein Mittelwert von € 1.000,- pro Tag geschätzt.
[33] Die Ausgaben der GRV für abgeschlossene Leistungen zur medizinischen Rehabilitation und sonstigen Leistungen zur Teilhabe lagen 2006 bei etwa € 4,6 Mrd. (DRV Bund 2007: 9). Die sonstigen Leistungen zur Teilhabe sind in den vorliegenden Berechnungen nicht mitberücksichtigt.
[34] Seit der Gesundheitsreform im Jahr 2004 fällt bei den meisten Maßnahmeformen für den Patient eine Zuzahlung pro Tag in Höhe von € 10,- an. Bei ambulanten Vorsorgeleistungen muss der Patient 10% der Kosten jeder Verordnung zuzüglich € 10,- je Verordnung/Rezept zuzahlen (DHV 2004).

2 Gesundheitsvorsorgetourismus als eine Unterform des Gesundheitstourismus

zusätzliche Aufwand durch die Patienten bei rund € 800 Mio. Somit ergibt sich in Zusammenhang mit durch Sozialleistungsträgern finanzierten oder bezuschussten Kuren insgesamt ein Umsatzvolumen in Höhe von rund € 7,3 Mrd. (ohne Reisekosten).

Insgesamt generiert der aktive Gesundheitstourismus in den deutschen Destinationen demnach ein Umsatzvolumen in Höhe von rund € 13 Mrd. (s. Tab. 3).

Tab. 3: Umsatzvolumen durch aktive Gesundheitstouristen in Deutschland 2006*

Gästegruppen	Umsatzvolumen
Privatgäste	€ 5,7 Mrd.
Sozialgäste	€ 7,3 Mrd.
Gesamt	€ 13,0 Mrd.

* nur Übernachtungsgäste, ohne Reisekosten
Quelle: SONNENSCHEIN (eigene Berechnung) basierend auf Nachfragevolumen (s. Tab. 2) und u.a. nach BMG 2005b: 10.6, BMG 2007: 1, DHV 2004, DHV 2007b, DRV Bund 2007: 9

Etwa 280.000 Arbeitsplätze stehen heute deutschlandweit in direktem und indirektem Zusammenhang mit dem aktiven Gesundheitstourismus[36].

---

[35] Mit sonstigen Ausgaben sind Ausgaben für Freizeitaktivitäten und Mahlzeiten außerhalb des Kurplanes gemeint. Vor allem fallen hier aber auch jegliche Ausgaben für Unterkunft, Verpflegung und Freizeitaktivitäten von Gästen, welche ambulante Leistungen wahrnehmen, an.
[36] Dieser Ansatz geht davon aus, dass je Arbeitsplatz rund € 60.000 Umsatz pro Jahr generiert werden (vgl. HARRER und SCHERR 2002: 162). Zur Berechnung der Multiplikatoreffekte wurde der Faktor 1,3 eingesetzt. In Heilbädern und Kurorten bestehen zurzeit ca. 350.000 Arbeitsplätze (CASPARI 2006a), die größtenteils auf die gesundheitstouristischen Betriebe entfallen. Hinzu kommen weitere Arbeitsplätze, die außerhalb der Heilbäder und Kurorte in direktem und indirektem Zusammenhang mit dem Gesundheitstourismus stehen.

2 Gesundheitsvorsorgetourismus als eine Unterform des Gesundheitstourismus

2.5.3 Angebot

Das Angebot im Gesundheitstourismus lässt sich anhand seiner Struktur und seines Volumens darstellen. Die relevanten Beherbergungsbetriebe spielen dabei eine besonders große Rolle.

2.5.3.1 Struktur

Das gesundheitstouristische Angebot eines Landes setzt sich aus verschiedenen Elementen zusammen, die von Reisenden mit dem Motiv, etwas für die Gesundheit zu tun, genutzt werden. Es handelt sich hierbei um ein Spektrum unterschiedlichster Angebote von Klinikaufenthalten, Veranstaltungen in Kurhäusern über Gesundheits-Check Ups, Wellnessanwendungen bis hin zu Fitnesstrails oder Behandlungen in Beautyfarmen und Day Spas.

Der Deutsche Tourismusverband listet verschiedene touristische Infrastruktureinrichtungen auf, welche zum Teil auch für den Gesundheitstourismus Relevanz haben (vor allem Heilbäder und Kurorte, öffentliche Bäder und Saunen, s. Tab 4)[37].

---

[37] KASPAR (1996: 65) untergliedert nach KRIPPENDORF das Tourismusangebot grundsätzlich nach einem ursprünglichen Angebot (alle Faktoren, welche von ihrem Wesen her keinen direkten Bezug zum Tourismus haben, aber trotzdem Touristen anziehen) und einem abgeleiteten Angebot (alle Leistungen, die speziell zum touristischen Zwecke angeboten werden).

2 Gesundheitsvorsorgetourismus als eine Unterform des Gesundheitstourismus

Tab. 4: Touristische Infrastruktur in Deutschland 2006 (Auswahl) und ihre Relevanz für den Gesundheitstourismus

Touristische Infrastruktur	Anzahl 2006	Relevanz für den Gesundheitstourismus*
Städte und Gemeinden	12.312	3
Heilbäder und Kurorte	310	1
Öffentliche Bäder	6.700	1
Öffentliche Sauna-Anlagen	2.400	1
Golfplätze	835	2
Tennisplätze	45.051	2
Reitanlagen	18.000	2
Nationalparks	14	2
Naturparks	97	2
Biosphärenreservate	14	2
Touristische Routen	180	3
Markierte Wanderwege	200.000 km	2
Radfernwege	60.000 km	2
Wasserstraßen	10.000 km	3
Seewasserstraßen an Nord- und Ostsee	23.000 km	3

* 1=sehr relevant, 2=relevant, 3=teilweise relevant
Quelle: SONNENSCHEIN nach DTV 2007: 3, Relevanz: eigene Einschätzung

Ein grundlegender Bestandteil eines jeden touristischen Angebotes und auch eines gesundheitstouristischen Angebotes sind relevante Beherbergungsbetriebe (v.a. Hotellerie und Kliniken). Dabei kommt den verschiedenen Beherbergungsangeboten in Deutschland in Hinsicht auf den Gesundheitstourismus eine unterschiedlich hohe Relevanz zu (Stand 2006):

- Beherbergungsbetriebe in Heilbädern und Kurorten: ca. 14.200 Betriebe mit 692.000 Betten, zu einem großen Anteil durch Gesundheitseisende genutzt;

2 Gesundheitsvorsorgetourismus als eine Unterform des Gesundheitstourismus

- Beherbergungsbetriebe in Luftkurorten und Erholungsorten: ca. 12.400 Betriebe mit 508.000 Betten, zu einem gewissen Anteil durch Gesundheitsreisende genutzt;

- Beherbergungsbetriebe in sonstigen Gemeinden Deutschlands: ca. 26.700 Betriebe mit 1,4 Mio. Betten, zum größten Teil nicht für Gesundheitsaufenthalte geeignet, nur zu sehr geringem Anteil durch Gesundheitsreisende genutzt
(vgl. Statistisches Bundesamt 1995...2007, nur Betriebe mit mindestens neun Betten).

Die Reiseanalyse (kurz: RA) 2006 (Repräsentativ-Befragung unter rund 7.800 Personen über 14 Jahre) hat folgende bevorzugte Unterkünfte, Orte und Regionen bei den Reisearten Gesundheit, Wellness und Kur zum Ergebnis (s. Tab. 5).

Demnach bevorzugt ein Kurgast eine Klinik, Gesundheits- und Wellnessgäste eher Hotels. Die Heilbäder und Kurorte spielen bei den Gesundheits- und Kurgästen eine wesentliche Rolle. Besonders die Wellnessgäste reisen auch gerne in andere Ferienorte. Beliebte Inlandsreiseziele sind die Nord- und Ostseeküste, aber auch die Mittelgebirge und die Alpen. Etwa einem Drittel der Deutschen ist es gleich, in welche Region seine Gesundheitsreise führt.

2 Gesundheitsvorsorgetourismus als eine Unterform des Gesundheitstourismus

Tab. 5: Bevorzugte Unterkünfte, Orte und Regionen in Zusammenhang mit Gesundheitsreisen*

Bevorzugte Unterkünfte, Orte und Regionen	Gesundheit	Wellness	Kur
Unterkunft			
in einem Sanatorium/einer Kurklinik	37%	12%	66%
in einem spezialisierten Hotel	54%	78%	27%
Ort			
in einem Kurort/Heilbad in Deutschland	52%	39%	67%
in einem Kurort/Heilbad im Ausland	19%	21%	23%
in einem normalen Ferienort	33%	42%	16%
Region			
an der Nord- oder Ostsee	38%	29%	38%
im Mittelgebirge	18%	16%	19%
in den Alpen	19%	18%	19%
am Mittelmeer (z.B. Türkei, Tunesien, Italien)	15%	20%	11%
in einem Fernreiseziel (z.B. Asien, Afrika)	3%	6%	2%
die Region ist mir eigentlich egal	32%	35%	32%

* Ergebnis der RA 2006, Mehrfachantworten
Quelle: N.I.T. und ZAHL 2006

Neben der Beherbergung setzen sich Angebote im Gesundheitstourismus unter anderem aus verschiedenen medizinischen und therapeutischen Behandlungen und Anwendungen sowie aus Entspannungs-, Verwöhnungs- und Schönheitsangebote zusammen.

Folgende erwartete Angebotskomponenten bei Gesundheitsreisen gehen als weitere Ergebnisse aus der Reiseanalyse (s.o.) hervor (s. Tab. 6).

2 Gesundheitsvorsorgetourismus als eine Unterform des Gesundheitstourismus

Tab. 6: Erwartete Angebotskomponenten in Zusammenhang mit Gesundheitsreisen*

Erwartete Angebotskomponenten	Gesundheit	Wellness	Kur
gesundes Essen und Trinken	76%	56%	65%
gesundes Klima	71%	47%	63%
Schwimmen	68%	63%	61%
Gesundheitscheck	64%	20%	71%
medizinische Betreuung	62%	19%	78%
Bade-/Saunalandschaft	55%	70%	49%
Wandern	54%	25%	42%
Kursangebote zu speziellen Themen (z.B. Gesundheit, Schönheit, Ernährung)	51%	46%	53%
Kontakte zu anderen Menschen	51%	45%	52%
klassische Kuranwendungen	47%	40%	76%
Entspannungsangebote	46%	69%	36%
Verwöhnangebote	24%	73%	16%
Schönheitsangebote	13%	72%	7%

* Auswahl, Ergebnis der RA 2006, Mehrfachantworten
Quelle: N.I.T. und ZAHL 2006

Es zeigen sich unterschiedliche Schwerpunkte bei den Erwartungen an verschiedene Reisearten. Von einem Gesundheitsurlaub werden vor allem gesundes Essen, gesundes Klima, Gesundheitschecks und medizinische Betreuung erwartet. Wellnessgäste bevorzugen vor allem Verwöhn-, Schönheits- und Entspannungsangebote. Der Kurgast legt Wert auf medizinische Betreuung, klassische Kuranwendungen und Gesundheitschecks.

Gesundheitsreisen werden von den Reiseveranstaltern oder direkten Anbietern in der Regel als „Packages" verkauft, die sich

2 Gesundheitsvorsorgetourismus als eine Unterform des Gesundheitstourismus

meistens aus einer gewissen Anzahl von Übernachtungen in einem Hotel oder in einer Klinik, Voll- oder Halbpension und einem Gesundheitsangebot bestehend aus medizinischen Untersuchungen/Behandlungen und Bewegungs-, Ernährungs- und Entspannungsanwendungen/-übungen zusammensetzen.

2.5.3.2 Volumen

Zu den für den Gesundheitstourismus besonders relevanten Beherbergungsbetrieben zählen unter anderem (Stand 2006):

- Gesundheitshotels (Kur-, Sporthotels usw., v.a. in den Heilbädern und Kurorten)
    - darunter ca. 500 Wellnesshotels[38]
        - darunter etwa 50 Medical Wellnesshotels[39]
- ca. 1.000 Vorsorge- und Rehakliniken (vgl. Statistisches Bundesamt 1995...2007)

Durch das errechnete Nachfragevolumen durch aktive Gesundheitstouristen in Höhe von 77 Mio. Übernachtungen (s. Kap. 2.5.1.2) und unter Einschätzung der zielgruppenspezifischen

---

[38] Es gibt heute eine Vielzahl von Hotels auf dem Markt, welche mit Wellness werben, aber in Wirklichkeit über kein akzeptables Wellnessangebot verfügen. Der Deutsche Wellness Verband geht aufgrund von Prospekt-, Katalog- und Internetrecherchen von ca. 900 bis 1.000 Hotels aus (andere Quellen geben über 1.000 Hotels an), wovon allerdings nur ca. 50% die vom Verband geforderten Mindeststandards erfüllen (DWV 2006g).
[39] Nach einer Untersuchung durch ghh consult gab es 2005 rund 50 Medical Wellnessbetriebe in Deutschland (HANK-HAASE und SONNENSCHEIN 2006: 9).

2 Gesundheitsvorsorgetourismus als eine Unterform des Gesundheitstourismus

Wahl der Unterkünfte lassen sich rund 800 Kliniken und 2.600 Hotelleriebetriebe (darunter Kur-, Wellness- und Medical Wellnesshotels, teilweise Pensionen) wirtschaftlich sinnvoll auslasten (s. Tab. 7). Dabei wird von einer 80%igen Bettenauslastung im Falle der Kliniken und einer 50%igen Bettenauslastung im Falle der Hotelleriebetriebe ausgegangen[40].

Tab. 7: Ausgelastetes Beherbergungsangebot durch aktive Gesundheitstouristen 2006

	Kliniken	Hotellerie	Gesamt
Betriebe	820	2.610	3.430
Betten	139.000	196.000	335.000
Ø Betten pro Betrieb	170	75	98
Ø Bettenauslastung	80%	50%	62%

Quelle: SONNENSCHEIN (eigene Berechnungen) basierend auf Nachfragevolumen, s. Tab. 2 und in Anlehnung an Statistisches Bundesamt 1995...2007

---

[40] Die durchschnittliche Bettenauslastung der Vorsorge- und Rehakliniken lag 2006 in Deutschland bei 73,5%; die der Hotels betrug 39% und die der gesamten Hotelleriebetriebe (klassische Hotellerie = Hotels, Hotels garni, Gasthöfe und Pensionen) lag bei 35,9%. Bei den Betriebsgrößen (Kliniken: 170 Betten, Hotels: 75 Betten) wurde der bundesdeutsche Durchschnitt 2006 zu Grunde gelegt (Statistisches Bundesamt 1995...2007).

3 GESUNDHEITSVORSORGETOURISMUS IN DER VERGANGENHEIT

Der Gesundheitsvorsorgetourismus ist im Grunde ein jahrtausendealtes Phänomen. Volumen und Struktur des Gesundheitsvorsorgetourismus sind seit jeher einem Wandel unterzogen.

Die Geschichte des Gesundheitsvorsorgetourismus ist in die Geschichte des Gesundheitstourismus im Allgemeinen verwoben, weshalb im Folgenden deren beider Verlauf aufgezeigt wird. Im Anschluss steht eine übersichtliche und zusammenfassende Darstellung der Bedeutung der Gesundheitsvorsorge im Tourismus im Laufe der letzten Jahrhunderte[41].

3.1 GESCHICHTE DES GESUNDHEITS- UND GESUNDHEITSVORSORGETOURISMUS

Schon in der Antike wurden Reisen in Orte mit einem bestimmten Klima oder örtlichen Heilmitteln unternommen, um einerseits Krankheiten zu heilen oder andererseits diesen vorzubeugen. Im Laufe seiner Geschichte nahm der Gesundheitstourismus verschiedene Gesichter an, wobei die Bäder- und Kurreisen immer im Mittelpunkt standen. Das Motiv dieser Reisen veränderte sich ständig: Manchmal waren es medizinische oder therapeutische,

---

[41] Die folgende Zusammenfassung der Geschichte des Gesundheitstourismus und des Gesundheitsvorsorgetourismus dient nur einem knappen Überblick.

oft aber auch eher gesellschaftliche Gründe, welche Menschen in die Kurorte zogen. Der Rehabilitation und der Gesundheitsvorsorge wurden im Laufe der Zeit unterschiedlich hohe Bedeutung beigemessen.

3.1.1 Badereisen von der Antike bis zur frühen Neuzeit

Die Anfänge des Gesundheitstourismus liegen in der Antike. Die älteste bisher bekannte Therme aus dem 18.-16. Jahrhundert v. Chr. wurde auf den Liparischen Inseln ausgegraben. Große Bedeutung kommt den Griechen in Hinsicht auf das Bäderwesen zu. Viele noch heute gebräuchliche Begriffe stammen aus dieser Zeit, so zum Beispiel der Begriff Therme (griech. *Thermae* = warme Quelle) (vgl. KASPAR 1996: 23, RULLE 2004: 45).

Hippokrates (ca. 460-375 v. Chr.) verfasste mit seinem Corpus Hippocraticum erstmals ein Werk über die ärztlichen Bemühungen um die Gesunderhaltung (SCHIPPERGES 1993: 4). Für ihn war Medizin die Kunst eines gesunden Lebens, wobei nicht nur dem Körper, sondern auch Gefühlen, Emotionen, der Beziehung zu den Göttern sowie der natürlichen und sozialen Gesundheit Beachtung zukamen (NEFIODOW 2006: 61).

Während unter den Griechen der Fokus einer Kur auf der Gesunderhaltung lag, stand bei den Römern der gesellschaftliche Aspekt im Vordergrund. Die Ursprünge der deutschen Bäder liegen in römischen Zeiten, in welchen zahlreiche Thermen erbaut

3 Gesundheitsvorsorgetourismus in der Vergangenheit

wurden. Hinweise darauf geben zum Beispiel die aus dem Lateinischen übernommenen Ortsnamen wie Aachen oder die Funktionsbezeichnungen (aus dem althochdeutschen Wort badon gebildet) für Orte wie Wiesbaden, Baden im Aargau oder Badenweiler (vgl. HACHTMANN 2007: 30, SARHOLZ 1996: 3, STUDT 2001: 35).

Beispielsweise Wiesbaden, unter den Römern Aquae Mattiacorum genannt, wurde als Heil- und Genesungsbad für die in Mainz (Mogontiacum) stationierten Soldaten des römischen Heeres während der Germanenkriege zwischen 6 und 16 n. Chr. gegründet. An den Hauptquellen wurden Thermen errichtet, und das römische Wiesbaden erlebte um 200 n. Chr. seine Blütezeit. Später fiel es zum unbedeutenden Provinzbad ab, und seine Bäder wurden etwa Mitte des 4. Jahrhunderts n. Chr. zerstört (CZYSZ 1997).

Die Erkenntnisse der Griechen wurden von arabischen Arztphilosophen weitergeführt und erhielten im Mittelalter Einzug in alle europäischen Universitäten. Während des gesamten Mittelalters und bis in die Neuzeit stand der Gedanke des Gesundheitsschutzes (tuitio corporis) neben dem der Krankenversorgung (restauratio salutis) (SCHIPPERGES 1993: 7). Eine besondere Rolle in der Geschichte der Gesundheitsvorsorge spielte Hildegard von Bingen (1098-1179). Ihre ganzheitliche Heilkunde bezog eine Vielfalt von Faktoren wie Ernährung, Schlafgewohnheiten, Arbeit, Bewegung, Entspannung, Umwelt, Gefühle, Spiritualität und die Beziehung zu Gott ein (NEFIODOW 2006: 61).

3 Gesundheitsvorsorgetourismus in der Vergangenheit

Neben der Nutzung von Stadtbädern kam im Mittelalter (seit dem 14. Jahrhundert) die Frequentierung von Wildbädern[42] hinzu, welche ab dieser Zeit nicht nur durch Anwohner, sondern auch von auswärtigen Badegästen aufgesucht wurden (vgl. SARHOLZ 1996: 11, STUDT 2001: 33).

Seit dem 15. Jahrhundert entwickelte sich in Deutschland eine eigenständige Balneologie[43], auf welcher Grundlage eine Reihe von Traktaten verfasst wurden, die vor allem Beschreibungen der Heilbäder und ihrer Indikationen und Wirkungsweisen beinhalteten. In verschiedenen Schriften und Briefen aus der Zeit des 14. bis 16. Jahrhunderts wird ersichtlich, dass die damalige Gesellschaft[44] nicht nur anlässlich der heilenden Wirkung des Wassers in die Bäder kam, sondern vielmehr der Geselligkeit wegen. Die Unterhaltung stand für die meisten Besucher während der damals typischen langen Badezeiten[45] im Mittelpunkt. Musik und Essen waren neben der Unterhaltung mit Badegenossen beliebte Beschäftigungen während des Einsitzens (vgl. SARHOLZ 1996: 32). Poggio Bracciolini (1380-1459, berühmter Humanist und Hand-

---

[42] Wildbäder waren natürliche, warme, mineralische Quellen, die man für Badekuren zur Heilung chronischer oder temporärer Leiden nutzte. Diese befanden sich sowohl in Städten als auch in freier Natur (vgl. SARHOLZ 1996: 11, STUDT 2001: 33).
[43] Die Balneologie oder auch Bäderkunde ist die Wissenschaft von den natürlichen Heilmitteln (Brockhaus F. A. 2006 (3): 194).
[44] Während zunächst Persönlichkeiten wie Domherren oder hohe städtische Beamte die Heilbäder nutzen konnten, entwickelten sich seit Ende des 15. Jahrhunderts auch Unterbringungs- und Bademöglichkeiten für ärmere Bevölkerungsschichten.
[45] Zur Erzielung einer höchstmöglichen gesundheitsförderlichen Wirkung wurden sehr lange Badezeiten vorausgesetzt.

3 Gesundheitsvorsorgetourismus in der Vergangenheit

schriftensammler) registrierte fröhliche und erotische Spielereien (STUDT 2001: 43). Der gelehrte Scholastiker Heinrich Heinbuch von Langenstein (1325-1397) schrieb im 14. Jahrhundert in seinem moralisierenden Traktat „Über den Lauf der Welt", dass, sobald man im Bad angelangt sei, „werden gemeinschaftliche Gelage veranstaltet, wobei man die Gesellschaft der Weiber sucht; denn wohl wäscht man im Bad den Leib, befleckt aber die Seele" (CZYSZ 1997: 21). Die meisten anderen Schriften dieser Zeit zeigen allerdings nicht diese Offenheit in Hinsicht auf die erotische Wirkung des gemeinsamen Bades.

Ab dem 16. Jahrhundert gewannen neben den Thermen Sauerbrunnen und andere kalte Mineralwässer, Gesundbrunnen genannt, an Bedeutung. 1581 etablierte der Wormser Stadtarzt Dr. Jakob Theodor, welcher sich auch Tabernaemontanus nannte, in seinem Werk „Der Neuw Wasserschaz" die Trinkkur als neue Kurform und verhalf damit gleichzeitig der Stadt Langenschwalbach zum nachgefragten Kurort (BLEYMEHL-EILER 2001: 64).

Im ausgehenden Mittelalter (vor allem in Folge des 30-jährigen Krieges und der darauf folgenden wirtschaftlichen und sozialen Depression) wurde die Badereise immer seltener, ebenso wie generell nicht mehr so viel gereist wurde. Außerdem entwickelte sich ab dem 16. Jahrhundert eine grundlegende Änderung in der Beziehung der Menschen zum Wasser. Die humoralpathologi-

3 Gesundheitsvorsorgetourismus in der Vergangenheit

sche Medizin[46] sah ab dieser Zeit im Wasser die wichtigste Ursache von Krankheiten. Bis ins 18. Jahrhundert hinein waren viele davon überzeugt, dass die Berührung mit Wasser gefährlich sei; dass das Wasser die Körpersäfte zersetze. Die rege Badekultur des Mittelalters kam zum Erliegen. Neben den neuen medizinischen Erkenntnissen trug außerdem ein neues Schamgefühl der Gesellschaft dazu bei. Es wurde eine „Verwilderung der Sitten durch das gemeinsame Bad beider Geschlechter" befürchtet (ESSER und FUCHS 2003: 9).

3.1.2 Expansion des Kurwesens im 18. Jahrhundert

Während das Reisen im Mittelalter und der Folgezeit sehr schwerfällig und oft auch sehr gefährlich war (vgl. HACHTMANN 2007: 30 ff.), kam es im 18. Jahrhundert zu Verbesserungen der Reiseinfrastruktur und zu technischen Entwicklungen, welche das Reisen angenehmer machten. Die Reisetätigkeit vor allem adliger Landesherren und Großgrundbesitzer im feudalistischen Deutschland sowie die Verbreitung der „grand tour"[47] setzte ein, und dank des Aufkommens der Zeitungen wurden Behandlungserfolge und die Heilkraft der Mineralquellen im ganzen Land

---

[46] Die Humoralpathologie, bei welcher die Harmonie der vier Körperflüssigkeiten Blut, Schleim, schwarze und gelbe Galle im Mittelpunkt stand, war von der Antike bis ins 18. Jahrhundert das Leitkonzept therapeutischen sowie präventiven Handelns (STÖCKEL 2004: 21).

[47] Die „grand tour" war eine ein- bis mehrjährige Studienreise von jungen Adligen und wohlhabenden Bürgersöhnen, die gerade ihre Erziehung und Bildung beendet hatten. Ziele waren die europäischen Zentren von Politik, Kunst und Gesellschaft (LANGEFELD 1986: 1).

3 Gesundheitsvorsorgetourismus in der Vergangenheit

bekannt und die Bade- oder Kurorte immer mehr zur Destination von Gesundheitsreisenden.

Nicht nur die besseren Reisemöglichkeiten ließen den Gesundheitstourismus wieder aufleben, sondern es änderte sich um 1750, im Zuge der Aufklärung, erneut die Einstellung zum Wasser. Mediziner[48] erkannten, dass es wichtig sei, die Haut des Menschen sauber zu halten, damit der Schweiß, welcher neuerdings als Giftstoffexporteur galt, aus der Haut austreten könne. Dem Wasser wurde eine immer größer werdende therapeutische Bedeutung (im physischen als auch im psychischen Sinne) zugesprochen, und es entstanden Krankenhäuser sowie Heil- und Reinigungsbäder[49] (FUCHS 2003: 107). Zu dieser Zeit stellte man die grundsätzliche Verbindung zwischen Lebensbedingungen und Erkrankungen fest und erkannte das Elend als „Mutter der Krankheiten" (u.a. Johann Peter Frank). In Folge trat die Hygiene immer mehr in den Vordergrund (STÖCKEL 2004: 23).

Im 18. Jahrhundert stand somit die therapeutisch-medizinische Motivation der Reisenden mehr im Vordergrund als es teilweise im Mittelalter, aber vor allem auch in der Folgezeit der Fall war.

---

[48] Der Arzt Christoph Wilhelm Hufeland plädierte für die Körperreinigung mit Wasser und eine Kur an einer dazu geeigneten Quelle im Krankheitsfalle (Sommer 1999: 10).

[49] Beispielsweise gab es in Wiesbaden im 18. Jahrhundert bereits 24 Badehäuser. Während früher Gemeinschaftsbassins üblich waren, wurden diese ab dem 18. Jahrhundert mehr und mehr in Einzelbäder, auch Badekabinette genannt, aufgeteilt (BLEYMEHL-EILER 2001: 55). Während dies bei den Bädern für Bürgertum und Adel der Fall war, blieben die Armenbäder noch lange Zeit Gemeinschaftsbäder (LOTZ-HEUMANN 2003: 21).

3 Gesundheitsvorsorgetourismus in der Vergangenheit

Schwerpunkt der Heilwassertherapie lag zu dieser Zeit nicht nur bei der Behandlung kranker Menschen, sondern vor allem auch bei der Gesundheitsvorsorge. Vielfach wurden Pflege und Gesundheit aber auch nur als Scheinmotiv eingesetzt, um einen Kuraufenthalt zu rechtfertigen.

Die Entwicklung der verschiedenen Badeorte verlief im 18. Jahrhundert sehr unterschiedlich[50]. Dies stand meistens in Zusammenhang mit der Bedeutung, die dem Kurwesen durch den jeweiligen Landesherren zugeschrieben wurde. In Wiesbaden kam es beispielsweise zu einem starken Ausbau der Kurinfrastruktur (u.a. Anlage von Parks nach englischem Vorbild) und zu einer Belebung des Vergnügungsangebotes. Unter anderem wurden Konzerte gegeben, und vor allem das Glücksspiel entwickelte sich zu einem regelrechten Boom. Während sich viele Kurorte, so wie Wiesbaden, im 18. Jahrhundert in einer Phase des Aufbaus befanden, war beispielsweise die Glanzphase der Stadt Langenschwalbach im Taunus (heute: Bad Schwalbach) Ende des Jahrhunderts bereits vorbei. Langenschwalbach hatte während seiner Blütezeit im 17. und 18. Jahrhundert den Ruf als „Mekka der Vergnügungssüchtigen". In der Literatur wird davon ausgegangen, dass nur ca. die Hälfte ihrer Besucher konkrete Leiden hatte. Die anderen waren gesund und unterzogen sich der dort üblichen Trinkkur rein prophylaktisch bzw. suchten vor Ort

---

[50] Vgl. die Kategorisierung der Kurorte des 18. Jahrhunderts nach LOTZ-HEUMANN (2003).

3 Gesundheitsvorsorgetourismus in der Vergangenheit

Unterhaltung[51] und Abwechslung. Es wurden politische Diskussionen geführt, Kontakte geknüpft, Geschäfte abgewickelt, standesgemäße Ehepartner für die Kinder gesucht und vieles mehr. Und über allem galt der Grundsatz „Sehen und gesehen werden" (vgl. BLEYMEHL-EILER 2001, HACHTMANN 2007: 77, LANGEFELD 1986: 2, MAHLING 2001: 89).

Im 18. Jahrhundert wurde das gesellschaftliche Leben in den meisten Kurorten durch den Adel beherrscht[52]. Ganz besonders die Städte Langenschwalbach und noch stärker der neue Kurort Schlangenbad sind Beispiele hierfür. Das Bürgertum wurde eher als Kulisse betrachte. Es durfte zwar dabei sein, allerdings unter anderem bei den Tänzen nicht teilhaben. Wiesbaden spielte zu jener Zeit eine andere Rolle. Es handelte sich eher um ein Kleinbürgerbad (BLEYMEHL-EILER 2001: 59), was sich im folgenden Jahrhundert allerdings ändern sollte[53]. Auch für den Kurort Bad Ems wird in der Literatur dargelegt, dass im 18. Jahrhundert nur etwa 16% der Kurgäste Adlige waren. Dieser Anteil nahm bis ins 19. Jahrhundert stark zu (SOMMER 2001: 102).

---

[51] Die Musik spielte zu der Zeit in den Kurorten eine große Rolle. So reiste beispielsweise in den 1720er Jahren Johann Sebastian Bach als Kapellmeister mit Fürst Leopold von Anhalt-Cöthen zur Kur nach Karlsbad (MAHLIG 2001: 81).
[52] Traditionsreiche Kurorte wurden auch vielfach vom ausländischen hohen und niederen Adel frequentiert. So kam zum Beispiel der englische König Georg I. regelmäßig nach Bad Pyrmont (ESSER und FUCHS 2003: 12).
[53] Beispielsweise wurde Wiesbadens Infrastruktur Anfang des 19. Jahrhunderts auf luxuriöse Weise ausgebaut und ab ca. den 1820er Jahren galt es als Gesellschaftsbad für gehobene Stände, Adel, Militär und gehobenes Bürgertum (FUCHS 2003: 101).

3 Gesundheitsvorsorgetourismus in der Vergangenheit

3.1.3 Mode- und Luxusbäder des 19. Jahrhunderts

Im Zeitalter des Bürgertums und des Liberalismus im 19. Jahrhundert entstanden immer mehr bürgerliche Kurorte, da es dank der Industrialisierung nun auch der bürgerlichen Oberschicht aus finanziellen, zeitlichen und gesellschaftlichen Gründen möglich war, am Kurverkehr teilzunehmen. Allerdings handelte es sich hierbei um eine sehr dünne bürgerliche Oberschicht, und der Adel spielte nach wie vor die wichtigste Rolle in den Kurorten, welche zum Teil immer luxuriöser wurden (vgl. SCHÜRLE 2001: 92).

Wie Ende des 18. Jahrhundert bereits eingeleitet, ging Anfang des 19. Jahrhunderts das kurmedizinische und therapeutische Motiv immer mehr zurück, wurde eher zu einem Alibimotiv und wich mehr und mehr dem Vergnügungsaspekt. Ganz besonders in der zweiten Hälfte des 19. Jahrhunderts gewann das Glücksspiel an Beliebtheit und ein Besuch der Kurorte war oft nichts anderes als ein Erholungs- und auch Selbstdarstellungsaufenthalt[54].

Entsprechend einer gewandelten Nachfrage wurde im 19. Jahrhundert die kurörtliche Infrastruktur insbesondere durch Kurhäuser, Schauspielhäuser, Kasinos, Parkanlagen und weitere Vergnügungsorte ergänzt. Eine wichtige Rolle spielte auch die

---

[54] Nachdem das Glücksspiel in einigen anderen europäischen Staaten bereits verboten wurde, kamen auch immer mehr Ausländer des Spielens wegen in deutsche Kurorte. MAHLIG (2001: 93) spricht von „Residenzen des Glücks" mit Musik-, Theater- und Tanzveranstaltungen, Möglichkeiten zu amourösen Abenteuern und dem Glücksspiel.

3 Gesundheitsvorsorgetourismus in der Vergangenheit

Errichtung der Wandelhallen[55]. Während sich die meisten Kurorte zu Mode- und Luxusbädern oder sogar zu Weltbädern entwickelten[56], wurde teilweise in anderen der Schwerpunkt auf den therapeutischen Kurbetrieb gelegt.

Im 18. Jahrhundert waren das Baden und Trinken in den Kurorten zumeist kostenlos, und es gab in allen Orten „Volks- und Armenbäder"[57]. Im 19. Jahrhundert kam es dahingegen eher zu einer bewussten Verdrängung ärmerer oder nicht standesgemäßer Gäste aus den Kurorten: Baden und Trinken wurde meist kostenpflichtig, die Kurtaxe[58] wurde 1850 in zahlreichen Kurorten eingeführt, und es gab für weniger bemittelte Gäste in den immer luxuriöser werdenden Kurorten immer geringere Möglichkeiten zur Teilhabe am gesellschaftlichen Leben[59] (vgl. SCHÜRLE 2001: 97, SOMMER 2001: 110).

---

[55] Wandelhallen sind Anlagen, in denen die Kurgäste während der Trinkkur umherschlenderten, sich selbst zur Schau stellten und andere beobachten konnten.
[56] Wiesbaden wurde seit etwa 1850 als Weltkurstadt betitelt. Zu dieser Zeit kamen viele ausländische Gäste und Persönlichkeiten von höchstem Rang in die Stadt (CZYSZ 1997: 66).
[57] Armenbäder existierten nicht zuletzt zur Demonstration der landesherrlichen Wohltätigkeit.
[58] Die Kurtaxe existiert auch heute noch und ist eine in Heilbädern und Kurorten von den Gemeinden erhobene Abgabe für die Nutzung der Kureinrichtungen (vgl. Brockhaus F.A. 2006 (16): 146). Sie wurde vor allem vor dem Hintergrund der wegfallenden Einnahmen durch das Verbot des Glücksspiels im Jahr 1873 verbreitet eingesetzt. Die obligatorische Abgabe verhinderte zu dieser Zeit teilweise den Besuch der Kurorte durch die unteren sozialen Schichten.
[59] Eine für die Zeit typische Sozialstruktur der Kurgäste zeigt LANGEFELD (1986: 31) für Bad Nauheim auf, wo 90% der Gäste Adlige, Großgrundbesitzer, Politiker, Offiziere, Akademiker, Rentiers, Privatiers oder Kaufleute/Fabrikanten waren. Nur 10% kamen aus den übrigen Sozialschichten.

3 Gesundheitsvorsorgetourismus in der Vergangenheit

An der deutschen Ostseeküste wurden zu Beginn des Jahrhunderts erste Seebäder nach englischem Vorbild ausgewiesen (HACHTMANN 2007: 84). Neben den traditionellen Kurorten wurden diese nun durch den deutschen und europäischen Adel zur Verbringung ihrer Sommerfrische[60] genutzt. Im Zuge der fortschreitenden Industrialisierung und der schlechter werdenden Lebensbedingungen in den Städten verlegten immer mehr Reiche ihren Sommerwohnsitz in die Kurorte und Seebäder.

Besonders ab Mitte des 19. Jahrhunderts war der Kurverkehr durch starkes Wachstum gekennzeichnet. Das Angebot vergrößerte sich in Form von Heilbadneugründungen und Infrastrukturerweiterungen, und die Kurgastzahlen stiegen beträchtlich vor allem in den modernen Luxusbädern wie Baden-Baden, Wiesbaden oder Karlsbad. Zu weiteren Anstiegen der Kurgastzahlen verhalf außerdem ab Mitte des 19. Jahrhunderts die bessere verkehrliche Erreichbarkeit der Orte durch einen Anschluss an das immer tragfähiger werdende Eisenbahnnetz (vgl. SCHÜRLE 2001: 100, SOMMER 2001: 111).

Vor allem ab dem 19. Jahrhundert kamen vermehrt Ausländer in die deutschen Kurorte. Für die Stadt Bad Ems wurde registriert, dass ausländische Gäste, hierunter vornehmlich Russen, im Jahre 1830 rund 28% des Gesamtgästeaufkommens stellten. Zur

---

[60] Die Redewendung Sommerfrische war vor allem ab der zweiten Hälfte des 19. Jahrhunderts populär und bezeichnet den Erholungsurlaub von städtischen, meist mittelständischen Familien außerhalb der Städte während der Sommermonate (HACHTMANN 2007: 95).

3 Gesundheitsvorsorgetourismus in der Vergangenheit

Jahrhundertmitte überstieg die Anzahl der englischen Gäste, die aller anderen ausländischen Gästegruppen, die Zahl der Franzosen nahm stark zu und im Jahr 1858 kamen weit mehr Ausländer (61%) als Personen aus Staaten des späteren deutschen Reiches zur Kur. Gegen Ende des 19. Jahrhunderts nahm der Anteil der Ausländer wieder ab und gleichzeitig zeichnete sich eine Entaristokratisierung der Besucher ab: Es kamen unter anderem immer mehr Fabrikanten und untere Beamte in die Kurorte (vgl. HACHTMANN 2007: 77, SOMMER 1999: 92).

Im Jahr 1878 kam es zur Gründung des Schlesischen Bäderverbandes. Wenig später wurde der Allgemeine Deutsche Bäderverband im Jahre 1892 gegründet. Es wurde ein im ganzen Reich tätiger Ausschuss für die gesundheitlichen Einrichtungen in den Kur- und Bäderorten geschaffen. Zu den Zielen des Verbandes gehörte die Aufstellung von einheitlichen Ordnungsgrundlagen für das gesamte deutsche Kur- und Bäderwesen (RUDOLPH 1999: 252).

Nachdem es während der Gründerkrise in den 1870er bis 1880er Jahren zu starken Einbrüchen der Nachfrage kam, war das ausgehende 19. Jahrhundert die große Blütezeit vieler Kur- und Badeorte. Sie waren die Haupttourismusdestinationen des deutschen Kaiserreiches, wobei besonders den Seebädern an der Nordsee- und Ostseeküste große Bedeutung zukam. Die stark nachgefragte Kur- und Badereise war mittlerweile sehr bürgerlich geprägt, was zum einen mit dem allgemeinen Bevölkerungs- und Wohlstandswachstum und zum anderen mit der ersten gesetzli-

3 Gesundheitsvorsorgetourismus in der Vergangenheit

chen Regelung zur Gewährung von Erholungsurlauben zusammen hing (vgl. HACHTMANN 2007: 80, SCHÜRLE 2001: 103).

Das medizinische Motiv rückte zu dieser Zeit wieder mehr in den Vordergrund. Dies ist auf die bedeutenden wissenschaftlichen Fortschritte der Kurmitteltherapie zurückzuführen. Die Wirkung der ortsgebundenen natürlichen Heilmittel konnte nun bestimmt und somit klare Heilanzeigen sowie Kontraindikationen aufgestellt werden. Neben den Erholungs- und Vergnügungsgast trat nun wieder mehr der eigentliche (kranke) Kurgast. Da seit 1873 auch in Deutschland ein Glücksspielverbot galt, kam es zu einem starken Rückgang der das Spiel suchenden Gäste. Die Heilbäder und Kurorte sahen sich vor einem großen Umbruch der Nachfrage, und das Angebot musste entsprechend angepasst werden. Viele Kurorte verfügten zu dieser Zeit über ein nur sehr geringes kurtherapeutisches Angebot und taten sich sehr schwer bei der Neuorientierung. Es kam zu einer der großen Kurkrisen in der Geschichte der Heilbäder und Kurorte (vgl. LANGEFELD 1986: 3, SCHÜRLE 2001: 104).

Gesundheit wurde immer mehr als staatsbürgerliches Recht angesehen, und 1883 führte Bismarck die Gesetzliche Krankenversicherung (GKV) ein (MOSEBACH et al. 2004: 341)[61].

Während bisher fast ausschließlich die Bade- und Trinkkur Einsatz fanden, kamen aufgrund der Fortschritte in der Wissenschaft

---

[61] Es folgten 1884 die Unfallversicherung, 1889 die Altersversicherung und 1927 die Arbeitslosenversicherung (AHLSTICH 1999: 12).

weitere Kurarten bzw. Bädersparten hinzu. Mittels Neuerkenntnissen der physiologischen Wirksamkeit des Klimas bei Atemwegserkrankungen kam es vor allem in den deutschen Mittelgebirgen zur Gründung zahlreicher Luftkurorte. Ebenso entstanden Moorheilbäder zu dieser Zeit, da auch hier die Wirksamkeit des natürlichen Heilmittels erkannt wurde (vgl. SCHÜRLE 2001: 105)

Ab 1880 entwickelte sich auch der bisher unbedeutende Ort Wörishofen im schwäbischen Allgäu zu einem außergewöhnlichen Badeort. Denn hier wurde die ganzheitliche Heillehre des ortsansässigen Pfarrers Sebastian KNEIPP bekannt. Adlige und wichtige Personen aus ganz Deutschland und später auch aus der ganzen Welt kamen nach Wörishofen, um durch die Kneippsche Therapie, bestehend aus Bewegungs- und Wasseranwendungen, Gesundheit zu finden[62] (DHV 2006d: 140).

3.1.4 Bürgerliche Badereise und Sozialkur im 20. Jahrhundert

Der Beginn des 20. Jahrhunderts war in den deutschen Heilbädern und Kurorten durch starke physiognomische Veränderungen und Erweiterungen geprägt. Es wurde aber nicht nur die Kur-, sondern vor allem auch die Wohninfrastruktur baulich ausgedehnt. Immer breitere gut situierte, städtische Bevölkerungs-

---

[62] KNEIPP sprach der Prävention eine große Bedeutung zu und handelte nach dem Motto: „Wer nicht jeden Tag etwas Zeit für die Gesundheit aufbringt, muss eines Tages viel Zeit für Krankheit opfern" (MENNE 2007: 37).

3 Gesundheitsvorsorgetourismus in der Vergangenheit

schichten und vor allem auch Ruheständler ließen sich in den Kurorten nieder, und so ergaben sich Verstädterungen unter anderem auch von ländlichen Kurorten. Die weitläufigen baulichen Erweiterungen dieser Zeit sind noch heute an der gründerzeitlichen bzw. klassizistischen Architektur ganzer Stadtviertel zu erkennen.

Obwohl es zu dieser Zeit zu einer stärkeren Orientierung am medizinischen Reisemotiv und einer entsprechenden Ausrichtung der Infrastruktur kam, wurden die Kurorte zu dieser Zeit außerdem verstärkt zu allgemeinen Fremdenverkehrsorten, welche unter anderem auch Kurzurlaubs- und Tagesreisende anzogen. Die Kur öffnete sich einem immer weiteren Publikum, und in manchen Kurorten waren erstmalig in der Geschichte unter den Gästen alle sozialen Schichten vertreten[63] (vgl. LANGEFELD 1986: 34).

Die Prävention wurde Anfang des 20. Jahrhunderts immer wichtiger, und es wurde in Primär-, Sekundär- und Tertiärprävention unterteilt[64]. Größere Bevölkerungsschichten wurden nun von ihr erreicht, und Sozialhygieniker plädierten für eine frühe Diagnose zur Vorbeugung von Volkskrankheiten (STÖCKEL 2004: 24).

---

[63] Auch so genannten Unbemittelten wurde damals zum Teil eine Kur ermöglicht. LANGEFELD (1986: 44 f.) spricht hier von einem karitativen Kurverkehr, den sie als Vorläufer des Sozialkurverkehrs identifiziert und der schon aber Mitte des 19. Jahrhunderts existent war und vor allem während der Jahre 1912/13 einen Anteil am gesamten Kurverkehr von über 10% erreichte.
[64] Zu den Begriffsklärungen s. Kap. 2.4.1.1.

3 Gesundheitsvorsorgetourismus in der Vergangenheit

Während des Ersten Weltkrieges ging die Kurnachfrage stark zurück. Viele Kurorte wurden als Lazarettstädte umfunktioniert und stellten während der letzten Kriegsjahre den Kurbetrieb gänzlich ein. In den Nachkriegsjahren stieg der Kurverkehr zunächst erst langsam wieder an, und die deutschen Heilbäder und Kurorte hatten zunächst mit wirtschaftlichen und finanziellen Problemen zu kämpfen.

In der Weimarer Republik kam es neben der Demokratisierung von Politik und Gesellschaft auch zu entsprechenden Veränderungen des Kurverkehrs. Als neue Kurform etablierte sich die Sozialkur, und viele Kurorte öffneten sich nach 1918 immer mehr den Patienten der Sozialversicherungsträger. In dieser Zeit verbreiterte sich die Klientel der Kurorte von einer gesellschaftlichen Elite zu einer alle sozialen Schichten umfassenden Gästegruppe. Die traditionelle Kur als gesellschaftliches Ereignis einer europäischen Oberschicht gab es ab sofort nicht mehr. Gleichzeitig veränderte sich auch die Altersstruktur der Kurgäste. Die früher stärker vertretenen jüngeren Gäste aus der Mittel- und Oberschicht suchten sich neue Reiseziele, vor allem auch im Ausland. Und es kamen vorrangig, besonders in Zusammenhang mit der Rehabilitation, ältere Gäste in die Kurorte (vgl. LANGEFELD 1986: 3, SCHÜRLE 2001: 110).

Mitte der 1920er Jahre erholte sich der Kurverkehr in Deutschland von den Kriegsfolgen, und die Nachfrage, welche sich maßgeblich auf die Sozialkur bezog, stieg wieder an. Gleichzeitig kam es zu Neuerungen in der Kurorttherapie und zu Kapazitätsaus-

3 Gesundheitsvorsorgetourismus in der Vergangenheit

weitungen. Dies waren zum einen sozialversicherungseigene Kurkapazitäten, aber auch Vertragshäuser und sonstige Infrastruktureinrichtungen wie zum Beispiel Gaststätten oder Pensionen. Bis Anfang der 1930er Jahre setzte sich das Wachstum fort, bis die Weltwirtschaftskrise auch für den Kurverkehr einen tiefen Einschnitt bewirkte (vgl. SCHÜRLE 2001: 118). Zu dieser Zeit wurde unter anderem die Prävention eingeschränkt und nur noch für „Leistungsfähige" möglich (STÖCKEL 2004: 24).

Unter dem Nationalsozialismus veränderte sich der Kurverkehr entsprechend der ideologischen Vorstellungen. Die deutschen Heilbäder und Kurorte durften bald nur noch durch Deutsche mit arischer Abstammung besucht werden. Dahingegen erhielten viele Personen der untersten sozialen Schichten zum ersten Mal die Möglichkeit, einen Kurort zu bereisen. Beispielsweise schickte die Organisation „Kraft durch Freude" ihre Anhänger zu günstigen Preisen in die Kurorte. Für diese bedeutete die geringe Kaufkraft der neuen Gäste oft wirtschaftliche Schwierigkeiten. Aufgrund der unsicheren politischen Lage in Deutschland blieben Gäste aus dem Ausland den deutschen Kurorten fern (vgl. SCHÜRLE 2001: 118).

Während des Zweiten Weltkrieges wurden die Heilbäder und Kurorte wie schon im Ersten Weltkrieg als Lazarettstädte und zudem als Erholungsorte für NS-Funktionäre und Wehrmachtsangehörige genutzt. Der normale Kurverkehr kam fast völlig zum Erliegen.

3 Gesundheitsvorsorgetourismus in der Vergangenheit

Ab dem Zweiten Weltkrieg und der Teilung Deutschlands in die Bundesrepublik Deutschland (BRD) und die Deutsche Demokratische Republik (DDR) muss die unterschiedlich verlaufende Entwicklung des Gesundheitstourismus in den zwei Staaten getrennt betrachtet werden. Im Folgenden ist ausschließlich die Entwicklung in Westdeutschland bis zur Wiedervereinigung im Jahre 1990 dargestellt[65].

In den direkten Nachkriegsjahren kam dem Kurverkehr in der Bundesrepublik zunächst wenig Beachtung zu. 1947 wurde der Deutsche Bäderverband wiederbegründet, und 1951 wurde zum ersten Mal die Normensammlung zu Begriffsbestimmungen für Kur- und Erholungsorte vorgelegt, welche in den folgenden Jahren mehrfach überarbeitet wurde (RUDOLPH 1999: 252). Erst mit dem wirtschaftlichen Aufschwung zu Beginn der 1950er Jahre wurde auch im Kurwesen wieder ein Wachstum verzeichnet. Zunächst kamen vor allem Privatkurgäste in die Heilbäder und Kurorte, da die Sozialversicherungsträger noch zu geringe finanzielle Mittel hatten, um Kuren zu gewähren. Somit waren es erneut (und kurzzeitig) ausschließlich elitäre Gruppen, welche sich eine Kur leisten konnten. Im Laufe der 1950er Jahre erreichten auch wieder breitere Bevölkerungsschichten den finanziellen

---

[65] Kurz zur Entwicklung in der DDR: Das Kurwesen wurde verstaatlicht. Im Grunde hatte jeder Zugang zur Kur. Die Kurvergabe erfolgte aus staatlicher Hand. Die Kuren waren für den Patient komplett kostenlos. Es wurden nur sehr wenige Privatkuren genehmigt. Die Gruppenprävention wurde weiter betrieben. Ab den 1970er Jahren kam es aufgrund fehlender Investitionen zu einer Verschlechterung und daraufhin zu einer Verminderung der kurörtlichen Infrastruktur (vgl. SCHÜRLE 2001: 123, STÖCKEL 2004: 24).

3 Gesundheitsvorsorgetourismus in der Vergangenheit

Status, um zu reisen. In den Kurorten überwog zu dieser Zeit das Erholungsmotiv.

Im Jahr 1957 wurde die kurörtliche Heilmittelbehandlung als Regelleistung in den Leistungskatalog der gesetzlichen Sozialversicherungsträger aufgenommen, und somit wurden die Kur- und Rehabilitationsmaßnahmen vom Gesetzgeber als dritte Säule der öffentlichen Gesundheitsfürsorge neben der ambulanten und akuten Gesundheitsversorgung in der Bundesrepublik Deutschland endgültig etabliert. Den deutschen Heilbädern und Kurorten kam ab sofort ein bedeutender gesundheitspolitischer Stellenwert zu (vgl. SCHÜRLE 2001: 131). Das Inkrafttreten des Rentenneuregelungsgesetzes bewirkte erstmals wieder einen Aufschwung der Sozialkurnachfrage und bedeutete im Grunde den Beginn des modernen von den Sozialleistungsträgern finanzierten Kurwesens (BEIER 1999: 167). In den Kurorten war die Gästestruktur stark durch die unteren und mittleren Sozialschichten geprägt[66]. Neben die Rehabilitation (zur Wiedereingliederung in den gewohnten Lebens- und Arbeitsablauf infolge von Krankheit, Grundsatz „Reha vor Rente") trat nun auch die Präventionsfunktion immer mehr in den Vordergrund (Vermeidung der Entstehung von Zivili-

---

[66] Nach Untersuchungen durch LANGEFELD (1986: 36 ff.) machten beispielsweise 1981 in Bad Nauheim Arbeiter, Angestellte und Rentner 73% aller Kurgäste aus. Die Kur an sich war bei nahezu allen Sozialkurgästen (98%) und bei ca. 60% der Privatgäste der Beweggrund für den Aufenthalt. Somit kamen insgesamt etwa 80% der Gäste wegen der Kur und die anderen für einen Kur- oder Erholungsurlaub oder aus anderen Beweggründen. Die Altersstruktur war überwiegend durch ältere Personen geprägt (ca. 80% waren über 50 Jahre).

3 Gesundheitsvorsorgetourismus in der Vergangenheit

sationskrankheiten durch Gewährung einer Vorsorgekur) (vgl. LANGEFELD 1986: 46).

In den 1960er und 1970er Jahren dominierte in der BRD hinsichtlich der Prävention das Risikofaktorenmodell zur Verhütung von chronischen Krankheiten, bei welchem die Aufklärung über (durch eigenes Verhalten verursachte) Risiken im Vordergrund stand. Da das Modell zunächst wenig erfolgreich war, wurde es durch verschiedene Formen der Motivation ergänzt (u.a. Aufzeigen von Lebensstilmodellen, STÖCKEL 2004: 25)[67]. 1971 wurde die Prävention mit der Einführung der Früherkennung von Krankheiten zur Pflichtaufgabe der Krankenkassen (AHLSTICH 1999: 11).

Außer der Sozialkurnachfrage stieg in den deutschen Heilbädern und Kurorten auch die Nachfrage der Privatkurgäste. Dahingegen verringerten sich die Ankünfte allgemein touristisch motivierter Reisender, da diese unter anderem das Ausland für sich entdeckt hatten. Die Infrastruktur der Heilbäder und Kurorte wurde immer mehr der Sozialkurnachfrage angepasst: es kam zu großen baulichen Erweiterungen und vor allem zu einer Klinifizierung (vgl. LANGEFELD 1986: 4).

Das Image der Kurorte hatte sich mittlerweile gewandelt. Die früheren glanzvollen, mondänen Kurorte mit aristokratischer Klientel wurden zu funktionalen kurmedizinischen Versorgungsor-

---

[67] Auch heute ist das Risikofaktorenkonzept ein wichtiges Erklärungsmodell im Bereich Prävention und Gesundheitserziehung (BAUMGARTEN und JOENSSON 2005: 14).

3 Gesundheitsvorsorgetourismus in der Vergangenheit

ten mit vorrangig alten und kranken Patienten als Hauptgästegruppen. Besonders stark klinifizierte Kurorte wurden im Laufe der Zeit immer weniger durch Privatkurgäste frequentiert und erlitten dadurch einen weiteren Prestigeverlust. Da aber die Nachfrage durch die Sozialkur stark war und weiter wuchs und bis zu den 1980er Jahren kaum einer daran dachte, dass sich dies einmal ändern würde, wurde dieser Abwanderung keine große Bedeutung beigemessen. Generell waren die 1970er und 1980er Jahre bis hinein in die 1990er Jahre durch ein großes Vertrauen in die „immerwährende" Sozialkur geprägt, und es wurde weiter in die kurörtliche Infrastruktur investiert[68].

Ende der 1970er Jahre/Anfang der 1980er Jahre wurden erste Konstendämpfungsmaßnahmen im Gesundheitswesen vorgenommen (u.a. Verminderung der Zuschüsse bei ambulanten Kuren), welche zu Nachfrageeinbrüchen und zu einer Kurortkrise führten. Besonders betroffen war die Prävention, die ab 1982 nicht mehr von den Rentenversicherungsträgern gewährt wurde (vgl. LANGEFELD 1986: 140). Teilweise wurden die Regelungen aber wieder abgeschwächt, und ab dem Jahr 1987 kam es wieder zu einem kontinuierlichen Anstieg der Nachfrage.

---

[68] Ganz besonders war dies nach der deutschen Wiedervereinigung in den ostdeutschen Kurorten der Fall. Da sich die ostdeutschen Heilbäder und Kurorte auf einem infrastrukturell deutlich niedrigeren Niveau befanden als die westdeutschen, wurde während der 1990er Jahre in Ostdeutschland stark in die kurörtliche Infrastruktur investiert. Folglich verfügen heute viele ostdeutsche Heilbäder und Kurorte über eine modernere und attraktivere Infrastruktur als es in Westdeutschland der Fall ist.

3 Gesundheitsvorsorgetourismus in der Vergangenheit

In den 1980er Jahren wurde die Wichtigkeit einer positiven Einstellung zur Gesunderhaltung erkannt (Kohärenzsinn nach Antonovsky); die Prävention wurde „theoretisch revolutioniert" und es kam der Begriff Gesundheitsförderung auf. 1986 wurde von der WHO die so genannte Ottawa-Charta verfasst, welche Gesundheit als dynamischen Prozess und als Ergebnis von Selbstbestimmung und eigener Gestaltung durch das Individuum definiert (vgl. KICKBUSCH 2006: 37, STÖCKEL 2004: 26). In der Folgezeit wurde der Gesundheitsvorsorge immer größere Bedeutung beigemessen und sie wurde als eines der Leitmotive in die Gesundheitsreform aufgenommen (BEIER 1999: 169). Zu dieser Entwicklung kam es nicht zuletzt vor dem Hintergrund der Erkenntnis, dass das Verhindern einer Krankheit weit weniger kostet als deren Behandlung und die Rehabilitation (LINSER 2006: 103).

Aufgrund weiterer Kostensteigerungen trat im Jahr 1989 das Gesundheitsreformgesetz (GRG, 1. Stufe der Gesundheitsreform) in Kraft[69], wonach erneut vor allem die ambulante Kur durch Kürzungen betroffen war. Es kam zu starken Nachfragerückgängen (innerhalb eines Jahres um −52% bei der ambulanten Kur, BEIER 1999: 171) und daraufhin zu schwerwiegenden wirtschaftlichen Problemen der kurörtlichen Betriebe. Vor allem Kurmittelhäuser, Unterkunfts- und Gastronomiebetriebe hatten mit zu

---

[69] Mit dem Gesundheitsreformgesetz trat das Sozialgesetzbuch Fünftes Buch (SGB V) in Kraft, welches von nun ab die krankenversicherungsrechtlichen Regelungen enthielt (vorher Zweites Buch der Reichsversicherungsordnung) (AHLSTICH 1999: 25).

3 Gesundheitsvorsorgetourismus in der Vergangenheit

geringen Auslastungen zu kämpfen. Diese Probleme verstärkten sich, als 1993 das Gesundheitsstrukturgesetz (GSG, 2. Stufe der Gesundheitsreform) mit weiteren Kürzungen im Bereich der ambulanten Kur in Kraft trat. Die Nachfrage fokussierte sich immer stärker auf die stationären Rehabilitationskuren, da diese für den Patient nun die günstigste Alternative darstellten und dieser auch keine Urlaubstage aufwenden musste.

In den Reformgesetzen (GRG und GSG) erfuhr die Prävention eine starke Aufwertung[70], indem das Leistungsspektrum der Krankenkassen in Hinsicht auf die Krankheitsfrüherkennung und die Gesundheitsvorsorge ausgeweitet wurden. Der neu eingeführte § 20 des SGB V sah erstmals auch Leistungen der Krankenkassen für Nichtkranke oder Gesunde zur Förderung ihrer Gesundheit sowie die betriebliche Gesundheitsförderung vor (AHLSTICH 1999: 25 f.).

Die so genannten Seehofer'schen Gesundheitsreformen von 1996[71] sahen unter anderem eine Verkürzung der Kuraufenthalte von in der Regel vier auf drei Wochen sowie eine Verlängerung des Intervalls zwischen zwei Kuraufenthalten von drei auf vier Jahre vor. Außerdem wurden die privaten Zuzahlungen erhöht und ein Teil des Urlaubsanspruches auf den Kuraufenthalt ange-

---

[70] Der Prävention kam - gerade auch im Vergleich zur Rehabilitation - verstärkt Bedeutung zu, auch wenn sie gleichzeitig durch in den Gesetzen festgelegte Kosteneinsparungen und höhere Selbstkostenbeteiligungen betroffen wurde.
[71] Sie setzten sich aus einem Paket von sechs Gesetzen zusammen, darunter das Wachstums- und Beschäftigungsförderungsgesetz, wovon aber nur drei Gesetze in Kraft traten (BEIER 1999: 175).

3 Gesundheitsvorsorgetourismus in der Vergangenheit

rechnet (vgl. BEIER 1999: 176 ff.). Neben diesen gesetzlichen Regelungen kam es unter anderem durch die breite Diskussion der Gesundheitsreform zu Informationsverlust, Verunsicherung und Zurückhaltung der Bevölkerung und schließlich zu einem starken Rückgang der Kuranträge sowie der durchgeführten Kuren (1997 wurde im Vergleich zum Vorjahr ein Nachfragerückgang von 30% bis 40% registriert.). Eine massive Kurortkrise war die Folge. Auf die Nachfrageeinbrüche folgten für die Heilbäder und Kurorte Schließungen von ganzen Kurkliniken, Kündigungen von Belegbetten durch die Sozialversicherungsträger und starke Arbeitsplatzverluste.

Von der Krise wurden die einzelnen Heilbäder und Kurorte entsprechend ihres Sozialkurgastanteiles unterschiedlich stark getroffen. Während für die Seeheilbäder und Seebäder, in welchen der Anteil allgemeiner Touristen (keine Kurgäste) relativ hoch ist, der negative Trend nicht ganz so stark ausfiel, wurde ganz besonders die Nachfrage in den Kneippheilbädern und Kneippkurorten beeinträchtigt.

Im Jahr 1996 wurde der Präventionsauftrag der Krankenkassen wieder aus dem § 20 SGB V gestrichen. Erhalten blieb der Auftrag der betrieblichen Gesundheitsförderung. Damit wurde zunächst die weitere Entwicklung der primären Prävention im Gesundheitswesen unterbrochen (vgl. BMJ o.J.a, Robert Koch Institut und Statistisches Bundesamt 2006: 127).

3 Gesundheitsvorsorgetourismus in der Vergangenheit

Neben der traditionellen Kur kamen in der Geschichte des Gesundheitstourismus im Laufe der 1990er Jahre erstmals in größerem Maße auch andere Gesundheitstourismusformen auf. Zum einen war dies der Wellnesstourismus und zum anderen neuere Formen der Privatkur. Erste Tourismusanbieter warben mit ihren neuen Produkten, so zum Beispiel der Fremdenverkehrsverband Teutoburger Wald mit seinem Image-Prospekt „Wellness Vitalität" oder die TUI, welche 1998 ihren früheren Katalog „Kuren & Fitneß" in „vital" umtaufte (NAHRSTEDT 2001b: 65).

3.1.5 Neuorientierung am Anfang des 21. Jahrhunderts

Nach dem Einbruch des Kurverkehrs Mitte der 1990er Jahre stieg die Nachfrage sowohl der Privat- als auch der Sozialkurgäste in den deutschen Heilbädern und Kurorten zu Beginn des 21. Jahrhunderts wieder etwas an. In Folge des Regierungswechsels im Jahre 1998 wurden zum 1.1.2000 einige der Reformen von 1996 zurückgenommen (Aufhebung der Intervallregelung zwischen zwei Kuraufenthalten und geringere Zuzahlungen der Patienten).

Mit der Neufassung des § 20 SGB V im Jahr 2000 haben die Krankenkassen auch wieder einen erweiterten Handlungsspielraum in der Primärprävention und der betrieblichen Gesundheitsförderung erhalten (vgl. BMJ o.J.a, Robert Koch Institut und Statistisches Bundesamt 2006: 127). Im Februar 2006 legte zudem eine Arbeitsgemeinschaft der Spitzenverbände der Krankenkassen mit dem „Leitfaden Prävention" gemeinsame und

3 Gesundheitsvorsorgetourismus in der Vergangenheit

einheitliche Handlungsfelder und Kriterien für die Umsetzung der primären Prävention durch die Krankenkassen fest (Arbeitsgemeinschaft der Spitzenverbände der Krankenkassen 2006).

Die Kurortkrise hat die Abhängigkeit der deutschen Heilbäder und Kurorte von der Sozialpolitik verdeutlicht und die Notwendigkeit einer Angebotsdiversifizierung auch für private Gästezielgruppen aufgezeigt.

Der Wellnesstrend entwickelt sich zu Beginn des 21. Jahrhunderts zu einem starken Wachstumsmarkt. Große Teile der Verbraucherindustrie stellen sich auf den Trend ein, und es werden Produkte - von der Wellness-Socke bis zum Wellness-Sessel - mit dem Begriff beworben. Innerhalb der Hotellerie kommt es diesbezüglich zu besonders großen Veränderungen, und heute verfügt nahezu jedes Hotel (ob Privat- oder Kettenhotellerie, ob Ferien-, Tagungs- oder explizites Wellnesshotel) über einen mehr oder weniger großen Wellnessbereich.

Der Beginn des 21. Jahrhunderts ist durch eine Umorientierung der Heilbäder und Kurorte in Richtung neuer Gästezielgruppen und gleichzeitig durch die Etablierung neuer Gesundheitstourismusformen auch außerhalb der Heilbäder und Kurorte geprägt (s. Kap. 5).

3 Gesundheitsvorsorgetourismus in der Vergangenheit

3.2 DIE BEDEUTUNG DER GESUNDHEITSVORSORGE IM TOURISMUS IM GESCHICHTLICHEN VERLAUF

Der Gesundheitsvorsorge wurde im Laufe der Geschichte des Gesundheitstourismus - wie auch in der Geschichte der Medizin - unterschiedlich hohe Bedeutung beigemessen. Zusammenfassend lässt sich festhalten, dass die Bedeutung der Gesundheitsvorsorge innerhalb der Medizin während der letzten 150 Jahre kontinuierlich zunahm und sich derjenigen der Rehabilitation annäherte (s. Abb. 18).

Abb. 18: *Rehabilitation und Gesundheitsvorsorge als Schwerpunkte der Medizin (Mitte 19. Jh. bis beginnendes 21. Jh.)*

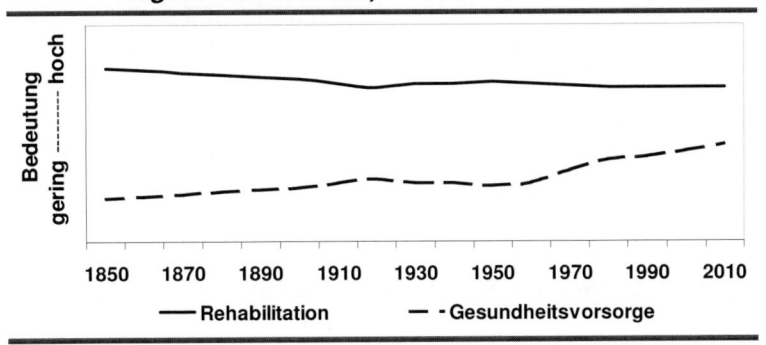

Quelle: SONNENSCHEIN *(eigener Entwurf)*

Wie in Kap. 3.1 dargestellt, kam der Medizin und Therapie in der geschichtlichen Entwicklung des Gesundheitstourismus eine unterschiedlich große Rolle zu. Sie wechselte sich vor allem mit einem weiteren Reisemotiv ab, welches sich unter „Wohlfühlen/Entspannen/Vergnügen" zusammenfassen lässt.

3 Gesundheitsvorsorgetourismus in der Vergangenheit

Im Mittelalter wurden Bäder vor allem von Kranken genutzt. Während das Hauptmotiv damals noch medizinisch-therapeutisch war, kam im Laufe der Zeit immer mehr das Vergnügungsmotiv hinzu. Im 18. Jahrhundert stand wieder die medizinisch-therapeutische Motivation der Reisenden mehr im Vordergrund. Gegen Ende des 18. und vor allem ab dem 19. Jahrhundert ging die medizinische Bedeutung stark zurück und wich immer mehr dem Vergnügungsaspekt (s. Abb. 19). Das 19. Jahrhundert war die Zeit der Mode- und Luxusbäder, des Glückspiels und des Vergnügens. Kranke waren im Grunde in den Kurorten unerwünscht. Zu Beginn des 20. Jahrhunderts nahm die medizinisch-therapeutische Bedeutung im Gesundheitstourismus wieder zu, und vor allem nach dem Ersten Weltkrieg rückte sie immer mehr in den Vordergrund. Während der Weimarer Republik kam die Sozialkur als neue, stark medizinisch-therapeutisch geprägte Gesundheitstourismusform hinzu. In der Zeit des Nationalsozialismus blieb das medizinische Motiv bei Kuraufenthalten vordergründig. Nach dem Zweiten Weltkrieg und vor allem ab den 1950er Jahren wurden Medizin und Therapie im Gesundheitstourismus noch wichtiger, und die Sozialkur wurde kontinuierlich ausgebaut. Ihre Hochzeit erreichte sie in den 1970er und 1980er Jahren. Seit den 1990er Jahren verfestigt sich immer mehr ein Trend zu Wohlfühlen/Entspannen/Vergnügen (Stichwort Wellness), welcher parallel zum medizinisch-therapeutischen Motiv auftritt.

3 Gesundheitsvorsorgetourismus in der Vergangenheit

Abb. 19: Medizin/Therapie und Wohlfühlen/Entspannen/Vergnügen als Reisemotive im Gesundheitstourismus (Mitte 19. Jh. bis beginnendes 21. Jh.)

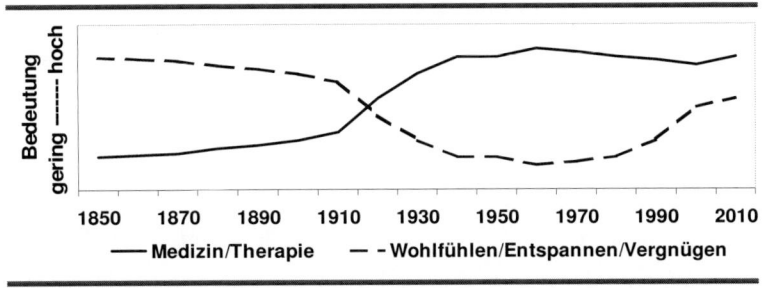

Quelle: SONNENSCHEIN *(eigener Entwurf)*

Es zeigt sich, dass die beiden Motive im Laufe der Zeit immer nebeneinander existierten. Allerdings hat sich deren Bedeutung weitgehend gegenläufig entwickelt. Besonders deutlich wird der Motivwechsel im Übergang vom 19. Jahrhundert (Vergnügungsmotiv vorherrschend) zum 20. Jahrhundert (Medizinmotiv vorherrschend). Anfang des 21. Jahrhunderts ist nun zu beobachten, dass die Bedeutung beider Motive ansteigt. Der Gesundheitstourist verbindet in zunehmendem Maße Wohlfühlen, Entspannen und Vergnügen mit medizinisch-therapeutischen Maßnahmen bzw. medizinisch-therapeutische Maßnahmen mit Wohlfühlen, Entspannen und Vergnügen.

Wie im vorangehenden Kapitel dargestellt, lag der Schwerpunkt der Medizin während der letzten Jahrhunderte neben der Akutbehandlung zum Großteil auf der Rehabilitation. Die Gesundheitsvorsorge bzw. Prävention und später auch Gesundheitsförderung nahm im Laufe der Zeit und vor allem ab dem 20. Jahrhundert

3 Gesundheitsvorsorgetourismus in der Vergangenheit

erst langsam zu. Im Gesundheitstourismus hingegen kam der Gesundheitsvorsorge in den vorangegangenen Jahrhunderten teilweise größere Bedeutung zu als der Rehabilitation. In denjenigen Phasen des Kurtourismus, in welchen das Vergnügungsmotiv im Vordergrund stand, hatten die meisten von den Reisenden in Anspruch genommenen Gesundheitsmaßnahmen präventiven Charakter (z.B. Trinkkur zur Zeit der Luxus- und Modebäder im 19. Jahrhundert). Es handelte sich allerdings zum großen Teil um passive Gesundheitstouristen (s. Kap. 2.3). Dahingegen stand die Rehabilitation zumeist in denjenigen Zeiten im Vordergrund, in welchen vorrangig Besucher mit medizinischem Reisemotiv in die Heilbäder und Kurorte kamen[72] (vgl. Abb. 20).

Abb. 20: Gesundheitsvorsorge und Rehabilitation als Reisemotive im Gesundheitstourismus (Mitte 19. Jh. bis beginnendes 21. Jh.)

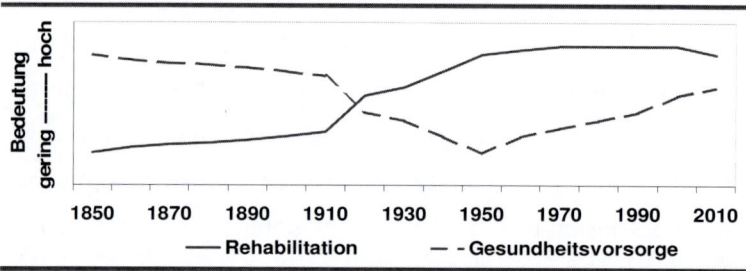

Quelle: SONNENSCHEIN (eigener Entwurf)

---

[72] Die Entwicklungskurve des medizinisch-therapeutischen Motivs in Abb. 19 weist deutliche Ähnlichkeiten mit der Kurve der Rehabilitation in Abb. 20 auf.

3 Gesundheitsvorsorgetourismus in der Vergangenheit

Insgesamt gesehen kam der Gesundheitsvorsorge im Gesundheitstourismus im Vergleich zu deren Rolle in der allgemeinen Medizin schon immer eine größere Bedeutung zu. Das ist aus heutiger Sicht nicht zuletzt darauf zurückzuführen, dass Reisen generell zur Erholung, zum Wohlfühlen und somit zur Gesunderhaltung beitragen.

4 GESELLSCHAFTLICHER WANDEL UND SEIN EINFLUSS AUF DEN GESUNDHEITSVORSORGETOURISMUS

Gesundheitsvorsorge im Tourismus gewinnt immer mehr an Bedeutung. Diese Entwicklung kann als Trend bezeichnet werden.

Mit dem Begriff Trend (vom engl. *to trend* = in einer bestimmten Richtung verlaufen) ist eine Grundrichtung einer Entwicklung bzw. eine Entwicklungstendenz gemeint[73]. Megatrends sind Trendentwicklungen, welche sich durch eine bestimmte Dauer, Reichweite und Wirkungsstärke auszeichnen. NAISBITT und ABURDENE (1992: 10) definieren Megatrends mit einer Dauer zwischen sieben und zehn Jahren oder länger[74]. HORX (2002: Vorwort) sieht die Dauer bei mehreren Jahrzehnten bzw. bei mindestens dreißig Jahren und geht teilweise von einer Halbwertszeit von hundert Jahren aus. Megatrends treten global auf und tangieren weite Bereiche des Lebens (u.a. Ökonomie, Soziales, Bildung) (vgl. FREYER 2006: 20, Z_punkt GmbH).

---

[73] In den Sozialwissenschaften bedeutet der Begriff Trend eine Ausbildung einer bestimmten Richtung des Verhaltens oder des Verlaufs einer Entwicklung. In der Statistik ist damit eine Entwicklungstendenz oder Grundrichtung einer geordneten Reihe zu verstehen (Brockhaus 1996(22): 285).
[74] Der Begriff Megatrend wurde Anfang der 1980er Jahre durch John NAISBITT erfunden (HORX 2002: Vorwort).

4 Gesellschaftlicher Wandel und sein Einfluss auf den Gesundheitsvorsorgetourismus

Der Bedeutungsanstieg der Gesundheitsvorsorge im Tourismus kann nicht als Megatrend bezeichnet werden[75], allerdings gründet er auf viel größeren und bedeutenderen Entwicklungen, welche Megatrend-Charakter aufweisen. Dazu zählt der demographische Wandel, der Wertewandel, der Wandel von Arbeit und Freizeit und des Gesundheitsverständnis und davon abgeleitet die Individualisierung, die Spiritualisierung, das wachsende Umweltbewusstsein, die Entwicklung eines größeren Gesundheitsbewusstseins in der Bevölkerung, die wachsende Bedeutung der Prävention, die Bedeutungszunahme der ganzheitlichen und alternativen Medizin, die Verringerung der Kassenleistungen sowie die steigende Bereitschaft zur Selbstzahlung von Gesundheitsleistungen (s. Abb. 21).

Die im Folgenden ausführlicher dargestellten Wandlungsprozesse sind nicht getrennt voneinander zu sehen. Vielmehr beeinflussen sie sich gegenseitig bzw. bewirken manche die Existenz von anderen oder haben Einfluss auf deren Verlauf. Alle diese Entwicklungen lassen sich unter dem Begriff gesellschaftlicher Wandel zusammenfassen.

---

[75] Die Bedeutungszunahme der Gesundheitsvorsorge im Tourismus zeigt zwar Trendmerkmale auf, dahingegen kann die Bezeichnung Megatrend nicht eingesetzt werden. Es handelt sich hierbei um eine Entwicklung, welche in ihrem heutigen Ausmaß und ihrer Struktur erst seit wenigen Jahren besteht. Die Entwicklung tritt in einigen Ländern aber nicht global auf. Zudem wirkt sie sich nicht auf alle Bereiche der Gesellschaft aus.

4 Gesellschaftlicher Wandel und sein Einfluss auf den Gesundheitsvorsorgetourismus

Abb. 21: Gesellschaftliche Wandlungsprozesse mit Einfluss auf den Gesundheitsvorsorgetourismus (seit Ende des 19. Jahrhunderts)*

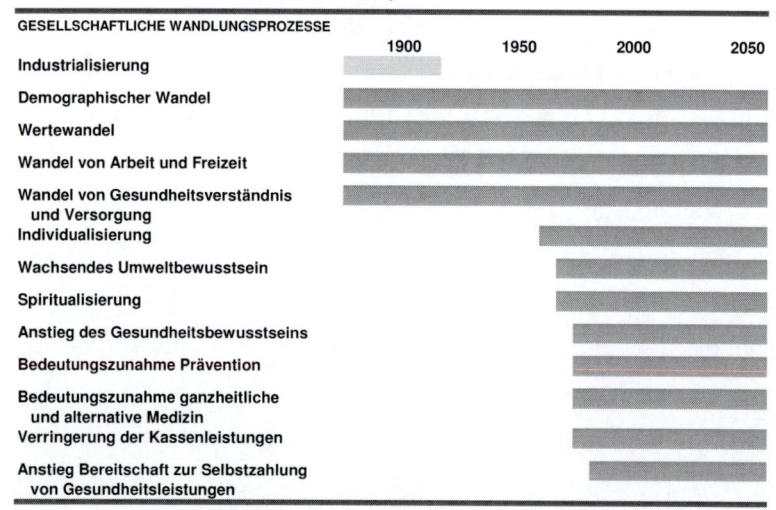

GESELLSCHAFTLICHE WANDLUNGSPROZESSE	1900	1950	2000	2050
Industrialisierung	▬			
Demographischer Wandel	▬▬▬▬▬▬▬▬▬▬▬▬▬▬▬			
Wertewandel	▬▬▬▬▬▬▬▬▬▬▬▬▬▬▬			
Wandel von Arbeit und Freizeit	▬▬▬▬▬▬▬▬▬▬▬▬▬▬▬			
Wandel von Gesundheitsverständnis und Versorgung	▬▬▬▬▬▬▬▬▬▬▬▬▬▬▬			
Individualisierung		▬▬▬▬▬▬▬▬▬▬		
Wachsendes Umweltbewusstsein		▬▬▬▬▬▬▬		
Spiritualisierung		▬▬▬▬▬▬▬		
Anstieg des Gesundheitsbewusstseins		▬▬▬▬▬		
Bedeutungszunahme Prävention		▬▬▬▬▬		
Bedeutungszunahme ganzheitliche und alternative Medizin		▬▬▬▬▬		
Verringerung der Kassenleistungen		▬▬▬▬		
Anstieg Bereitschaft zur Selbstzahlung von Gesundheitsleistungen		▬▬▬▬		

* grobe Einschätzung des zeitlichen Verlaufs, ohne Darstellung der Intensität. Beginnzeitpunkte = Einsetzen besonderer Wandlungsschübe. Einige der hier dargestellten Entwicklungen haben auch schon vor diesem Zeitpunkt existiert.
Quelle: SONNENSCHEIN (eigener Entwurf)

4.1 DEMOGRAPHISCHER WANDEL

In Deutschland findet ein demographischer Wandel[76] statt, welcher unter anderem starke Auswirkungen auf den Gesundheitsvorsorgetourismus hat. Eine zunehmende Lebenserwartung der

---

[76] Ein demographischer Wandel ist, entsprechend der Definition von Demographie, eine strukturelle und/oder geographische Veränderung einer Bevölkerung, wobei die Bevölkerung als Gesamtheit aller in einem festumgrenzten Gebiet lebenden Menschen definiert ist (vgl. LESER 1997: 135 bzw. 81).

4 Gesellschaftlicher Wandel und sein Einfluss auf den Gesundheitsvorsorgetourismus

Menschen und eine gleichzeitig abnehmende Geburtenrate führen seit rund 150 Jahren zu einer Überalterung der Gesellschaft. In der Literatur wird von einem „Megatrend der Überalterung" gesprochen (PIKKEMAAT und WEIERMAIR 2006: 15 nach LÄSSER 2003). Es ist davon auszugehen, dass im Jahre 2050 in Deutschland jeder Dritte 60 Jahre und älter sein wird (Statistisches Bundesamt 2003a). Dieser Trend wird in Zukunft zu einer größeren Bedeutung der Gesundheitsvorsorge führen, denn die Menschen werden immer mehr das Bedürfnis haben, ihr voraussichtlich langes Leben möglichst gesund zu verbringen. Der Gesundheitsvorsorgetourismus wird quantitativ sowie qualitativ von diesem Trend beeinflusst: „Hier generieren sich Märkte für Wellness, Gesundheit und Vitalitätsreputation" (PRIDDAT 2005: 27).

Das Altern der Bevölkerung ist kein deutsches Phänomen, sondern vielmehr ein globales, welches in Europa Mitte des 19. Jahrhunderts einsetzte und im Verlauf des 21. Jahrhunderts voraussichtlich alle Länder der Welt in unterschiedlicher Ausprägung erfassen wird (BIB 2004: 9). Den Ausgangspunkt dieses heute immer stärker ausgeprägten Prozesses bildet der so genannte demographische Übergang, welcher in Deutschland in der zweiten Hälfte des 19. Jahrhunderts während der Industrialisierung einsetzte. Das Modell des demographischen Übergangs beschreibt die Entwicklung der Geburten- und Sterbehäufigkeit bei ihrer Transition von einem sehr hohen zu einem sehr niedri-

4 Gesellschaftlicher Wandel und sein Einfluss auf den Gesundheitsvorsorgetourismus

gen Niveau. Unterteilt ist das Modell in fünf Phasen (prä-, früh-, mittel-, spät- und posttransformative Phase, s. Abb. 22).

Abb. 22: Demographischer Übergang (Idealtypischer Verlauf)

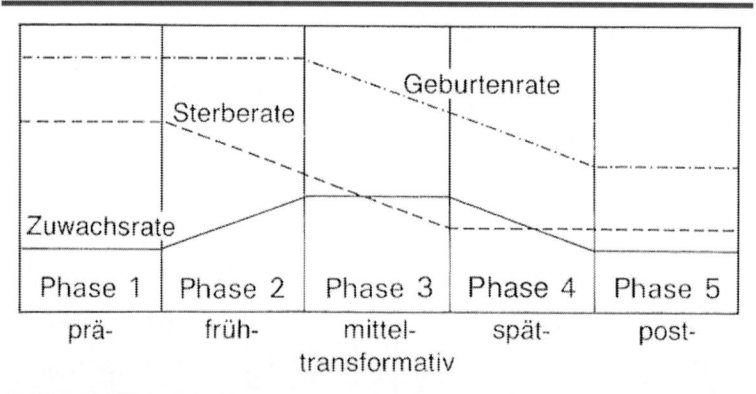

```
                        Geburtenrate
       Sterberate

Zuwachsrate
─────────────────────────────────────────────
 Phase 1 | Phase 2 | Phase 3  | Phase 4 | Phase 5
  prä-   |  früh-  | mittel-  | spät-   | post-
                   transformativ
```

Quelle: BÄHR 1997: 249

Während zunächst die Sterblichkeit zurückgeht und die Geburtenhäufigkeit auf hohem Niveau bleibt, kommt es während des Übergangs zu einer sogenannten Scherenöffnung zwischen den Kurven der Geburten- und Sterberate und entsprechend zu einer stark anwachsenden Bevölkerung. Im weiteren Verlauf geht die Geburtenrate schneller zurück als die Sterberate, bis sich beide auf einem niedrigen und stabilen Niveau einpendeln (vgl. BIB 2004: 9 ff., BÄHR: 1997: 248 ff.)[77].

---

[77] Das Modell wurde auf induktivem Wege von der Entwicklung europäischer Gesellschaften von einem vorindustriellen zu einem industriegesellschaftlichen generativen Verhalten abgeleitet. Es lässt sich in Hinblick auf den Ablauf auf alle Länder der Welt übertragen. Inwiefern es aber zur Prognose zukünftiger Bevölkerungsentwicklungen, beispielsweise in weniger entwickelten Ländern, eingesetzt werden kann, ist in der Literatur kontrovers diskutiert (BÄHR: 1997: 251).

4 Gesellschaftlicher Wandel und sein Einfluss auf den Gesundheitsvorsorgetourismus

Während viele Länder der Welt heute noch von der demographischen Transformation betroffen sind, war dieser (erste) Prozess in Deutschland mit der Nachkriegsphase des Zweiten Weltkrieges abgeschlossen. In direkter Folge ging die demographische Entwicklung in eine neue Phase über, welche auch demographische Welle genannt wird und vorrangig durch ein Geburtenhoch geprägt war. Zwischen 1965 und 1975 kam es zu einem zweiten Geburtenrückgang. Dieses Phänomen tauchte nicht nur in Deutschland, sondern verbreitet in Europa auf, weshalb es in der Literatur teilweise auch Europe's Second Demographic Transition genannt wird. Die Geburtenhäufigkeit fiel zu dieser Zeit auf das gegenwärtig bekannte niedrige Niveau (BIB 2004: 13).

Der Alterungsprozess der deutschen Gesellschaft gilt heute in der Demographieforschung als irreversibel (PRIDDAT 2005: 35). Der demographische Wandel wird sich auch im 21. Jahrhundert in ähnlicher Weise wie in der Vergangenheit fortsetzen. Im Wesentlichen ist dieser langfristige Trend durch drei Merkmale geprägt:

- Rückgang der Geburtenhäufigkeit
- Zunahme der Lebenserwartung
- Außenwanderung.

4 Gesellschaftlicher Wandel und sein Einfluss auf den Gesundheitsvorsorgetourismus

4.1.1 Rückgang der Geburtenhäufigkeit

Die Geburtenhäufigkeit oder Geburtenziffer wird in der Regel durch die „zusammengefasste Geburtenziffer"[78] quantifiziert. Seit Mitte der 1970er Jahre liegt diese, relativ unverändert, bei 1,4 Kindern pro Frau, und auch für die Zukunft wird ein Verbleiben auf diesem niedrigen Niveau vorausgesehen. Diese zusammengefasste Geburtenziffer von 1,4 bedeutet, dass die Elterngeneration nur zu etwa drei Vierteln durch die Kindergeneration ersetzt wird. Um die jetzige Bevölkerungszahl zu erhalten, müsste die zusammengefasste Geburtenziffer bei etwa 2,1 Kindern pro Frau liegen. Das heißt, dass jede Frau im Schnitt zwei Kinder im Laufe ihres Lebens bekommen und auch ihre Kinder im Schnitt zwei Kinder bekommen müssten, damit die Bevölkerungszahl nicht abnehmen würde (Statistisches Bundesamt 2003b: 10). Das derzeitige und für die Zukunft prognostizierte Geburtenverhalten führt sowohl zu einer sinkenden als auch zu einer alternden Bevölkerung (fertilitätsgeleitete Alterung) (BIB 2004: 13).

Die Geburtenhäufigkeit geht in Deutschland seit rund 150 Jahren zurück (Beginn: demographischer Übergang). Ein solcher Rückgang ist in der Regel auf eine veränderte demographische Struktur und/oder ein gewandeltes generatives Verhalten zurückzuführen (BÄHR 1997: 211). In Deutschland waren beide Faktoren für

---

[78] Die zusammengefasste Geburtenziffer stellt die durchschnittliche Kinderzahl dar, die eine Frau im Laufe ihres Lebens hätte, wenn die gleichen Verhältnisse von ihrem 15. bis zu ihrem 49. Lebensjahr gelten würden. Diese Kennziffer ist unabhängig von der jeweiligen Altersstruktur der Bevölkerung (Statistisches Bundesamt 2003: 12).

4 Gesellschaftlicher Wandel und sein Einfluss auf den Gesundheitsvorsorgetourismus

den Rückgang der Geburtenhäufigkeit ausschlaggebend, wobei zunächst ein verändertes generatives Verhalten zu einer geringeren Geburtenhäufigkeit führte, und in Folge die gewandelte demographische Struktur (weniger junge Menschen) zu einer Verstärkung des Trends beitrug. Den Beginn dieses Prozesses bedingten stark veränderte Lebensbedingungen und in Folge veränderte Verhaltensweisen im Zuge der Industrialisierung (vor allem das Verlassen der traditionellen ländlichen Gemeinschaften für ein Leben in der städtischen Gesellschaft).

Die Alterung der Gesellschaft begann im Jahr 1880, als erstmalig so wenige Kinder geboren wurden, dass sie die Elterngeneration nicht mehr ersetzten[79].

Nach dem Zweiten Weltkrieg lag die Geburtenrate in Deutschland nochmals deutlich höher als in den Jahren zuvor. Die überstandenen Kriegsauswirkungen (u.a. Gefangenschaft deutscher Soldaten), eine Euphoriestimmung in der Bevölkerung aufgrund des deutschen Wirtschaftswunders zusammen mit einer ausgeprägten Heiratsneigung und einer hohen Wertigkeit der Familie (BIB 2004: 20) führten zu einem regelrechten „Babyboom" (s. Abb. 23).

---

[79] Die Rolle des Kindes innerhalb der Familie änderte sich zunehmend. Es war nicht mehr alleinig eine zusätzliche Arbeitskraft und eine Altersstütze für die Eltern, sondern vielmehr rückte es in den Mittelpunkt und die Erziehung und Bildung des Kindes wurde immer mehr zur Aufgabe der Familie. Man erkannte, dass diese Aufgabe mit weniger Kindern leichter zu bewältigen war und somit reduzierte sich die Kinderzahl zunehmend, wobei der Trend mit der Zeit von reicheren Familien auf ärmere Familien überging (BIB 2004: 19).

4 Gesellschaftlicher Wandel und sein Einfluss auf den Gesundheitsvorsorgetourismus

Abb. 23: Entwicklung der zusammengefassten Geburtenziffer seit 1950*

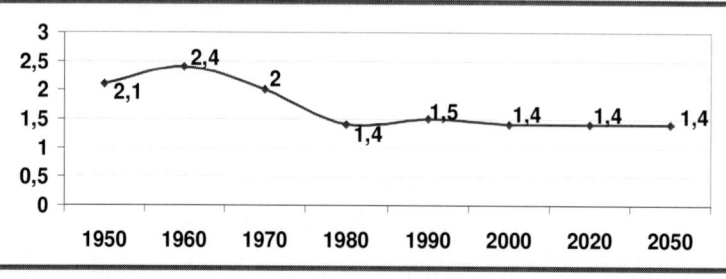

[Diagramm: Werte 2,1 (1950); 2,4 (1960); 2 (1970); 1,4 (1980); 1,5 (1990); 1,4 (2000); 1,4 (2020); 1,4 (2050)]

* durchschnittliche hypothetische Zahl der lebend geborenen Kinder pro Frau, Zahlen bis 1980 für BRD, ab 1990 für Gesamtdeutschland, Prognose: 10. koordinierte Bevölkerungsvorausberechnung, Annahme L2: Für Deutschland geltende Lebenserwartung steigt langsam weiter.
Quelle: Statistisches Bundesamt 2006a: 58, Statistisches Bundesamt 2003b: 12

Ab Mitte der 1960er Jahre kam es zu einem erneuten Rückgang der Geburtenhäufigkeit (Europe's Second Demographic Transition), welcher Mitte der 1970er Jahre seinen Abschluss fand und durch unterschiedlichste Faktoren bedingt war: Heirat und Familie verloren in der Gesellschaft an Bedeutung, der Individualisierungstrend setzte ein, welcher neue Werte wie Erwerbstätigkeit, Selbstverwirklichung und Anerkennung außerhalb der Familie (vor allem auch unter den Frauen) immer bedeutsamer machte (vgl. BIB 2004: 21,vgl. Kap. 4.2.2). Hinzu kamen steigende Kinderkosten. All diese Faktoren führen, auch wenn Kinder aus familiären, zeitlichen und finanziellen Gesichtspunkten möglich wären, oft zu einem verminderten Kinderwunsch und folglich zu einer vermehrten Kinderlosigkeit.

4 Gesellschaftlicher Wandel und sein Einfluss auf den Gesundheitsvorsorgetourismus

4.1.2 Zunahme der Lebenserwartung

Die Lebenserwartung[80] hat in Deutschland ebenso wie in anderen Industrieländern seit langer Zeit immer weiter zugenommen. Besonders große Steigerungen waren bis zur Mitte des 20. Jahrhunderts zu verzeichnen. Während die Lebenserwartung von Neugeborenen in den 1870er und 1880er Jahren im Mittel noch 35,6 Jahre bei Männern bzw. 38,5 Jahre bei Frauen betrug (s. Abb. 24), stieg diese bis zur Mitte des 20. Jahrhunderts bis auf 64,6 Jahre bei Männern und 68,5 Jahre bei Frauen an. In der zweiten Hälfte des 20. Jahrhunderts fiel der Zuwachs etwas moderater aus, aber trotzdem stieg die Lebenserwartung kontinuierlich weiter. Zur Jahrtausendwende lagen die Zahlen bei 75,9 Jahren bei Männern und 81,5 Jahren bei Frauen. Experten gehen für die Zukunft von einem Fortlauf dieses Trends aus. Die 10. koordinierte Bevölkerungsvorausberechnung des Statistischen Bundesamtes (2003b) ergibt eine Lebenserwartung von Neugeborenen im Jahre 2050 von 81,1 Jahren bei Männern und 86,6 Jahren bei Frauen.

---

[80] Die (durchschnittliche) Lebenserwartung ist die im statistischen Durchschnitt zu erwartende Lebensdauer in Jahren der Angehörigen eines bestimmten Altersjahrgangs. Sie wird anhand der Sterbetafel (tabellarische Darstellung der durch Sterblichkeit sukzessiven Reduzierung eines bestimmten Altersjahrgangs mit voranschreitendem Alter, BIB 2004: 90) errechnet (Leser 1997: 463). Im Allgemeinen wird die Lebenserwartung von Neugeborenen angegeben.

4 Gesellschaftlicher Wandel und sein Einfluss auf den Gesundheitsvorsorgetourismus

Abb. 24: Entwicklung der Lebenserwartung Neugeborener seit 1871/81 und Prognose für 2020 und 2050*

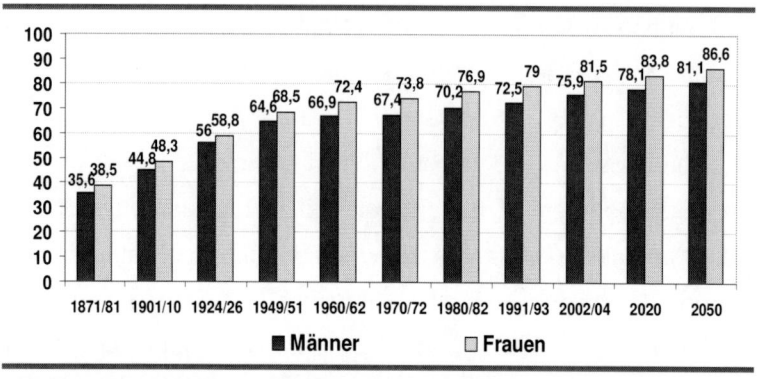

Jahr	Männer	Frauen
1871/81	35,6	38,5
1901/10	44,8	48,3
1924/26	56	58,8
1949/51	64,6	68,5
1960/62	66,9	72,4
1970/72	67,4	73,8
1980/82	70,2	76,9
1991/93	72,5	79
2002/04	75,9	81,5
2020	78,1	83,8
2050	81,1	86,6

*Zahlen zwischen 1949/51 und 1980/82 für BRD, sonst Gesamtdeutschland, nach in der Literatur angegebenen Zeitintervallen, Prognose: 10. koordinierte Bevölkerungsvorausberechnung, Annahme L2: Für Deutschland geltende Lebenserwartung steigt langsam weiter.
Quelle: Statistisches Bundesamt 2003b: 18 f., Statistisches Bundesamt 2006a: 27

Die Lebenserwartung hängt von Faktoren wie dem Geschlecht, der Ernährung und dem Stand der medizinischen Versorgung ab (vgl. LESER 1997: 463). Die dargestellte Steigerung der Lebenserwartung ist auf eine Verbesserung der Ernährungssituation der Bevölkerung, auf Neuerungen in der Medizin, auf Verbesserungen der hygienischen Bedingungen und auf einen sich verbreiternden Zugang weiter Teile der Bevölkerung zu einer medizinischen Versorgung zurückzuführen (Rückgang der Sterblichkeit[81]). Die Besserung der Versorgung war bis zur Mitte des 20. Jahr-

---

[81] In der Literatur wird von einem „epidemiologischen Übergang", einem allmählichen Wandel der Krankheitsformen und Sterbeursachen, während des demographischen Übergangs gesprochen (BIB 2004: 40). Anfang des 20. Jahrhunderts waren noch Infektionskrankheiten die bedeutendste Todesursache, später wurden es die Herz-/Kreislauf- und Krebserkrankungen.

4 Gesellschaftlicher Wandel und sein Einfluss auf den Gesundheitsvorsorgetourismus

hunderts besonders ausgeprägt und setzte sich in den Folgejahren weiter fort.

4.1.3 Außenwanderung

Einzig die Außenwanderung[82] bewirkt eine leichte Abschwächung des Trends der Überalterung der Gesellschaft. Denn Zuziehende aus dem Ausland sind im Allgemeinen jünger als die einheimische Bevölkerung und bewirken somit tendenziell eine Verjüngung der Gesellschaft (WIESNER 2001: 57). Dieser Gegentrend ist allerdings so leicht, dass er niemals den Alterungsprozess der deutschen Bevölkerung aufhalten könnte.

Dies wird durch eine Studie der United Nations Populations Division im Rahmen ihrer Weltbevölkerungsprojektionen deutlich. Es wurde die Frage untersucht, ob eine Bestandserhaltungsmigration (Replacement Migration) möglich ist. Dabei wurden verschiedene Szenarien aufgestellt. Um das Verhältnis zwischen Bevölkerung im Rentenalter und Bevölkerung im erwerbsfähigem Alter konstant zu halten[83], müsste der Wanderungsgewinn 3,4 Mio. Menschen im Jahr betragen und die Bevölkerung Deutschlands würde demnach bis zum Jahr 2050 auf 300 Mio.

---

[82] Außenwanderung bedeutet Wanderung (dauerhafte Verlagerung des Wohnsitzes, syn. Migration) über Staatengrenzen hinweg und steht der Binnenwanderung gegenüber, wobei der Wohnsitz über Gemeindegrenzen hinweg dauerhaft verlagert wird (BIB 2004: 47).
[83] Ein ausgeglichenes und konstantes Verhältnis zwischen Bevölkerung im Rentenalter und Bevölkerung im erwerbsfähigen Alter gilt als optimales Szenario im Sinne der Altersversorgung nach dem Solidaritätsprinzip.

4 Gesellschaftlicher Wandel und sein Einfluss auf den Gesundheitsvorsorgetourismus

Einwohner anwachsen. Der Ausländeranteil läge in diesem Fall bei 80% (BIB 2004: 64).

Ein solches Szenario ist unrealistisch und zeigt, dass die Außenwanderung zwar die Überalterung der Bevölkerung etwas abdämpfen, aber nicht aufhalten kann.

4.1.4 Überalterung der Gesellschaft

Während die so genannte Alterspyramide für Deutschland schon seit langem keine „Pyramidenform" mehr aufweist und heute eher in ihrer Form einem Bienenkorb gleicht, wird sie sich in Zukunft noch weiter davon wegbewegen und immer mehr eine „Urnenform" annehmen[84] (s. Abb. 25).

---

[84] Ein pyramidenförmiger Altersaufbau einer Gesellschaft bedeutet einen sehr hohen Anteil junger Menschen. Geht in einer Gesellschaft bei einer gleichbleibenden Mortalität die Fertilität zurück, so geht der Altersaufbau von der Pyramiden- in eine Bienenkorbform über. Diese Tendenz verstärkt sich noch, wenn es zu einer Reduzierung der Sterblichkeit und gleichzeitig der Fruchtbarkeit kommt. Es ergibt sich eine Urnenform (BÄHR 1997: 106).

4 Gesellschaftlicher Wandel und sein Einfluss auf den Gesundheitsvorsorgetourismus

Abb. 25: Altersaufbau der Bevölkerung Deutschlands 1950, 2000 und Prognose für 2050*

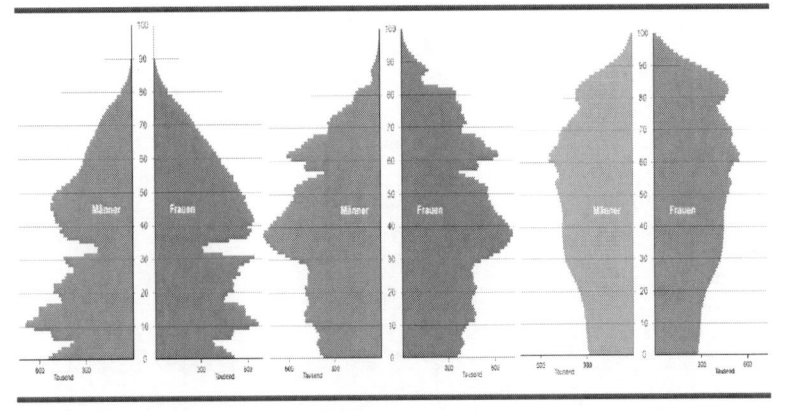

*Bevölkerungsvolumen: 1950: 69,3 Mio., 2000: 82,3 Mio., 2050: 75,1 Mio.
Quelle: Statistisches Bundesamt 2003a.

In Deutschland hat während der letzten 50 Jahre der Anteil der jüngsten Bevölkerungsgruppe (unter 20jährige) stark abgenommen und derjenige der ältesten (60 Jahre und älter) stark zugenommen (s. Tab. 8 und Abb. 26).

Für die Zukunft wird ein Fortlauf dieses Trends prognostiziert. Es ist anzunehmen, dass der Anteil der jüngsten Gruppe an der Gesamtbevölkerung während des Zeitraumes von 1950 bis 2050 um etwa 14 Prozentpunkte zurückgeht, während der Anteil der ältesten Gruppe im gleichen Zeitraum um 22 Prozentpunkte zunimmt. Es zeichnet sich somit eine eindeutige und langfristige Tendenz einer Überalterung der Bevölkerung ab.

4 Gesellschaftlicher Wandel und sein Einfluss auf den Gesundheitsvorsorgetourismus

Tab. 8: Bevölkerungsentwicklung in Deutschland seit 1950 und Prognose bis 2050 (nach Altersgruppen)*

Jahr	unter 20 Jahren gesamt	%	20-59 Jahre gesamt	%	60 Jahre und älter gesamt	%	Gesamt gesamt	%
1950	21.085	30	38.139	55	10.123	15	69.347	100
1960	20.761	28	39.654	54	12.732	17	73.147	100
1970	23.413	30	39.089	50	15.568	20	78.070	100
1980	20.972	27	42.251	54	15.174	19	78.397	100
1990	17.306	22	46.183	58	16.263	20	79.752	100
2000	17.390	21	45.458	55	19.412	24	82.260	100
2010	15.524	19	46.277	56	21.265	26	83.066	100
2020	14.552	18	44.116	53	24.154	29	82.822	100
2030	13.927	17	39.384	48	27.910	34	81.221	100
2040	12.874	16	38.011	48	27.655	35	78.540	100
2050	12.094	16	35.437	47	27.587	37	75.118	100

* absolut (in 1.000) und prozentual, Prognose: Variante 5 der neun Varianten der 10. koordinierten Bevölkerungsvorausberechnung, Annahme: mittlere Lebenserwartung und mittlerer Wanderungssaldo von mind. 200.000. Quelle: Statistisches Bundesamt 2003b: 38 ff., Statistisches Bundesamt 2005

Abb. 26: Bevölkerungsentwicklung in Deutschland seit 1950 und Prognose bis 2050 (nach Altersgruppen)*

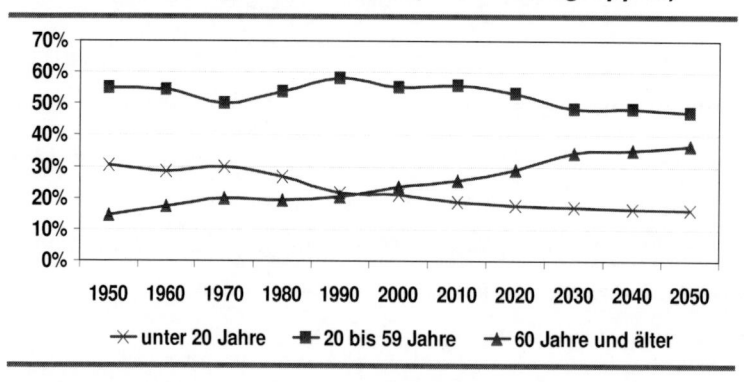

*in Prozent, Prognose s. Tab. 8, Quelle: Statistisches Bundesamt 2003b: 38 ff., Statistisches Bundesamt 2005

4 Gesellschaftlicher Wandel und sein Einfluss auf den Gesundheitsvorsorgetourismus

Die demographische Entwicklung hat nicht nur dazu geführt, dass die Altersgruppe der 60jährigen und älteren insgesamt stark zugenommen hat, sondern auch die Gruppe der 80jährigen und älteren wuchs von ca. 1% der Bevölkerung im Jahre 1950 auf 4% zur Jahrtausendwende an (Statistisches Bundesamt 2005). In den nächsten Jahren wird sich dieser Anteil allerdings nicht bedeutend erhöhen (WIESNER 2001: 56).

4.2 WERTEWANDEL

Der Begriff Werte wird in den Sozial- und Politikwissenschaften unterschiedlich diskutiert; eine einheitliche Definition besteht nicht (vgl. HAMMES 2002: 25 ff.). Werte sollen in dieser Arbeit als gesellschaftliche Normen und Wertvorstellungen verstanden werden, welche im Laufe der Zeit einem ständigen Wandel unterliegen.

Veränderungen in den Wertvorstellungen einer Gesellschaft existieren schon, seitdem es Menschen gibt. Ein für unsere heutige Gesellschaft besonders bedeutender Wertewandel fing parallel mit dem Beginn des demographischen Übergangs an, nämlich Mitte/Ende des 19. Jahrhunderts, als erste Auswirkungen der Industrialisierung, wie beispielsweise neue Arbeitsverhältnisse und die Verstädterung, zu veränderten Lebensbedingungen der Menschen führten. Teile des Wertewandels, wie der Bedeutungsverlust der traditionellen ländlichen Gemeinschaften gegen-

4 Gesellschaftlicher Wandel und sein Einfluss auf den Gesundheitsvorsorgetourismus

über sich neu entwickelnden Werten einer städtischen Gesellschaft, setzten bereits vor dem demographischen Wandel ein bzw. bedingten diesen direkt.

Im Folgenden ist der Wertewandel ab etwa Mitte des 20. Jahrhunderts dargestellt, da dieser Auswirkungen auf die Nachfrage nach Gesundheitsvorsorge im Tourismus hat.

4.2.1 Vom Materialismus zum Postmaterialismus

In den Sozial- und Politikwissenschaften besteht seit Beginn der 1970er Jahre eine Wertewandelsdiskussion mit verschiedensten Theorieansätzen. Besonders prägend ist die Wertewandelstheorie des amerikanischen Politikwissenschaftlers Ronald INGLEHART, welcher diesen auch als „Stille Revolution" oder „kulturellen Umbruch" beschreibt und von einem Wandel von materialistischen zu postmaterialistischen Werten ausgeht. Es handelt sich dabei nach ihm nicht um ein Entweder/Oder, sondern um eine relative Prioritätenverschiebung auf einem Kontinuum mit den zwei Endpolen Materialismus und Postmaterialismus. Während mit materialistischen Werten traditionelle Ziele wie Sicherheit, Erhaltung und Prosperität gemeint sind, werden unter postmaterialistischen Werten partizipative, anerkennungs-, selbstverwirklichungs- und lebensstilorientierte Ziele verstanden[85]. INGLEHARTs Theorie basiert auf der Annahme von zwei Grundhypothesen. Die

---

[85] GIGER (2005: 42) prognostiziert, dass Luxusgüter in Zukunft immer mehr an Wert verlieren werden, und geht von einer vollständigen Durchsetzung der postmateriellen Werte aus.

4 Gesellschaftlicher Wandel und sein Einfluss auf den Gesundheitsvorsorgetourismus

Mangelhypothese meint, dass der Mensch den Dingen am meisten Wert zumisst, welche knapp sind. Die Sozialisationshypothese gibt an, dass die Wertorientierung eines Menschen in seiner Jugend geprägt wird und sich im Laufe seines Lebens nur noch sehr wenig verändert. Er kommt zu dem Schluss, dass der Generationswechsel grundlegend für den Wertewandel ist. Bei bereits befriedigten materiellen Bedürfnissen werden in der Wohlstandsgesellschaft postmaterialistischen Werten Priorität zugemessen (vgl. INGLEHART 1989: 92 ff. sowie AHLSTICH 1999: 41 ff., HAMMES 2002: 48 ff., HÖHN 2003: 23 f.). „Ein fundamentaler Wertewandel vollzieht sich vielmehr allmählich, nahezu unmerklich; und er vollzieht sich in dem Maße, wie die jüngere Generation in der Gesellschaft die ältere ablöst" (INGLEHART 1989: 94)[86].

4.2.2 Individualisierung

Individualisierung wird vielfach als der Megatrend unserer Zeit bezeichnet (u.a. EBERLE 2004: 35, GIGER 2005: 46, HORX-STRATHERN et al. 2002: 9). Mit Individualisierung ist die Formung und Bestimmung des eigenen Lebensweges durch das Indivi-

---

[86] In der wissenschaftlichen Diskussion ist die Theorie INGLEHARTS anerkannt, wird aber auch vor allem aufgrund ihrer stark reduktiven Annahmen kritisiert. Weitere Wertewandel-Theorieansätze werden unter anderem von dem Sozialwissenschaftler Helmut KLAGES, dem Psychologen Peter KMIECIAK und von der Meinungsforscherin Elisabeth NOELLE-NEUMANN vertreten (vgl. HAMMES 2002: 51 ff., HÖHN 2003: 24 ff.)

4 Gesellschaftlicher Wandel und sein Einfluss auf den Gesundheitsvorsorgetourismus

duum[87] bei gleichzeitigem Bedeutungsverlust traditioneller Institutionen gemeint (BIB 2004: 70).

Ein Zeichen der fortgeschrittenen Individualisierung der Gesellschaft ist nach GIGER (2005: 47), dass sich immer mehr Personen als „Lebensgestalter" sehen. Ziele und Wege sind selbst bestimmt, und Freiheit und Eigenverantwortung gelten als dominante Werte.

Individualisierung bedeutet nicht ein Verschwinden, sondern lediglich eine geringere Geltung traditioneller Normen. Die Individuen werden nicht individualistischer (oder auch egoistischer), sondern orientieren sich nicht mehr ausschließlich an traditionellen Werten (z.B. durch die Familie vorgegebene Werte)[88], sondern auch an selbst gewählten Werten (z.B. durch die Öffentlichkeit dargestellte Werte) (vgl. u.a. EBERLE 2004: 35, RICHTER 2005: 91). PRIDDAT (2005: 32) spricht in diesem Zusammenhang von einer Netzwerk-Offenheit und einer „normativen Entkopplung, bei zunehmender Differenziertheit sowie vielfältigerer und damit singulär instabiler Orientierung".

Mit der Individualisierung gewinnen Werte an Bedeutung, welche sich auf das Individuum selbst beziehen. Neben Freiheit und Eigenverantwortung stehen Werte wie Lebensqualität, Zufriedenheit oder Freundschaft sowie auch Gesundheit und Wohlbefinden

---

[87] HORX (2005) spricht in diesem Zusammenhang von „Selfness", bei der die Selbstentwicklung des Individuums im Mittelpunkt steht.
[88] HORX (2002: Kap. Wertewandel 2) verwendet in diesem Zusammenhang den Begriff Pflichtkultur.

4 Gesellschaftlicher Wandel und sein Einfluss auf den Gesundheitsvorsorgetourismus

hoch im Trend[89] (vgl. u.a. GIGER 2005, PRIDDAT 2005: 32, STEINHAUSER und JOCHUM 2006: 134). Genuss, Spaß und hedonistische Werte spielen eine große Rolle (GIGER 2005: 50). Und auch Schönheit und Ausstrahlung werden den Individuen immer wichtiger - vor allem auch vor dem Hintergrund der höheren Scheidungsraten und einer eventuellen lebenslangen Suche nach Partnern (HORX 2005: 57).

4.2.3 Die Rolle der Frau

Ganz besonders große Bedeutung kommt in Hinsicht auf die Individualisierung der Frau zu[90]. Mehr noch als bei Männern kam es bei Frauen während der letzten Jahrzehnte zu einer Herausbildung eines stärkeren Selbstbewusstseins und einer Erhöhung der Eigenverantwortung. Als Resultat sind Frauen heute höher gebildet, im Berufsleben besser aufgestellt und bestimmen unter anderem aufgrund des steigenden eigenen Einkommens das Konsumverhalten der Haushalte[91]. Des Weiteren wird auch die Nachfrage nach Gesundheitsprodukten und –leistungen durch diese Entwicklungen beeinflusst, denn, entsprechend der Aussa-

---

[89] Nach GIGERS (2005: 45) „Hitliste der heißen Werte" stand im Jahr 2003 „Gesundheit" auf Platz 9 und „Wohlbefinden" auf Platz 22 (der Top 30-Liste), beides mit steigender Tendenz.
[90] Der erstarkende Einfluss der Frauen auf Werte, Arbeitswelt und Konsum wurde von Faith POPCORN als „EveOlution" betitelt (EBERLE 2004: 39, HORX-STRATHERN et al. 2002: 14).
[91] Die „neue" Rolle der Frau und damit der Bedeutungsverlust der traditionellen Rollenverteilung führt in Familien oft zu Komplizierungen und einer Erhöhung des Konfliktpotentials (vgl. HORX 2005: 26; KADE 1994: 19).

4 Gesellschaftlicher Wandel und sein Einfluss auf den Gesundheitsvorsorgetourismus

ge EBERLES (2004: 39) besitzen Frauen „eine höhere Affinität für gesundheitsbezogene Belange" (und wellnessrelevante Themen). Das Bundesministerium für Gesundheit (BMG 2005a) spricht Frauen ein ausgeprägteres Vorsorgedenken als Männern zu (vgl. Robert Koch Institut und Statistisches Bundesamt 2006: 131, 141).

4.2.4 Spiritualisierung

Der traditionelle Glaube geht in der heutigen Gesellschaft stark zurück. Die Menschen suchen nach neuen Ankerpunkten und einer neuen Sinngebung. Viele wenden sich heute bewusst im Privaten von dem rationalisierten Leben ab und widmen sich dem Spirituellen und Esoterischen. Fremde Religionen, Kulte und übersinnliche Halbwissenschaften werden übernommen.

Unter anderem HORX-STRATHERN et al. (2005: 16) sprechen in diesem Zusammenhang von „Spiritualisierung" und meinen damit vor allem die Bedeutungszunahme fernöstlicher Glaubenssysteme und Gesundheitsmethoden (u.a. Ayurveda). Besonders die sehr alten asiatischen Traditionen haben eine enge Verbindung zum Körper und auch die individuelle Sinnsuche hat viel mit Körperlichkeit zu tun. Gesundheit spielt eine besonders große Rolle und es wird vielfach davon gesprochen, dass „Gesundheit zum Religionsersatz" wird (KICKBUSCH 2006: 41).

4 Gesellschaftlicher Wandel und sein Einfluss auf den Gesundheitsvorsorgetourismus

4.2.5 Steigendes Umweltbewusstsein

Die immer stärker wahrnehmbareren Folgen der Industrialisierung haben während der letzten Jahrzehnte zu einem gestiegenen Umweltbewusstsein geführt. Die Grenzen der Ausbeutung der Natur, die Dringlichkeit nachhaltigem Handelns und die Verantwortung gegenüber kommender Generationen spielen eine zunehmend wichtige Rolle.

Umweltschäden verursachen heute schon bei einem großen Anteil der Bevölkerung Allergien, Unverträglichkeiten, Haut- und Atemwegserkrankungen. Daher dienen viele Umweltschutzmaßnahmen nicht nur dem Schutz der Umwelt, sondern auch dem Schutz der Gesundheit (z.B. Verhinderung vermehrter Hautkrebserkrankungen durch das Verbot von Fluorchlorkohlenwasserstoffe, kurz FCKW). Nicht zuletzt vor diesem Hintergrund erfahren Naturheilkunde, Naturkost und Naturwaren eine große Belebung. Sowohl bei Lebensmitteln als unter anderem auch bei Kosmetik, Textilien oder Möbeln wird zunehmend auf eine ökologische und schadstofffreie Qualität gesetzt (vgl. NEFIODOW 2006: 56).

4.3 WANDEL VON ARBEIT UND FREIZEIT

Arbeit und Freizeit unterliegen seit jeher einem Wandel, in welchem sie sich zum einen quantitativ ändern und sich entsprechend gegeneinander verschieben. Zum anderen kommt es zu

4 Gesellschaftlicher Wandel und sein Einfluss auf den Gesundheitsvorsorgetourismus

qualitativen Veränderungen: Im Laufe der Jahrhunderte wurden die Arbeitszeit sowie die Freizeit unterschiedlich interpretiert, auf differierende Art und Weise gegeneinander abgegrenzt und die freie Zeit unterschiedlich verbracht.

Ein besonders starker Wandel von Arbeit und Freizeit setzte im Zuge der Industrialisierung ein. Bedingt durch den Übergang von der Mechanisierung zur Maschinisierung nahm die Arbeitszeit rapide zu und entsprechend die freie Zeit ab. Arbeitszeiten von täglich zwölf bis 16 Stunden waren normal. Gleichzeitig kam es infolge der Verstädterung zu einem Überangebot an Arbeitskräften und folglich zu Lohnsenkungen (OPASCHOWSKI 2006: 30).

Für die heutige und zukünftige Gesellschaft sowie für den Gesundheitsvorsorgetourismus ist vor allem die im Folgenden dargestellte Entwicklung von Arbeit und Freizeit der letzten 50 Jahre und der Zukunft von Bedeutung.

4.3.1 Von der traditionellen Arbeits- zur neuen Leistungsgesellschaft

OPASCHOWSKI (2006: 33) spricht von einem „Wandel der traditionellen Arbeits- zur neuen Leistungsgesellschaft". Er geht davon aus, dass Mitte des 20. Jahrhunderts die Arbeitszeit dominierte. Freizeit war reine Erholungszeit zur Wiedererlangung der Arbeitskraft. In den 1970er Jahren sieht er die Arbeit immer noch als vorherrschendes „Strukturmerkmal der Gesellschaft". Die Freizeit holt allerdings auf und Arbeit wird zum Legitimationsfaktor für den neu aufkommenden Konsum von Wohlstandsgütern. Um 1990 wird die Freizeit in den Wertvorstellungen der Gesellschaft wichtiger als die Arbeit. Seit etwa 400 Jahren kommt es erstmalig dazu, dass die Menschen mehr Frei- als Arbeitszeit haben. Man erwartet von der Arbeit, dass sie, ebenso wie die Freizeit, Spaß macht. OPASCHOWSKI geht davon aus, dass spätestens im Jahr 2010 der Wandel von der Arbeits- zur Leistungsgesellschaft vollzogen sein wird. Es kommt zu einer Verwischung der Grenzen von Arbeitszeit und Freizeit[92]. Nicht nur im Berufs-, sondern auch im Privatleben wird der Leistung des Individuums immer größere Bedeutung zukommen.

Freizeit unterliegt besonders in den letzten Jahren einem starken qualitativen Wandel. Gerade vor dem Hintergrund des zunehmenden Anteils Nichterwerbstätiger wird die arbeitsfreie Zeit immer seltener gleich Freizeit gesetzt. Entsprechend wird, so OPASCHOWSKI (2006: 35), die Freizeit immer mehr zum „Synonym für Lebensqualität und Wohlbefinden". KASPAR (1996: 20) geht davon aus, dass aufgrund wachsender Erholungsbedürfnisse der Anteil des Tourismus an der Freizeit in Zukunft zunehmen wird.

Das wachsende Erholungsbedürfnis basiert auf dem qualitativen Wandel der Arbeit: Der Arbeitnehmer muss immer höher gebildet, flexibler, mobiler und vor allem leistungsfähiger sein.

---

[92] RICHTER (2005: 36) zitiert hierzu HOCHSCHILD (2002): „Wenn die Firma zum Zuhause wird und zu Hause nur die Arbeit wartet".

4 Gesellschaftlicher Wandel und sein Einfluss auf den Gesundheitsvorsorgetourismus

4.3.2 New Work

In der Literatur ist der Begriff New Work entstanden, welcher die gewandelten Bedingungen von Arbeit umfasst (vgl. HORX-STRATHERN et al. 2002: 18). Das Individuum steht in der Arbeitswelt immer mehr unter Leistungsdruck und Stress. Aufgrund der zunehmenden Technisierung und Globalisierung in den Industrienationen gibt es immer weniger Arbeitsplätze. Es werden vielfach nur noch befristete Arbeitsverträge abgeschlossen. Die Loyalität der Unternehmen zu den Mitarbeitern aber auch von den Mitarbeitern zu den Unternehmen sinkt. Immer mehr Leute arbeiten als Freelancer oder Einzelselbstständige. Die eigene Karriere muss mehr denn je vom Individuum selbst geplant werden. Um ein genügend großes Auskommen zu haben, müssen viele mehrere Beschäftigungsverhältnisse gleichzeitig aufnehmen. Die zunehmend geforderte Mobilität führt unter anderem immer mehr zu Problemen in der Familienplanung und zu Fernbeziehungen und Fernehen[93].

KICKBUSCH (2006: 15) spricht in diesem Zusammenhang von „Beschleunigung": Sowohl während der Arbeit als auch während der Freizeit muss der Mensch heute einer beschleunigten Umwelt entgegentreten. Viele kommen damit auf Dauer nicht zurecht, und es treten vermehrt Stresssymptome, Burn-Outs oder Depressio-

---

[93] Die Problematik der Verzahnung von Arbeits- und Privatleben ist Gegenstand der aktuellen politischen Diskussion um Work-Life-Balance (vgl. ERLER 2005, Prognos AG 2005).

4 Gesellschaftlicher Wandel und sein Einfluss auf den Gesundheitsvorsorgetourismus

nen auf[94]. Aufgrund der vermehrten Stressfaktoren während der Arbeitszeit und damit verknüpft auch im Privatleben, aber auch unter anderem aufgrund der steigenden Umweltbelastungen nimmt das Bedürfnis nach Erholung zu. Auch HORX verweist auf diese Problematik und erwähnt den Wunsch nach „Entschleunigung" (OBERHUBER 2006).

In Freizeit und Urlaub werden zunehmend ein möglichst großes Maß an Entspannung sowie ein großer Abstand zum Alltagsleben und die Fremde gesucht. Längere Urlaube lassen oft die beruflichen Verpflichtungen und veränderten Arbeitszeiten nicht mehr zu. Es kommt somit zu einer verstärkten Nachfrage nach Kurz- und Wochenendurlauben.

Eine weitere Entwicklung bedingt ebenfalls eine steigende Nachfrage nach Kurzreisen: In finanzieller Hinsicht wird es in Zukunft in der Arbeitswelt zu einer weiteren Scherenöffnung kommen, indem viele viel arbeiten und ein entsprechend hohes Einkommen haben und viele wenig arbeiten und ein entsprechend geringes Einkommen haben. Es entwickelt sich eine Zwei-Klassen-Gesellschaft (WAGNER 2006: 50). Während sich die einen fast keine Urlaube mehr leisten können, haben die anderen nur geringfügig Zeit dazu und buchen vermehrt Kurzreisen, wobei sie oft bereit sind, etwas mehr Geld für ihre Entspannung und Erholung auszugeben.

---

[94] Nach KICKBUSCH (2006: 22) ist Arbeitslosigkeit „nach wie vor das Gesundheitsrisiko Nummer eins". Die Erkrankungsrate bei Langzeitarbeitslosen ist deutlich höher als bei der restlichen Gesellschaft.

4 Gesellschaftlicher Wandel und sein Einfluss auf den Gesundheitsvorsorgetourismus

4.4 WANDEL VON GESUNDHEITSVERSTÄNDNIS UND VERSORGUNG

Gesundheit ist zum Megatrend geworden (vgl. u.a. HORX 2002: Kap. Gesundheit, HORX-STRATHERN et a. 2002: 11, KERSCHER 2003: 278, PREUSKER 2007: 11). Die Einstellung zur eigenen Gesundheit hat sich in der deutschen Bevölkerung während der letzten Jahre stark geändert und wird auch in Zukunft weiterhin einem Wandel zu höherer Bedeutung, Lust auf Gesundheit, Gesundheit als Lebensziel und einem Trend zu mehr Lebensqualität unterliegen.

Der Zukunftsforscher NEFIODOW (2006: 66) sieht in seiner Fortschreibung der Kondratieffzyklen[95] den Gesundheitsmarkt als „Wachstumslokomotive" des 21. Jahrhunderts. Die ganzheitliche Gesundheit[96] wird zum allgemeinen Ziel und die Basisinnovationen des beginnenden sechsten Kondratieffzyklus werden durch

---

[95] Kondratieffzyklen sind Wirtschaftschwankungen mit einer Länge von 40 bis 60 Jahren, welche jeweils von bestimmten grundlegenden Innovationen (Basisinnovationen) ausgelöst werden und lange Wellen der Konjunktur nach sich ziehen. Benannt sind sie nach dem russischen Wissenschaftler Nikolai KONDRATIEFF (1892-1938), der als Begründer der Theorie der langen Wellen gilt (NEFIODOW 2006: 3, 200).
[96] Im Falle von ganzheitlicher Gesundheit bilden Körper, Geist und Seele sowie die Umwelt des Menschen eine Einheit (NEFIODOW 2006: 58).

4 Gesellschaftlicher Wandel und sein Einfluss auf den Gesundheitsvorsorgetourismus

die Biotechnologie und die Psychosoziale Gesundheit verkörpert[97] (s. Abb. 27). Mit dem sechsten Kondratieff steht somit zum ersten Mal keine Maschine, Hardware-Technologie und auch kein chemischer Prozess im Mittelpunkt der wirtschaftlichen und gesellschaftlichen Entwicklung, sondern „der Mensch mit seinen körperlichen, seelischen, sozialen, ökologischen und geistigen Problemen, Bedürfnissen und Potentialen" (NEFIODOW 2006: 68).

Abb. 27: Kondratieff-Zyklen nach NEFIODOW

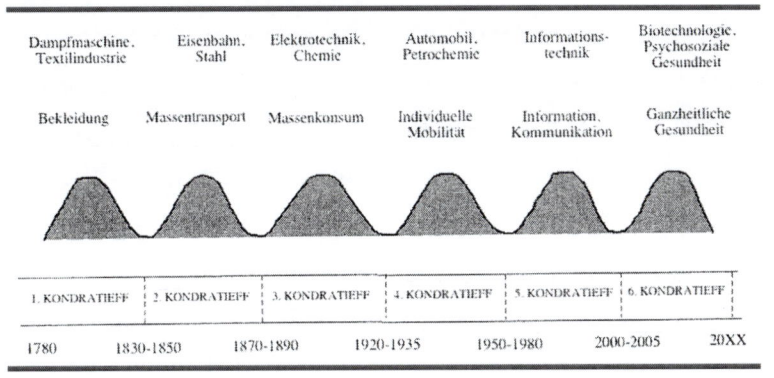

Dampfmaschine. Textilindustrie	Eisenbahn. Stahl	Elektrotechnik. Chemie	Automobil. Petrochemie	Informationstechnik	Biotechnologie. Psychosoziale Gesundheit
Bekleidung	Massentransport	Massenkonsum	Individuelle Mobilität	Information. Kommunikation	Ganzheitliche Gesundheit
1. KONDRATIEFF	2. KONDRATIEFF	3. KONDRATIEFF	4. KONDRATIEFF	5. KONDRATIEFF	6. KONDRATIEFF
1780	1830-1850	1870-1890	1920-1935	1950-1980	2000-2005 20XX

Quelle: NEFIODOW 2006: 66

---

[97] NEFIODOW (2006: 67) schreibt der Basisinnovation „Psychosoziale Gesundheit" ein besonderes (wirtschaftlich) produktives Volumen (u.a. Schaffung von Arbeitsplätzen) zu. Als Auslöser sieht er vor allem „fehlgeleitete Ressourcen" wie Angst, Mobbing, Aggressionen, Kriminalität, Terrorismus, kaputte Familien, seelische Störungen und Erkrankungen am Ende des fünften Kondratieffs. Er geht davon aus, dass sich der sechste Kondratieff allerdings zunächst nicht innerhalb des herkömmlichen Gesundheitssektors entwickeln wird, dem er zu viele interne Probleme wie unzureichende Prävention und Aufklärung und zu viele bürokratische Vorschriften vorwirft. Vielmehr werden neue Unternehmen, Ärzte, Heilpraktiker, private Kliniken und Hotels an der Entwicklung beteiligt sein. Nach einer gewissen Zeit wird es zu einer Verschmelzung des herkömmlichen und des neu aufgekommenen Sektors kommen.

4 Gesellschaftlicher Wandel und sein Einfluss auf den Gesundheitsvorsorgetourismus

Im Laufe der Geschichte unterlag das Verständnis von Gesundheit einem ständigen Wandel, der vor allem mit dem jeweiligen aktuellen Forschungsstand der Medizin und gesellschaftlichen sowie politischen Rahmenbedingungen in Verbindung stand. KICKBUSCH (2006: 33) fasst die Entwicklung übersichtlich in vier den Jahrhunderten entsprechenden Phasen zusammen, wobei es sich jeweils um Eigenschaften der Gesundheit handelt (Domänen), die immer in gewissem Maße vorhanden sind, aber in bestimmten Zeiten Vorrang hatten. So war das 18. Jahrhundert und die Zeit der europäischen Aufklärung durch die persönliche Gesundheit geprägt (Utopie der Gesundheit als perfektester Zustand menschlicher Existenz). Die öffentliche Gesundheit herrschte im 19. Jahrhundert vor (Hygiene, Verantwortung durch den Staat, Disziplinierung). Im 20. Jahrhundert war das Verständnis sehr medizinisch geprägt, und Gesundheit wurde vor allem als Abwesenheit von Krankheit verstanden. Zu Beginn des 21. Jahrhunderts befinden wir uns inmitten einer Umorientierung. Ebenso wie NEFIODOW sieht KICKBUSCH (2006: 33, 44, 79) die Zukunft der Gesundheit im Markt (s. Tab. 9). Zu diesem Gesundheitsmarkt gehören alle Produkte und Dienstleistungen „zur Gesundheitsförderung außerhalb des medizinischen Systems oder des Krankheitsmarktes", wie zum Beispiel Gesundheitsin-

4 Gesellschaftlicher Wandel und sein Einfluss auf den Gesundheitsvorsorgetourismus

formationen über die Medien, gesunde Nahrungsmittel, Fitness oder Wellness[98].

Tab. 9: Das Gesundheitsverständnis im geschichtlichen Verlauf nach KICKBUSCH

18. Jahrhundert:	Persönliche Gesundheit
19. Jahrhundert:	Öffentliche Gesundheit
20. Jahrhundert:	Medizin
21. Jahrhundert:	Gesundheitsmarkt

Quelle: KICKBUSCH *(2006: 33)*

Der Gesundheitsbegriff des 21. Jahrhunderts steht nicht mehr alleinig mit dem Gesundheitssystem und der Medizin in Verbindung, sondern orientiert sich viel mehr an Werten wie Lebensqualität und Wohlbefinden. (Ganzheitliche) Gesundheit gilt heute als eines der höchsten Lebensgüter[99].

Die Gesundheit der Bevölkerung zu erhalten, zu fördern und im Krankheitsfall wieder herzustellen ist das Ziel und die Aufgabe

---

[98] So sagte Kickbusch auf dem Medical Wellness Kongress in Berlin im Januar 2007: „Die Allgegenwärtigkeit der Gesundheit in der modernen Gesellschaft kann mit alten Denkmodellen nicht mehr ausreichend gefasst werden. Gesundheit ist nicht mehr nur Ergebnis anderer gesellschaftlicher Prozesse – sie ist selbst zur treibenden Kraft geworden. Mehr Gesundheit ist immer möglich - das Gesundheitswesen selbst wird zum Nebenkriegsschauplatz – die Gesellschaft wird zur „Gesundheitsgesellschaft", Gesundheit wird zum selbstverständlichen Teil unseres Alltags." (PREUSKER 2007: 12).

[99] Vgl. u.a. NEFIODOW (2006: 63). KICKBUSCH (2006: 35) spricht heute von einem „humanerem Gesundheitsbegriff". Dieses Verständnis entspricht im Grunde demjenigen von LEIBNIZ (1646-1716), der schon im 17. Jahrhundert meinte, dass unser Glück alleinig auf zwei Punkten beruht: Zum einen auf der „Zufriedenheit des Geistes" und zum anderen auf der „Gesundheit des Körpers, die ohne Zweifel das kostbarste aller irdischen Güter ist" (SCHIPPERGES 1993: 9).

4 Gesellschaftlicher Wandel und sein Einfluss auf den Gesundheitsvorsorgetourismus

des Gesundheitssystems der Bundesrepublik Deutschland[100]. Nicht zuletzt aufgrund der Alterung der Gesellschaft und Neuerungen in der Diagnostik, Therapie und Medizintechnik, sondern auch aufgrund ökonomischer Zwänge in den Sozialversicherungssystemen durchläuft das Gesundheitswesen in Deutschland seit Anfang der 1990er Jahre erhebliche strukturelle Veränderungen (Robert Koch Institut und Statistisches Bundesamt 2006: 145). Die Finanzierung des Gesundheitssystems[101] gestaltet sich seit langem problematisch. Steigende Ausgaben stehen sinkenden Einnahmen gegenüber. Durchgeführte Sparmaßnahmen und daraus resultierende verringerte Gesundheitsleistungen werden seit Jahren immer mehr durch den so genannten Zweiten Gesundheitsmarkt ergänzt (ausführlicher in Kap. 4.4.4).

Gesundheit ist heute ein gewaltiger Wirtschaftsfaktor in Deutschland. 4,2 Mio. Beschäftigte arbeiten in der Gesundheitswirtschaft

---

[100] Das Gesundheitssystem baut auf staatlichen und nichtstaatlichen Institutionen und auf Personen auf. Zu den Trägern gehören der Staat (Bund, Länder und Gemeinden), die Krankenversicherungen (nahezu alle Bewohner der Bundesrepublik sind krankenversichert: 89% sind in einer gesetzlichen Versicherung, rd. 9% sind privat versichert, vgl. BMG 2006), die Unfall-, Pflege- und Rentenversicherung, die Kassenärztlichen Vereinigungen, die Arbeitgeber und Arbeitnehmer und ihre Verbände, weitere im Gesundheitswesen tätige Interessenverbände und die Patienten, zum Teil vertreten durch Patientenverbände und Selbsthilfeorganisationen. Das Versorgungsangebot ist, abgesehen von staatlichen Krankenhäusern, weitgehend privat aufgestellt. Dazu zählen private Arztpraxen, Apotheken und Kliniken.
[101] Das Gesundheitssystem wird überwiegend durch Versicherungsbeiträge finanziert, die paritätisch von Arbeitnehmern und Arbeitgebern aufgebracht werden.

4 Gesellschaftlicher Wandel und sein Einfluss auf den Gesundheitsvorsorgetourismus

(Statistisches Bundesamt 2006d)[102]. 2004 wurden € 234 Mrd. für Gesundheit ausgegeben, was einem Anteil von 10,6% des Bruttosozialprodukts (BIP) entspricht (Statistisches Bundesamt 2006e).

Laut Bundesministerium für Gesundheit (BMG 2006) basiert das deutsche Gesundheitssystem heute auf vier Säulen (vgl. Abb. 28). Der relativ neue und vorrangig theoretische Zugewinn der vierten Säule „Prävention und Gesundheitsförderung" wird bisher noch nicht ausreichend in der Praxis umgesetzt. Deren Bedeutung wird in Zukunft allerdings weiter zunehmen - sowohl in der öffentlichen Förderung als ganz besonders auch auf privater Seite.

Abb. 28: Die Säulen des deutschen Gesundheitssystems

Deutsches Gesundheitssystem			
Förderung der Gesundheit und Schutz vor Krankheiten			
Prävention und Gesundheitsförderung	Früherkennung/ Diagnose und Therapie von Krankheiten	Rehabilitation	Pflege

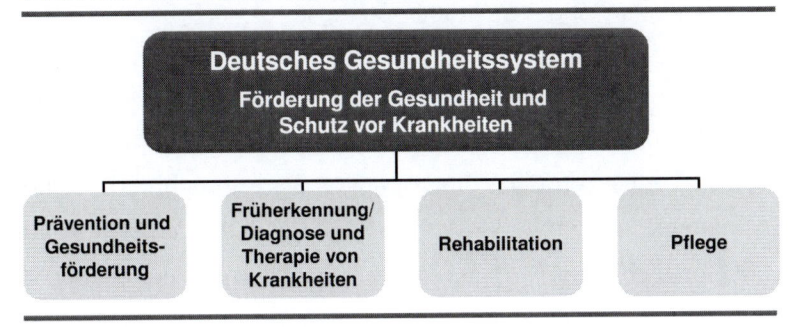

Quelle: SONNENSCHEIN (graphischer Entwurf) nach BMG 2006

---

[102] Demnach ist jeder Zehnte in Deutschland im Gesundheitswesen beschäftigt (2004 waren von den 82,5 Mio. Einwohnern Deutschlands 42,7 Mio. erwerbstätig) (Statistisches Bundesamt 2006b).

4 Gesellschaftlicher Wandel und sein Einfluss auf den Gesundheitsvorsorgetourismus

4.4.1 Wachsendes Gesundheitsbewusstsein in der Bevölkerung

Das Gesundheitsbewusstsein in der Bevölkerung nimmt immer mehr zu. Die Hintergründe sind vielschichtig und reichen von einem höheren Forschungsstand in der Medizin über den allgemeinen Wertewandel bis hin zu einer besseren Aufklärung über Risikofaktoren durch verschiedene Institutionen und die Medien. Die steigende Lebenserwartung lässt viele Menschen verstärkt über eine gesündere Lebensführung nachdenken, denn man zieht es vor, ein langes Leben in Gesundheit anstatt in Krankheit zu verbringen. Gesundheit wird als Ressource verstanden. Sie wird immer mehr als lebensbegleitende Aufgabe begriffen. Den Menschen wird bewusst, dass Gesundheit nicht einfach so vorhanden ist, sondern das jeder eigenverantwortlich für sich selbst und sein Leben lang etwas dafür tun muss.

Nach einer Untersuchung durch GIGER (2005: 40) gilt Gesundheit heute für die meisten als größter Luxuswert[103]. Die Bedeutung dieses Wertes wird in Zukunft weiter stark zunehmen. Seine Befragungen zeigen außerdem den Wandel in den Vorstellungen von Gesundheit auf: Immer mehr Menschen definieren heute Gesundheit als „absolutes Wohlbefinden" (GIGER 2005: 73). NEFIODOW (2006: 63) setzt Gesundheit gleich Lebensqualität.

---

[103] Befragung nach Werten, die kostbar, lieb und teuer sind: Gesundheit stand an erster Stelle und erhielt die höchste Benotung 4,8 auf einer Skala von 1 bis 5, wobei 5 „sehr" bedeutet. Des Weiteren wurde zu 66% angenommen, dass die Bedeutung in Zukunft ansteigen wird.

4 Gesellschaftlicher Wandel und sein Einfluss auf den Gesundheitsvorsorgetourismus

Außerdem wird Gesundheit oft auch mit Schönheit und Erfolg in Verbindung gebracht (BAUMGARTEN und JOENSSON 2005: 33).

Was Individuen zum Erhalt ihrer Gesundheit tun, zeigen die Ergebnisse einer Befragung durch ghh consult auf (s. Abb. 29), wonach Bewegung, Sport und gesunde Ernährung auf den vordersten Plätzen rangieren.

Nach einer Untersuchung der Unternehmensberatung Roland Berger zeigt sich das zunehmende Gesundheitsbewusstsein unter anderem an dem wachsenden Anteil des Warenkorbs, der in Gesundheitspflege investiert wird. Während der Anteil im Jahr 1992 bei 1,8% lag, stieg er bis 2003 auf 2,3% an. Hinzu kommen zusätzliche Aufwendungen für Sport, Wellness, Lebensmittel und Gesundheitstourismus, die in der obigen Zahl noch nicht erfasst sind. Zum Beispiel haben sich die Ausgaben für Sport und Erholung von 1991 bis 2001 verdoppelt und besonders große Wachstumsraten (Prognose für den Weltmarkt: +6,3% jährlich) werden den Functional Food-Produkten[104] zugesprochen (vgl. KARTTE 2005: 10, KICKBUSCH 2006: 86).

---

[104] Functional Food Produkte sind Nahrungsmittel, die u.a. mit Vitaminen, Mineralien, Spurenelementen oder probiotischen Bakterien angereichert sind und eine gesundheitsfördernde Auswirkung haben (Gruner + Jahr AG & CO KG 2005: 9). Laut einer ACNielson-Studie geben die Deutschen jährlich etwa € 6,5 Mrd. für funktionelle Produkte aus (KICKBUSCH 2006: 86).

4 Gesellschaftlicher Wandel und sein Einfluss auf den Gesundheitsvorsorgetourismus

Abb. 29: Wahrgenommene Maßnahmen zur Erhaltung der Gesundheit*

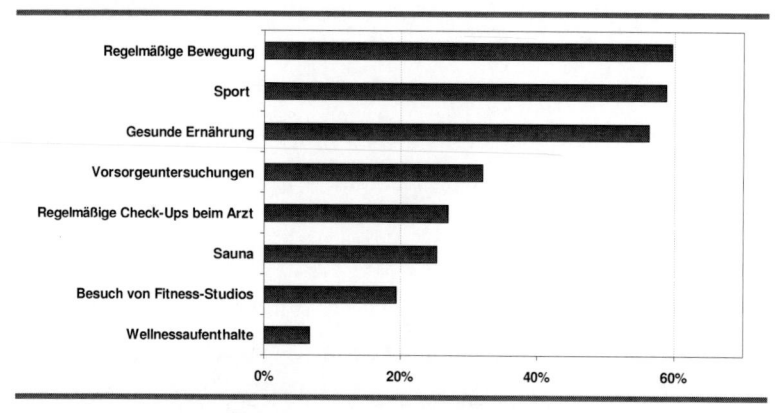

Regelmäßige Bewegung	~60%
Sport	~60%
Gesunde Ernährung	~55%
Vorsorgeuntersuchungen	~35%
Regelmäßige Check-Ups beim Arzt	~25%
Sauna	~25%
Besuch von Fitness-Studios	~20%
Wellnessaufenthalte	~5%

*schriftliche (nicht repräsentative) Befragung von 238 Personen (2005/2006), Auszug, Mehrfachnennungen
Quelle: HANK-HAASE und SONNENSCHEIN 2006: 30

Dass die Gesundheit in der Bevölkerung eine Bedeutungszunahme erfährt, wird immer mehr auch der Politik bewusst. Die daraus resultierenden Chancen sollen genutzt werden. Es werden Möglichkeiten diskutiert, wie die Eigenverantwortung der Bürger für ihre Gesundheit weiter gestärkt und sie zum gesundheitsbewussten Verhalten motiviert werden können. In diesem Zusammenhang fallen Begriffe wie Empowerment (Befähigung zu einem gesundheitsbewussten Leben, vgl. APITZ und WINTER 2004: 6) und Saluto Correctness (in Anlehnung an die Political Correctness, vgl. RULLE 2004: 123). Vereinzelte Förderungen werden auf Bund-, Länder- und Gemeindeebene und durch die Krankenkassen in Form von Präventionsprogrammen (vor allem Information und Beratung) angeboten.

4 Gesellschaftlicher Wandel und sein Einfluss auf den Gesundheitsvorsorgetourismus

Die Erfordernis der Übernahme von Eigenverantwortung in Sachen Gesundheit entsteht vor allem vor dem Hintergrund der zurückgehenden Leistungen der Kassen. Was die Leistungsträger finanziell nicht mehr übernehmen können, muss zukünftig immer mehr das Individuum selbst tragen (hierzu mehr Kap. 4.4.4).

4.4.2 Bedeutungszunahme der Gesundheitsvorsorge

Prävention und Gesundheitsförderung[105] haben während der letzten Jahrzehnte einen großen Bedeutungszuwachs erfahren[106]. Wie bereits in Kap. 3 beschrieben, ist dies vor allem seit den 1980er Jahren der Fall. Die Bedeutungszunahme der vergangenen Jahrzehnte und (verstärkt) der Zukunft ist vorrangig auf das immer häufigere Auftreten von chronischen Wohlstandskrankheiten[107] zurückzuführen, welche vor allem durch eine ungesunde Lebensführung und durch schädigende Umwelteinflüsse verursacht werden. Diese verhaltensbedingten Krankheiten gelten als vermeidbar und können durch entsprechende Prävention und Gesundheitsförderung verhindert werden.

---

[105] Zu den Definitionen s. Kap. 2.4.1.1.
[106] Dr. EKKERNKAMP, Professor und Krankenhausdirektor in Berlin, meint, dass die Deutschen in Sachen Gesundheitsbewusstsein um einiges weiter als andere Gesellschaften sind und dass teilweise nur noch der Anstoß zur Umsetzung fehlt (WILBRANDT 2007d: 25).
[107] Ein Großteil der heutigen Erkrankungen sind Kreislauferkrankungen (47%) und bösartige Neubildungen, welche vor allem durch falsche Ernährung, Bewegungsmangel sowie durch Alkohol- und Tabakkonsum bedingt werden (BIB 2004: 46).

4 Gesellschaftlicher Wandel und sein Einfluss auf den Gesundheitsvorsorgetourismus

Das soziale Gefälle, welches innerhalb der deutschen Gesellschaft immer mehr zunimmt, betrifft auch das Thema Gesundheit[108]. Entsprechend wird heute in der Politik die Prävention zur gemeinschaftlichen Aufgabe erklärt, wobei diese allen Menschen gleichermaßen zugute kommen soll. Gesund alt zu werden, gilt in Hinsicht auf die alternde Gesellschaft als vorrangiges Ziel und als Herausforderung an die Eigenverantwortung und die gesellschaftlichen Rahmenbedingungen und Angebote. Potentiale bestehen sowohl auf individueller als auch auf gesellschaftlicher Ebene, werden aber bisher noch nicht ausreichend genutzt. Besonders wichtig ist das gesundheitsbewusste Verhalten der einzelnen Individuen, welches durch entsprechende Präventionsangebote und Informationen zu fördern ist[109]. Im Mittelpunkt stehen eine ausgewogene Ernährung, regelmäßige körperliche und geistige Aktivität und der Verzicht auf Risikofaktoren (wie beispielsweise Rauchen) (BMG 2005a).

Erfolgreiche Prävention und Gesundheitsförderung führen nicht nur zu verbesserter Lebensqualität, gewonnenen gesunden Lebensjahren, erhöhter Leistungsfähigkeit und Produktivität, sondern tragen auch zu Kostenersparnissen aufgrund verringerter Folgekosten für Krankenversorgung bei. Es wird von Einspa-

---

[108] Untersuchungen zufolge ist unter anderem die Häufigkeit von Zigarettenkonsum und Übergewicht in den sozial benachteiligten Bevölkerungsgruppen während der letzten Jahrzehnte überproportional gestiegen. Zudem nehmen diese Bevölkerungsgruppen vergleichsweise wenige Präventionsprogramme wahr (Robert Koch Institut und Statistisches Bundesamt 2006: 83, 131, vgl. KICKBUSCH 2006: 19f.).
[109] S. Prinzip der Verhaltens- und Verhältnisprävention in Kap. 2.4.4.1.

4 Gesellschaftlicher Wandel und sein Einfluss auf den Gesundheitsvorsorgetourismus

rungen zwischen 25% und 30% ausgegangen[110] (vgl. APITZ und WINTER 2004: 5, KERSCHER 2003: 277, LEUTGENS 2005: 50, The Economist 2007: 85).

Eine Bund-Länder-Arbeitsgruppe hat einen Entwurf für ein Präventionsgesetz erarbeitet und 2005 vorgelegt. Es soll auf dieser Grundlage ein System der primären Prävention entstehen, in das alle relevanten Akteure eingebunden sind und welches das Ziel hat, möglichst alle Bundesbürger mit präventiven Angeboten zu erreichen. Wesentliche Eckpunkte des Gesetzes sollen sein:

- Die Finanzverantwortung soll ausgeweitet werden: Bisher sind ausschließlich die Krankenversicherungen für die primäre Prävention zuständig; in Zukunft sollen hier auch die Renten-, Unfall- und Pflegeversicherungen sowie die Privatversicherungen partizipieren.
- Es sollen klare Präventionsziele und Umsetzungsstrategien aufgestellt werden, nach denen alle Akteure ihre Maßnahmen ausrichten müssen.
- Es soll mehr Kooperation und Koordination zwischen den einzelnen Akteuren stattfinden (BMG 2004).

---

[110] Derzeit stellen Gesundheitsförderung und Prävention nur einen geringen Anteil von ca. 4,5% aller öffentlichen und privaten Gesundheitsausgaben dar. Nach wie vor werden beispielsweise für Rehabilitationsmaßnahmen (welche erst nach Eintreten der Krankheit einsetzen und somit im Grunde zu spät kommen, Stichwort „Reparaturbetrieb Medizin") ein Vielfaches der Mittel aufgewendet (Apitz und Winter 2004: 5). Ob durch die Prävention wirklich Kosten eingespart werden, wird derzeit kontrovers diskutiert. Gegenmeinungen führen die anfallenden Präventionskosten sowie lediglich eine zeitliche Verschiebung des Auftretens von Krankheiten in die höheren Lebensjahre auf (Robert Koch Institut und Statistisches Bundesamt 2006: 125).

4 Gesellschaftlicher Wandel und sein Einfluss auf den Gesundheitsvorsorgetourismus

Aufgrund von politischen Unstimmigkeiten konnte das Gesetz bisher noch nicht verabschiedet werden.

Unter anderem KICKBUSCH (2006: 112) kritisiert die trotz einiger Vorhaben im Bereich Prävention und Gesundheitsförderung vorherrschende Konzentration auf die Krankheitsversorgung und verurteilt das Scheitern des Präventionsgesetzes. Sie wirft den „Gesundheits"ministern ein Unverständnis dahingehend vor, „dass Prävention und Gesundheitsförderung nur zum geringsten Teil durch das Gesundheitssystem durchzuführen sind, sondern dass es um eine neue Art von Gesellschaftspolitik für Gesundheit geht".

Sowohl auf privater als auch auf öffentlicher Seite wird heute der Prävention und der Gesundheitsförderung eine zunehmende Bedeutung beigemessen. Es geht nun um die Umsetzung. Dabei steht das Individuum allerdings noch größtenteils für sich selbst und muss privat für gesundheitsförderliche Leistungen aufkommen (vgl. Kap. 4.4.5).

4 Gesellschaftlicher Wandel und sein Einfluss auf den Gesundheitsvorsorgetourismus

4.4.3 Bedeutungsgewinn der ganzheitlichen und alternativen Medizin

Die ganzheitliche Medizin[111] und die alternative bzw. Komplementärmedizin[112] gewinnen zunehmend an Bedeutung (vgl. u.a. LAVERY und SULLIVAN 1997: 7, LEUCHTGENS 2005: 49, NEFIODOW 2006: 56, WILBRANDT 2007b: 22).

Die Grenzen und Probleme der herkömmlichen Medizin (evidenzbasierte Medizin, auch Schulmedizin genannt), die immer öfter mit dem Namen „Reparatur-Medizin" betitelt wird, rücken zunehmend in das Bewusstsein der Bevölkerung. Meist setzt die herkömmliche Medizin erst dann ein, wenn ein gesundheitlicher Schaden bereits entstanden ist. Sie versucht, mit Hilfe von Medikamenten den kranken Mensch zu heilen, was vielfach nicht vollständig gelingt und mit Nebenwirkungen behaftet ist. Präventiv wird sie relativ selten angewendet. Ein messbarer Zusammenhang von Ursache und Wirkung stehen im Mittelpunkt, während

---

[111] Die ganzheitliche Medizin ist eine medizinische Richtung, die den Kranken in seinem physisch-psychischen Gesamtzustand zusammen mit den Umwelteinflüssen erfassen und nicht nur nach einzelnen Krankheitsbildern und –befunden ärztlich behandeln will. Bei der Therapie wird die Einbeziehung traditioneller Verfahren angestrebt (Brockhaus F. A. 2006 (10): 212).

[112] Die komplementäre bzw. alternative Medizin ist eine Richtung der Medizin, welche naturgemäße, zum Teil auch historisch überlieferte Heilmethoden einzusetzen versucht (z.B. die ostasiatischen traditionellen Therapien, die indische Ayurveda, die islamische Heilkunst oder die verschiedenen Methoden der deutschen Volksmedizin) (Brockhaus F. A. 2006 (15): 381).

4 Gesellschaftlicher Wandel und sein Einfluss auf den Gesundheitsvorsorgetourismus

psychische und äußere Einwirkungen oft ausgeblendet werden (vgl. NEFIODOW 2006: 61).

Die ganzheitliche Medizin legt großen Wert auf die Ursachenforschung und sieht dabei den Mensch als ein Ganzes – als eine Einheit aus Körper, Geist und Seele – und in direkter Verbindung mit seiner Umwelt. Bei der Suche nach der Ursache eines Leidens wird nicht nur die Stelle untersucht, an welcher der Schmerz auftritt, sondern es werden sowohl der gesamte Körper als auch äußere Einflüsse miteinbezogen.

Immer mehr Ärzte werden sich der Vorteile der Komplementärmedizin bewusst und bilden sich in dieser Richtung fort bzw. überweisen ihre Patienten zu entsprechenden Heilpraktikern. Besonders in der Gesundheitsvorsorge werden zunehmend alternative Methoden eingesetzt. Es ist zu unterscheiden zwischen klassischen Naturheilverfahren (z.B. Kneipp) und alternativen Methoden wie zum Beispiel Homöopathie, Ayurveda, Akupunktur und die Traditionelle Chinesische Medizin (TCM), deren Ursprünge in den unterschiedlichsten Regionen der Welt liegen[113].

---

[113] Auf der 3. Nationalen Branchenkonferenz Gesundheitswirtschaft 2007 mit dem Schwerpunkt Komplementär- und Alternativmedizin wurde diesen gerade aufgrund ihres Ursprungs in verschiedenen Kulturkreisen das hohe Interesse durch medizinische Laien zugeschrieben. Es wird ein besonderes Potential im Bereich Prävention und Medical Wellness gesehen. Unter anderem aufgrund geringer Kosten wird die Alternativmedizin auch als lukrativer Wirtschaftsfaktor bewertet (WILBRANDT 2007b: 22).

4 Gesellschaftlicher Wandel und sein Einfluss auf den Gesundheitsvorsorgetourismus

Alternative und ganzheitliche Methoden werden besonders auch bei der Heilung von chronischen Krankheiten immer wichtiger, die oft durch die Schulmedizin nicht vollständig kuriert werden können. Da die Krankenkassen die Therapien in der Regel nicht bezahlen, werden sie vor allem durch Selbstzahler wahrgenommen.

Neben zahlreichen Befürwortern (vgl. u.a. LAVERY und SULLIVAN 1997, WILBRANDT 2007b: 22) wird die Alternativmedizin vielfach wegen ihrer Intransparenz, fehlender Überprüfung von Wirkung und Nebenwirkung, Anwendung durch selbsternannte „Heiler und Scharlatane" und ihrer Nähe zum Esoterisch-Mystischen kritisiert (vgl. u.a. LEUCHTGENS 2005: 49, NEFIODOW 2006: 57).

4.4.4 Verringerung der Kassenleistungen und Zweiter Gesundheitsmarkt

In Zukunft werden wachsende Gesundheitsausgaben[114] sinkenden Einnahmen gegenüber stehen. Diese Entwicklung ist in erster Linie auf die demographischen Verschiebungen in der Gesellschaft (Überalterung) zurückzuführen, wonach immer mehr nicht erwerbstätige Menschen durch immer weniger Erwerbstätige mitfinanziert werden. Ältere Menschen sind außerdem krank-

---

[114] Unter anderem KICKBUSCH (2006: 79) verweist darauf, dass immer von Gesundheitsausgaben gesprochen wird, obwohl damit vor allem die Ausgaben für Krankheit und Krankenversorgung gemeint sind. Der Organisation für wirtschaftliche Zusammenarbeit und Entwicklung (OECD) zufolge werden in den Industrienationen nur 5% der Gesundheitsausgaben für Prävention ausgegeben.

4 Gesellschaftlicher Wandel und sein Einfluss auf den Gesundheitsvorsorgetourismus

heitsanfälliger, wodurch es zusätzlich zu stärkeren Belastungen der Kassen kommt[115]. Die Finanzierungsproblematik hat bereits zu zahlreichen Reformansätzen geführt (vgl. u.a. Kap. 3.1.4).

Die knapperen finanziellen Möglichkeiten der Leistungsträger führen zu Verringerungen bei den Kassenleistungen. Der Einzelne muss für gesundheitliche Maßnahmen immer häufiger selbst aufkommen[116]. Entsprechend werden bei den Gesundheitsausgaben der privaten Haushalte überdurchschnittlich hohe Wachstumsraten verzeichnet.

Die Gesundheitsausgaben in Deutschland sind im Zeitraum von 1996 bis 2005 von rund € 195 Mrd. auf € 240 Mrd. angestiegen (s. Abb. 30), was einem durchschnittlichen jährlichen Wachstum von 2,6% entspricht.

---

[115] Die durchschnittlichen Krankheitskosten pro Person und Jahr steigen überproportional mit dem Lebensalter. Die Spanne reichte im Jahr 2004 von € 1.110 bei Personen unter 15 Jahren bis € 14.750 bei Personen über 85 Jahren (Statistisches Bundesamt 2006c). Die paritätisch durch Arbeitgeber und Arbeitnehmer finanzierten Einnahmen werden zurückgehen, da in Zukunft die Zahl der Personen im erwerbsfähigen Alter (20-64 Jahre) stark abnehmen wird (zwischen 2001 und 2050 wird der Rückgang voraussichtlich 20% betragen) (Statistisches Bundesamt 2003b).
[116] Hierunter fallen beispielsweise vermehrte Kostenübernahmen durch den Patienten in Hinsicht auf Zahnersatz oder verringerte Zuschüsse bei ambulanten Kuren. Ganz besonders sind davon präventive Maßnahmen betroffen (s. u.a. Kap. 3.1.4).

4 Gesellschaftlicher Wandel und sein Einfluss auf den Gesundheitsvorsorgetourismus

Abb. 30: Entwicklung der Gesundheitsausgaben nach Ausgabenträgern (1996-2005)*

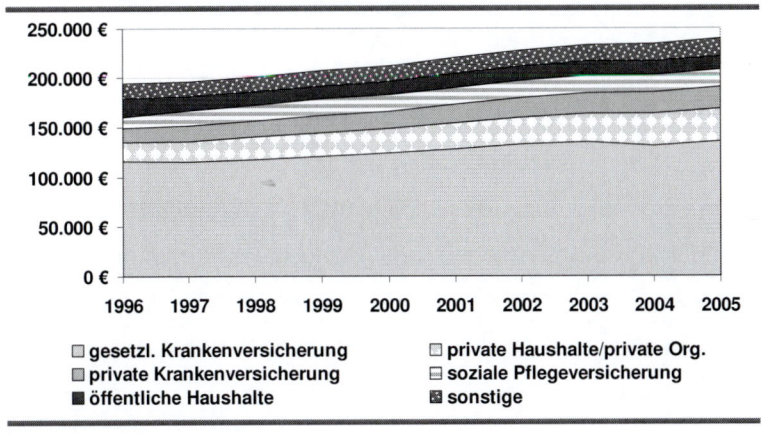

□ gesetzl. Krankenversicherung   □ private Haushalte/private Org.
□ private Krankenversicherung   ▣ soziale Pflegeversicherung
■ öffentliche Haushalte   ▨ sonstige

in Mio. Euro
Quelle: Statistisches Bundesamt 2007

Der Ausgabenanstieg der privaten Haushalte/privaten Organisationen fiel deutlich stärker aus. Von 1996 bis 2005 stiegen die Ausgaben von € 19 Mrd. auf rund € 32 Mrd. um durchschnittlich 8% an[117]. Die privaten Haushalte/privaten Organisationen sind mit einem Anteil in Höhe von rund 14% an den gesamten Gesundheitsausgaben der zweitgrößte Ausgabenträger nach den Gesetzlichen Krankenversicherungen mit 57% (Statistisches Bundesamt 2007).

---

[117] Besonders hoch war der Anstieg der Ausgaben der privaten Haushalte/privaten Organisationen im Jahre 2004 in Folge des Inkrafttretens des GKV-Modernisierungsgesetzes mit einer Ausdehnung der Zuzahlungsregelungen auf Bereiche, die bisher zuzahlungsfrei waren (z.B. ambulante Versorgung in Arztpraxen) (Statistisches Bundesamt 2006c).

4 Gesellschaftlicher Wandel und sein Einfluss auf den Gesundheitsvorsorgetourismus

Die verringerten Leistungen haben während der letzten Jahre zu einer Herausbildung eines neuen Marktes geführt, welcher neben dem traditionellen (Ersten) Gesundheitsmarkt existiert und immer mehr an Bedeutung gewinnt: der Zweite Gesundheitsmarkt.

Unter Zweiter Gesundheitsmarkt werden alle diejenigen medizinischen Produkte und Dienstleistungen zusammengefasst, die nicht durch die gesetzlichen Leistungen gewährt, sondern durch Selbstzahler finanziert werden. Dabei spielen die so genannten IGeL-Leistungen (Individuelle Gesundheitsleistungen)[118] eine zentrale Rolle.

Die Unternehmensberatung Roland Berger geht für 2007 von einem Marktvolumen des Zweiten Gesundheitsmarktes in Höhe von € 60 Mrd. aus. In dieser Zahl sind sowohl die in der offiziellen Statistik erfassten privaten Ausgaben sowie Ausgaben für den weiteren Gesundheitsbereich inklusive Fitness, Wellness, Gesundheitstourismus, Bio-Lebensmittel oder Functional Food enthalten. Jeder erwachsene Deutsche gibt demnach durchschnittlich € 900 pro Jahr aus der eigenen Tasche für Gesundheit aus (KARTTE und NEUMANN 2007: 4).

---

[118] IGeL-Leistungen sind wünschenswerte Leistungen, die aber das Maß des Notwendigen überschreiten und somit nicht von den Gesetzlichen Krankenkassen übernommen werden können. Typische Beispiele sind hierfür reisemedizinische Vorsorge oder sportmedizinische Check Ups (KRIMMEL 2001).

4.4.5 Steigende Bereitschaft zur Selbstzahlung von Gesundheitsleistungen

Die Bereitschaft zur Selbstzahlung von Gesundheitsleistungen nimmt immer mehr zu (vgl. u.a. HANK-HAASE und SONNENSCHEIN 2006: 34, ILLING 2003: 4, KICKBUSCH 2006: 87, NEFIODOW 2006: 51). Der Einzelne wird zukünftig nicht nur gesundheitliche Maßnahmen finanzieren, die früher noch von den Kassen gezahlt wurden, sondern ist auch bereit, die Kosten für weitere, vor allem vorbeugende Gesundheitsmaßnahmen zu übernehmen. Diese Bereitschaft basiert zum einen auf dem insgesamt höheren Gesundheitsbewusstsein der Bevölkerung und zum anderen auf dem allgemeinen Wertewandel hin zu postmaterialistischen Werten. Da der Mensch sein Geld für Dinge ausgibt, die ihm besonders viel bedeuten, handelt es sich in der Wohlstandsgesellschaft hierbei nicht mehr ausschließlich um materielle Dinge, sondern vor allem um immaterielle Werte; und die eigene Gesundheit spielt heute bei immer mehr Menschen die wichtigste Rolle[119].

Die Medwell Gesundheits-AG geht davon aus, dass der Anteil des Ersten Gesundheitsmarktes am BIP in Zukunft (ebenso wie in der Vergangenheit) unverändert bei ca. 6% liegen wird (s. Abb. 31). Dahingegen wird der Anteil des Zweiten Gesund-

---

[119] Vgl. Kap. 4.2.1 und 4.2.2. NEFIODOW (2006: 51) erwähnt eine Untersuchung aus dem Jahr 2006 nach welcher, für 70% der Deutschen Gesundheit wichtiger als Liebe, Partnerschaft und Freude ist. Weiter geht er davon aus, dass in den entwickelten Ländern zwei Drittel der Menschen bereit sind, mehr Geld als bisher für ihre Gesundheit auszugeben.

4 Gesellschaftlicher Wandel und sein Einfluss auf den Gesundheitsvorsorgetourismus

heitsmarktes bis 2010 auf fast 7% des BIP ansteigen (KRIMMEL 2001).

Abb. 31: Anteil des Ersten und Zweiten Gesundheitsmarktes am BIP nach Medwell Gesundheits-AG

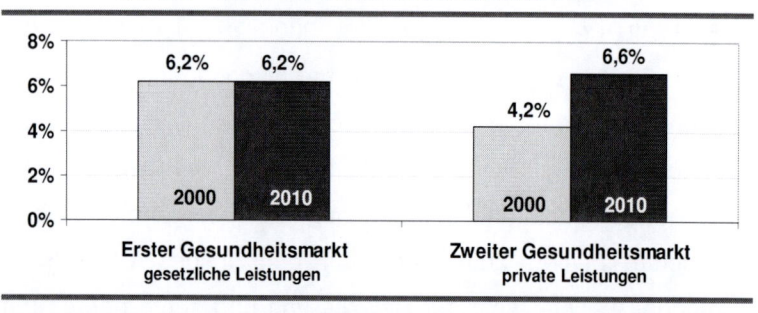

Erster Gesundheitsmarkt gesetzliche Leistungen	Zweiter Gesundheitsmarkt private Leistungen
2000: 6,2% / 2010: 6,2%	2000: 4,2% / 2010: 6,6%

Quelle: SONNENSCHEIN (graphischer Entwurf) nach KRIMMEL 2001

Die Bereitschaft zur Selbstzahlung von vorbeugenden Gesundheitsmaßnahmen zeigt eine Befragung durch ghh consult auf, bei welcher über die Hälfte der Teilnehmer angaben, dass sie bereit sind, für vorbeugende Gesundheitsmaßnahmen selbst zu zahlen (s. Abb. 32).

Abb. 32: Bereitschaft zur Selbstzahlung von vorbeugenden Gesundheitsmaßnahmen*

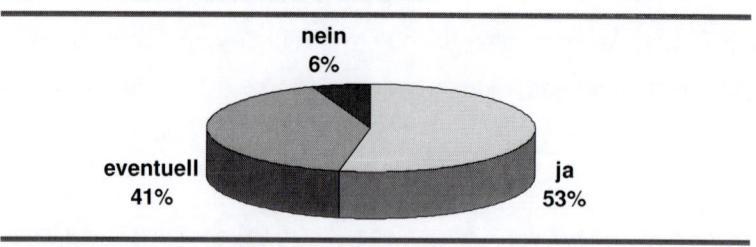

- nein 6%
- eventuell 41%
- ja 53%

*schriftliche (nicht repräsentative) Befragung von 238 Personen (2005/2006)
Quelle: HANK-HAASE und SONNENSCHEIN 2006: 34

4 Gesellschaftlicher Wandel und sein Einfluss auf den Gesundheitsvorsorgetourismus

Die Bereitschaft zur Selbstzahlung steigt mit zunehmendem Alter (s. Abb. 33). Personen mit einem höheren Haushaltseinkommen sind eher geneigt, für vorbeugende Gesundheitsmaßnahmen selbst zu zahlen als Personen mit niedrigerem Einkommen (HANK-HAASE und SONNENSCHEIN 2006: 36). Die jährlichen Ausgaben für private Gesundheitsvorsorge liegen bei den meisten bei bis zu € 1.000,- (s. Abb. 34).

Abb. 33: Bereitschaft zur Selbstzahlung von vorbeugenden Gesundheitsmaßnahmen (nach Altersgruppen)*

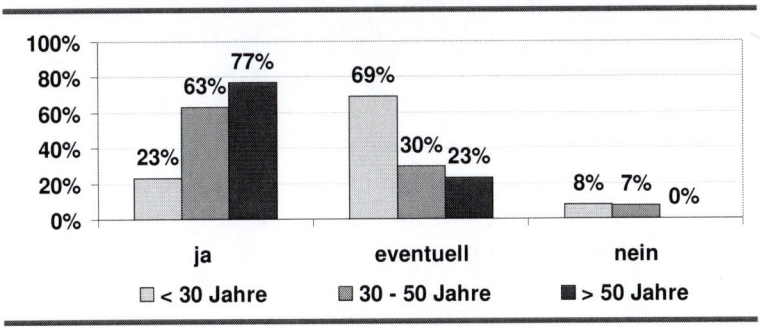

	ja	eventuell	nein
< 30 Jahre	23%	69%	8%
30 - 50 Jahre	63%	30%	7%
> 50 Jahre	77%	23%	0%

*schriftliche (nicht repräsentative) Befragung von 238 Personen (2005/2006)
Quelle: HANK-HAASE und SONNENSCHEIN 2006: 35

4 Gesellschaftlicher Wandel und sein Einfluss auf den Gesundheitsvorsorgetourismus

Abb. 34: Ausgaben für private Gesundheitsvorsorge pro Person und Jahr*

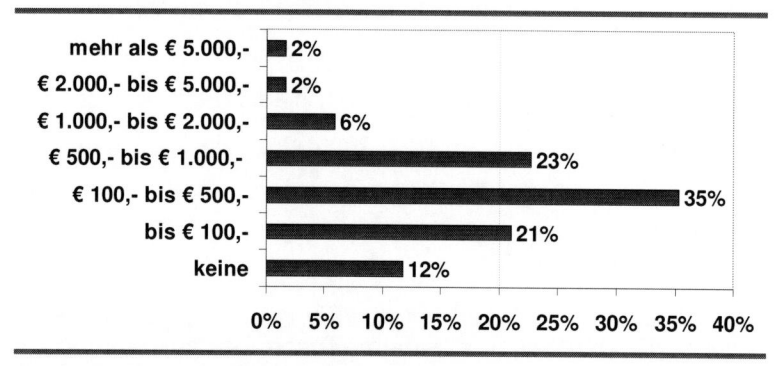

Ausgaben	Anteil
mehr als € 5.000,-	2%
€ 2.000,- bis € 5.000,-	2%
€ 1.000,- bis € 2.000,-	6%
€ 500,- bis € 1.000,-	23%
€ 100,- bis € 500,-	35%
bis € 100,-	21%
keine	12%

*schriftliche (nicht repräsentative) Befragung von 238 Personen (2005/2006)
Quelle: HANK-HAASE und SONNENSCHEIN 2006: 37

4.5 EINFLUSS DES GESELLSCHAFTLICHEN WANDELS AUF DIE NACHFRAGE IM GESUNDHEITSVORSORGETOURISMUS

Die zuvor aufgezeigten Wandlungsprozesse haben vorrangig begünstigende Auswirkungen auf die zukünftige Nachfrage im Gesundheitsvorsorgetourismus. Die Effekte der verschiedenen Trends stehen hierbei nicht separat nebeneinander, sondern wirken besonders stark durch ihre Gleichzeitigkeit und die gegenseitige Beeinflussung.

Die Überalterung der Gesellschaft hat sowohl quantitative als auch qualitative Auswirkungen auf den Gesundheitsvorsorgetourismus. In quantitativer Hinsicht bewirkt sie, dass es zum einen in Zukunft mehr ältere Personen geben wird, die als potentielle

4 Gesellschaftlicher Wandel und sein Einfluss auf den Gesundheitsvorsorgetourismus

Nachfrager gesundheitsvorsorgetouristischer Angebote anzusehen sind. Zum anderen werden aber auch immer mehr jüngere Menschen, gerade in Hinsicht auf die zunehmende Lebenserwartung, der Gesundheitsvorsorge größere Bedeutung beimessen und ebenfalls vermehrt als potentielle Nachfrager im Gesundheitsvorsorgetourismus fungieren. In qualitativer Hinsicht wird sich das Angebot der Nachfrage anpassen müssen. Es ist von einer zunehmend anspruchsvollen Klientel auszugehen, welche den individuellen Bedürfnissen entsprechende Angebote fordert. So muss der Markt zum einen auf ältere Gäste und zum anderen auch auf die Nachfrage der jüngeren Gäste eingehen. Bei den älteren ist zu unterscheiden zwischen „jungen Alten" (Vitaleren) und „alten Alten" (weniger Vitalen). Insgesamt wird das Bewusstsein über eine lange Lebenserwartung ganz besonders die Nachfrage nach nachhaltigen und besonders wirkungsvollen Methoden der Gesundheitsvorsorge mit sich bringen.

Der Wertewandel hin zu postmaterialistischen Werten wie Gesundheit, Lebensqualität und Wohlbefinden bewirkt im Gesundheitsverständnis der Bevölkerung eine höhere Bedeutung der Gesundheitsvorsorge bei einer gleichzeitigen Bedeutungsabnahme der reinen Krankheitsbekämpfung. Die Individualisierung trägt zu einer höheren Konzentration des Individuums auf die eigenen Bedürfnisse und das eigene Wohlbefinden bei. Diese Selbst-Orientierung bildet die Basis für die Nachfrage nach Gesundheitsvorsorgetourismus. Die „neue" Rolle der Frau wirkt sich ebenfalls begünstigend auf die Nachfrage aus. Vor dem Hinter-

4 Gesellschaftlicher Wandel und sein Einfluss auf den Gesundheitsvorsorgetourismus

grund einer höheren Bildung und eigenem Einkommen übernimmt sie immer mehr die Konsumentscheidungen der Haushalte. Allgemein wird Frauen im Vergleich zu Männern ein höheres Verständnis für Gesundheitsvorsorge und eine stärkere Affinität zu Wellnessangeboten zugesprochen. Die Spiritualisierung trägt zu einer vermehrten Nachfrage nach fremdländischen Heilkunden und Entspannungstechniken bei, die immer öfter im Zuge von Gesundheitsvorsorgereisen in Anspruch genommen werden. Das wachsende Umweltbewusstsein der Bevölkerung wird zunehmend dazu führen, dass Urlaub und Erholung in Regionen verbracht werden, die wenig durch Lärm, Abgase und sonstige schädigende Einflüsse belastet sind. Im Gesundheitsvorsorgetourismus werden Naturheilmittel, natur- und ökologische Lebensmittel und ähnliches einen besonderen Zuspruch erfahren.

Arbeit und Freizeit haben sich so verändert, dass zwar der Mensch immer mehr Freizeit hat, andererseits wird er in seinem Berufsleben immer mehr gefordert. Die besonders hohen Anforderungen im Arbeitsleben führen zu einem hohen Bedürfnis nach Entspannung und Wohlbefinden während der Freizeit. Aufgrund der veränderten Arbeitsbedingungen ist ein verstärkter Trend hin zu Kurzurlauben und Wochenendtrips festzustellen, wobei in kürzester Zeit maximale Entspannung und Erholung gewünscht wird. Hier ist das Potential für Wellness und Gesundheitsvorsorgetourismus leicht erkennbar.

Das Gesundheitsbewusstsein in der Bevölkerung wächst und Prävention und Gesundheitsförderung erhalten einen immer

4 Gesellschaftlicher Wandel und sein Einfluss auf den Gesundheitsvorsorgetourismus

größeren Stellenwert – nicht nur insgesamt in der Gesellschaft, sondern auch bei den Individuen. Ganzheitliche und alternative Medizinmethoden erfahren wachsende Zustimmung. Die Menschen sind verstärkt dazu bereit, selbst Geld für ihre Gesundheit und vor allem für Gesundheitsvorsorge auszugeben (besonders vor dem Hintergrund der Verringerung der Kassenleistungen in vielen Bereichen).

Neben diesen begünstigenden Trends wird es zukünftig aber auch vereinzelte Entwicklungen geben, welche die Nachfrage nach Gesundheitsvorsorgetourismus beschränken. Zum Beispiel werden in Zukunft mit der sich herausbildenden Zwei-Klassen-Gesellschaft zunehmend weniger Menschen in der Lage sein, sich Gesundheitsvorsorge leisten zu können. Es ist anzunehmen, dass gerade sozial benachteiligte Schichten, welche zudem tendenziell höhere Erkrankungsraten aufweisen, weniger Gesundheitsvorsorgemaßnahmen wahrnehmen werden[120]. Die Scherenöffnung hin zu einer Zwei-Klassen-Gesellschaft wird dadurch verstärkt, denn Gesundheit ist eine grundlegende Voraussetzung für Leistungsfähigkeit und Erfolg in der Arbeitswelt. Entsprechend wird Gesundheitsvorsorgetourismus weitestgehend ein Privileg mittlerer und höherer sozialer Schichten sein. Die Nachfrage durch sozial benachteiligte Schichten nach gesund-

---

[120] BAUMGARTEN und JOENSSON (2005: 13) schreiben nach FALTERMAIER 1994 den sozial unteren Schichten eine eher „funktionale und negative Definition von Gesundheit" zu, während sich in den mittleren und höheren Schichten ein positives und psychologisch geprägtes Verständnis fände.

4 Gesellschaftlicher Wandel und sein Einfluss auf den Gesundheitsvorsorgetourismus

heitsvorsorgetouristischen Angeboten ist jedoch durchaus als Potential zu sehen[121].

Zusammenfassend lässt sich aus den zuvor beschriebenen gesellschaftlichen Entwicklungen und Wandlungsprozessen und ihrem Zusammenspiel für die Zukunft eine wachsende Eigenverantwortung der Menschen in Hinsicht auf ihre Gesundheit, eine Bedeutungszunahme von Prävention und Gesundheitsförderung sowie eine steigende Bereitschaft zur finanziellen Selbstübernahme von verschiedenen Gesundheitsleistungen ablesen. Gerade vor dem Hintergrund der veränderten Arbeits- und Freizeitbedingungen wird dem Gesundheitsvorsorgetourismus in Zukunft eine besonders große und steigende Bedeutung zukommen (vgl. Abb. 35).

Die Nachfrage nach den verschiedenen Unterformen des Gesundheitsvorsorgetourismus - Vorsorgekur-, Wellness-, Medical Wellnesstourismus und bezuschusster Präventionstourismus (zu den Unterformen mehr in Kap. 5) - wird unterschiedlich stark von den zuvor beschriebenen Wandlungsprozessen beeinflusst. Tab. 10 zeigt eine Einschätzung der jeweiligen Stärke der Beeinflussung auf. Die höchsten Punktzahlen entfallen auf die Tourismusformen Medical Wellness und Wellness, die in ihrer Art der heuti-

---

[121] Die Unternehmensberatung Roland Berger stellt im Gegenteil zu obiger Meinung heraus, dass der Konsum von Gesundheit stark demokratisiert ist. Als Beispiele werden Discount-Fitness-Studios und Gesundheitsreisen genannt, die durch Gesetzliche Krankenversicherungen vermittelt und bezuschusst werden (KARTTE und NEUMANN 2007: 5, zu bezuschussten Gesundheitsreisen s. Kap. 5.4).

4 Gesellschaftlicher Wandel und sein Einfluss auf den Gesundheitsvorsorgetourismus

gen modernen und zukünftigen Nachfrage und den sich wandelnden Bedürfnissen am stärksten entsprechen.

Abb. 35: Gesellschaftliche Wandlungsprozesse mit begünstigender Wirkung auf den Gesundheitsvorsorgetourismus

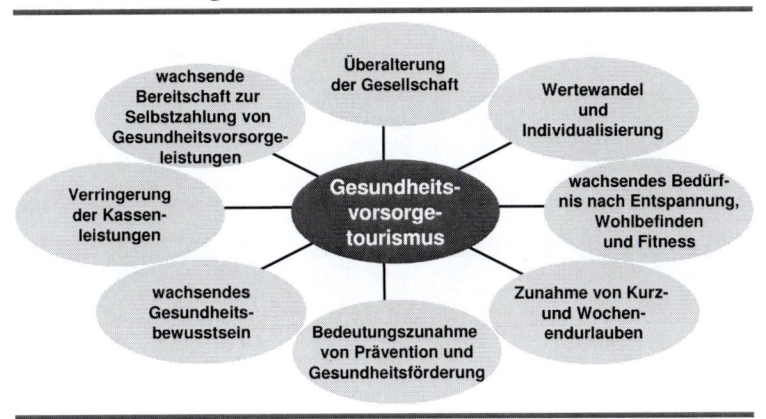

- wachsende Bereitschaft zur Selbstzahlung von Gesundheitsvorsorgeleistungen
- Überalterung der Gesellschaft
- Wertewandel und Individualisierung
- Verringerung der Kassenleistungen
- **Gesundheitsvorsorgetourismus**
- wachsendes Bedürfnis nach Entspannung, Wohlbefinden und Fitness
- wachsendes Gesundheitsbewusstsein
- Bedeutungszunahme von Prävention und Gesundheitsförderung
- Zunahme von Kurz- und Wochenendurlauben

Quelle: SONNENSCHEIN (eigener Entwurf)

4 Gesellschaftlicher Wandel und sein Einfluss auf den Gesundheitsvorsorgetourismus

Tab. 10: Einfluss der verschiedenen gesellschaftlichen Wandlungsprozesse auf die Nachfrage in den Unterformen des Gesundheitsvorsorgetourismus

Wandlungsprozesse und Trends positive Beeinflussung: ● = gering, ●● = stark, ●●● = sehr stark, negative Beeinflussung: ○ = gering, ○○ = stark, ○○○ = sehr stark. Bei der Bewertung handelt es sich um eine stark vereinfachende Darstellung sehr komplexer Zusammenhänge, welche lediglich zu einem Überblick beitragen soll.	Vorsorgekurtourismus (sozial + privat)	Wellnesstourismus	Medical Wellnesstourismus	von Krankenkassen bezuschusster Präventionstourismus
Überalterung der Gesellschaft	●●●	●●	●●●	●●●
Wertewandel und Individualisierung	●●	●●●	●●●	●●
Die „neue" Rolle der Frau	●	●●	●●	●
Spiritualisierung	-	●●	●	-
wachsendes Umweltbewusstsein	●●	●●	●●	●●
Wachsende Bedeutung von Schönheit	●	●●●	●●	●
Wachsendes Bedürfnis nach Entspannung und Wohlbefinden	●●	●●●	●●●	●●
Bedeutungszunahme von Fitness	●●●	●●●	●●●	●●●
Zunehmende Bedeutung gesunder Ernährung	●●●	●●	●●●	●●●
Zunahme Kurz- und Wochenendurlaube	○	●●●	●●●	●
Wachsendes Gesundheitsbewusstsein	●●●	●●	●●●	●●●
Bedeutungszunahme von Prävention und Gesundheitsförderung	●●●	●●	●●●	●●●
Bedeutungszunahme von ganzheitlicher und alternativer Medizin	●●●	●●	●●●	●●
Verringerung der Kassenleistungen	○○○	●	●●	●
Wachsende Bereitschaft zur Selbstzahlung v. Gesundheitsvorsorgeleistungen	●	●●●	●●●	●
Herausbildung einer Zwei-Klassen-Gesellschaft	-	○○	○○	-
Zusammenfassung Bewertungspunkte	23 ●	33 ●	37 ●	28 ●

Quelle: SONNENSCHEIN *(eigener Entwurf)*

5 GESUNDHEITSVORSORGETOURISMUS HEUTE

Der Markt für Gesundheitsvorsorge im Tourismus hat sich in den letzten Jahrzehnten und besonders in den letzten Jahren stark verändert. Während die Gesundheitsvorsorge im deutschen Kurverkehr der zweiten Hälfte des 20. Jahrhunderts zunächst eine relativ geringe Rolle spielte, nahm ihre Bedeutung ab den 1980er Jahren zu (s. Kap. 3.1.4).

In den USA entwickelte sich seit den 1950er Jahren unter dem Begriff Wellness ein neues Gesundheitsverständnis. Während dieser Ansatz in den USA schon in den 1970er Jahren populär wurde, dauerte es bis Anfang der 1990er Jahre, bis er auch in Deutschland Bekanntheit erreichte. Wellness wuchs in den Folgejahren sehr schnell zu einem eigenen Markt heran, worin der Wellnesstourismus eine zunehmende Bedeutung fand. Der Wellnesstourismus ist heute als einer der vier Haupttypen des Gesundheitsvorsorgetourismus zu sehen (s. Kap. 5.2).

Das Wellnessangebot entwickelte sich mit einem Schwerpunkt auf Entspannung, Verwöhnung und Schönheit, aber zum größten Teil nicht entsprechend der Grundidee von Wellness, welche Wellness gleich Gesundheit setzt. In dem schnell wachsenden Markt sind vor allem in den letzten Jahren einige unseriöse Anbieter aufgetaucht, was unter anderem dazu beitrug, dass der Begriff verwässerte. Es kamen immer mehr Zweifel an Qualität und Nachhaltigkeit der Wellnessangebote auf. Diese Entwicklung und allgemeine gesellschaftliche Wandlungsprozesse wie unter

5 Gesundheitsvorsorgetourismus heute

anderem die Bedeutungszunahme von Prävention und Gesundheitsförderung, die zurückgehende Finanzierung durch die Sozialleistungsträger und die steigende Bereitschaft zur Selbstzahlung von Gesundheitsvorsorgemaßnahmen (s. Kap. 4) haben dazu geführt, dass Anfang des 21. Jahrhunderts ein neuer Markt und gleichzeitig eine neue Form des Gesundheitsvorsorgetourismus entstanden ist: Medical Wellness. Medical Wellnessangebote entsprechen der Nachfrage nach Gesundheitsvorsorge im Sinne medizinischer Anwendungen in einem Wohlfühlambiente verbunden mit Maßnahmen im Bereich Bewegung, gesunde Ernährung und Entspannung (s. Kap. 5.3). Auch Wellness entwickelt sich heute wieder mehr in Richtung effektiver Gesundheitsvorsorge, im Grunde mit den gleichen Schwerpunkte wie Medical Wellness (Bewegung, gesunde Ernährung, Entspannung), allerdings ohne den medizinischen Aspekt.

Es sind in den letzten Jahren nicht nur neuartige Reiseformen entstanden, sondern auch herkömmliche Leistungen (etwa die traditionelle Vorsorgekur) wurden der Nachfrage angepasst. Die Heilbäder und Kurorte als bedeutendste deutsche Gesundheitstourismusdestinationen mussten sich nach dem Einbruch der kassenfinanzierten Kur Mitte der 1990er Jahre und vor dem Hintergrund einer wachsenden Konkurrenz durch Anbieter in Deutschland und vor allem auch im Ausland der gewandelten Nachfrage stellen (s. Kap. 5.1). Neben den heute vielfach modernisierten und trotzdem traditionsbewussten Kurangeboten kom-

5 Gesundheitsvorsorgetourismus heute

men in deutschen Heilbädern und Kurorten im Grunde alle heute existierenden Gesundheitsvorsorgetourismusformen vor.

Als weitere Unterform des Gesundheitsvorsorgetourismus ist schließlich der von Krankenkassen bezuschusste Präventionstourismus zu nennen, bei welchem die Krankenkassen die während einer Reise wahrgenommenen Präventivmaßnahmen bezuschussen. Dieser noch sehr junge Markt weist bereits starke Zuwachsraten auf (s. Kap. 5.4).

Demnach lässt sich der Gesundheitsvorsorgetourismus heute in vier Unterformen gliedern: der Vorsorgekurtourismus, der Wellnesstourismus, der Medical Wellnesstourismus und der von Krankenkassen bezuschusste Präventionstourismus. Alle Formen weisen das gemeinsame Motiv der Gesundheitsvorsorge mit den Schwerpunkten Bewegung, gesunde Ernährung und Entspannung auf[122]. Trotzdem unterscheiden sie sich voneinander in bestimmten Aspekten (z.B. in der Art der Finanzierung, s. Abb. 36). Die speziellen Merkmale der verschiedenen Tourismusarten werden in den folgenden Kapiteln dargestellt.

---

[122] Die Suchtentwöhnung (z.B. Raucherentwöhnung) wird teilweise auch zu den Eckpfeilern der Gesundheitsvorsorge gezählt (vgl. Arbeitsgemeinschaft der Spitzenverbände der Krankenkassen 2006: 17, BMJ o.J.a). Im Folgenden wird sie aber - wie andere Maßnahmen auch - als eine spezielle Behandlungsform unter den genannten Schwerpunkten subsumiert.

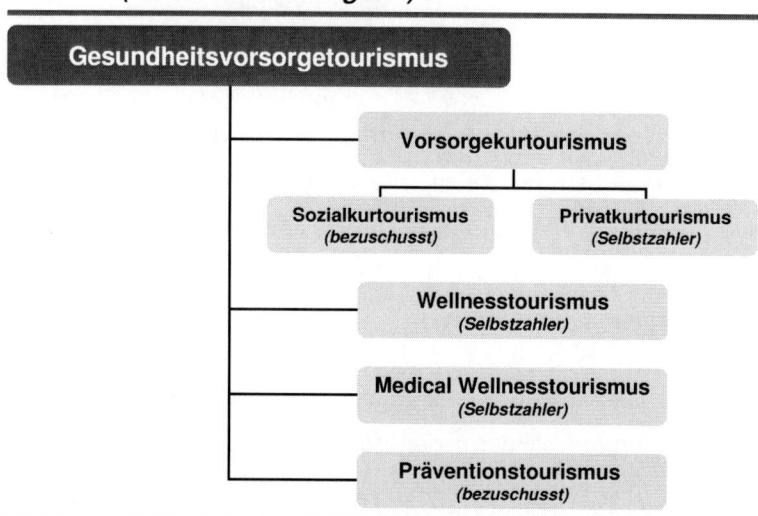

Abb. 36: Aktuelle Formen des Gesundheitsvorsorgetourismus (nach Finanzierungsart)

- **Gesundheitsvorsorgetourismus**
  - **Vorsorgekurtourismus**
    - Sozialkurtourismus *(bezuschusst)*
    - Privatkurtourismus *(Selbstzahler)*
  - **Wellnesstourismus** *(Selbstzahler)*
  - **Medical Wellnesstourismus** *(Selbstzahler)*
  - **Präventionstourismus** *(bezuschusst)*

Quelle: SONNENSCHEIN *(eigener Entwurf)*

5.1 Vorsorge(kur)tourismus in Heilbädern und Kurorten

Mit dem Begriff Vorsorge(kur)tourismus werden hier Kurreisen und sonstige Reisen in Heilbäder und Kurorte zusammengefasst, deren Hauptmotiv in der Gesundheitsförderung und Prävention liegt. Alle im einleitenden Kapitel 5 und in Abb. 36 dargestellten Formen des Gesundheitsvorsorgetourismus – Kur-, Wellness-, Medical Wellness- und bezuschusster Präventionstourismus – kommen heute insbesondere auch in deutschen Heilbädern und Kurorten vor.

5 Gesundheitsvorsorgetourismus heute

Die Kurorttherapie mit ihren zentralen Merkmalen der Naturheilkunde und Ganzheitlichkeit bietet hervorragende Vorraussetzungen für gesundheitsförderliche und präventive Maßnahmen (vgl. Kap. 2.4.3.1). Die Heilbäder und Kurorte verfügen seit jeher als gesundheitliche Kompetenzzentren über die nötige Infrastruktur, die Erfahrung und das notwendige medizinisch-therapeutische Wissen[123].

Während die Gesunderhaltung und Prävention bis Anfang des 20. Jahrhunderts ohnehin vorrangiges Ziel vieler Kurgäste war, gab es auch nach Einführung der Sozialkur und im Laufe des 20. Jahrhunderts neben der von Krankenkassen bezahlten oder bezuschussten Vorsorgekur (heute ambulante oder stationäre Vorsorgemaßnahme) immer privatzahlende Kurgäste mit dem vorrangigen Ziel der Gesundheitsförderung und Prävention (s. Kap. 3). Der Anteil der privaten Gäste ist bis heute auf etwa 90% aller Gäste in Heilbädern und Kurorten angestiegen[124]. Ein

---

[123] Hans O. BERG (2003: 97), Chefredakteur der Zeitschrift „Heilbad und Kurort", meint, dass „die Heilbäder und Kurorte (…) seit vielen Jahrhunderten mit ihren ausgefeilten Programmen zu den hervorragendsten Protagonisten der Prävention" zählen.

[124] Nach den Berechnungen des Deutschen Heilbäderverbandes kommen nur noch knapp 10% der Kurgäste im Rahmen einer „klassischen", von sozialen Leistungsträgern finanzierten mehrwöchigen Kur oder Anschlussheilbehandlung in die Kurorte (DHV 2007b). Die Deutsche Zentrale für Tourismus (DZT 2005: 69) nimmt bis zu 70% Selbstzahler in Heilbädern und Kurorten mit steigender Tendenz an. Der Geschäftsführer des Bayerischen Heilbäderverbandes WEINBERGER (2007) nimmt einen 80%igen Anteil der Privatgäste an. KIRCHNER (Kurdirektor Bad Elster/Bad Brambach und Geschäftsführer der Sächsischen Staatsbäder) verzeichnet heute 83% selbstzahlende Gäste (DHV 2006b: 2) und geht von zukünftig fast 100% Privatgästen in Heilbädern und Kurorten aus (GASSNER 2007c: 10).

5 Gesundheitsvorsorgetourismus heute

Großteil dieser Gäste (entsprechend der Angaben des DHV rund drei Viertel, s. Kap. 5.1.1.3) hat im weitgefassten Sinne das Motiv der Gesundheitsförderung und Prävention. Der sich wandelnden Nachfrage entsprechend, setzen die deutschen Heilbäder und Kurorte in ihrer Angebotserstellung heute vermehrt auf den Selbstzahler- sowie auf den Präventionsmarkt (vgl. u.a. CASPARI 2006a: 15).

Während die Vorsorgekur ihren Schwerpunkt auch bei der Sekundärprävention hat, decken in den Heilbädern und Kurorten heute zudem weitere gesundheitsvorsorgetouristische Angebote (Wellness, Medical Wellness) den Bereich der Gesundheitsförderung und Primärprävention ab.

5.1.1 Nachfrage

Die touristische Nachfrage in den deutschen Heilbädern und Kurorten ist seit jeher einem Wandel unterzogen (s. Kap. 3), hat sich aber besonders seit den 1990er Jahren verändert. Neben die Nachfrage durch Privat- und Sozialkurgäste ist eine wachsende Nachfrage nach modernen Gesundheitstourismusformen mit einem Schwerpunkt bei der Gesundheitsförderung und Prävention getreten.

Wie in Kapitel 4 dargestellt, führen die zurzeit stattfindenden gesellschaftlichen Wandlungsprozesse zu einer qualitativen und quantitativen Veränderung der Nachfrage im Gesundheitsvorsor-

5 Gesundheitsvorsorgetourismus heute

getourismus. Die Nachfrage nach der traditionellen Vorsorgekur wird durch diese Prozesse teilweise mehr, teilweise weniger stark beeinflusst (s. Abb. 37, vgl. Tab. 10). Eine positive Entwicklung der Nachfrage werden vor allem die Überalterung der Gesellschaft, das wachsende Gesundheitsbewusstsein und die Bedeutungszunahme von Prävention und Gesundheitsförderung verursachen. Während davon vor allem die private Vorsorgekur profitieren wird, steht demgegenüber eine zu erwartende Verringerung der Kassenleistungen und damit eine Abnahme der Bewilligungen von Sozialkuren.

Abb. 37: Beeinflussung der Nachfrage nach der traditionellen Vorsorgekur durch gesellschaftliche Wandlungsprozesse

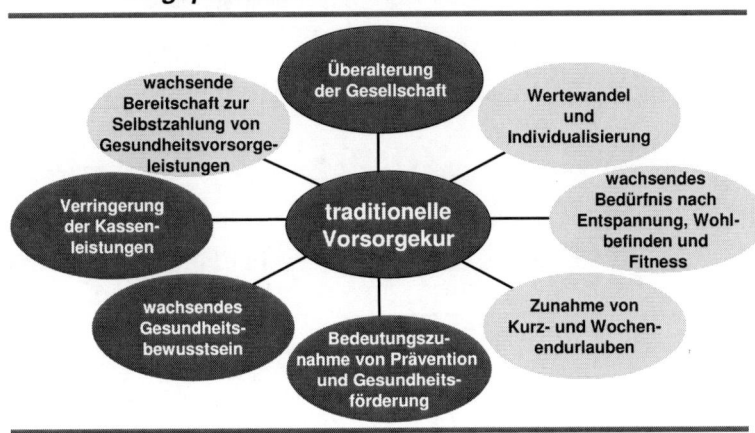

Quelle: SONNENSCHEIN *(eigener Entwurf)*

5 Gesundheitsvorsorgetourismus heute

Das Image der traditionellen Kur[125] widerspricht zum Teil den aktuellen Trends zu mehr Individualität und Wohlfühlen. Teilweise arbeiten Anbieter in den Heilbädern und Kurorten bereits an einer Imageoptimierung (vgl. Kap. 9.2). Trotzdem trägt das bestehende Image dazu bei, dass die Nachfrage immer mehr auf Konzepte geleitet wird, die diesen Ansprüchen – auch vom Image her – eher gerecht werden (z.B. Wellness oder Medical Wellness).

5.1.1.1 Der Vorsorge(kur)tourist

Der Vorsorgetourist unternimmt eine Reise mit dem Ziel der Gesundheitsförderung und Prävention. Er legt dabei in der Regel viel Wert auf hochqualitative Angebote mit passenden Maßnahmenkonzepten und hoher medizinischer sowie therapeutischer Kompetenz des Personals.

In Hinsicht auf den Vorsorgekurtourist ist zwischen den Sozialkur- und Privatkurpatienten/gästen zu unterscheiden. Die Motivation des Vorsorge-Sozialkurpatienten[126] geht zum Teil von ihm selbst

---

[125] Die Kur hat zum einen das Image, dem Kurpatient wenig individuelle Entscheidungsmöglichkeiten vorzugeben. Zum anderen haben sich die Heilbäder und Kurorte während der zweiten Hälfte des 20. Jahrhunderts zu Destinationen vorrangig für Kranke und ältere Menschen entwickelt. Dieses Image haftet ihnen noch heute an und wird in Zukunft nur mit aktiven Marketingmaßnahmen zu bekämpfen sein (vgl. KEYBACH 2007, RULLE 2004: 227).

[126] In Hinsicht auf die Ziele Gesundheitsförderung und Prävention erscheint der Begriff Patient unpassend. Zudem will der heutige Nachfrager als Gast und nicht als Patient verstanden werden (s. hierzu mehr in Kapitel 5.3). Der Begriff Patient geht auf den Status als Empfänger von Sozialleistungen zurück.

und zum Teil vom Arzt aus. Die Reise wird von der Krankenkasse bezuschusst. Der Schwerpunkt liegt bei der Primär- und Sekundärprävention und weniger bei einer generellen Gesundheitsförderung (zu den Begriffen s. Kap. 2.4.1.1). So werden die Patienten unter anderem bestimmten Risikogruppen zugeordnet und entsprechend der Indikationen die Kurorte mit den jeweiligen Angeboten ausgewählt.

Der Privatkurgast kommt aus eigener Motivation. Für sämtliche anfallenden Kosten kommt er selbst auf. Die Reisedestination (Heilbad oder Kurort) sucht er sich selbst aus. Bei diesen Gästen steht zumeist die Gesundheitsförderung im Vordergrund, wobei generelle Gesundheits-Check Ups und Maßnahmen zur allgemeinen Gesundheitssteigerung eine wesentliche Rolle spielen.

Bei Vorsorgetouristen handelt es sich in der Regel um Personen mittleren bis höheren Alters. Sie reisen oft alleine oder in Paaren; Familien oder Gruppen sind selten. Der weibliche Anteil ist etwas größer als der männliche. Die Schwerpunktsetzung der Gäste kann sehr unterschiedlich sein und reicht heute von der Nachfrage nach traditionellen Kurmethoden über Wellness bis hin zu Medical Wellness (vgl. Kap. 5.2.2.1 und 5.3.2.1).

5.1.1.2 *Reiseerwartung und Reiseverhalten*

Neben hoher medizinischer und therapeutischer Kompetenz erwartet der Vorsorgetourist heute ein Gesundheitsangebot, das

5 Gesundheitsvorsorgetourismus heute

ihm Spaß macht. Er möchte sich wohlfühlen, gesund aber auch genussvoll essen und die Möglichkeit zur Kommunikation mit Gleichgesinnten haben.

Vorsorgereisen haben im Falle der Sozialkur eine durchschnittliche Länge von 20 Tagen (BMGS 2005: 8); dahingegen sind privatfinanzierte Reisen oft deutlich kürzer und dauern in der Regel bis zu fünf Tagen (BAUMSTARK 2007: 10). Sie werden oft als Zweiturlaub gebucht.

Die deutschen Heilbäder und Kurorte sind heute auch für private Vorsorgetouristen aufgrund ihrer Kompetenz und oft auch aufgrund ihrer Wohnortnähe[127] beliebte Ziele. Immer mehr Marktanteile fallen aber auch auf Anbieter wie Wellness- oder Medical Wellnesshotels in anderen Orten oder auf Anbieter im Ausland.

Dass Gesundheitsreisen relativ wetterunabhängig sind, zeigt die saisonale Verteilung der Übernachtungsnachfrage in Heilbädern und Kurorten, welche über das Jahr hinweg eine ausgeglichenere Kurve aufweist als diejenige aller Gemeinden in Deutschland (s. Abb. 38).

Hier zeigt sich deutlich, dass der Kur- und Gesundheitstourismus relativ saisonunabhängig ist. Die sonst für den deutschen Tourismus weniger relevanten Winter-, Frühjahrs- und Herbstmonate weisen in den Heilbädern und Kurorten ein stärkeres Nachfrage-

---

[127] Nicht zuletzt für ältere Personen, die nicht mehr gerne weit oder ins Ausland reisen, bieten die deutschen Heilbäder und Kurorte die besten Voraussetzungen (vgl. STEINBACH 2004: 110).

5 Gesundheitsvorsorgetourismus heute

aufkommen auf, während die Sommerferienmonate Juli und August im Vergleich weniger stark ausgeprägt sind. Die Nachfragekurve der Seebäder zeigt dahingegen eine starke Saisonabhängigkeit. Bei einer extremen Hochphase in den Sommerferienmonaten, welche vor allem auf den Erholungs- und Strandtourismus zurückzuführen ist, sind besonders niedrige Werte in den Wintermonaten zu verzeichnen.

Abb. 38: Saisonalität der Übernachtungsnachfrage in deutschen Heilbädern und Kurorten im Vergleich zu Gesamtdeutschland 2006*

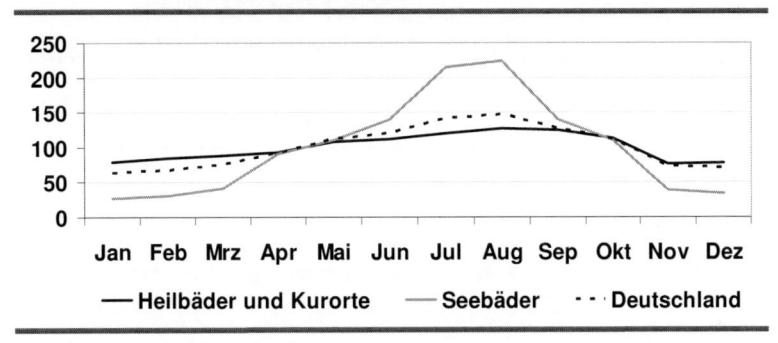

* in Indexwerten (Monatsmittel = Index 100). Aufgrund des abweichenden und extremen Verlaufs der Saisonkurve der Seebäder im Vergleich zu den sonstigen Heilbädern und Kurorten wurden die Seebäder separat dargestellt.
Quelle: SONNENSCHEIN (graphischer Entwurf) nach Statistisches Bundesamt 1995...2007

5.1.1.3 Volumen

Die Entwicklung der touristischen Nachfrage in deutschen Heilbädern und Kurorten seit 1994 zeigt deutlich den Nachfrageein-

5 Gesundheitsvorsorgetourismus heute

bruch in Folge der Kurkrise im Jahr 1997 (s. Abb. 39, zur Kurkrise und ihren Gründen s. Kap. 3.1.4).

In den Folgejahren ist ein deutlicher Anstieg sowohl der Gäste- als auch der Übernachtungszahlen zu erkennen (1997/2006: +55% bzw. +26%). Das steigende Gästeaufkommen ist allerdings nicht ausschließlich auf die herkömmlichen Kurgäste zurückzuführen, was durch die stark fallende durchschnittliche Aufenthaltsdauer (1997/2006: -17%) deutlich wird. Es kam in Folge der Gesetzesänderungen zwar auch zu einer Verkürzung der Kurdauer, der Rückgang der durchschnittlichen Aufenthaltsdauer der Gäste in Heilbädern und Kurorten ist aber auch auf einen wachsenden Anteil der privaten Nachfrage mit einer deutlich kürzeren Aufenthaltsdauer von durchschnittlich nur einigen Tagen zurückzuführen.

Abb. 39: Entwicklung der touristischen Nachfrage in deutschen Heilbädern und Kurorten 1994 bis 2006*

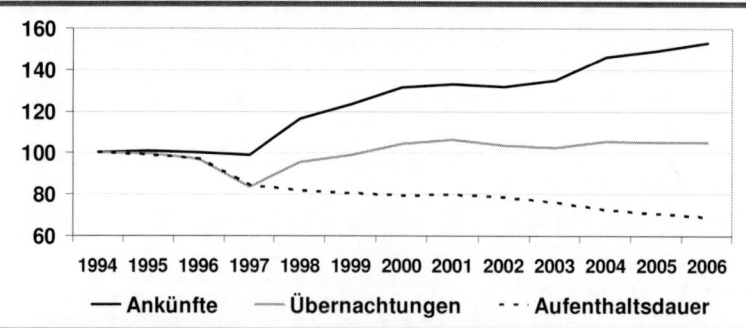

* Mineral- und Moorheilbäder, Heilklimatische Kurorte, Kneippkurorte und Seeheilbäder, Indexwerte: 1994 = Index 100
Quelle: SONNENSCHEIN (graphischer Entwurf) nach Statistisches Bundesamt 1995...2007

5 Gesundheitsvorsorgetourismus heute

Während der Anteil der Sozialkurgäste schon seit einigen Jahrzehnten rückläufig ist, kam es besonders in der zweiten Hälfte der 1990er Jahre zu einem Abfall von rund 17% im Jahr 1995 auf rund 12% im Jahr 2000. Im Jahr 2005 lag der Anteil nur noch bei etwa 10% (s. Abb. 40).

Abb. 40: Entwicklung der Anteile der Privat- und Sozialgäste in deutschen Heilbädern und Kurorten seit 1970

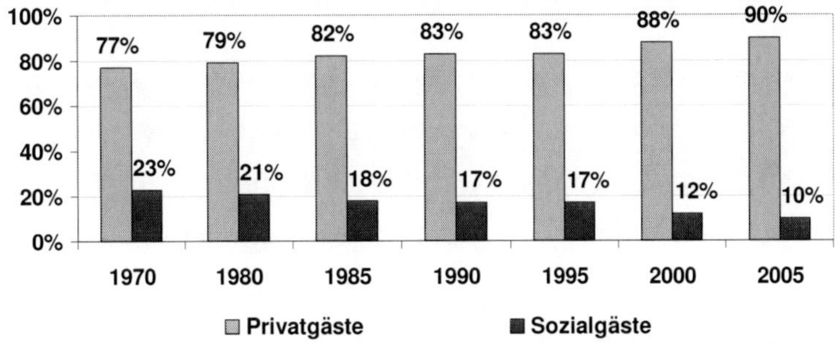

Jahr	Privatgäste	Sozialgäste
1970	77%	23%
1980	79%	21%
1985	82%	18%
1990	83%	17%
1995	83%	17%
2000	88%	12%
2005	90%	10%

Quelle: SONNENSCHEIN (graphischer Entwurf) nach SCHÜRLE 2001: 259 und (eigene Berechnung) nach DHV 2007b, Statistisches Bundesamt 1995...2007 (Basis: Gästeankünfte ohne Campingplätze)

Im Jahr 2006 kamen 19,4 Mio. Gäste in die deutschen Heilbäder und Kurorte, von welchen insgesamt 104,7 Mio. Übernachtungen gebucht wurden. Das sind 30% aller Übernachtungen in Deutschland (2006: 351,2 Mio.), was die beachtliche Stellung der 310 Heilbäder und Kurorte im deutschen Tourismus veranschaulicht. Die stark zurückgegangene Aufenthaltsdauer lag 2006 bei 5,4 Tagen und somit trotzdem noch fast doppelt so hoch wie der bundesdeutsche Durchschnitt mit 2,8 Tagen (vgl. Statistisches Bundesamt 1995...2007).

5 Gesundheitsvorsorgetourismus heute

Der Anteil der ausländischen Gäste lag 2006 bei 9% aller Gästeankünfte und 5% aller Übernachtungen in Heilbädern und Kurorten. Im Vergleich zum Bundesdurchschnitt (Ankünfte: 19%, Übernachtungen: 15%) liegen diese Werte sehr niedrig. In den letzten Jahren konnte allerdings ein starker Anstieg der ausländischen Nachfrage verzeichnet werden (1997/2006: +75% bei den Ankünften, +66% bei den Übernachtungen, vgl. Statistisches Bundesamt 1995...2007).

Ganz besonders im Bereich der Vorsorge hat sich das Gewicht der Nachfrage von „sozial" zu „privat" verlagert. Während in den 1980er Jahren und Anfang der 1990er Jahre noch rund 800.000 Vorsorgekuren von den Sozialleistungsträgern genehmigt wurden (DHV 2006b: 2, WEBER 2005), waren es 2006 nur noch rund 170.000 ambulante Maßnahmen (s. Abb. 41).

Abb. 41: Entwicklung der Fallzahlen der ambulanten Vorsorgekur 2001 bis 2006

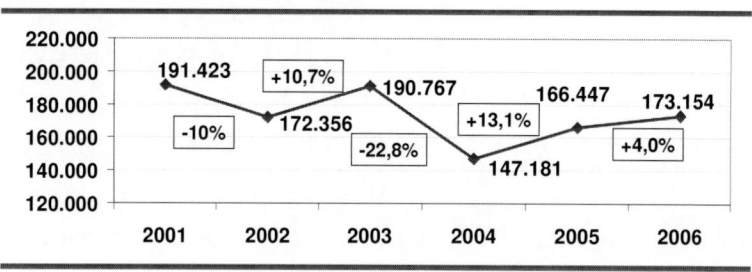

Jahr	2001	2002	2003	2004	2005	2006
Fallzahl	191.423	172.356	190.767	147.181	166.447	173.154
Veränderung		-10%	+10,7%	-22,8%	+13,1%	+4,0%

Quelle: SONNENSCHEIN (graphischer Entwurf und eigene Berechnungen) nach DHV 2007b

Der Deutsche Heilbäderverband geht davon aus, dass etwa 12,5 Mio. Gäste in Heilbädern und Kurorten (65% aller Gäste)

5 Gesundheitsvorsorgetourismus heute

privatzahlende Gäste mit dem vorrangigen Ziel der Prävention sind, welche größtenteils bis zu fünf Tage in den Kurorten bleiben (BAUMSTARK 2007: 10). Dem entsprechen etwa 50 Mio. Übernachtungen bzw. knapp die Hälfte (47%) aller Übernachtungen in Heilbädern und Kurorten (s. Tab. 11, Abb. 42, 43). Nach hier vertretener Meinung handelt es sich darunter zum größeren Teil (ca. zwei Drittel) um Erholungstouristen (passive Gesundheitsvorsorgetouristen). Der Anteil der aktiven Gesundheitsvorsorgetouristen wird auf etwa ein Drittel geschätzt.

Tab. 11: Touristische Nachfrage in deutschen Heilbädern und Kurorten nach Gästegruppen 2006

Gästegruppen	Gäste		Aufenthalts-dauer	Übernachtungen	
	Anzahl	Anteil		Anzahl	Anteil
Sozialkurgäste	1,8 Mio.	9%	Ø ~ 23 Tage	42 Mio.	40%
davon Vorsorge	0,3 Mio.	1%	Ø ~ 20 Tage	6 Mio.	6%
davon Reha	1,5 Mio.	8%	Ø ~ 24 Tage	36 Mio.	34%
Private Gesundheitstouristen	13,5 Mio.	70%	Ø ~ 4 Tage	55 Mio.	52%
davon Vorsorge[1]	12,5 Mio.	65%	Ø ~ 4 Tage	50 Mio.	47%
davon Reha	1,0 Mio.	5%	Ø ~ 5 Tage	5 Mio.	5%
Sonstige[2]	4,1 Mio.	21%	Ø ~ 2 Tage	8 Mio.	8%
Gesamt	19,4 Mio.	100%	Ø 5,4 Tage	105 Mio.	100%

1) Private Gesundheitsvorsorgetouristen mit unterschiedlichen Schwerpunkten (darunter Vorsorgekurtouristen, Erholungssuchende in einem gesundheitsförderlichem Umfeld, Wellnesstouristen, Medical Wellnesstouristen); Schätzung aktive Gesundheitsvorsorgetouristen = ein Drittel
2) u.a. Tagungs-, Geschäftsreisen, Verwandtenbesuche
Quelle: SONNENSCHEIN (eigene Annahmen und Berechnung) nach
 BMGS 2005: 8, DHV (BAUMSTARK 2007: 10, DHV 2007b), Statistisches Bundesamt 1995...2007

5 Gesundheitsvorsorgetourismus heute

Aufgrund ihrer auch heute noch vergleichsweise sehr langen Aufenthaltsdauer von durchschnittlich 23 Tagen (BMGS 2005: 8) machen die Sozialkurgäste, obwohl sie nur 9% der Gästeankünfte bedeuten, etwa 40% in Bezug auf die gesamte Übernachtungsnachfrage in Heilbädern und Kurorten aus.

Abb. 42: Gästezielgruppen in Heilbädern und Kurorten nach Ankünften 2006

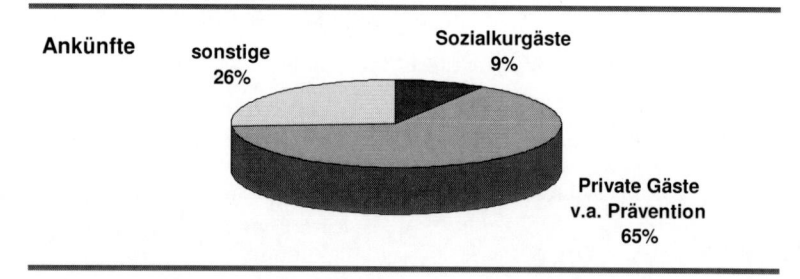

Ankünfte
- sonstige 26%
- Sozialkurgäste 9%
- Private Gäste v.a. Prävention 65%

Quelle: SONNENSCHEIN (eigener Entwurf) nach DHV 2007b, Statistisches Bundesamt 1995...2007

Abb. 43: Gästezielgruppen in Heilbädern und Kurorten nach Übernachtungen 2006

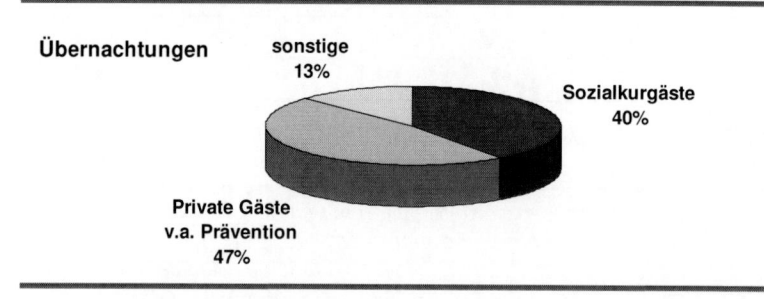

Übernachtungen
- sonstige 13%
- Sozialkurgäste 40%
- Private Gäste v.a. Prävention 47%

Quelle: SONNENSCHEIN (eigener Entwurf) nach DHV 2007b, Statistisches Bundesamt 1995...2007

5 Gesundheitsvorsorgetourismus heute

5.1.2 Angebot

Aufgrund der veränderten Nachfragesituation (hin zum Schwerpunkt Selbstzahler) sind die Heilbäder und Kurorte insbesondere seit Ende des 20. Jahrhunderts gezwungen, ihr Angebot anzupassen[128]. Neben der herkömmlichen Vorsorgekur sind moderne Konzepte der Gesundheitsförderung und Prävention entstanden. Bundesweite Konzeptionen sind die Kompaktkur und die zwei Qualitätssiegel „Prävention im Kurort" und „Wellness im Kurort".

Das gesundheitsvorsorgetouristische Angebot in Heilbädern und Kurorten setzt sich zum einen aus der kurorttypischen Infrastruktur und zum anderen aus kurortmedizinischen und –therapeutischen und weiteren gesundheitsförderlichen und präventiven Angeboten zusammen.

5.1.2.1 Destination

Eine Kurreise ist per definitionem örtlich an die Destination Heilbad oder Kurort gebunden.

---

[128] Mit diesen Angeboten wird vor allem auch der Nachfrage nach weniger „strengen" Kurangeboten entsprochen („Kur light"), welche aber trotzdem die hohen Qualitätsansprüche der Heilbäder und Kurorte erfüllen müssen (vgl. STEINBACH 2005a: 191).

5 Gesundheitsvorsorgetourismus heute

In Deutschland gibt es 310 Heilbäder und Kurorte (DTV 2007: 3)[129]. Kurorte sind Gebiete (Orte oder Ortsteile), die besondere natürliche Gegebenheiten aufweisen (natürliche Heilmittel des Bodens, des Meeres, des Klimas oder die Voraussetzungen für die Physiotherapie nach Kneipp). Sie müssen allgemeinen Anerkennungsvoraussetzungen sowie speziellen Anforderungen je nach Bädersparte entsprechen und haben den Erfordernissen des Umweltschutzes Rechnung zu tragen (zur Definition s. auch Kap. 2.4.3.1).

Zu den Anforderungen an Heilbäder und Kurorte gehören unter anderem:

Ortsbild/Kurortcharakter

- gärtnerische und natürliche Anlagen (Kurpark, weitere Parkanlagen, Waldgebiete)

öffentliche Infrastruktur

- einwandfreies Straßen-, Fußgänger-, Wander- und Radwegenetz
- Liegewiesen
- öffentliche Toiletten
- behindertengerechte Gestaltung des Ortes und der Einrichtungen

Verkehr

- Freihaltung des Kurgebiets vom Durchgangsverkehr
- Förderung des öffentlichen Personennahverkehrs mit modernen, emissionsarmen Verkehrsmitteln

---

[129] Neben den Heilbädern und Kurorten wird noch unter Erholungsorten und Orten mit Heilbrunnenbetrieben unterschieden (DHV und DTV 2005: 28).

5 Gesundheitsvorsorgetourismus heute

Gesundheitsversorgung
- differenziertes System kurortmedizinischer Versorgungsstrukturen (ambulante und stationäre Behandlungsverfahren in Vorsorgekur-, Rehabilitations- bzw. Spezialkliniken)
- regionale Versorgung als Gesundheitszentrum
- Förderung von sportlichen und sonstigen gesundheitsdienlichen Aktivitäten (Förderung der individuellen gesundheitlichen Prävention im Rahmen eigenverantwortlicher Aktivitäten, wie Sport, Fitness oder Wellness)

Kureinrichtungen
- Kurmittelhaus oder Kurmittelabteilung (ggf. auch in Kooperation mit einem privaten Badebetrieb oder einer Kur- oder Reha-Klinik) zur Abgabe der balneophysikalischen Therapie, mit kurärztlicher Überwachung
- Trinkkur- und Wandelhalle (je nach Heilanzeige)
- Therapieeinrichtungen (Bewegung, Entspannung, Ernährung)
- Touristeninformationsstelle
- Haus des Gastes als Kommunikations-, Informations- und Schulungszentrum für die Patienten und Kurgäste
- Unterbringung der Patienten und Kurgäste in Kliniken, Sanatorien, Kurheimen, Kurpensionen, Kurhotels
- kurunterstützende Ausrichtung der Beherbergungsbetriebe (entsprechende Küche, Freizeitangebot, Ruhe)

Personal
- Ärzte, Therapeuten und sonstiges Fachpersonal mit entsprechenden Qualifikationen (Kurortmedizin)
- Niederlassung von mindestens einem kassenarztrechtlich zugelassenen Kurarzt
- psychologische Begleitung der Kurpatienten

Kultur und Freizeit
- kulturelle Veranstaltungen, Kurmusik usw.
- Sportanlagen

5 Gesundheitsvorsorgetourismus heute

Umwelt

- Entsprechung der gesetzlichen seuchen-, hygiene- und umweltrechtlichen Anforderungen
- Einwandfreie Trinkwasserversorgung, Abwasserentsorgung, ordnungsgemäße Abfallbeseitigung sind Grundvoraussetzungen

(nach DHV und DTV 2005)

Bei den Heilbädern und Kurorten wird entsprechend ihrer natürlichen Gegebenheiten unter Mineral- und Moorheilbädern, Heilklimatischen Kurorten, Seeheilbädern und Seebädern sowie Kneippheilbädern und –kurorten[130] unterschieden (s. Abb. 44).

Abb. 44: Bädersparten und ihre natürlichen Heilmittel

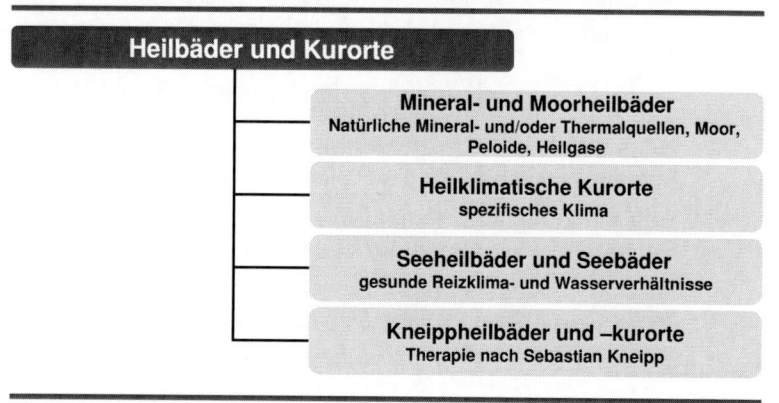

Heilbäder und Kurorte
Mineral- und Moorheilbäder Natürliche Mineral- und/oder Thermalquellen, Moor, Peloide, Heilgase
Heilklimatische Kurorte spezifisches Klima
Seeheilbäder und Seebäder gesunde Reizklima- und Wasserverhältnisse
Kneippheilbäder und –kurorte Therapie nach Sebastian Kneipp

Quelle: SONNENSCHEIN *(graphischer Entwurf) nach DHV 2006a: 13*

---

[130] Im Gegensatz zu den sonstigen Heilbädern und Kurorten ist das Therapiekonzept der Kneippheilbäder und Kneippkurorte nicht an ortsgebundene Heilmittel des Bodens oder des Meeres geknüpft. Es besteht aber die grundsätzliche methodische Gemeinsamkeit, dass auch bei Kneippkuren eine adaptive Reiz-Reaktionswirkung angestrebt und durch ein natürliches komplexes Kurkonzept eine längerfristig anhaltende Umstimmung der vegetativen Gesamtlage eingeleitet wird (DHV und DTV 2005: 19).

5 Gesundheitsvorsorgetourismus heute

Der Deutsche Heilbäderverband (DHV 2006a) listet 267 Heilbäder und Kurorte in den deutschen Bundesländern auf, wobei die meisten auf die Länder Baden-Württemberg und Bayern entfallen (48 bzw. 47 Orte). Über die Hälfte aller Orte sind Mineral- und/oder Moorheilbäder. Die anderen Bädersparten sind deutlich seltener vertreten (s. Tab. 12).

Tab. 12: Heilbäder und Kurorte nach Sparten und Ländern

Land	Mineral-/Moorheilbad[1]	Heilklimatischer Kurort	Kneippheilbad/-kurort	Seebad/-heilbad[2]	zwei Sparten und mehr[3]	Sonstige[4]	Gesamt	Anteil
Baden-Württemb.	28	7	6	0	7	0	48	18%
Bayern	27	7	7	0	6	0	47	18%
Brandenburg	7	0	1	0	0	0	8	3%
Hessen	18	2	6	0	2	0	28	10%
Meckl.-Vorpomm.	0	0	0	13	1	0	14	5%
Niedersachsen	13	1	3	4	2	0	23	9%
Nordrhein-Westf.	13	4	9	0	1	1	28	10%
Rh.-Pf./Saarland	11	2	3	0	5	1	22	8%
Sachsen	9	0	2	0	0	0	11	4%
Sachsen-Anhalt	5	0	0	0	0	0	5	2%
Schleswig-Holst.	2	0	2	13	2	0	19	7%
Thüringen	11	2	1	0	0	0	14	5%
Gesamt	144	25	40	30	26	2	267	100%
Anteil	54%	9%	15%	11%	10%	1%	100%	

[1] oder Ort mit Heilquellenkurbetrieb, [2] Lage an der Meeresküste, [3] Orte mit Heilanzeigen verschiedener Bädersparten, [4] ausschließlicher Heilstollenbetrieb Ennepetal und Felke-Heilbad Bad Sobernheim
Quelle: DHV 2006a

5 Gesundheitsvorsorgetourismus heute

Jede Bädersparte steht für bestimmte Indikationen (Heilanzeigen). Zum Beispiel handelt es sich bei den Mineral- und Moorheilbädern um Herz-, Gefäß-, Kreislaufkrankheiten, Erkrankungen der Haltungs- und Bewegungsorgane, Erkrankungen der Atemwege, Frauenerkrankungen, Krankheiten des Verdauungssystems, Erkrankungen im Kindesalter, Erkrankungen der Nieren und ableitenden Harnwege, Hautkrankheiten, Erkrankungen des Nervensystems, Augenerkrankungen, Psychosomatische Erschöpfungszustände und Allgemeine Schwächezustände, Rekonvaleszenz (Genesung) (DHV 2006a: 13).

Für Gesundheitsförderung und Prävention eignen sich letztendlich alle Bädersparten, denn die wichtigsten Grundbausteine wie Bewegungs-, Entspannungs- und gesunde Ernährungsangebote sowie ärztliche und therapeutische Betreuung sind in allen Heilbädern und Kurorten (in einem ganzheitlichen Konzept) gegeben. Hinzu kommt der förderliche Kurortcharakter mit Parkanlagen, Naturnähe, Ruhe und niedriger Emissionsbelastung und vielseitigen Kommunikations-, Kultur- und Freizeitmöglichkeiten. Die Heilmittel der unterschiedlichen Bädersparten (Thermalwasser, Moor, Klima, Meeresklima und –wasser, Therapie nach Kneipp) eignen sich alle in verschiedenen Weisen für gesundheitsförderliche und präventive Maßnahmen.

Die Heilbäder und Kurorte der verschiedenen Bädersparten weisen teilweise deutliche Unterschiede in ihrer Beherbergungsstruktur auf (s. Tab. 13). Die meisten sind vorrangig durch die klassische Hotellerie (Hotels, Hotels garni, Gasthöfe, Pensionen)

5 Gesundheitsvorsorgetourismus heute

geprägt; vor allem die Seebäder verfügen über einen sehr großen Anteil an Ferienwohnungen, Erholungsheimen und ähnlichen Beherbergungsangeboten. Der Anteil der Vorsorge- und Rehakliniken ist in den Mineral- und Moorheilbädern deutlich am höchsten.

Tab. 13: Anteile der Beherbergungsbetriebe in den einzelnen Bädersparten und gesamt 2003*

2003		Mineral- und Moorheilbäder	Heilklimatische Kurorte	Kneippkurorte	Seebäder	Gesamt
Hotels	Anz.	857	453	411	466	2.187
	Ant.	21%	14%	25%	8%	15%
Gasthöfe	Anz.	336	276	223	176	1.011
	Ant.	8%	8%	14%	3%	7%
Pensionen	Anz.	702	446	265	302	1.715
	Ant.	18%	14%	16%	5%	11%
Hotels garni	Anz.	850	795	205	781	2.631
	Ant.	21%	24%	13%	13%	18%
Erholungsheime etc.**	Anz.	765	1.207	397	4.250	6.619
	Ant.	19%	37%	24%	70%	44%
Vorsorge- u. Rehaliniken	Anz.	481	86	120	109	796
	Ant.	12%	3%	7%	2%	5%
Gesamt	Anz.	3.991	3.263	1.621	6.084	14.959
	Ant.	100%	100%	100%	100%	100%

*2003 = letztes Jahr der separaten Veröffentlichung aller Betriebszahlen durch das Statistische Bundesamt, später nur noch klassische Hotellerie (Hotels, Hotels garni, Gasthöfe und Pensionen). Es ist bis heute von keinen wesentlichen Veränderungen der prozentualen Verteilung der Betriebstypen auszugehen.
** Erholungs- und Ferienheime, Schulungsheime, Ferienzentren, Ferienhäuser, -wohnungen, Hütten, Jugendherbergen, jugendherbergsähnliche Einrichtungen
Quelle: Statistisches Bundesamt 1995...2007

5 Gesundheitsvorsorgetourismus heute

Den deutschen Heilbädern und Kurorten kommt eine große wirtschaftliche Bedeutung zu. Etwa ein Drittel aller Übernachtungen in Deutschland werden in diesen Orten gebucht (s. Kap. 5.1.1.3). Rund 350.000 Beschäftigte erwirtschaften in den deutschen Heilbädern und Kurorten jährlich einen Umsatz von rund € 26 Mrd. (vgl. BERG 2006: 80, CASPARI 2006a: 15).

5.1.2.2 Vorsorgeanbieter in Heilbädern und Kurorten

Die Heilbäder und Kurorte erheben heute den Anspruch, moderne, vielseitige Gesundheitszentren zu sein (so STEINBACH, Präsident des DHV beim 102. Bädertag in Damp 2006, s. BERG 2006: 80).

In Deutschland gibt es 995 Vorsorge- und Rehakliniken (Stand 2006, Statistisches Bundesamt 1995...2007), wovon sich 796 in Heilbädern und Kurorten befinden (Stand 2003, s. Tab.13). Ihr Schwerpunkt liegt in der Regel bei der Rehabilitation sowie Sekundärprävention (zu den Definitionen s. Kap. 2.4). Eine Kurklinik sieht vor allem die stationäre Behandlung vor und hat oft Krankenhauscharakter. Sie steht unter ärztlicher Leitung und bietet ständige medizinische Betreuung. Die Unterbringung der Patienten entspricht den indikationstypischen Anforderungen (z.B. Barrierefreiheit, Ernährungsangebot) und den Patientenbedürfnissen (DEHOGA Bundesverband 2007). Viele Kurkliniken rüsten heute nicht zuletzt aufgrund der steigenden Nachfrage durch Privatzahler um, indem sie zumindest Teilbereiche ihrer Häuser mit zum Beispiel gemütlicheren Zimmern ausstatten und unter anderem Wellnessbereiche anbieten. Viele öffnen sich heute auch dem Markt für Medical Wellness (hierzu s. Kap. 5.3.3.3).

Neben den Kurkliniken existieren in den Heilbädern und Kurorten zahlreiche Kurhotels unterschiedlicher Qualitätsstandards (in der Regel Mittelklassehotels). Sie beherbergen sowohl ambulante Kurpatienten als auch sonstige Gäste. Das Kurhotel ist ebenfalls an den indikationstypischen Bedürfnissen eines Kurgastes ausgerichtet und verfügt über ein eigenes Angebot an Gesundheitsbehandlungen (DEHOGA Bundesverband 2007). Um der modernen Nachfrage nach Wohlfühlen zu entsprechen, verändern auch die meisten Kurhotels ihr Angebot und bieten Wellnessbereiche und -anwendungen an.

Als zentrale Vorsorgebetriebe der Heilbäder und Kurorte sind besonders auch die ursprünglichen Kurmittelhäuser zu sehen. Die Orte, an welchen schon seit jeher die Kurmittel an die Gäste und Patienten abgegeben wurden, sind heute vielerorts in moderne Gesundheitszentren mit medizinischem, therapeutischem und oft auch Wellnessangebot umgewandelt.

Nicht zuletzt sind die zahlreichen Wellnesshotels und die neuerdings hinzukommenden Medical Wellnesshotels zu erwähnen (teilweise grenzenloser Übergang zu Kurhotels), die in den Heilbädern und Kurorten ebenfalls optimale Standorte finden (zu den Wellnesshotels s. Kap. 5.2.3.2, zu den Medical Wellnesshotels s. Kap. 5.3.3.2).

5 Gesundheitsvorsorgetourismus heute

5.1.2.3 Ambulante Vorsorgekur

Der Begriff Vorsorgekur wird heute offiziell nicht so verwendet. Laut Gesetzesdefinition (§ 23 SGB V) handelt es sich um „ambulante oder stationäre Vorsorgeleistungen in anerkannten Kurorten". Früher war der Begriff offene Badekur gebräuchlich (zum Begriff der Kur s. Kap. 2.4.3.1).

Ambulante Vorsorgekuren können von Personen mit leichteren gesundheitlichen Problemen zur Gesundheitsvorsorge in Anspruch genommen werden. Der Patient kann sich die Unterkunft, den Arzt und den Behandler selbst aussuchen. Die Krankenkassen übernehmen dabei grundsätzlich die Kosten der ärztlichen Behandlung und 90% der Kurmittelkosten. Zu den Kosten für Unterkunft, Verpflegung, Fahrtkosten und Kurtaxe kann die Krankenkasse einen pauschalen Zuschuss von bis zu € 13,- pro Kurtag gewähren (DHV 2006a: 7). Demnach trägt der Patient bei einer dreiwöchigen Kur etwa 70% der Kosten (HEISS[131] 2006: 7). Nach § 23 Absatz 5 SGB V trägt die Krankenkasse die Kosten bei einer ambulanten Vorsorgekur nur im Falle einer maximalen Dauer von drei Wochen und einmal innerhalb von drei Jahren, es sei denn, eine Verlängerung/neuerliche Leistung ist „aus medizinischen Gründen dringend erforderlich". (BMJ o.J.b).

---

[131] HEISS im Gespräch mit Frank GNAN, Präsident des Bayerischen Heilbäderverbandes und Vizepräsident des Deutschen Heilbäderverbandes

5 Gesundheitsvorsorgetourismus heute

Sowohl eine ambulante als auch eine stationäre Kur setzt sich im Allgemeinen aus folgenden Bestandteilen zusammen (s. auch Kap. 2.4.3.1):

- Eingehende Anfangsuntersuchung durch den Kurarzt
- Aufstellen eines schriftlichen individuellen Kurplanes, in dem die anzuwendenden Maßnahmen festgelegt sind
- Maßnahmen (Massagen, Bewegungsbäder, medizinische Bäder, Krankengymnastik, Packungen, Inhalation, Bewegungstherapie, Gesundheitssport, Klimatherapie, Kneipptherapie)
- Laufende Überwachung und gegebenenfalls Korrektur des Kurplanes
- Abschlussuntersuchung
- Schriftlicher Kurbericht mit Empfehlungen für weitere Maßnahmen am Wohnort

(vgl. u.a. GEK 2005)

Da die Fallzahlen der ambulanten Vorsorgekur zurückgehen (s. Kap. 5.1.1.3), gibt es verschiedene Stimmen für eine Attraktivitätssteigerung der Angebote, zum Beispiel durch eine höhere Bezuschussung durch die Krankenkassen (vgl. HEISS 2006: 7).

5.1.2.4 Stationäre Vorsorgekur

Reicht eine ambulante Kur nicht aus, kann mit Hilfe einer stationären Vorsorgekur in einer Kurklinik schwereren Gesundheitsstörungen vorgebeugt werden (§ 23 Absatz 4 SGB V). Die Kur wird in einer Vorsorgeeinrichtung erbracht, mit der die jeweilige Kran-

5 Gesundheitsvorsorgetourismus heute

kenkasse bzw. der zuständige Sozialleistungsträger einen Vertrag gemäß § 111 SGB V hat. Der Patient durchläuft ein festgeschriebenes Therapieprogramm (s. Aufstellung Kap. 5.1.2.3). Bei einer stationären Kur werden in der Regel die gesamten Kosten für drei Wochen übernommen (Verlängerung nur bei besonderen Behandlungszeiten einer Krankheit oder dringenden gesundheitlichen Gründen). Das gesetzlich festgelegte Kurintervall beträgt bei stationären Vorsorgeleistungen mindestens vier Jahre. Die Selbstbeteilung liegt bei € 10,- pro Kurtag (BMJ o.J.b, DHV 2006a: 7).

5.1.2.5 Kompaktkur

Neben den herkömmlichen Kurformen (ambulant und stationär) wurde als moderne Alternative 1990 die „Kompaktkur" entwickelt (vgl. WAGENER 2006: 206). Dabei wird die „ganzheitliche therapeutische Intensität stationärer Kuren mit der individuellen Wahlfreiheit ambulanter Kuren" (Unterkunft, Arzt, Behandler) kombiniert. Kompaktkuren sind stark indikationsbezogene[132], strukturierte Angebote, die zum einen physikalisch-therapeutische Elemente aufweisen und zum anderen Geist und Seele ansprechen und Hilfen für eine gesunde Lebensführung geben (DHV 2006a: 8).

Neben der Gesundheitsvorsorge gehören die Vermeidung chronischer Krankheiten und eine längerfristige Linderung von Schmer-

---

[132] Zu dem Indikationskatalog für Kompaktkuren s. u.a. STREICHER und WENEMOSER 2005: 9.

5 Gesundheitsvorsorgetourismus heute

zen und Beschwerden bei bestehenden Erkrankungen zu den Zielsetzungen der Kompaktkur. Wichtige Elemente stellen die „Hilfe zur Selbsthilfe", die Steigerung der Leistungsfähigkeit und eine Verbesserung der Lebensqualität dar (DHV 2006a: 8). Die Kompaktkur basiert auf den Grundsätzen der Salutogenese. Es sollen die körperlichen, seelischen und geistigen Fähigkeiten des Menschen und seine Möglichkeiten zur Wiederherstellung seiner Gesundheit gestärkt werden (STREICHER und WENEMOSER 2005: 9).

Das ganzheitliche Therapiekonzept besteht aus sich ergänzend und verstärkend zusammenwirkenden Elementen wie unter anderem physikalische Therapie, Balneo- und Hydrotherapie, Fango, Moor, Bäder, Massagen, Kneippsche Verfahren, Lymphdrainage, aktives Bewegungstraining, Gymnastik, Bewegungs-, Sport- und Ergotherapie, Ausdauer-, Terrain- und Mobilitätstraining, Gesundheitsförderung, Ernährungsseminare, Verfahren der Entspannungstherapie, Angst-, Schmerz- und Stressbewältigung, Nichtraucherseminare und Rückenschule (DHV 2006a: 8).

Die Kompaktkur wird in Gruppen von Patienten mit gleichem/ähnlichem Krankheitsbild/Risiko durchgeführt (maximal 15 Teilnehmer). Die Gruppendynamik soll das Selbstvertrauen der Patienten im Umgang mit der eigenen Krankheit bzw. dem eigenen Risiko stärken (DHV 2006a: 8, STREICHER und WENEMOSER

5 Gesundheitsvorsorgetourismus heute

2005: 10)[133]. Die Verhaltensprävention spielt bei der Kompaktkur eine wichtige Rolle. So werden Gesprächsseminare, themenzentrierte Selbsterfahrungsgruppen oder Seminare zu Themen wie Raucherentwöhnung, Ernährung oder Bewegung angeboten (JUTZ 2005: 13).

Die Kompaktkur wurde ursprünglich von den Krankenkassen eingeführt, wird aber auch von den Beihilfestellen anerkannt. Eine Eigenfinanzierung ist auch möglich. Die Krankenkassen übernehmen 100% der Arztbehandlung und Gesundheitsförderung sowie 90% der Kur- und Heilmittelkosten. Außerdem stellen sie einen Zuschuss in Höhe von € 13,- pro Kurtag für Unterkunft und Verpflegung zur Verfügung (DHV 2006a: 8).

Die Regeldauer einer Kompaktkur liegt bei drei Wochen. Je nach Indikation bestehen feste Termine. Der Kurort kann je nach Indikation gewählt werden. Für die Unterkunft stehen Pensionen, Hotels und Kliniken zur Auswahl (DHV 2006a: 8).

Neben den zuvor erläuterten gesetzlich geregelten bezahlten oder bezuschussten Vorsorgeleistungen kommt es in den Heilbädern und Kurorten in sich verstärkendem Maße zu Privatkurreisen und sonstigen Gesundheitsreisen, bei welchen die Angebote ohne Zuschüsse eigenfinanziert durch die Gäste wahrgenommen werden (s. Kap. 5.1.3.1 und 5.1.3.2).

---

[133] Zu den Besonderheiten der Behandlung in stabilen Gruppen bei der Kompaktkur (u.a. Gruppenleitung als eigenständiger therapeutischer Faktor, Beziehungsgeflecht – Kurgast/Patient – Gruppenleiter - Gruppe) s. STREICHER und WENEMOSER 2005: 10.

5 Gesundheitsvorsorgetourismus heute

5.1.3 Qualitätssicherung

Qualitätssicherung ist seit über hundert Jahren der zentrale Begriff für die Heilbäder und Kurorte und ihre Verbände. Zu dieser Zeit wurden zum ersten Mal die Begriffsbestimmungen aufgelegt, welche explizit Qualitätsstandards für die Heilbäder und Kurorte vorgeben (vgl. DHV und DTV 2005: 9).

Die Begriffsbestimmungen sehen genaue Richtlinien unter anderem zu den Artbezeichnungen, zu den Anerkennungsvoraussetzungen (s. auch Kap. 5.1.2.1) und zu den natürlichen Heilmitteln der prädikatisierten Heilbäder und Kurorte vor und werden in regelmäßigen Abständen aktualisiert (DHV und DTV 2005).

Zu unterscheiden ist die Strukturqualität, welche sich auf die Infrastruktur und die natürlichen Gegebenheiten vor Ort bezieht, und die Prozessqualität, welche vor allem durch die Kurärzte und Therapeuten geleistet wird, die individuelle Behandlungspläne aufstellen und durchführen. Ergebnisqualität ist dann gegeben, wenn der Aufenthalt im Kurort zu einer Verbesserung der Lebensqualität des Gastes/Patienten führt und er zum eigenen Handeln für seine Gesundheit animiert wurde (BERG und HARTMANN 2006: 1).

Die gleiche Qualität, die bisher in den Kurorten gesichert werden konnte, soll nun auch für die „modernen" Gesundheitstourismusformen in Heilbädern und Kurorten gelten. Dafür wurden die zwei Qualitätssiegel „Wellness im Kurort" und „Prävention im Kurort" entwickelt (s. folgende Kapitel). Hier wird an die Tradition und die bestehende Qualitätsstärke der Heilbäder und Kurorte angeknüpft (medizinische Kompetenz, Einsatz von natürlichen Heilmitteln usw.) und versucht, auch für moderne Ansprüche (u.a. Individualität und Wohlfühlen) Qualität zu sichern.

Des Weiteren wurde vor allem in Hinsicht auf Präventivangebote ein Qualitätsmanagement (QM)-Verbundsystem für die Heilbäder und Kurorte nach DIN EN ISO 9001 entwickelt. Es ist ein Verbund von fünf bis sechs Heilbädern und Kurorten vorgesehen, die sich auf diese Weise in Sachen Qualitätsmanagement gegenseitig unterstützen sollen (vgl. DHV 2007a: 18, ECKERT 2007: 13, STEINBACH in BERG 2007b: 5, s. auch Kap. 9.4).

5.1.3.1 Prävention im Kurort

„Prävention im Kurort" ist das Gütesiegel des Deutschen Heilbäderverbandes für ausgewählte Präventionsangebote und somit die Reaktion der deutschen Heilbäder und Kurorte auf das Zukunftsthema Prävention[134].

Das Programm richtet sich an Personen, die vor dem Hintergrund bestehender Risiken ihren Gesundheitszustand zielgerichtet positiv beeinflussen wollen (DHV 2005c: 5). Es wurde zusätzlich zur herkömmlichen Vorsorgekur entworfen, um privaten Gästen

---

[134] „Der Prävention gehört die Zukunft" so DHV-Präsident Steinbach auf der Internationalen Tourismusbörse in Berlin (ITB) 2005 (GASSNER 2005: 44).

5 Gesundheitsvorsorgetourismus heute

die Möglichkeit zu eröffnen, in ihrem Urlaub qualifizierte Prävention zu betreiben, ohne etwas von ihren üblichen Urlaubsansprüchen aufgeben zu müssen (STEINBACH 2005b: 2). Es schließt aber auch solche Angebote mit ein, die von Krankenkassen im gesetzlich vorgegebenen Rahmen gefördert werden (DHV 2005c: 3).

Abb. 45: Logo „Prävention im Kurort"

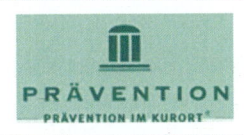

Quelle: www.praevention-im-kurort.de

„Prävention im Kurort" hat das Ziel, den Gesundheitszustand des Gastes durch aktives Bemühen möglichst zu verbessern, in jedem Falle aber zu erhalten bzw. potentiellen Verschlechterungen entgegenzuwirken. Unterstützt werden soll dieses Vorhaben durch die ganzheitliche Kompetenz und die gesundheitsförderlichen Ressourcen der prädikatisierten Heilbäder und Kurorte. Ebenso wie die herkömmlichen Kuren findet „Prävention im Kurort" unter Milieuwechsel, also „wohnortfern" statt und basiert auf den ortsspezifischen Heilmitteln der Kurorte. Die Ganzheitlichkeit des Programms basiert auf der Trias aus Bewegung, Ernährung und Entspannung, ergänzt um Kommunikation und Empowerment (Selbstkompetenz). Die Angebote sind individualisiert, das heißt, es wird auf die Möglichkeiten, Neigungen und Bedürfnisse des Einzelnen eingegangen. Gesundheitsbildung (Teaching), das praktische Einüben, die Einbettung in die individuelle Lebensführung (Training) und der therapeutische/präventive Einsatz treffen hier zusammen (DHV 2005c: 3).

Das Konzept von „Prävention im Kurort" soll unterschiedliche Anwendungsbereiche abdecken. Es wird dabei zwischen indikationsorientiert (Indikationen im Bereich der Physiologie, Schmerz oder im nicht-somatischen Bereich), Lebenswelt-orientiert (soziales Umfeld, soziales Verhalten), Berufs-orientiert (Stress) oder Lebensabschnitts-orientiert unterschieden (DHV 2005c: 6).

Der Aufenthalt eines Gastes sollte mindestens eine Woche betragen, wobei erwartet wird, dass die Wirkung und Nachhaltigkeit des Erfolgs durch eine Verlängerung des Aufenthaltes deutlich gesteigert werden kann (DHV 2005c: 3).

Für die medizinischen Inhalte der Angebote ist grundsätzlich ein Badearzt verantwortlich. Er soll dem Gast als Partner zur Verfügung stehen und mindestens eine Eingangs- und eine Schlusskonsultation durchführen (DHV 2005c: 4).

„Prävention im Kurort" ist ein moderner, aber auf Tradition basierender Ansatz, welcher der heutigen und zukünftigen Nachfrage (nach Individualität, Wohlfühlen, Qualität und Ganzheitlichkeit und auch nach kürzeren Reisen) entspricht und dessen Merkmale im

5 Gesundheitsvorsorgetourismus heute

Grunde jenen von Medical Wellness (im Kurort) gleichkommen (zu Medical Wellness s. Kap. 5.3)[135].

Das Gütesiegel wurde laut Jahresbericht 2007 des DHV (2007a: 18) deutschlandweit bisher an 15 Kurorte vergeben, in welchen derzeit 49 entsprechende Angebote bestehen.

5.1.3.2 Wellness im Kurort

„Wellness im Kurort" ist das Gütesiegel des Deutschen Heilbäderverbandes, welches Wellnessangeboten in Heilbädern und Kurorten verliehen wird, die folgende zehn Qualitätskriterien erfüllen (zu Wellness s. auch Kap. 5.2):

1. Ganzheitliche medizinische und therapeutische Kompetenz
2. Staatlich anerkannte Qualitätsmerkmale: Natürliche Heilmittel des Bodens, des Meeres, des Klimas sowie der Physiotherapie nach Sebastian Kneipp
3. Bewährte Konzepte der Bäderkultur
4. Hohe Dienstleistungs- und Servicequalität
5. Infrastruktur der Kurorte als Gesundheitszentren des Tourismus
6. Höchstmaß an persönlichen Gestaltungsmöglichkeiten
7. Kulturelle Angebote in einem anspruchsvollen Kurambiente

---

[135] Der Deutsche Heilbäderverband weist darauf hin, dass „Prävention im Kurort"-Angebote auch Elemente der gesundheitlichen Angebotsausrichtungen Spa, Wellness, Selfness, Mindness und Medical Wellness beinhalten können (DHV 2005c: 15). Andrea SCHALLENKAMMER, Kurdirektorin Bad Brückenau, meint zum Thema Medical Wellness im Kurort: „Medical Wellness ist eine Superchance, weil es perfekt zu uns passt" (GASSNER 2007b: 5).

5 Gesundheitsvorsorgetourismus heute

8. Reizvolle Landschaft und Umgebung
9. Angebote für soziale Kontakte und Kommunikation
10. Positives Leben und Erleben, Sinnlichkeit und Genuss, Lebensfreude und Lifestyle

Quelle: DHV 2006c

Nach Ansicht des Deutschen Heilbäderverbandes ist Wellness ein ganzheitliches Gesundheitsangebot, welches an und für sich auf der gleichen Grundidee wie die traditionelle ambulante Kur basiert. Die Begriffsbestimmungen des DHV bilden auch bei „Wellness im Kurort" die Grundlage für gesicherte Qualität, wobei die Faktoren Medizin und Therapie, Natur und Kultur, Bewegung und Entspannung sowie Kommunikation und Erleben gleichwertig nebeneinander stehen (BERG 2007a: 11).

Laut Jahresbericht 2007 des DHV (2007a: 18) bieten mittlerweile deutschlandweit 31 Kurorte 158 zertifizierte Wellnessangebote an.

Abb. 46: Logo „Wellness im Kurort"

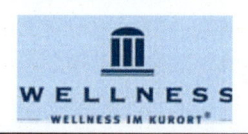

Quelle: www.wellness-im-kurort.de

Neben den durch den DHV zertifizierten Wellnessangeboten hat sich besonders in den Heilbädern und Kurorten während der letzten Jahre eine Großzahl von Wellnesshotels etabliert (welche

5 Gesundheitsvorsorgetourismus heute

eventuell anderweitig oder auch gar nicht zertifiziert sind, s. hierzu Kap. 5.2.5). Die Heilbäder und Kurorte bieten aufgrund ihrer vorhandenen Infrastruktur und ihrem Kurortcharakter hervorragende Standorte für Wellnessangebote.

Gerade in Folge der Kurkrise in den 1990er Jahren (s. Kap. 3.1.4) war für viele Betriebe in den Heilbädern und Kurorten das Umschwenken und die Modernisierung in Richtung Wellness die einzige Rettung. Zudem kamen gänzlich neue Betriebe hinzu und so konnten nicht zuletzt aufgrund des Wellnessangebotes die Gästezahlen in den Heilbädern und Kurorten wieder gesteigert werden (vgl. DTV 2002: 15). Genauso wie im Falle von Wellnessangeboten an anderen Orten wird heute teilweise die Unseriösität dieser Angebote auch in Heilbädern und Kurorten kritisiert (zur Wellness-Kritik s. Kap. 5.2.4), was nicht zuletzt der Grund für den Heilbäderverband war, mit seinem Zertifikat ein Mittel zur Qualitätskontrolle zu entwickeln.

5.1.4 Konkurrenz im Ausland

Die meisten europäischen Länder haben eine Kurtradition, welche teilweise sogar älter als die deutsche ist. So begann beispielsweise die „Neuzeit der Kur" Mitte des 18. Jahrhunderts in den Seebädern Großbritanniens (vgl. HACHTMANN 2007: 81, RULLE 2004: 47). Im europäischen Vergleich ist Deutschland heute aber eindeutig das Heilbäder- und Kurortland Nr. 1. Sowohl in Hinsicht auf die Anzahl der Orte als auch in Hinsicht auf das

5 Gesundheitsvorsorgetourismus heute

Nachfragevolumen weist Deutschland oft ein Vielfaches der anderen Länder auf[136].

Zu Zeiten der Sozialkur mussten sich die Heilbäder und Kurorte nicht viele Sorgen um die Konkurrenz im Ausland machen, da die Kur der Deutschen an die deutschen Orte gebunden war. Heute sieht die Situation anders aus. Vor allem die Kurorte in Südosteuropa (ganz besonders in Tschechien) werden rege modernisiert, verfügen über teilweise ähnlich hohe medizinische Kompetenz wie die deutschen Kurorte und können aufgrund geringerer Personalkosten auch mit einem besseren Rundum-Service aufbieten. Insgesamt sind die Angebote – sowohl in Bezug auf die Qualität als auch vor allem hinsichtlich der niedrigen Preise – so attraktiv geworden, dass deutsche Privatreisende gerne ihren Gesundheitsurlaub auch mal im Ausland verbringen. Die Reiseveranstalter bieten Kurreisen in alle Länder an. Die neuen zusätzlichen Standbeine Wellness und Medical Wellness der deutschen Heilbäder und Kurorte haben selbstverständlich auch im Ausland ihre Konkurrenz – und zwar auch hier mit teilweise hoher Qualität zu günstigeren Preisen[137].

Überdies bieten Reiseveranstalter in Kooperation mit deutschen Krankenkassen bezuschusste Präventionsreisen ins Ausland an (s. Kap. 5.4). Besonders der Deutsche Heilbäderverband protes-

---

[136] Die European Spa Association (ESPA o.J.) weist unter anderem 291 Orte für Deutschland, 128 für Spanien, 96 für Frankreich, 81 für Österreich, 32 für Ungarn und 12 für Großbritannien aus.
[137] Zu den Anteilen deutscher und ausländischer Orte in den Katalogen der deutschen Gesundheitsreiseveranstalter s. ETI 2003: 28.

tiert gegen diese Entwicklung. Er ist der Ansicht, dass die deutschen Heilbäder und Kurorte vor allem aufgrund ihrer gesetzlichen Gebundenheit an strikte Qualitätsansprüche keine günstigeren Anbote auf den Markt bringen und somit nicht konkurrenzfähig sein können (zur Kritik der bezuschussten Präventionsreisen s. Kap. 5.4.5). Ziel der Heilbäder und Kurorte sollte eine verstärkte Akquise ausländischer Nachfrage sein[138]. Zumindest bei bezuschussten Reisenden sind sie allerdings im Nachteil, denn die Kassen anderer EU-Staaten zahlen keine Zuschüsse bei Kuren in Deutschland (vgl. u.a. DHV 2006b: 2, Franz GNAN in HEISS 2006: 7, GRAUPNER 2006: 1).

5.2 WELLNESSTOURISMUS

Im Grunde fasst Wellness alles zusammen, was in irgendeiner Weise zu Wohlfühlen und Entspannung und zu einer Balance von Körper, Geist und Seele beiträgt. Wellness ist ein Fazit des Individualisierungstrends und kann eine Lösung für alle sein, die in der neuen Arbeitswelt mit zunehmendem Stress konfrontiert werden (s. Kap. 4.3). Wellness setzt an den Grundbedürfnissen des heutigen Menschen an. Der auf sein Wohlbefinden Fixierte, Gesundheit Wünschende, nach Balance und Selbstbestimmung Strebende und von seiner Umwelt und Lebensweise Gestresste findet mit Wellness genau die Entspannung und das Wohlgefühl,

---

[138] Die deutschen Heilbäder und Kurorte verzeichnen schon seit vielen Jahren eine steigende Ausländernachfrage (s. Kap. 5.1.1.3).

5 Gesundheitsvorsorgetourismus heute

die er sucht. Und gerade deshalb boomt dieser Markt bereits seit den 1990er Jahren und konnte sich von einer Mode zu einem mächtigen Marktsegment entwickeln.

Die wirtschaftlichen Auswirkungen des Trends sind beachtlich und es wird in den Medien von einem „Wellnessboom" gesprochen. Allerdings sind die Effekte schwer zu beziffern, da es keine genaue Abgrenzung gibt. Für das Jahr 2006 wird der Wellnesumsatz zum Beispiel von den Wirtschafts- und Finanzanalysten Global Insight und dem Deutschen Wellness Verband (DWV) auf € 75 Mrd. geschätzt (OBERHUBER 2006, s. Abb. 47), was rund 4% des BIP entspricht. Andere gehen von geringeren Zahlen aus. Roland Berger kommt auf einen Gesamtumsatz von € 50 Mrd.; die BBE Unternehmensberatung geht von € 49,1 Mrd. im Jahr 2004 aus[139] (Gruner + Jahr 2005: 6).

Abb. 47: Umsatz der deutschen Wellnessbranche nach Global Insight/Wellness Verband*

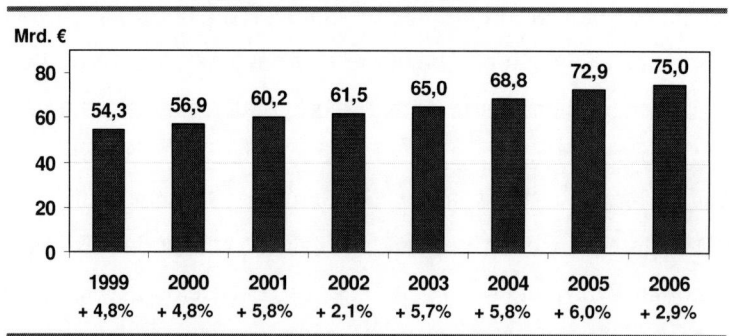

Mrd. €	1999	2000	2001	2002	2003	2004	2005	2006
	54,3	56,9	60,2	61,5	65,0	68,8	72,9	75,0
	+4,8%	+4,8%	+5,8%	+2,1%	+5,7%	+5,8%	+6,0%	+2,9%

* 2006 = Schätzwert, Quelle: SONNENSCHEIN (eigener Entwurf) nach DWV 2006f, OBERHUBER 2006

---

[139] In dieser Summe sind sowohl Umsätze u.a. in Saunalandschaften enthalten als auch in der Kosmetikherstellung (KICKBUSCH 2006: 83).

5 Gesundheitsvorsorgetourismus heute

Wellness ist zu einem Marketingbegriff geworden, der sich durch weite Teile der Produkt- und Dienstleistungslandschaft Deutschlands zieht und von der Wellness-Socke bis zum Wellness-Sessel eine Vielzahl von Artikeln benennt. Aufgrund seiner Heterogenität ist der Markt schwer abzugrenzen, und gerade vor dem Hintergrund des inflationären Gebrauchs des Begriffs wird es immer fraglicher, ob sich hinter diesen großen Umsatzzahlen wirklich Wellness oder teilweise nicht eher „Wellnepp"[140] verbirgt.

Der Wellnesstourismus umfasst alle Wellnessangebote, die mit einer Reise in Verbindung stehen.

5.2.1 Definition und Abgrenzung des Begriffs

In Bezug auf den Ursprung des Begriffs Wellness gibt es verschiedene Auffassungen. Laut Oxford English Dictionary geht der Begriff bereits auf das Jahr 1654 zurück, als er in einer Monographie erwähnt und als „Zustand des Wohlbefindens oder der guten Gesundheit" interpretiert wurde (vgl. HERTEL 2003, LANZ KAUFMANN 2002: 19).

Viele sehen den Begriffsursprung erst in dem Entwurf des US-amerikanischen Arztes Dr. DUNN aus dem Jahre 1959 (s. Abb. 48). DUNN griff den von der WHO in ihrer Definition von Gesundheit verwendeten Begriff well-being und den durch die „sport for

---

[140] Mit dem Begriff Wellnepp wird in der Literatur der Etikettenschwindel in Zusammenhang mit dem Begriff Wellness beschrieben, der in letzter Zeit immer häufiger vermutet wird (s. Kap. 5.2.4).

5 Gesundheitsvorsorgetourismus heute

all"-Bewegung in den 1950er Jahren geprägten Begriff fitness auf und verband beide Wörter zu dem Begriff Wellness (vgl. NAHRSTEDT 2001b: 56 f.).

Abb. 48: Zusammensetzung des Begriffs Wellness nach DUNN

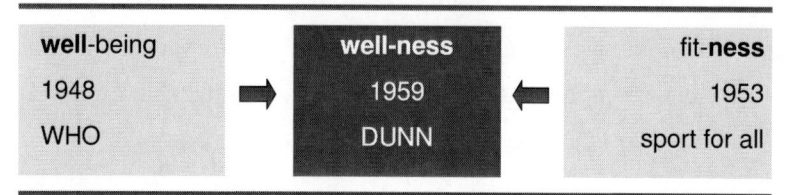

well-being	well-ness	fit-ness
1948	1959	1953
WHO	DUNN	sport for all

Quelle: NAHRSTEDT 2001b: 57

In seiner Publikation „High Level Wellness" schrieb DUNN über „hohes menschliches Wohlbefinden", welches erreicht werden kann, wenn Körper, Seele und Geist zusammen mit der Umwelt in Einklang stehen (vgl. LANZ KAUFMANN 2002: 19, RESCH 2004: 180). Es geht dabei um funktional orientierte Maßnahmen, die zur Steigerung individueller, biologisch und soziologisch eingerahmter Potentiale angewendet werden sollen (HERTEL 2003).

Die Ideen von DUNN wurden 1977 von ARDELL in einer gleichnamigen Publikation aufgenommen und abgeändert. Bei seiner Definition stehen Selbstverantwortung, Ernährungsbewusstsein, körperliche Fitness, Stressmanagement und Umweltsensibilität im Mittelpunkt, aber auch allgemeine Werte und Normen sowie Ethik spielen eine Rolle (vgl. BAUMGARTEN und JOENSSON 2005: 54, LANZ KAUFMANN 2002: 20).

5 Gesundheitsvorsorgetourismus heute

Ein weiteres Wellness-Modell wurde von HETTLER im Jahr 1979 entworfen, welches von einer Sechsdimensionalität von Wellness ausgeht. Folgende sechs Determinanten liegen diesem Modell zugrunde: sozial, körperlich, beruflich, emotional, spirituell, intellektuell. Verbesserungen in den zusammenhängenden Bereichen bedeutet ein Näherkommen an Wellness (BAUMGARTEN und JOENSSON 2005: 56 f.).

TRAVIS entwickelte in den 1980er Jahren ein weiteres Modell zur Definition von Wellness, wobei er von einem dynamischen Prozess ausgeht. Diese Dynamik stellte er auf einem Krankheits-Wellness-Kontinuum dar (s. Abb. 49), bei welchem auf der einen Seite Krankheit und frühzeitiger Tod und auf der anderen Seite Gesundheit und ein höchstes Maß an Wellness (High-Level-Wellness) stehen. Der Mittelpunkt ist neutral; weder Krankheit noch Wellness liegen vor. Mit seinem Modell möchte TRAVIS zum Ausdruck bringen, dass die traditionelle Schulmedizin den Menschen lediglich vor einem frühzeitigen Tod bewahren, ihn aber maximal bis zum neutralen Punkt zurückbringen kann. Wellness kann an jedem Punkt auf dem Kontinuum ansetzen und den Menschen bis zum Zustand der High-Level-Wellness führen. Die traditionellen Behandlungsmethoden und Wellness sollen sich ergänzen, wobei Wellness einen gesunden Lebensstil und eine positive Denkweise bezüglich des Themas Gesundheit zum Kernpunkt hat. So schreibt TRAVIS: „In fact, it's not so much where you are on the continuum, but which direction you are facing" (TRAVIS und RYAN 2004: 1, frei übersetzt: Im Endeffekt kommt es

5 Gesundheitsvorsorgetourismus heute

nicht unbedingt darauf an, wo man sich auf dem Kontinuum befindet, sondern in welche Richtung man sich bewegt)[141].

Abb. 49: Krankheits-Wellness-Kontinuum nach TRAVIS

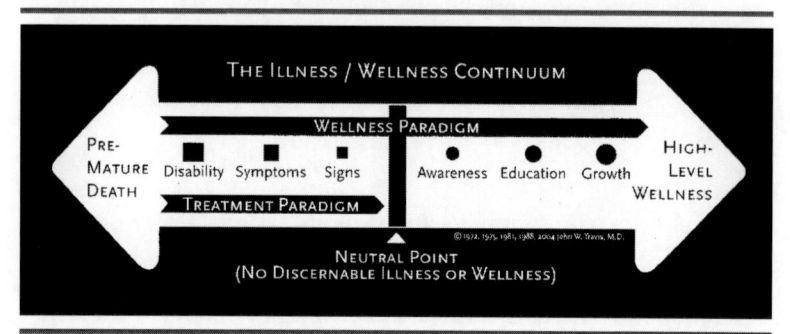

THE ILLNESS / WELLNESS CONTINUUM

WELLNESS PARADIGM

PRE-MATURE DEATH — Disability ■ Symptoms ■ Signs — TREATMENT PARADIGM — ● Awareness ● Education ● Growth — HIGH-LEVEL WELLNESS

NEUTRAL POINT
(NO DISCERNABLE ILLNESS OR WELLNESS)

Quelle: TRAVIS und RYAN 2004: 1

Die Europäische Wellness Union (EWU o.J.) stellte im Jahr 1990 folgendes „Europäisches Wellness Modell" in Anlehnung an die US-amerikanischen Vorarbeiten vor (s. Abb. 50). Das Modell sieht die Dimensionen körperliche Fitness, geistige Beweglichkeit, seelische Belastbarkeit, positive Arbeitseinstellung, harmonisches Privatleben und Einklang mit der Umwelt als Grundlage zur Erreichung von Wellness.

---

[141] Ebenfalls in den 1970er Jahren hat ANTONOVSKY eine Theorie eines „Gesundheits-Krankheits-Kontinuums" aufgestellt. Nach BAUMGARTEN und JOENSSON (2005: 17) ist nicht klar, auf wen die Ursprünge der Modelle zurückgehen.

Abb. 50: Europäisches Wellness Modell nach EWU

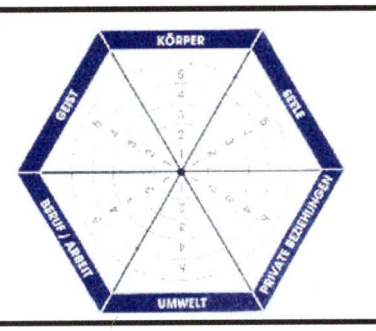

Quelle: EWU o.J.

Die Definition des Deutschen Wellness Verbands für Wellness lautet: Wellness ist „ein Prozess ganzheitlichen Wohlbefindens im Kontext (wissenschaftlich gesicherter) gesundheitsfördernder Faktoren. Laienverständlich ausgedrückt: Genussvoll gesund leben." (DWV 2006e).

In Anlehnung an die Begrifflichkeit von ARDELL kommt LANZ KAUFMANN (2002: 22) zu folgender Definition: „Wellness ist ein Gesundheitszustand der Harmonie von Körper, Geist und Seele. Wesensbestimmende Elemente sind Selbstverantwortung, Fitness und Körperpflege, gesunde Ernährung, Entspannung, geistige Aktivität/Bildung sowie soziale Beziehungen und Umweltsensibilität."

Nach HORX-STRATHERN et al. (2002: 20) besteht Wellness aus zwei Stufen (s. Abb. 51). Bei der ersten Stufe stehen Entspannung und Verwöhnung im Mittelpunkt (Konsum-Wellness). Bei

5 Gesundheitsvorsorgetourismus heute

der zweiten Stufe geht es um die „Fähigkeit, in komplexeren Systemen von Beruf, Familie und Freizeit Ausgleichsmechanismen für sich selbst zu finden und die eigene körperlich-seelische Integrität zu wahren". Ziel von Wellness ist es, in die zweite Stufe überzugehen und sich aktiv und selbstbestimmt einer ganzheitlichen Gesundheit zu nähern.

Abb. 51: Die zwei Stufen von Wellness nach HORX-STRATHERN et al.

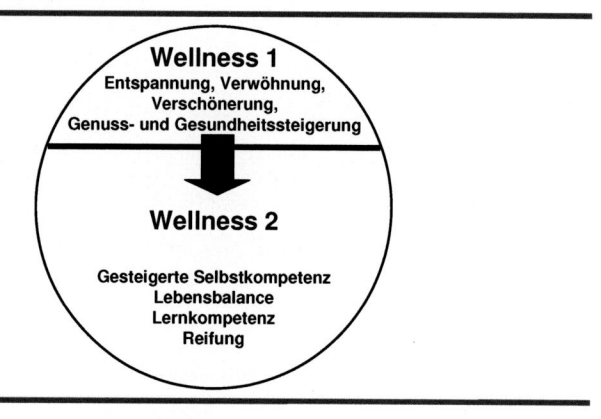

Wellness 1
Entspannung, Verwöhnung, Verschönerung,
Genuss- und Gesundheitssteigerung

↓

Wellness 2

Gesteigerte Selbstkompetenz
Lebensbalance
Lernkompetenz
Reifung

Quelle: HORX-STRATHERN et al. 2002: 20

Die Autorin dieser Arbeit kommt in Anlehnung an obige Ansätze zu folgender Definition:

> Wellness ist ein ganzheitlicher Zustand des Wohlbefindens und der Gesundheit, der selbstverantwortlich durch Entspannung, körperliche und geistige Aktivität, gesunde Ernährung und Köperpflege erreicht werden kann.

5 Gesundheitsvorsorgetourismus heute

Demnach lässt sich Wellnesstourismus wie folgt definieren:

Wellnesstourismus umfasst alle Aktivitäten von Personen, die selbstverantwortlich durch Entspannung, körperliche und geistige Aktivität, gesunde Ernährung und Köperpflege nach einem ganzheitlichen Zustand des Wohlbefindens und der Gesundheit streben und dafür an Orte außerhalb ihres gewohnten Umfeldes reisen und sich dort nicht länger als ein Jahr aufhalten.

Hinsichtlich des Wellnesstourismus ist wie bei anderen Gesundheitstourismusformen auch unter einer aktiven und einer passiven Form zu unterscheiden (vgl. auch Abb. 51 nach HORX-STRATHERN et. al und LANZ KAUFFMANN[142]). Bei der einen Form bildet eine aktive Gesundheitsförderung durch Bewegung, gesunde Ernährung und Entspannung den Schwerpunkt, bei der anderen geht es vor allem um Entspannung, Verwöhnung, Körperpflege und Schönheit.

Wellnesstourismus ist auch im Falle einer geringeren Inanspruchnahme gesundheitsförderlicher Aktivitäten als Unterform des Gesundheitsvorsorgetourismus zu sehen, denn schon alleine durch das Erreichen des primären Ziels der Entspannung und des

---

[142] LANZ KAUFMANN (2002: 136 f.) unterscheidet zwischen aktiven und passiven Wellnessgästen. Die „Aktiven" haben das Hauptmotiv Gesundheitsförderung, treiben Sport, ernähren sich gesund und wollen auch geistig aktiv sein; die „Passiven" wollen sich verwöhnen lassen und genießen, legen Wert auf Entspannung und weniger auf Sport, gesunde Ernährung und geistige Aktivität.

5 Gesundheitsvorsorgetourismus heute

Wohlbefindens findet bereits Gesundheitsvorsorge statt (Entspannung und Wohlbefinden als Basis von Gesundheit).

5.2.2 Nachfrage

Die Nachfrage nach Wellnessreisen hat seit Anfang der 1990er Jahre einen enormen Zuwachs erfahren. Die Reiseanalyse der Forschungsgruppe Urlaub und Reisen (F.U.R.) hat zum Ergebnis, dass das Interesse der Deutschen an einem Wellnessurlaub in den letzten Jahren sehr stark gestiegen ist. Während 1999 nur 6% der Deutschen Interesse an dieser Urlaubsform hatten, wuchs der Anteil in den folgenden sechs Jahren um 158% bis auf 15,5% im Jahr 2005. In den Jahren 2005 bis 2007 wollten 10 Mio. Deutsche einen Wellnessurlaub machen. Die tatsächliche Nachfrage folgt dem Interessenzuwachs, allerdings auf deutlich geringerem Niveau und mit weniger Geschwindigkeit. In der Reiseanalyse wurde angenommen, dass verteilt auf die Jahre 2005 bis 2007 8,6% der deutschen Bevölkerung über 14 Jahren (5,6 Mio. Personen) einen Wellnessurlaub machten (LOHMANN und WINKLER 2005: 9 ff.).

Im Vergleich zu den anderen Formen des Gesundheitsvorsorgetourismus wird die Nachfrage im Wellnesstourismus teilweise stärker, teilweise weniger stark gegenwärtig und in Zukunft durch die verschiedenen gesellschaftlichen Wandlungsprozesse beeinflusst (s. Kap. 4). Besonders große Auswirkungen haben Wertewandel und Individualisierung, das wachsende Bedürfnis nach

5 Gesundheitsvorsorgetourismus heute

Entspannung, Wohlbefinden, Schönheit und Fitness sowie die Zunahme von Kurz- und Wochenendurlauben (s. Abb. 52 und Tab. 10).

Abb. 52: Beeinflussung der Nachfrage nach Wellnessreisen durch gesellschaftliche Wandlungsprozesse

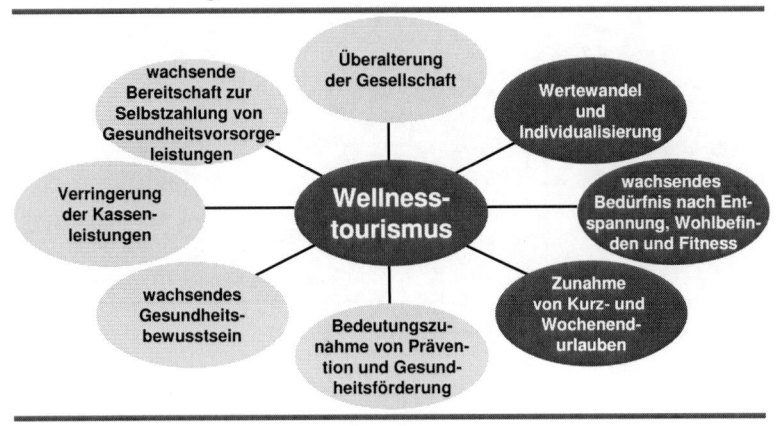

Wellness-tourismus:
- wachsende Bereitschaft zur Selbstzahlung von Gesundheitsvorsorgeleistungen
- Überalterung der Gesellschaft
- Wertewandel und Individualisierung
- Verringerung der Kassenleistungen
- wachsendes Bedürfnis nach Entspannung, Wohlbefinden und Fitness
- wachsendes Gesundheitsbewusstsein
- Bedeutungszunahme von Prävention und Gesundheitsförderung
- Zunahme von Kurz- und Wochenendurlauben

Quelle: SONNENSCHEIN (eigener Entwurf)

5.2.2.1 Der Wellnesstourist

Den typischen Wellnesstouristen gibt es nicht. Die Reisemotivationen für Wellnessreisen sind sehr heterogen, und in Zukunft wird sich das Erwartungsspektrum noch weiter diversifizieren. Es lässt sich zwischen aktiven und passiven Wellnesstouristen unterscheiden, wobei die Aktiven Motive wie Gesundheit und Lebensenergie, Selbstfindung und Selbstverwirklichung, Fitness sowie Entspannung und Stressabbau haben. Die passiven Wellnesstouristen haben auch letzteres zum Motiv, hinzukommen vor allem

5 Gesundheitsvorsorgetourismus heute

noch Verwöhnung und Zuwendung/Genuss, Spiritualität und Beauty (s. Abb. 53).

Abb. 53: Reisemotivationen des Wellnesstouristen

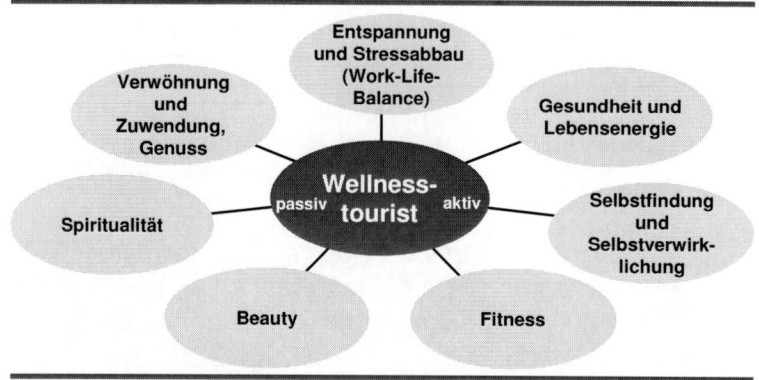

- Verwöhnung und Zuwendung, Genuss
- Entspannung und Stressabbau (Work-Life-Balance)
- Gesundheit und Lebensenergie
- Spiritualität
- Wellnesstourist (passiv – aktiv)
- Selbstfindung und Selbstverwirklichung
- Beauty
- Fitness

Quelle: SONNENSCHEIN *(eigener Entwurf)*

Es gibt mehr weibliche als männliche Wellnesstouristen (etwa zwei Drittel weiblich, ein Drittel männlich) (vgl. HANK-HAASE und ILLING 2005: 44, LANZ KAUFMANN 2002: 118), allerdings werden in Zukunft immer mehr Männer Wellness nachfragen und es wird zu einer Diversifizierung ihrer Ansprüche - ebenso wie bei den Frauen - kommen[143].

Die meisten Wellnesstouristen gehören den mittleren Altersgruppen an. Der Anteil der Jüngeren hat in den letzten Jahren zuge-

---

[143] Beispielsweise im Hotel Esplanade Resort & Spa in Bad Saarow sind heute schon 40% der Wellnessgäste männlich. Die Hoteldirektion geht von einem 50%igen Anteil in Zukunft aus (HUESMANN 2006: 37). Bei der Wellnessreiseagentur beauty24 kamen 2006 38% der Buchungen von Männern (+9,5%) gegenüber dem Vorjahr). Die Wellnesshotels Deutschland verbuchen einen Männeranteil von 30% bis 50% (KÜSEL 2007: 8).

5 Gesundheitsvorsorgetourismus heute

nommen (LANZ KAUFMANN 2002: 118) und wird dies, aller Voraussicht nach, auch in Zukunft tun (HANK-HAASE und ILLING 2005: 45) (s. Abb. 54).

Abb. 54: Altersstruktur der Wellnesstouristen

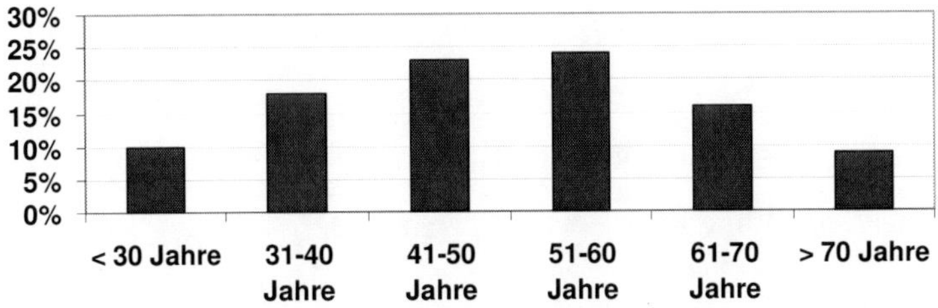

[Balkendiagramm mit Altersgruppen: < 30 Jahre, 31-40 Jahre, 41-50 Jahre, 51-60 Jahre, 61-70 Jahre, > 70 Jahre; Y-Achse 0% bis 30%]

Quelle: HANK-HAASE und ILLING 2005: 45

Wellnessangebote werden zumeist relativ hochpreisig gestaltet (s. Kap. 5.2.3.2) und zielen auf finanzkräftige Nachfragegruppen ab. Menschen mit geringerem Einkommen können sich die Angebote oft nicht leisten oder präferieren andere Freizeitaktivitäten. Entsprechend nehmen eher Personen mit höherem Bildungsstand und höherem Einkommen Wellnessangebote in Anspruch (vgl. LANZ KAUFMANN 2002: 119).

5.2.2.2 Reiseerwartungen und Reiseverhalten

Der Wellnesstourist ist ein anspruchsvoller Gast. Um das Ziel seiner Reise zu erreichen, erwartet er ein geeignetes Ambiente. Die meisten wollen auf ihrer Wellnessreise dem Alltagsstress und der Hektik des Stadtlebens entgehen, deshalb suchen sie Ruhe und oft auch die Nähe zur Natur. Die Unterbringung muss in jeder Hinsicht zu einem Wohlfühlambiente beitragen – das betrifft sowohl die Gestaltung und Ausstattung des Gebäudes als auch die Servicequalität des Personals. Das Motto „Der Gast ist König" ist hier besonders wichtig.

Es werden zum größten Teil kürzere Wellnessreisen gebucht: 77% aller Reisen dauern maximal eine Woche; die durchschnittliche Dauer liegt bei etwa fünf Tagen (HANK-HAASE und ILLING 2005: 48, s. Abb. 55)[144].

Abb. 55: Aufenthaltsdauer von Wellnesstouristen

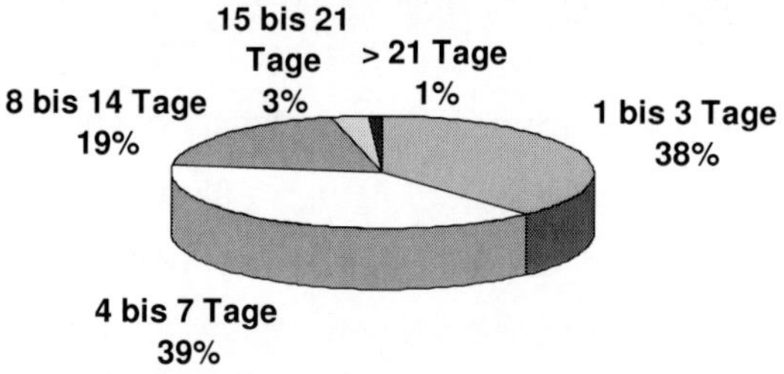

- 8 bis 14 Tage: 19%
- 15 bis 21 Tage: 3%
- > 21 Tage: 1%
- 1 bis 3 Tage: 38%
- 4 bis 7 Tage: 39%

Quelle: HANK-HAASE und ILLING 2005: 48

Nach einer Untersuchung des Instituts für Freizeitwirtschaft (IFF 2005: 11) unternehmen die meisten Wellnessreisenden eine Wellnessreise pro Jahr (rd. 48%), wobei Wochenend- und Kurzurlaubsreisen sowie einwöchige Reisen überwiegen. Die meisten Wellnessurlaubstage (rd. 60%) werden durch Reisende initiiert,

---

[144] Zum Beispiel wird bei Neckermann Reisen in Hinsicht auf Wellnessreisen ein starker Trend zu Kurzreisen wahrgenommen. Die meisten Reisen dauern 2-3 Nächte und werden vorzugsweise am Wochenende gebucht (SCHMID-KEINER 2006: 13).

5 Gesundheitsvorsorgetourismus heute

die zweimal oder mehrmals im Jahr eine Wellnessreise unternehmen und zum Teil zwei Wochen oder länger unterwegs sind (rd. 6% der Reisenden und rd. 26% der Tage, s. Abb. 56).

Da Wellnessurlaube oft als Wochenend- oder Kurzurlaubsreisen gebucht werden, ist für viele eine geringe Entfernung der Wellnessdestination zum Wohnort wichtig (max. 2 bis 3 Std. Fahrzeit, vgl. Kap. 5.2.3.1).

Abb. 56: Wellnessreisende und -urlaubstage nach Reisehäufigkeit und -dauer

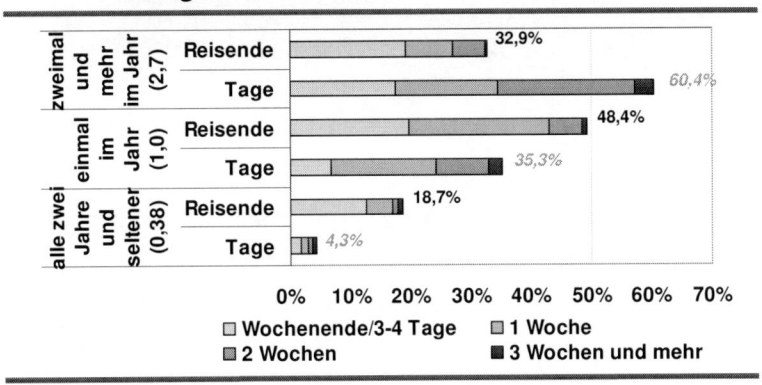

zweimal und mehr im Jahr (2,7)	Reisende	32,9%
	Tage	60,4%
einmal im Jahr (1,0)	Reisende	48,4%
	Tage	35,3%
alle zwei Jahre und seltener (0,38)	Reisende	18,7%
	Tage	4,3%

0% 10% 20% 30% 40% 50% 60% 70%

☐ Wochenende/3-4 Tage ☐ 1 Woche
☐ 2 Wochen ■ 3 Wochen und mehr

Quelle: IFF 2005: 11

In der Regel haben deutsche Urlaubsdestinationen während der Sommermonate Hochsaison, wohingegen die Saisonkurve der Nutzungsintensität von Wellnessbereichen in Hotels nahezu disparat verläuft. Die Nachfrage nach Wellness auf Reisen ist während der Herbst-, Winter und Frühjahrsmonate stärker ausgeprägt als während der Sommermonate (s. Abb. 57).

5 Gesundheitsvorsorgetourismus heute

Abb. 57: Saisonale Verteilung der Nutzungsintensität von Wellnessbereichen in Hotels im Vergleich zur Übernachtungsnachfrage in deutschen Beherbergungsbetrieben 2005*

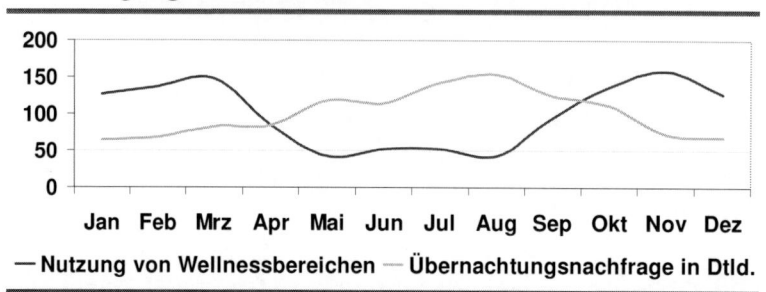

[Diagramm: Liniendiagramm mit Werten 0–200, Monate Jan–Dez]
— Nutzung von Wellnessbereichen — Übernachtungsnachfrage in Dtld.

* Indexwerte, Monatsmittel = Index 100
Quelle: SONNENSCHEIN (graphischer Entwurf) nach HANK-HAASE und ILLING 2005: 47, Statistisches Bundesamt 1995...2007

Die meisten Wellnesstouristen reisen zusammen mit ihrem Partner (s. Abb. 58). Alleinreisende sind auch nicht selten und vor allem Frauen machen öfters einen Wellnessurlaub zusammen mit einer oder mehreren Freundinnen. Familien kommen seltener vor (Kinder sind in Wellnessbereichen oft aufgrund der gewünschten Ruhe nicht zugelassen). Gruppen spielen nahezu keine Rolle.

Abb. 58: Reisebegleitung von Wellnesstouristen

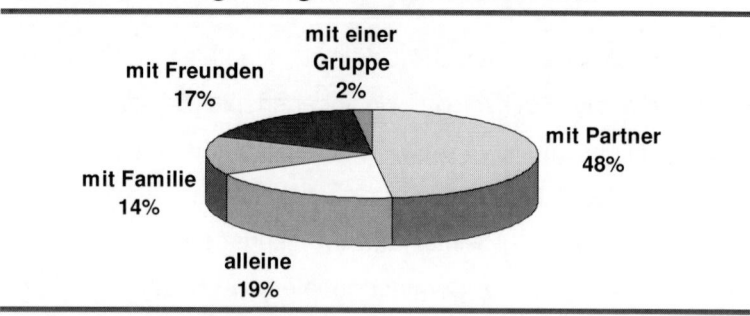

[Kreisdiagramm:
- mit Partner 48%
- alleine 19%
- mit Freunden 17%
- mit Familie 14%
- mit einer Gruppe 2%]

Quelle: LANZ KAUFMANN 2002: 124

5 Gesundheitsvorsorgetourismus heute

Viele Wellnesstouristen buchen gerne Paketangebote, in denen die Übernachtungen, die Verpflegung und eine Auswahl von Wellnessanwendungen inkludiert sind. Auf diese Weise muss sich der Gast vor Ort um nichts mehr kümmern und kann gleichzeitig davon ausgehen, dass er ein sinnvolles, sich ergänzendes Wellnessangebot wahrnehmen wird. Andere Reisende bevorzugen es, sich vor Ort und spontan Anwendungen aussuchen zu können[145].

Das Angebot von Wellnessanwendungen wird immer größer und „exotischer" (s. auch Kap. 5.2.3.2), wobei es gleichzeitig aber auch verwirrender für den Kunden wird. Am stärksten nachgefragt werden nach wie vor die „traditionellen" Anwendungen (s. Abb. 59).

---

[145] Nach einer Untersuchung des IFF (2003: 112) bevorzugen 66% der Wellnessurlaub-Interessierten ein Paket oder All-Inclusive-Angebot; 34% würden die Anwendungen lieber vor Ort buchen. Nach einer Untersuchung durch ghh consult werden in Wellnesshotels zu 54% Packages und zu 46% Einzelleistungen gebucht (HANK-HAASE und ILLING 2005: 49).

5 Gesundheitsvorsorgetourismus heute

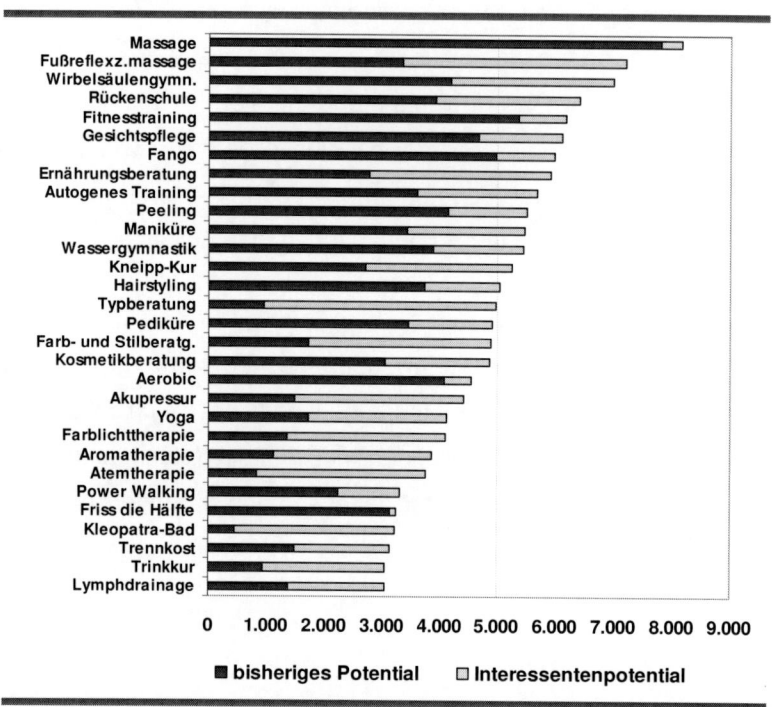

Abb. 59: Potentielle Nachfrage nach Wellnessanwendungen 2010*

Massage
Fußreflexz.massage
Wirbelsäulengymn.
Rückenschule
Fitnesstraining
Gesichtspflege
Fango
Ernährungsberatung
Autogenes Training
Peeling
Maniküre
Wassergymnastik
Kneipp-Kur
Hairstyling
Typberatung
Pediküre
Farb- und Stilberatg.
Kosmetikberatung
Aerobic
Akupressur
Yoga
Farblichttherapie
Aromatherapie
Atemtherapie
Power Walking
Friss die Hälfte
Kleopatra-Bad
Trennkost
Trinkkur
Lymphdrainage

0 1.000 2.000 3.000 4.000 5.000 6.000 7.000 8.000 9.000

■ bisheriges Potential   □ Interessentenpotential

*Potentialschätzung aufgrund einer Befragung von 1.016 Wellnessinteressierten zu 74 Wellnessanwendungen, Graphik: Dargestellt sind die 30 Anwendungen mit dem höchsten Potential[146].
Quelle: IFF 2005: 290

---

[146] Die einzelnen Anwendungen zu definieren, ist nicht Gegenstand dieser Arbeit. Einen Überblick über die teilweise verwirrende Vielzahl der Anwendungsangebote geben mittlerweile zahlreiche Bücher und Internetseiten, welche so genannte Wellness-Lexika anbieten (z.B. auf der Homepage des Deutschen Wellness Verbands, www.wellnessverband.de, oder auf der Seite der Wellness-Hotels-Deutschland, www.w-h-d.de).

5 Gesundheitsvorsorgetourismus heute

5.2.2.3 Volumen

Ebenso wie bei der Berechnung des Gesamtumsatzvolumens der Wellnessbranche (s. Kap. 5.2) ist es schwierig die Gesamtnachfrage im Wellnesstourismus in Deutschland zu beziffern. Auch hier kommt es darauf an, ob nur sozusagen „echte" Wellnessreisende einbezogen werden, oder auch Reisende, die zwar während ihres Urlaubes Wellnesseinrichtungen besuchen, aber deren Hauptreisemotiv nicht durch Wellness bestimmt wird.

Es gibt verschiedene Ansätze, um das Nachfragevolumen zu berechnen. Ein möglicher Ansatz geht über die wirtschaftlich sinnvolle Auslastung der bestehenden Wellnessbetriebe[147]. Auf diesem Wege kam ghh consult zu folgendem Ergebnis: 4 Mio. Gäste wurden 2004 maßgeblich durch das Vorhandensein eines attraktiven Wellnessbereiches in der Wahl ihres Hotels beeinflusst. Für die Hotellerie resultieren daraus rund 20 Mio. Übernachtungen. Das Umsatzvolumen liegt bei € 2,5 Mrd. (HANK-HAASE und ILLING 2005: 5). Dieser Ansatz greift sehr weit und umfasst auch Reisende, die Wellness nicht als vorrangiges Reisemotiv haben. Nach Einschätzung der Autorin machen Wellnesstouristen im Sinne von aktiven Gesundheitstouristen ungefähr die Hälfte dieses Volumens aus.

---

[147] Ein weiterer Ansatz zur Ermittlung des Nachfragevolumens sind Umfragen bei Wellnessreisenden. Beispielsweise die Ergebnisse der Reiseanalyse der F.U.R. und des IFF basieren auf solchen Umfragen.

5 Gesundheitsvorsorgetourismus heute

Unter Berücksichtigung dieses Ansatzes und der Annahme einer Steigerung um 5% pro Jahr (vgl. Kap. 8.2) wird hier für das Jahr 2006 von rund 2,2 Mio. aktiven Wellnessgästen und 11 Mio. Übernachtungen ausgegangen.

Durch aktive Wellnesstouristen initiierte Übernachtungen machen somit rund 3% aller Übernachtungen in Deutschland (2006: 351 Mio. Übernachtungen, vgl. Statistisches Bundesamt 1995... 2007), rund 14% der Übernachtungen im aktiven Gesundheitstourismus (2006: rd. 77 Mio., s. Kap. 2.5.1.2) und rund 32% der Übernachtungen im aktiven Gesundheitsvorsorgetourismus (2006: 35 Mio., s. Kap. 5.5.1.2) aus (s. Abb. 60).

Abb. 60: Anteil des Übernachtungsvolumens des aktiven Wellnesstourismus am Übernachtungsvolumen übergeordneter Tourismusformen 2006

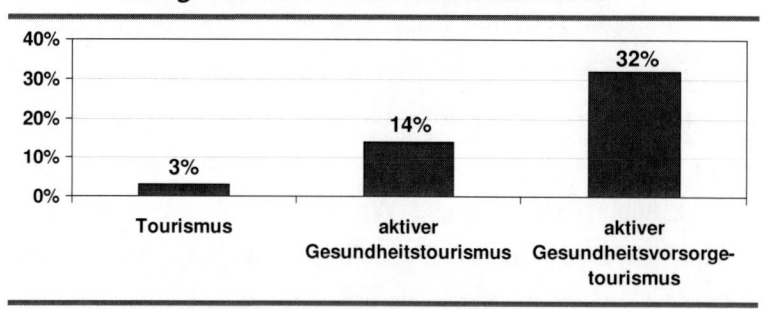

Tourismus	aktiver Gesundheitstourismus	aktiver Gesundheitsvorsorgetourismus
3%	14%	32%

Quelle: SONNENSCHEIN (eigener Entwurf, Berechnung s. Text)

5.2.3 Angebot

Das Wellnesstourismusangebot in Deutschland setzt sich aus Angeboten in Wellnesshotels und anderen Hotels sowie in Day

5 Gesundheitsvorsorgetourismus heute

Spas und sonstigen Einrichtungen (u.a. Freizeit-/Thermal-bäder oder Kliniken mit angegliedertem Wellnessbereich) zusammen. Es etablieren sich immer mehr Spezialreiseveranstalter auf dem Markt und die großen Touristikkonzerne bringen spezielle Wellnesskataloge heraus.

Zu einem Wellnesstourismusangebot gehört zum einen eine entsprechende Infrastruktur, die durch den Reisenden genutzt werden kann. Eine zentrale Rolle spielt dabei der Wellnessbereich, welcher sich in der Regel aus einem Aqua-, Sauna-, Fitness- und Anwendungsbereich zusammensetzt (s. u.a. Kap. 5.2.3.2). Für ein gutes Wellnessangebot ist ein besonderes Wohlfühlambiente[148] im Wellnessbereich unabdingbar.

Zum anderen bestehen die Angebote aus Dienstleistungen, die sich vor allem aus der Betreuung und Beratung im Wellnessbereich und ganz besonders aus Wellnessanwendungen zusammensetzen. Bei den Anwendungen handelt es sich um Bäder, Massagen, Bewegungsübungen oder sonstige Behandlungen oder Therapien mit unterschiedlichsten Ansätzen aus vielen Ländern der Welt (s. u.a. Abb. 66). Verwöhnung, Entspannung, Bewegung, gesunde Ernährung, Schönheit und Körperpflege stehen dabei im Vordergrund.

---

[148] BAUMGARTEN und JOENSSON (2005: 103 ff.) untersuchen die umweltpsychologischen Wirkungen in Wellnessbereichen und weisen darauf hin, dass unter anderem Geborgenheit, Intimsphäre und Vertrautheit zu einem Wohlfühlambiente dazugehören und durch Musik, Wasser, Licht, Farben usw. ergänzt werden.

5 Gesundheitsvorsorgetourismus heute

Die meisten Wellnessangebote auf dem Markt entsprechen heute einer passiven und konsumorientierten Form von Wellness (u.a. viele Bäder, Massagen, Wellness 1 nach HORX-STRATHERN, s. Abb. 51). Aktive, ganzheitliche und nachhaltige Wellnessangebote (Wellness 2 nach HORX-STRATHERN) unter anderem zur Steigerung von Fitness, Selbstkompetenz und Lebensbalance (u.a. Rückengymnastik, Ernährungstraining, Meditation, Lebensstilmanagement[149]) kommen seltener vor (vgl. u.a. PILZ-KUSCH 2007: 10).

5.2.3.1 *Destination*

Da die Grundvoraussetzungen einer Wellnessdestination vor allem Wohlfühlambiente, Ruhe, natürliche Umgebung und gute Luft sind, kommen, ebenso wie für sonstige Gesundheitstourismusformen, vor allem die deutschen Heilbäder und Kurorte und sonstige Erholungsorte in Frage. Teilweise handelt es sich bei Wellnessdestinationen aber auch nur um ein einzelnes Hotel mit entsprechendem Wellnessangebot aber ohne sonstige umgebende Infrastruktur.

Oft liegen Wellnesshotels am Rande von Ballungsgebieten oder in den umliegenden Mittelgebirgen. Die meisten Wellnessangebote finden sich aber in typischen Urlaubsregionen (z.B. an der

---

[149] Zu weiteren aktiven Wellnessangebote siehe BAUMGARTEN und JOENSSON (2005: 102 f.).

5 Gesundheitsvorsorgetourismus heute

Nord- und Ostseeküste und im Alpenvorland, vgl. HANK-HAASE und ILLING 2005: 9).

Unentbehrlich für eine Wellnessdestination sind entsprechende Beherbergungsbetriebe und Einrichtungen mit Wellnessangebot (u.a. Wellnessbereich, Anwendungen), ein ausgesprochenes Wohlfühlambiente und eine individuelle Betreuung der Gäste durch geschultes Personal[150].

5.2.3.2 Wellnesshotels

Es gibt rund 500 Wellnesshotels in Deutschland[151], welche sich hauptsächlich über ihr Wellnessangebot vermarkten. Hinzu kommt eine Vielzahl weiterer Betriebe – Ferienhotels sowie Tagungs-/Businesshotels, welche heute ebenfalls über einen mehr oder weniger großen Wellnessbereich verfügen. Während manche Häuser nur ein Minimum an Wellness bieten und lediglich ihre bereits früher existierende Sauna in einen Wellnessbereich umgetauft haben, sind in anderen Hotelanlagen in den

---

[150] Es ist in den letzten Jahren das neue Berufsbild des Wellness-Trainers entstanden. Medizinisch/ therapeutisches Personal kann dabei durch eine Weiterbildung die bisherige Ausbildung durch Kompetenzen im Bereich Wellness erweitern (vor allem Aspekte der Psychologie, Pädagogik und Kommunikation) (DWV 2006b).

[151] Der Deutsche Wellness Verband geht von ca. 900 bis 1.000 Hotels aus, welche angeben, Wellnesshotels zu sein, wovon allerdings nur ca. 50% als „echte" Wellnesshotels zu betrachten sind (DWV 2006g). Für den Relax-Guide 2007 Deutschland wurden insgesamt 1.237 „Wellnesshotels" untersucht, wovon nur 32% wirklich herausragende Wellnessleistungen bieten (WERNER 2006: 7). Vgl. Kap. 2.5.3.2.

5 Gesundheitsvorsorgetourismus heute

letzten Jahren riesige „Wellnesstempel" mit einer Fläche von mehreren tausend Quadratmetern entstanden.

Wellnesshotels grenzen sich von sonstigen Hotels durch ihre eindeutige Schwerpunktsetzung auf das Wellnessangebot ab. Ein ganzheitliches Konzept des Angebotes und eine hohe Serviceorientierung des Personals stehen dabei im Mittelpunkt[152].

Im Falle von Wellnesshotels ist davon auszugehen, dass es sich bei der großen Mehrzahl um First Class-Betriebe handelt (81%). Etwa jedes achte Haus gehört der Luxusklasse an (13%). Im Mittelklasse-Segment gibt es nur wenige Wellnesshotels (6%). Hotels im 1- oder 2-Sterne-Bereich kommen für ein komfort- und serviceorientiertes Wellnessangebot von ihrer Konzeption her nicht in Frage (s. Abb. 61).

---

[152] Zu den unentbehrlichen Serviceleistungen gehört nicht nur geschultes und sehr zuvorkommendes Personal, sondern beispielsweise auch durchgehende Öffnungs- und Behandlungszeiten, bis spät in den Abend und auch am Sonntag.

5 Gesundheitsvorsorgetourismus heute

Abb. 61: Wellness-Hotelkategorien*

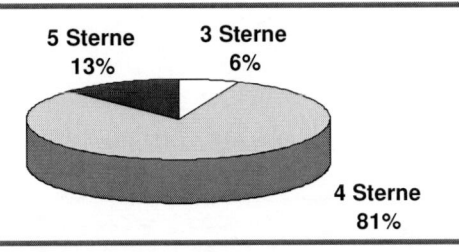

5 Sterne 13%
3 Sterne 6%
4 Sterne 81%

* Untersuchung von 100 Wellnesshotels in Deutschland und 15 Wellnesshotels in Österreich
Quelle: HANK-HAASE und ILLING 2005: 17

Für eine gelungene Umsetzung eines Wohlfühlambientes und einer individuellen Betreuung der Gäste eignen sich in der Regel eher kleinere Hotelbetriebe. Die meisten Wellnesshotels haben heute weniger als 100 Zimmer (s. Abb. 62).

Abb. 62: Wellnesshotels: Betriebsgrößen nach Zimmeranzahl*

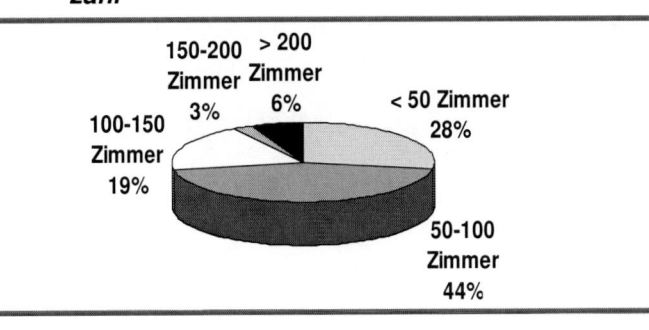

150-200 Zimmer 3%
> 200 Zimmer 6%
< 50 Zimmer 28%
100-150 Zimmer 19%
50-100 Zimmer 44%

* Untersuchung von 100 Wellnesshotels in Deutschland und 15 Wellnesshotels in Österreich
Quelle: HANK-HAASE und ILLING 2005: 16

5 Gesundheitsvorsorgetourismus heute

Als Beispiel für die Zimmerpreise sind hier die durchschnittlichen Einzelzimmerpreise aufgeführt, welche zum größten Teil zwischen € 50,- und € 100,- liegen (s. Abb. 63).

Abb. 63: Durchschnittliche Einzelzimmerpreise in der Wellnesshotellerie*

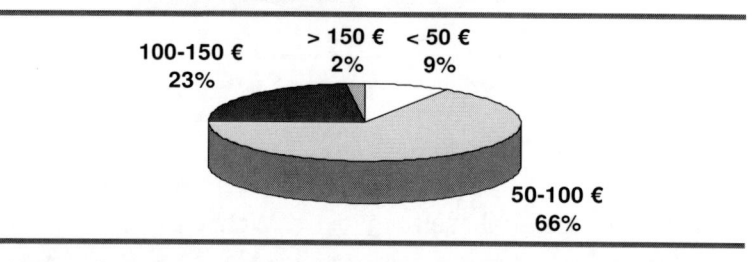

100-150 € 23%
> 150 € 2%
< 50 € 9%
50-100 € 66%

* Untersuchung von 100 Wellnesshotels in Deutschland und 15 Wellnesshotels in Österreich
Quelle: HANK-HAASE und ILLING 2005: 18

Der Wellnessbereich ist das Herzstück eines Wellnesshotels. Die Größe eines solchen Bereiches muss mit der Hotelgröße und somit mit der Zahl der zu erwartenden Gäste im Verhältnis stehen. Nach der Studie von ghh consult (HANK-HAASE und ILLING 2005: 23) ist als Richtwert für ein attraktives Verhältnis der Wellnessfläche zu der Hotelgröße von sechs bis zehn Quadratmetern Wellnessbereich pro Hotelzimmer auszugehen[153].

Ein Wellnessbereich setzt sich in der Regel aus einem Aqua-, Sauna-, Fitness- und Anwendungsbereich zusammen, wobei der

---

[153] Untersuchungen zur Studie „Wirtschaftlichkeit und Rentabilität von Wellnessbereichen in Hotels" ergaben, dass die durchschnittliche Wellnessfläche pro Hotelzimmer im Wellnesshotel bei 9,5 qm, im Ferienhotel bei 6,6 qm und im Tagungs-/Businesshotel bei 3,0 qm liegt (HANK-HAASE und ILLING 2005: 22).

5 Gesundheitsvorsorgetourismus heute

größte Flächenanteil meistens auf den Aquabereich entfällt. Ein Wellnessbereich sollte sich mindestens aus einem Saunabereich mit Sauna, evtl. Dampfbad, Abkühlmöglichkeiten und Ruheraum, einem Fitnessraum mit Cardio- und Kraftgeräten und einem separaten Anwendungsbereich für Massagen, Bäder und weitere Behandlungen zusammensetzen (vgl. EMMERICH 2004: 41, HANK-HAASE und ILLING 2005: 28).

Die von ghh consult untersuchten Hotels verfügen neben einem Anwendungsbereich alle über eine Sauna und die meisten über einen Ruheraum, ein Dampfbad und ein Hallenbad. Etwas seltener sind die Einrichtungen Whirlpool, Tauchbecken, Römisches Bad und Freibad (s. Abb. 64).

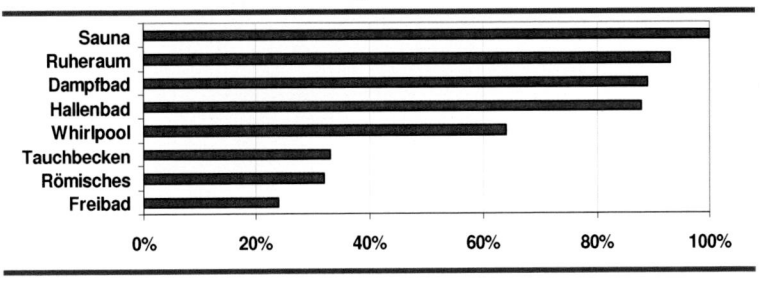

Abb. 64: Wellnesseinrichtungen*

Sauna	100%
Ruheraum	~90%
Dampfbad	~80%
Hallenbad	~75%
Whirlpool	~55%
Tauchbecken	~40%
Römisches	~40%
Freibad	~20%

* Untersuchung von 100 Wellnesshotels in Deutschland und 15 Wellnesshotels in Österreich, Mehrfachnennungen
Quelle: HANK-HAASE und ILLING 2005: 29

Als ein gutes Beispiel für einen Wellnessbereich ist das Arkona Spa im Neptun Hotel in Warnemünde zu nennen. Auf 2.400 qm wird hier ein umfangreiches Wellnessangebot mit besonders

5 Gesundheitsvorsorgetourismus heute

großem Anwendungsbereich (Schwerpunkt Thalasso) zur Verfügung gestellt (s. Abb. 65).

Abb. 65: Lageplan des Arkona Spas im Neptun Hotel, Warnemünde

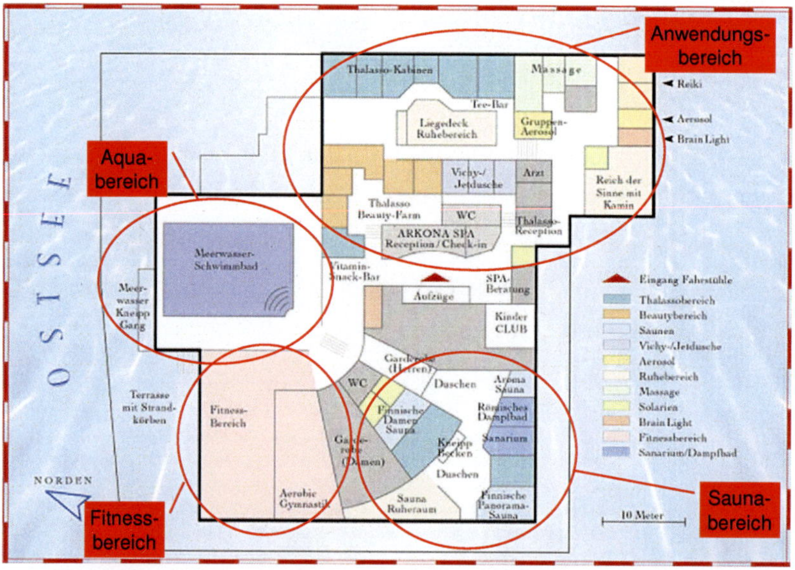

Quelle: SONNENSCHEIN (eigener Entwurf) nach www.hotel-neptun.de

In den Wellnessbereichen der Hotels wird teilweise ein verwirrend großes Spektrum von Wellnessanwendungen geboten. Einige Anwendungen, wie Reflexzonenmassage, Dampfbad, Algenpackung, Thalasso-Behandlung, Cleopatrabad, Bürstenmassage, Sportmassage, Aromadampfbad oder Cremebad werden von den meisten Hotels angeboten. Andere oft auch speziellere Anwendungen wie beispielsweise Bergkiefer-Hochmoor-Packung,

5 Gesundheitsvorsorgetourismus heute

Polaritätsmassage oder Feldenkrais-Therapie gehören nur zum Angebot von vereinzelten Häusern (s. Abb. 66).

Abb. 66: Entspannungs-, Wohlfühl- und medizinische Anwendungen in Wellnesshotels*

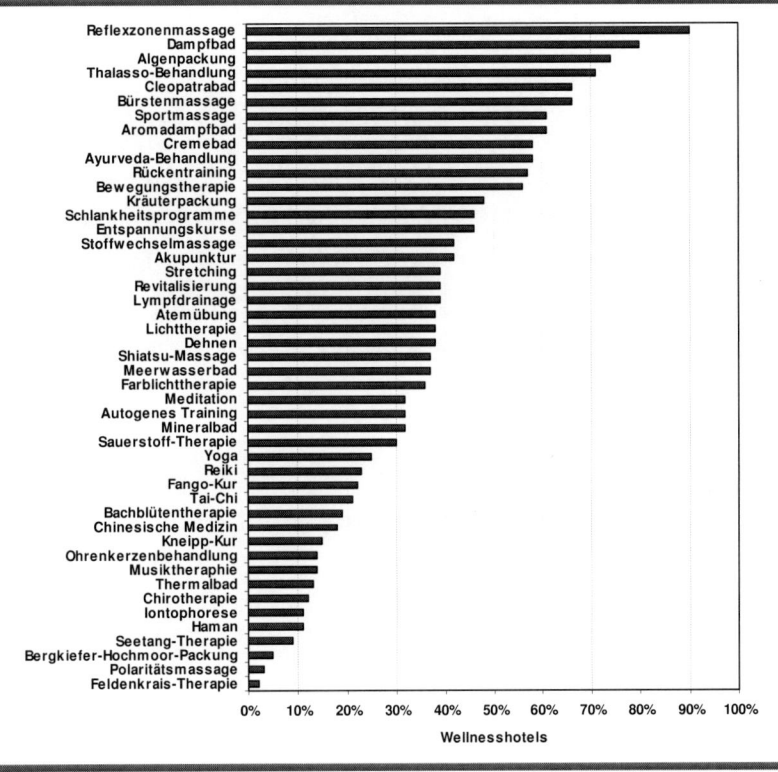

Anwendung	
Reflexzonenmassage	
Dampfbad	
Algenpackung	
Thalasso-Behandlung	
Cleopatrabad	
Bürstenmassage	
Sportmassage	
Aromadampfbad	
Cremebad	
Ayurveda-Behandlung	
Rückentraining	
Bewegungstherapie	
Kräuterpackung	
Schlankheitsprogramme	
Entspannungskurse	
Stoffwechselmassage	
Akupunktur	
Stretching	
Revitalisierung	
Lympfdrainage	
Atemübung	
Lichttherapie	
Dehnen	
Shiatsu-Massage	
Meerwasserbad	
Farblichttherapie	
Meditation	
Autogenes Training	
Mineralbad	
Sauerstoff-Therapie	
Yoga	
Reiki	
Fango-Kur	
Tai-Chi	
Bachblütentherapie	
Chinesische Medizin	
Kneipp-Kur	
Ohrenkerzenbehandlung	
Musiktheraphie	
Thermalbad	
Chirotherapie	
Iontophorese	
Haman	
Seetang-Therapie	
Bergkiefer-Hochmoor-Packung	
Polaritätsmassage	
Feldenkrais-Therapie	

(Balkendiagramm, Skala 0% – 100%, Wellnesshotels)

ohne Beauty-Anwendungen, Untersuchung von 100 Wellnesshotels in Deutschland und 15 Wellnesshotels in Österreich
Quelle: HANK-HAASE und ILLING 2005: 31

Das Angebotsspektrum der Hotels ändert sich von Zeit zu Zeit und passt sich der Nachfrage an. Zum einen ist ein Trend zu einer immer weiteren Diversifizierung des Angebotes und vor

5 Gesundheitsvorsorgetourismus heute

allem zur Aufnahme immer exotischerer Angebote in das Portfolio zu bemerken. Zum anderen kommt es in einigen Häusern zu einer Komprimierung des Angebotes und zu Spezialisierungen auf bestimmte Anwendungskomplexe (z.B. auf Ayurveda oder Thalasso).

Die Preise für die einzelnen Anwendungen sind sehr unterschiedlich und richten sich zum einen nach Materialeinsatz und Personalkosten (die meisten Anwendungen wie z.B. Massagen sind sehr personalintensiv) und zum anderen nach der Zahlungsbereitschaft der Klientel (In einem 5-Sterne-Luxus-Betrieb liegen die Preise in der Regel höher als in einem 3-Sterne-Haus.). Die Preisspanne erstreckt sich von etwa € 10,- bis zu über € 100,- je Anwendung (vgl. HANK-HAASE und ILLING 2005: 34).

5.2.3.3 Day Spas und Fitnessstudios

Day Spas[154] bieten ein ähnliches Angebot wie die Wellnessbereiche in Hotels, allerdings ohne Übernachtungsmöglichkeiten und nur teilweise mit Verpflegung in einem Bistro. Vor dem Hintergrund der Wirtschaftlichkeit öffnen einige Hotels ihre Wellnessbereiche auch für zahlende Tagesbesucher. Day Spas sind neben Thermal- und sonstigen Bädern die Wellnessalternativen am Wohnort; sie werden größtenteils von Bewohnern der näheren

---

[154] Der Begriff Day Spa setzt sich aus den Wörtern Day (= Tag) und Spa (= Gesundheits- und Wellnesseinrichtung, s. ausführliche Definition in Kap. 5.3.1) zusammen.

5 Gesundheitsvorsorgetourismus heute

Umgebung und weniger durch Touristen genutzt und befinden sich dementsprechend auch oft in Großstädten oder Ballungsgebieten (oft 1b- oder auch Randlagen, beispielsweise mit Anschluss an Bürokomplexe, vgl. FENA 2004: 66). Sie sind demnach nur zum Teil ein gesundheitsvorsorgetouristisches Angebot, nämlich nur wenn Personen während einer Reise ein solches Day Spa besuchen oder wenn der Besuch des Day Spas Ziel der Reise ist.

Der Begriff und die Institution des Day Spas stammen aus den USA. Ursprünglich handelte es sich dabei um Tagesstätten für Frauen zur Schönheitspflege (RICHTER und PÜTZ-WILLEMS 2002: 43). Heute bieten viele Day Spas neben Beauty-Anwendungen ein umfangreiches Wohlfühl- und auch gesundheitsförderliches Angebot.

Es sind nicht mehr nur Frauen, die Day Spas besuchen. Ebenso wie in den Wellnessbereichen der Hotels steigt der Anteil der männlichen Kundschaft (vgl. Kap. 5.2.2.1). 2005 wurde das erste Day Spa Deutschlands nur für Männer in Düsseldorf eröffnet (The Recreation Factory, kurz Refac) (HUESMANN 2006: 37).

Day Spas gibt es in allen Größen von einem relativ kleinen Angebot mit wenigen Behandlungskabinen bis zu großen Anlagen mit Behandlungsbereich, Sauna, Fitness und Aqualandschaft (z.B.

5 Gesundheitsvorsorgetourismus heute

das Meridian Spa in Hamburg, s. Abb. 67)[155]. Auch hier steht das Wohlfühlambiente in Hinsicht auf Gestaltung und Serviceleistungen im Vordergrund.

Abb. 67: Meridian Spa in Wandsbek, Hamburg (Schwimmbad, Massage)

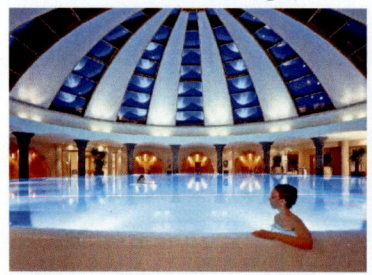

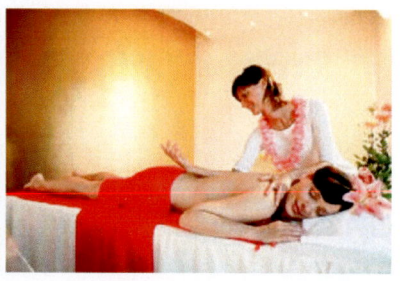

Quelle: Meridian Spa, Wandsbek

Von seiner Basis her ist das Meridian Spa ein Fitnessstudio mit einem breit gefächerten Angebot von Cardio- und Kraftgeräten und Fitnesskursen. Im Grunde bieten heute die meisten Fitnessstudios in Deutschland Wellness an, indem den Gästen/Mitgliedern unter anderem Saunen zur Verfügung stehen und auch Massagen und weitere Anwendungen angeboten werden.

5.2.3.4 Freizeit- und Thermalbäder

Freizeit- und Thermalbäder verfügen im Grunde schon seit jeher über ein wellnessähnliches Angebot mit Aqualandschaft, Sauna,

---

[155] Als Richtlinie für Effektivität und Wirtschaftlichkeit wird für Day Spas eine Mindestfläche von 200 qm angenommen (FENA 2004: 66). Das Meridien Spa in Hamburg verfügt beispielsweise über eine Fläche von 13.000 qm (FRANCK 2004: 106).

5 Gesundheitsvorsorgetourismus heute

Fitness und teilweise Massagebehandlungen. Um als „Wellnessbad" auf dem Markt akzeptiert zu werden, stimmt allerdings oft das Ambiente nicht, die Angebote sind veraltet und entsprechen nicht der anspruchsvollen Nachfrage von Wellnesssuchenden.

Nicht zuletzt aufgrund des wachsenden Konkurrenzdrucks durch Wellnesshotels und Day Spas sind vor allem die öffentlichen Bäder unter Modernisierungs- und Erweiterungsdruck geraten. Solche Maßnahmen sind vor dem Hintergrund der hohen Kostenintensivität und des chronischen Geldmangels der Kommunen in vielen Fällen kaum finanziell umzusetzen[156].

Besonders auch die in Heilbädern und Kurorten gelegenen Thermalbäder mussten sich in Folge der Kurkrise dem Nachfragewandel hin zu Wellness öffnen. Während die Umbautätigkeiten in den 1990er Jahren eher schleppend anliefen, wurden seit Beginn des 21. Jahrhunderts bei vielen Betrieben Veränderungen vorgenommen. Heute verfügen diverse Heilbäder und Kurorte über

---

[156] Es gibt insgesamt rund 7.260 öffentliche Bäder in Deutschland (darunter 1.820 Hallenbäder/Hallenfreibäder, 260 Freizeitbäder, 3.560 Freibäder und 1.630 Schul-/Lehrschwimmbäder). Bei vielen Bädern steht aufgrund der außerordentlich hohen Betriebskosten und den fehlenden Investitionsmöglichkeiten die Schließung bevor. Wege aus dieser Misere können Privatisierungen, Public Private Partnership (PPP)-Modelle oder Outsourcings bzw. Direktinvestitionen durch beteiligte Partner sein (RICHTER und PÜTZ-WILLEMS 2002: 50 f.). Dr. Christian OCHSENBAUER (2006), Hauptgeschäftsführer der Deutschen Gesellschaft für das Badewesen und des Bundesfachverbands Öffentliche Bäder, warnt allerdings vor erheblichen Risiken bei PPP-Modellen. Vor allem verweist er auf spezielle Betriebsrisiken der Bäder, besonders wenn die gegebenen Marktverhältnisse (Konkurrenzdruck und eventuell geringe Auslastungen) und die Gewinnerzielungsnotwendigkeit der Privatwirtschaft ignoriert werden.

große „Wellness-Thermen". Als Beispiel einer Therme mit umfangreichem und ansprechendem Wellnessangebot ist die Caracalla Therme in Baden-Baden zu nennen, die für ihr qualitativ hochwertiges Angebot sowohl durch den Deutschen Wellness Verband als auch durch die Tourismus Marketing GmbH und die Heilbäder und Kurorte Marketing GmbH Baden-Württemberg mit fünf Sternen (Wellness Stars) ausgezeichnet wurde (s. Abb. 68, zu den Zertifizierungen s. Kap. 5.2.5).

Abb. 68: Caracalla Therme Baden-Baden (Schwimmbad)

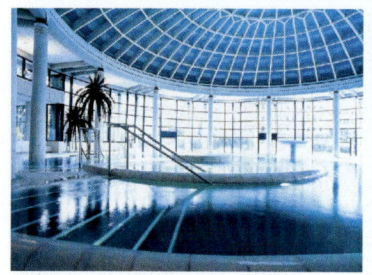

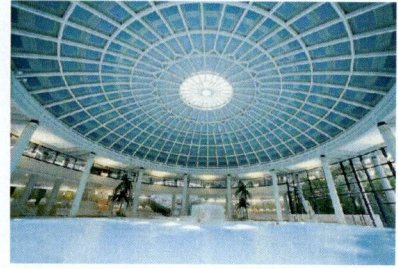

Quelle: CARASANA Bäderbetriebe GmbH

Für viele moderne Bäder und Thermen fungieren die Wellnessangebote heute als Hauptanziehungspunkte und haben die eigentliche Kernkompetenz der Wasserattraktionen als wichtigstes Angebot verdrängt (vgl. HANSELMANN et al. 2007: 56).

5.2.3.5 Vorsorge- und Rehakliniken

Ebenso wie die Freizeit- und Thermalbäder verfügen viele Vorsorge- und Rehakliniken schon seit jeher über ein wellnessähnli-

5 Gesundheitsvorsorgetourismus heute

ches Angebot mit Schwimmbad, Sauna und Fitness. Die Anlagen in den Kliniken sind jedoch sehr funktional auf die Patientenbehandlung ausgerichtet.

Vor dem Hintergrund der schrumpfenden Kostenübernahmen der Sozialversicherungsträger im Falle der Vorsorge- und Rehabilitationsmaßnahmen und den daraus folgenden Nachfrageeinbrüchen sind die Vorsorge- und Rehakliniken mehr und mehr dazu gezwungen, sich auf den Selbstzahlermarkt einzustellen. Der Selbstzahler ist jedoch viel anspruchsvoller, da er selbst für seinen Aufenthalt zahlen muss und seinen Urlaub investiert. Er wünscht sich ein angenehmes Aufenthaltsambiente und in Hinsicht auf die Entspannungs- und Fitnesseinrichtungen nicht nur ein Schwimmbad und eine Sauna, sondern einen „echten" Wellnessbereich. Diese Aspekte können entscheidend zu der Auswahl der geeigneten Klinik beitragen. Für die Klinken entsteht so (teilweise erstmalig) eine Konkurrenzsituation. Um sich von den Konkurrenzbetrieben abzuheben, investieren immer mehr Vorsorge- und Rehakliniken unter anderem in Wellnessbereiche, soweit finanzielle Mittel bei der auch hier oft schwierigen Finanzlage zur Verfügung stehen (zu Medical Wellness in Kliniken s. Kap. 5.3.3.3).

Beispielsweise bietet die Klinik Dr. Otto Buchinger in Bad Pyrmont ihren Gästen ein umfangreiches Wellnessangebot mit Schwimmbad, Sauna, Moorbädern, Massageabteilung, Fitnessraum und Kursangeboten im Bereich Bewegung und Entspannung (s. Abb.

5 Gesundheitsvorsorgetourismus heute

69). Zudem wird bei der Zimmerausstattung auf Wohlfühlambiente und Komfort Wert gelegt.

Abb. 69: Klinik Dr. Otto Buchinger, Bad Pyrmont (Zimmer, Sauna)

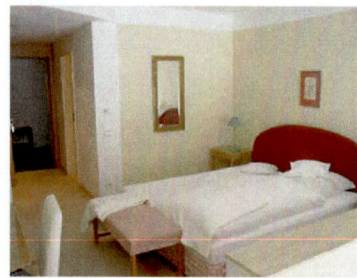

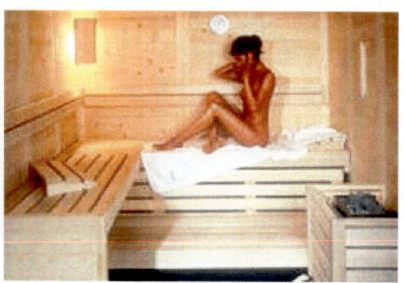

Quelle: www.buchinger.de

5.2.3.6 Reiseveranstalter

Fast jeder allgemeine Reiseveranstalter bietet heute Wellnessreisen an. Die meisten haben hierfür besondere Sparten entwickelt, so zum Beispiel TUI mit dem Katalog TUI Vital oder Neckermann mit dem Katalog Neckermann Care.

Es gibt immer mehr Spezialreiseveranstalter, die den Schwerpunkt auf Wellness setzen. Das sind zum einen traditionelle Gesundheits- und Kurreiseveranstalter (z.B. FIT Reisen) und zum anderen Veranstalter, die mit dem Produkt Wellness ganz neu auf den Markt kommen. Besonders stark nimmt die Zahl der Internet-Reiseanbieter zu, die Wellnessreisen ausschließlich online verkaufen (z.B. beauty24.de).

5 Gesundheitsvorsorgetourismus heute

5.2.4 „Wellnepp" und Wellness-Kritik

Wie mehrfach bereits angedeutet, wird der Begriff Wellness heute beliebig auf immer mehr Produkte und Dienstleistungen angewendet. Vielfach wird der Begriff für Marketingzwecke „missbraucht", ohne dass Wellness auch wirklich geboten wird (z.B. auch bei vielen Hotels). Es handelt sich dabei um einen Etikettenschwindel. In den Medien wird auch von „Wellnepp" gesprochen.

Größtenteils haben Wellnessprodukte heute nicht viel mit der ursprünglichen Idee von Wellness zu tun, in welcher Wellness mit Gesundheit gleichgesetzt wurde. Vielmehr zielen die meisten Wellnessangebote heute ausschließlich auf Wohlfühlen, Körperpflege und Schönheit ab und tragen kaum zu einer effektiven Gesundheitsvorsorge bei.

Eine Repräsentativerhebung in Österreich (Fessel-GfK-Institut) hat ergeben, dass 49% der Bevölkerung die Meinung vertreten, dass viele Angebote gar keine echten Wellnessurlaube sind, sondern nur von den Hotels als Vorwand genutzt werden, um mehr Geld zu verdienen (BÄSSLER 2006: 69). Eine Emnid-Umfrage (2006) in Deutschland hat zum Ergebnis, dass heute einige Wellnessanwendungen seltener als vor einigen Jahren genutzt werden und ein Drittel der Befragten den „ganzen Schönheits- und Wellness-Kult völlig übertrieben" findet (OBERHUBER 2006).

5 Gesundheitsvorsorgetourismus heute

Es wird heute vor allem an der Sinnhaftigkeit und der Qualität von Wellnessangeboten gezweifelt. Der Deutsche Wellnessverband sieht außerdem die Verwässerung der Idee als Hauptproblem (OBERHUBER 2006). Der gleichen Meinung ist HORX (2005: 61), der den Übergang von Wellness zu Wellnepp darin sieht, dass „aus einer Suche nach Balance ein passives Verwöhnversprechen" wurde, „das eher die individuelle Faulheit als die individuelle Balance ansprach". Für ihn umfasst der Begriff „Selfness" alles, was Wellness heute fehlt, nämlich: Selbstkompetenz, Selbstfindung, Erkenntnis, Lebensqualität, Selbst-Management und Reifung.

Gerade vor dem Hintergrund dieses Verwirrspiels zwischen seriösen Anbietern und schlechter Qualität wird mit verschiedenen Zertifizierungen versucht, Transparenz in den Markt zu bringen.

5.2.5 Zertifizierungen

Gütesiegel sollen dem Kunden Orientierung im Markt und Qualitätsgarantien bezüglich bestimmter Produkte bzw. Betriebe geben. Zur Erhaltung eines solchen Siegels lässt der Anbieter sein Produkt oder seinen Betrieb anhand eines Kriterienkataloges prüfen (unabhängiger Zertifikat-Vergeber) und erhält nach eingehender Prüfung bei positiver Bewertung das Siegel.

5 Gesundheitsvorsorgetourismus heute

Neben einer höheren Markttransparenz für den Kunden, bringt ein solches Zertifikat auch Vorteile für den Anbieter und den Vergeber. Der Anbieter muss sich zwar an Maßstäbe halten, kann aber sein Produkt besser vermarkten und sich gegenüber der Konkurrenz absetzen. Der Zertifizierer lässt sich in der Regel die Verleihung des Siegels von dem Anbieter bezahlen, muss aber auch gleichzeitig und stetig die Bekanntheit des Gütesiegels auf dem Markt festigen und die Glaubwürdigkeit stärken. Glaubwürdig ist ein Siegel erst dann, wenn wirklich die Qualität geboten wird, die das Siegel verspricht. Um das zu gewährleisten, ist eine regelmäßige Überprüfung der Einhaltung der vorgegebenen Qualitätskriterien durch die Anbieter unerlässlich.

Im Wellnessmarkt stehen oft hoch qualitative Angebote unkenntlich neben geringer Qualität. In einem solchen unklaren Markt können Gütesiegel mehr Transparenz bringen und dazu helfen, „die Spreu vom Weizen" zu trennen.

Zu viele verschiedene Zertifizierungen können aber auch zu noch mehr Verwirrung führen (vgl. u.a. SCHMIDT 2006). Das ist mittlerweile im deutschen Tourismus- und auch Wellnesstourismusmarkt, in denen unzählige Zertifizierungen existieren, bereits fast der Fall. Während sich beispielsweise das DEHOGA-Hotelsterne-System[157] gut auf dem Markt durchgesetzt hat, haben andere

---

[157] Die bundesweit gültige Deutsche Hotelklassifizierung wurde in den 1990er Jahren eingeführt und sieht heute eine Überprüfung anhand von 280 Kriterien vor. Bisher haben rund 8.000 Hotels an der freiwilligen Klassifizierung teilgenommen (DEHOGA Bundesverband o.J.).

Siegel noch längst nicht den gewünschten Bekanntheitsgrad erlangt. Zudem werden ständig neue Gütesiegel auf den Markt gebracht.

Auf dem Wellnessmarkt haben sich unter anderem folgende drei überregionale Zertifizierungen gefestigt: das blaue Siegel des Deutschen Wellness Verbands, der Wellnessbaum von den Wellness-Hotels-Deutschland und „Wellness im Kurort" vom Deutschen Heilbäderverband (s. Kap. 5.1.3.2). Das Zertfikat „WellVital" ist ein Beispiel für ein regionales Siegel, welches von der Bayern Tourismus Marketing GmbH ins Leben gerufen wurde (s. Abb. 70).

Abb. 70: Wellness-Siegel

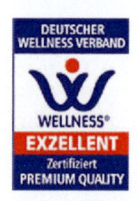

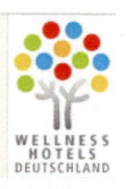

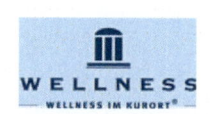

Quelle: www.wellnessverband.de, www.w-h-d.de, www.deutscher-heilbaederverband.de, www.bayern.by

Ein Prüf-Verfahren zur Zertifizierung muss standardisiert, umfassend und absolut anonym sein. Jeder Anbieter wird anhand des gleichen Kriterienkataloges geprüft. Die Prüfer müssen selbstverständlich Brancheninsider mit hoher Marktkenntnis sein.

Beispielsweise dauert das Prüfverfahren des Deutschen Wellness Verbands (DWV) zwei bis drei Tage (Überprüfung von 750 Krite-

5 Gesundheitsvorsorgetourismus heute

rien) und kostet inklusive eines Abschlussberichtes € 2.250,-. Das Zertifikat gilt nach Erteilung jeweils längstens zwei Jahre. Dann muss es aus Gründen der Qualitätssicherung neu beantragt werden (DWV 2006d).

Folgende Mindeststandards muss ein Wellnessbetrieb zur Zulassung zur Zertifizierung durch den Deutschen Wellness Verband vorweisen:

1. Klar erkennbare Ausrichtung als Wellness-Hotel mit besonderer Gastlichkeit und Service-Qualität, spürbar durch eine umfassende Wohlfühl-Atmosphäre und die persönliche Ansprache des Gastes.
2. Ein durchgehendes Angebot an gesundheitlich wertvollen Gerichten (schmackhafte Vital-Küche, Frischekonzept) und besondere Aufmerksamkeit gegenüber dem Gast mit gesundheitsorientierten Ernährungswünschen.
3. Ein moderner, hinreichend großer Wellnessbereich mit Pool, Sauna, Dampfbad, Fitness-/Gymnastik-Raum, Beauty-Abteilung, Anwendungs-/Behandlungsbereich und angenehmen Aufenthaltsmöglichkeiten.
4. Qualifizierte Wellness-Programme/-Pauschalen mit gutem Preis-Leistungs-Verhältnis und mit verständlichen Erklärungen für den Gast, in einem ausgewogenen Verhältnis von passiven und aktiven Wellness-Angeboten.
5. Ein unaufdringliches Angebot von Aktionen und Aktivitäten, die das Gemeinschaftserlebnis fördern.
6. Tipps, Anregungen und Anleitungen für den Gast aus dem Wellness-Angebot (Bewegung, Ernährung, Stress-Abbau, Körperpflege/-behandlung) zum Mitnehmen für zu Hause.
7. Nur adäquat qualifizierte Fachkräfte für Behandlung, Beratung und Training im Wellnessbereich mit schriftlichem Qualifikationsnachweis.
8. Die Nutzbarkeit der im Übernachtungspreis inkludierten Wellness-Angebote an sieben Tagen in der Woche. Anwendungen und Behandlungen müssen an sechs Tagen in der Woche angeboten werden.

5 Gesundheitsvorsorgetourismus heute

9. Schutz vor Tabakqualm durch festes Kontingent an Nichtraucher-Zimmern und rauchfreie öffentliche Bereiche im Hotel, insbesondere in Restaurants und im gesamten Wellness-Bereich.
10. Umweltbewusste, möglichst natürliche Betriebsführung, die deutlich ein ökologisches Bewusstsein und Engagement erkennen lässt.

Quelle: DWV 2006c

Die typischen Qualitätsmerkmale, die jedes Wellness-Hotel-Deutschland erfüllen muss, sind:

1. Ruhige Lage in besonders schöner Natur
2. 4- bis 5-Sterne-Niveau mit herausragender Gastlichkeit und klarer Ausrichtung auf den Wellnessgast
3. Attraktive, gepflegte Spa- und Wellness-Bereiche, u.a. mit Pool, Saunen, Beauty-, Pflege-, Sport- und Entspannungsangeboten
4. Umfassend qualifizierte, freundliche Mitarbeiter in allen Hotelbereichen
5. Wellness-Vitalküche auf Gourmet-Niveau (für interessierte Gäste)
6. Kultur- und Erlebnisangebote (für interessierte Gäste)
7. Raucherfreie Zimmer und mindestens ein komplett raucherfreies Restaurant
8. Umweltbewusstes Hotelmanagement
9. Vertragliche Verpflichtung des Hotels zur fortlaufenden Qualitätsprüfung und Qualitätssicherung in allen Bereichen

Quelle: Wellness-Hotels-Deutschland GmbH 2007

Die zehn Qualitätskriterien des Deutschen Heilbäderverbandes für „Wellness im Kurort" fokussieren das vorhandene kurortspezifische Angebot (s. Kap. 5.1.3.2).

Die Bayern Tourismus Marketing GmbH gibt dem Wellnessinteressenten noch mehr Orientierung, indem es den einzelnen Anbietern das Siegel WellVital in bestimmten Sonderformen verleiht:

5 Gesundheitsvorsorgetourismus heute

• WellVital-Relax:	Entspannung und Auszeit vom stressigen Alltag
• WellVital-Aktiv:	für sportlich Aktive, die gerne etwas für ihre Ausdauer, Beweglichkeit und Muskelkräftigung tun
• WellVital-Kur:	Linderung und Heilung von Beschwerden
• WellVital-Beauty:	Schönheits- und Körperpflege
• WellVital-Schlank:	Schlankheitsprogramme und Ernährungsberatung
• WellVital-Mental:	Stärkung der Psyche und Lebensfreude
• WellVital-Spezial:	besondere Angebote, die sich an ganz spezielle Zielgruppen richten (Beispiel: Schlafschule im Kurmittelhaus Sibyllenbad)

Quelle: Bayern Tourismus Marketing GmbH 2006: 3

Die Kriterienkataloge der unterschiedlichen Wellnesszertifikate beschreiben im Grunde alle eine Basis an Einrichtungen, Dienstleistungen und Qualitätsmerkmalen, die nicht nur für Wellness-, sondern auch für alle anderen Anbieter im Gesundheitsvorsorge- und generell im Gesundheitstourismus unter entsprechender Abwandlung und Ergänzung gelten sollten. Die Gütesiegel verschaffen etwas mehr Übersichtlichkeit auf dem Markt. Über die wirkliche Qualität der Angebote, besonders in Hinsicht auf Dienst- und Serviceleistungen, sagen sie dahingegen relativ wenig aus.

5.3 MEDICAL WELLNESSTOURISMUS

Medical Wellness basiert auf der Verbindung von Medizin und Wellness (s. Abb. 71). Synonym wird auch der Begriff Medical Spa verwendet.

Abb. 71: Medical Wellness – Verbindung von Medizin und Wellness

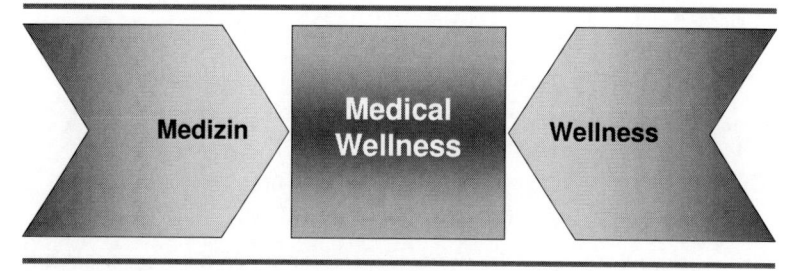

Medizin > Medical Wellness < Wellness

Quelle: SONNENSCHEIN (eigener Entwurf)

Das oberste Ziel von Medical Wellness ist eine gesunde und ganzheitliche Lebensführung. Dabei geht es um aktiv betriebene Gesundheitsförderung und Prävention, wobei gesundheitliche Eigenverantwortung, gesunde Ernährung, Fitness und Stressmanagement im Vordergrund stehen.

Wesentlicher Bestandteil von Medical Wellness ist die Durchführung von medizinischen Anwendungen in einem Wohlfühl- und Entspannungsambiente mit individueller und kompetenter Betreuung in Verbindung mit Entspannungs- und Bewegungsanwendungen, gesunder Ernährung und Information zu einer gesunden Lebensführung.

5 Gesundheitsvorsorgetourismus heute

Zum einen entspricht Medical Wellness der Nachfrage nach Wohlfühlen und Entspannung bei medizinischen Behandlungen; und zum anderen der Nachfrage nach Qualität, Nachhaltigkeit und medizinischer Kompetenz bei Wellnessanwendungen.

Der Begriff Medical Wellness kursiert seit einigen Jahren in der deutschen Öffentlichkeit und Presse[158]. Von vielen wird diese neue Form des Gesundheitsvorsorgetourismus als der Wachstumsmarkt der Zukunft und als neuer Weg in den Zweiten Gesundheits- oder auch Selbstzahlermarkt gesehen (u.a. DAMMER 2006b, HANK-HAASE und SONNENSCHEIN 2006: 58, HERTEL et al. 2006a).

5.3.1 Definition und Abgrenzung des Begriffs

Bei dem Begriff Medical Wellness wurde das englische Wort Medical (= medizinisch) dem ohnehin in der deutschen Sprache gängigen englischen Wort Wellness vorangesetzt (Def. Wellness s. Kap. 5.2.1).

Der Begriff Medical Spa setzt sich aus den zwei Worten Medical (s. oben) und Spa zusammen. Der Begriff Spa bedeutet im Englischen Kurort oder Mineralquelle. Teilweise wird er mit dem lateinischen Ausdruck „sanus per aquam" (= gesund durch Wasser) in Zusammenhang gebracht. Oder es wird die Verbindung zu dem

---

[158] Ebenso wie Wellness hat Medical Wellness seine Ursprünge in den USA (s. ILLING 2003: 3).

5 Gesundheitsvorsorgetourismus heute

traditionsreichen belgischen Kur- und Heilbad Spa (Provinz Lüttich/Liège) gezogen, welches seit Jahrhunderten aufgrund seiner Quellen weltberühmt ist (PUTSCHÖGL 2004). Heute wird der Begriff Spa für Gesundheits- und Wellnesseinrichtungen verwendet, in denen präventive, therapeutische, erholsame und kosmetische Anwendungen wie Massagen, Bäder, Fitness und weiteres angeboten werden. Dabei handelt es sich meist um Einrichtungen, bei welchen das Ambiente „Exklusivität und Lifestyle" ausstrahlt (DTV 2002: 84).

Laut der Definition des Deutschen Medical Wellness Verbandes (DMWV) bezeichnet Medical Wellness „einen mehrdimensionalen, dynamisch-systematischen Prozess in Richtung der aktiven Herstellung eines ganzheitlichen individuellen Wohlbefindens im Kontext wissenschaftlich gesicherter gesundheitsfördernder bzw. medizinischer Faktoren. Jene Faktoren basieren auf biopsychosozialen Bedürfnissen, den „Motivatoren", welche die Individuen mit Hilfe von wirksamkeitsevidenten Behandlungen oder Verhaltensweisen zu befriedigen suchen. Dabei steht die Realisierung eines gesundheitsfördernden Lebensstils unter Nutzung von individueller Ressource, Kompetenz und Eigenverantwortung im Sinne einer angewandten Prävention oder „integrierten Gesundheitsförderung" im Vordergrund. Therapeutische Maßnahmen zum angestrebten Ausgleich einzelner Faktoren und Bedürfnisse sowie zur Verwirklichung von subjektiver Gesundheit, Salutogenese und Wohlgefühl werden zumeist in professionellen Medical Wellnesszentren, Kliniken oder hotelartigen Einrichtungen in

5 Gesundheitsvorsorgetourismus heute

Zusammenarbeit mit entsprechenden medizinisch geleiteten und wissenschaftlich fundierten Therapieabteilungen angeboten" (DMWV 2005).

Der Deutsche Wellness Verband e.V. umschreibt Medical Wellness kurz als „Wohlfühlmedizin für Kranke und Gesunde" und zieht einen Vergleich zu den Inhalten und der Zielsetzung der Verhaltensmedizin (behavioral medicine), wobei „medizinisch relevante Ziele durch eine differentialdiagnostisch begründete Wahl von Verhaltens- und Einstellungsänderungen – kurz: Lebensstiländerungen – erreicht werden" (DWV 2006c).

Auf dem ersten Medical Wellness Kongress am 24. und 25. Januar 2007 in Berlin einigten sich verschiedene deutsche Verbände und Institutionen[159] auf eine einheitliche Definition: „Medical Wellness beinhaltet gesundheitswissenschaftlich begleitete Maßnahmen zur nachhaltigen Verbesserung der Lebensqualität und des subjektiven Gesundheitsempfindens durch eigenverantwortliche Prävention und Gesundheitsförderung sowie der Moti-

---

[159] Die mitwirkenden Verbände/Institutionen waren: BioCon Valley GmbH des Landes Mecklenburg-Vorpommern, Deutscher Tourismusverband, Deutscher Medical Wellness Verband, Deutscher Wellness Verband, Institut für Arbeit und Technik Gelsenkirchen, Bundesvereinigung für Gesundheit, Deutscher Heilbäderverband, Deutscher Turnerbund, Hochschule Neubrandenburg.

vation zum gesundheitsbewussten Lebensstil." (WILBRANDT 2007a: 10)[160].

Die Autorin kommt in Anlehnung an obige Darstellungen zu folgender Definition:

> Medical Wellness ist aktive und eigenverantwortliche Gesundheitsförderung und Prävention (und auch Rehabilitation) mit dem Ziel der Erreichung eines ganzheitlichen Zustandes der Gesundheit und des Wohlbefindens von Körper, Geist und Seele durch körperliche und geistige Aktivität, gesunde Ernährung und Stressmanagement in Verbindung mit Wohlfühlen, Entspannung und medizinischer Unterstützung.

Demnach lässt sich Medical Wellnesstourismus wie folgt definieren:

> Medical Wellnesstourismus umfasst alle Aktivitäten von Personen, die aktiv und eigenverantwortlich Ge-

---

[160] Die Definition ist als Konsens, kleinster gemeinsamer Nenner oder Kompromiss zu verstehen. Vor allem wird das Wort „gesundheitswissenschaftlich" in der Definition kritisiert, bei welchem viele meinen, dass es eher durch „medizinisch" ersetzt werden müsste. Außerdem klärt die Definition nicht die Streitfrage, ob ein Arzt als Leiter eines Medical Wellnessprogrammes anwesend sein muss oder nicht (vgl. u.a. WILBRANDT 2007a: 10). Der Medical Wellness Verband setzte sich im Nachhinein deutlich von der Definition ab, indem er die Begleitung und Einbindung eines Mediziners bei Medical Wellness als absolut notwendig beschreibt (WILBRANDT 2007c: 7). Auch der Geschäftsführer des Deutschen Heilbäderverbandes Bodo SCHOLZ findet die Definition „nicht ganz geglückt" (GASSNER 2007b: 5).

5 Gesundheitsvorsorgetourismus heute

sundheitsförderung und Prävention (und auch Rehabilitation) mit dem Ziel der Erreichung eines ganzheitlichen Zustandes der Gesundheit und des Wohlbefindens von Körper, Geist und Seele durch körperliche und geistige Aktivität, gesunde Ernährung und Stressmanagement in Verbindung mit Wohlfühlen, Entspannung und medizinischer Unterstützung betreiben und dafür an Orte außerhalb ihres gewohnten Umfeldes reisen und sich dort nicht länger als ein Jahr aufhalten.

Neben der Gesundheitsvorsorge können auch Rehabilitation sowie (pre- und post)operative Behandlungen und die Schönheitschirurgie bei Medical Wellness eine Rolle spielen (s. Kap. 2.4.2 und 2.4.4). Da vorliegende Arbeit sich ausschließlich mit Gesundheitsvorsorge im Tourismus befasst, sind die folgenden Ausführungen zu Medical Wellness immer auf den präventiven Teil beschränkt.

5.3.2 Nachfrage

Die Nachfrage im Medical Wellnesstourismus ist in qualitativer Hinsicht ganz besonders durch die hohen Ansprüche des Medical Wellnesstouristen geprägt. In quantitativer Hinsicht ist zukünftig von einer starken Steigerung auszugehen.

5 Gesundheitsvorsorgetourismus heute

Im Vergleich zu den anderen Gesundheitsvorsorgetourismusformen wird die Nachfrage nach Medical Wellnessreisen durch viele der verschiedenen aktuell stattfindenden gesellschaftlichen Wandlungsprozesse besonders positiv beeinflusst (s. Kap. 4, Tab. 10). In Abb. 72 sind die wichtigsten dieser Prozesse aufgezeigt.

Abb. 72: Beeinflussung der Nachfrage nach Medical Wellnessreisen durch gesellschaftliche Wandlungsprozesse

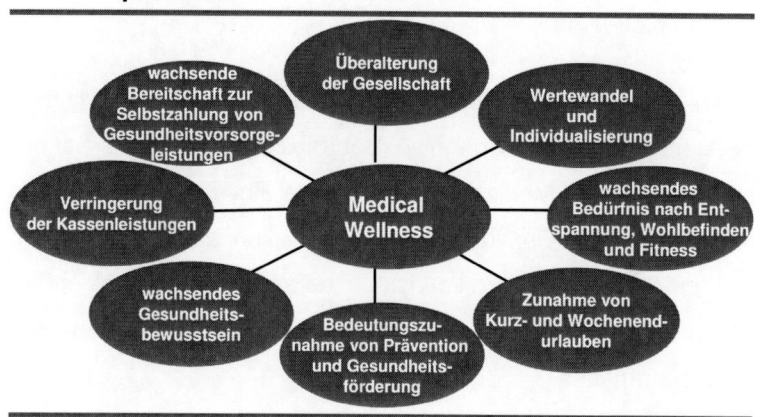

Ein Diagramm zeigt "Medical Wellness" im Zentrum, umgeben von folgenden Einflussfaktoren: wachsende Bereitschaft zur Selbstzahlung von Gesundheitsvorsorgeleistungen, Überalterung der Gesellschaft, Wertewandel und Individualisierung, wachsendes Bedürfnis nach Entspannung, Wohlbefinden und Fitness, Zunahme von Kurz- und Wochenendurlauben, Bedeutungszunahme von Prävention und Gesundheitsförderung, wachsendes Gesundheitsbewusstsein, Verringerung der Kassenleistungen.

Quelle: SONNENSCHEIN (eigener Entwurf)

5.3.2.1 Der Medical Wellnesstourist

Der Medical Wellnesstourist möchte etwas für seine Gesundheit tun. Ihm ist bewusst, dass Gesundheitsvorsorge zur Verhinderung von Krankheiten und zur Erhöhung der Lebensqualität beiträgt. Er möchte präventive Maßnahmen während seines Urlaubes wahrnehmen, wobei ihm ein besonderes Wohlfühlambiente sehr wichtig ist. Er hat hohe Ansprüche an die medizinischen Leistungen; gleichzeitig sind für ihn Verwöhnung und Entspannung von großer Bedeutung.

Auch bei Medical Wellnesstouristen gibt es unterschiedliche Motivationen. Der eine legt den Schwerpunkt auf Fitness, der andere sucht Ruhe und Entspannung zur Selbstfindung oder zum Stressabbau, wieder anderen geht es vor allem um Anti Aging[161], und andere möchten sich einem kompletten Gesundheits-Check Up unterziehen. Die meisten erwarten dabei, dass die Maßnahmen nachhaltig sind und zu der Gestaltung eines gesunden Lebensstils beitragen (s. Abb. 73).

Neben den Gesundheitsbewussten, die Medical Wellnessreisen als Ergänzung zu Maßnahmen im Alltag aus präventiven Gründen unternehmen, wird Medical Wellness auch immer mehr zu einer Lösung für Personen, die während ihres normalen Alltags, vor allem aufgrund beruflicher Tätigkeiten, keine Zeit finden, sich um ihre Gesundheit zu kümmern und einen gesünderen Lebensstil zu beginnen. Ein weitere Gruppe von Medical Wellnesstouristen sind Personen, die Probleme beseitigen wollen (z.B. Rauchentwöhnung oder Übergewicht) und sich dafür von ihrem Alltag entfernen und Unterstützung (Beratungen, Seminare usw.) suchen (vgl. BIRKE 2005: 23, BRACZKO 2006).

---

[161] Anti-Aging: Einsatz von modernsten medizinischen Erkenntnissen zum Aufhalten des biologischen Alterungsprozesses (vgl. DTV 2002: 9).

5 Gesundheitsvorsorgetourismus heute

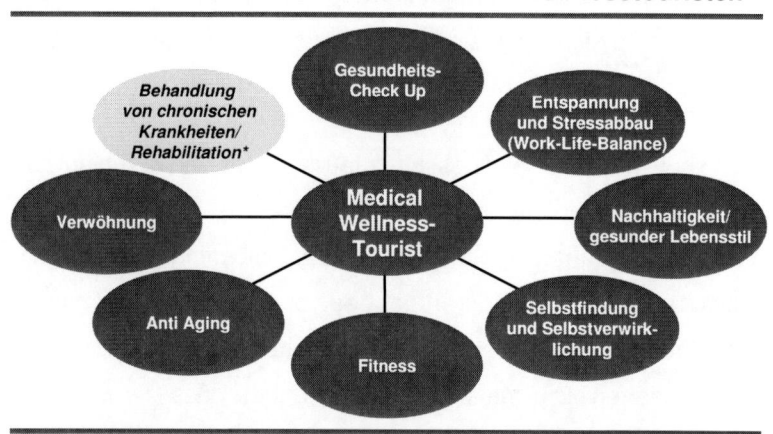

Abb. 73: Reisemotivationen des Medical Wellnesstouristen

Motivationen rund um den Medical Wellness-Tourist:
- Behandlung von chronischen Krankheiten/ Rehabilitation*
- Gesundheits-Check Up
- Entspannung und Stressabbau (Work-Life-Balance)
- Verwöhnung
- Nachhaltigkeit/ gesunder Lebensstil
- Anti Aging
- Fitness
- Selbstfindung und Selbstverwirklichung

* Behandlung von chronischen Krankheiten und Rehabilitation sind zwar auch Bestandteil von Medical Wellness, werden aber aufgrund der Schwerpunktsetzung auf Gesundheitsvorsorge in dieser Arbeit nicht weiter behandelt.
Quelle: SONNENSCHEIN (eigener Entwurf)

Medical Wellness wird zunehmend zu einer Methode der betrieblichen Gesundheitsfürsorge. Immer mehr Firmen, welche die Gesundheit ihrer Angestellten fördern wollen, schicken diese für einige Tage zu einem Gesundheits-Check Up und anschließendem Coaching in eine Klinik oder in ein Hotel (vgl. DAMMER 2006a: 9).

Es sind ungefähr genauso viele Männer wie Frauen bereit, für Gesundheitsvorsorgeleistungen Geld auszugeben (HANK-HAASE und SONNENSCHEIN 2006: 35) und gelten somit als potentielle Nachfrager für Medical Wellness. Je höher das Einkommen, umso größer ist die Bereitschaft, in die eigene Gesundheit zu investieren (HANK-HAASE und SONNENSCHEIN 2006: 36). Hinsichtlich oft sehr hochpreisiger Angebote (s. Kap. 5.3.3.2) ist davon auszugehen, dass Medical Wellnesstouristen zum größten Teil besser verdienende Personen sind, die oft auch über einen höheren Bildungsstand verfügen. Medical Wellnesstouristen sind überwiegend zwischen 30 und 60 Jahren alt (vgl. BIRKE 2005: 18, DAMMER 2006d: 2).

5.3.2.2 Reiseerwartungen und Reiseverhalten

Der Medical Wellnesstourist ist ein sehr anspruchsvoller Gast. Zum einen wünscht er sich bei medizinischen und therapeutischen Maßnahmen hohe Kompetenz des Personals und eine moderne technische Ausstattung. Er möchte sich gut aufgehoben und verstanden fühlen und erwartet, dass das Personal auf seine individuellen Wünsche und Vorstellungen eingeht. Zum anderen möchte er sich wohlfühlen und entspannen – sowohl während der medizinischen und therapeutischen Maßnahmen als auch während seines gesamten Aufenthaltes. Das Umfeld muss ein angenehmes, gemütliches und fast heimeliges Ambiente ausstrahlen.

Die Länge der Medical Wellnessreisen ist oft sehr unterschiedlich. Zum einen werden Wochenend- und Kurzurlaubsreisen gebucht, bei welchen größtenteils ein Gesundheits-Check Up im Mittelpunkt steht. Zum anderen handelt es sich um ein- oder mehrwöchige Reisen, bei welchen an den zu Beginn durchgeführten Gesundheits-Check Up ein individuell zusammengestelltes Programm bestehend aus Bewegungs- und Entspannungsübungen,

5 Gesundheitsvorsorgetourismus heute

gesunder Ernährung und der Teilnahme an Vorträgen angeschlossen wird (s. Abb. 74, zum Angebot s. Kap. 5.3.3). Insgesamt ist von einer mittleren Aufenthaltsdauer von etwa vier Tagen auszugehen.

Abb. 74: In Anspruch genommene selbstgezahlte Medical Wellness- und Gesundheitsvorsorgeleistungen*

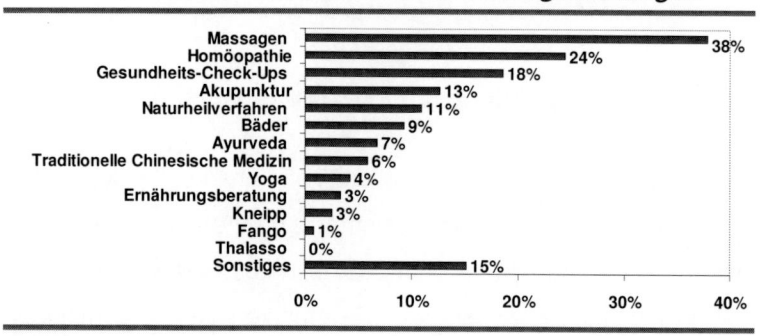

Massagen	38%
Homöopathie	24%
Gesundheits-Check-Ups	18%
Akupunktur	13%
Naturheilverfahren	11%
Bäder	9%
Ayurveda	7%
Traditionelle Chinesische Medizin	6%
Yoga	4%
Ernährungsberatung	3%
Kneipp	3%
Fango	1%
Thalasso	0%
Sonstiges	15%

* Mehrfachnennungen, schriftliche (nicht repräsentative) Befragung von 238 Personen
Quelle: HANK-HAASE und SONNENSCHEIN 2006: 42

Ähnlich wie Wellnessreisen (s. Kap. 5.2.2.2) werden Medical Wellnessreisen ganzjährig gebucht. Dabei handelt es sich oft um Zweiturlaube, die nicht zuletzt aufgrund einer relativen Wetterunabhängigkeit seltener in der Hauptreisezeit im Sommer, sondern eher in den Herbst- oder Frühjahrsmonate bzw. auch in den Wintermonaten durchgeführt werden.

Ebenso wie die meisten Gesundheitstouristen verreisen Medical Wellnesstouristen vor allem paarweise oder alleine. Familien oder Gruppen sind hier eher untypisch.

5.3.2.3 Volumen

Verschiedene Quellen gehen davon aus, dass 2005 1,6 Mio. Medical Wellnessreisen in Deutschland durchgeführt wurden (u.a. DAMMER 2006d, METZGER 2006). Die Zahl orientiert sich an den Berechnungen des Instituts für Freizeitwirtschaft (IFF), welches für das Jahr 2001 von einem Volumen in Höhe von insgesamt 1,4 Mio. Health Care-Urlauben und Anti Aging-Urlauben[162] ausgeht (IFF 2003: 284). Bei einer Annahme von durchschnittlich vier Übernachtungen je Reise werden bei 1,6 Mio. Medical Wellnessreisen 6 Mio. Übernachtungen gebucht. Der Umsatz aus den Health Care- und Anti Aging-Urlauben lag den Annahmen des IFF (2003: 286) zu Folge bei € 1,5 Mrd.

Auf das gleiche Volumen in Höhe von 6 Mio. Übernachtungen kommt ghh consult (HANK-HAASE und SONNENSCHEIN 2006), wobei die Berechnungen auf einer Schätzung der durchgeführten Vorsorgeanwendungen basieren. Bei Annahme von Ausgaben in Höhe von € 250 pro Gast und Tag ergibt sich ebenfalls ein Umsatzvolumen in Höhe von € 1,5 Mrd.

---

[162] Laut Definition des IFF umschließen Health Care-Urlaube „Kuren, Anwendungen und Behandlungen zur Vorbeugung, Linderung oder Beseitigung bestimmter gesundheitlicher Probleme" (IFF 2003: 2). Um der in dieser Arbeit verwendeten Definition von Medical Wellness zu entsprechen, müssen zu den Health Care-Urlauben noch die Anti-Aging-Urlaube (der Gast absolviert ein konsequentes Maßnahmenprogramm, das im hilft, beim Älterwerden körperlich und geistig fit zu bleiben) hinzugerechnet werden, welche vom IFF für 2001 mit 10.000 beziffert wurden.

5 Gesundheitsvorsorgetourismus heute

Medical Wellness ist größtenteils zum Gesundheitsvorsorgetourismus zu zählen (vorsichtige Schätzung der Autorin: 70%), während ein kleinerer Anteil der Behandlung von Kranken zuzuordnen ist (Schätzung der Autorin: 30%). Da Medical Wellnesstouristen sich gezielt medizinischen Untersuchungen und Therapien unterziehen, ist davon auszugehen, dass es sich bei ihnen insgesamt um aktive und nicht um passive Gesundheitstouristen handelt.

Unter Berücksichtung ausschließlich des Vorsorgeanteils und unter Annahme einer 10%igen Steigerung gegenüber dem Vorjahr (vgl. Kap. 8.2) wird für das Jahr 2006 das touristische Nachfragevolumen in Zusammenhang mit Medical Wellness (Vorsorge) hier in Anlehnung an obige Berechnungen auf rund 1,2 Mio. Gäste und rund 5 Mio. Übernachtungen geschätzt.

Damit macht der Medical Wellnesstourismus etwas mehr als 1% aller Übernachtungen in Deutschland (2006: 351 Mio. Übernachtungen, vgl. Statistisches Bundesamt 1995...2007), rund 6% der Übernachtungen im aktiven Gesundheitstourismus (2006: ca. 77 Mio., s. Kap. 2.5.1.2) und rund 14% der Übernachtungen im aktiven Gesundheitsvorsorgetourismus (2006: ca. 35 Mio., s. Kap. 5.5.1.2) aus (s. Abb. 75).

5 Gesundheitsvorsorgetourismus heute

Abb. 75: Anteil des Übernachtungsvolumens durch Medical Wellnesstouristen am Übernachtungsvolumen übergeordneter Tourismusformen 2006

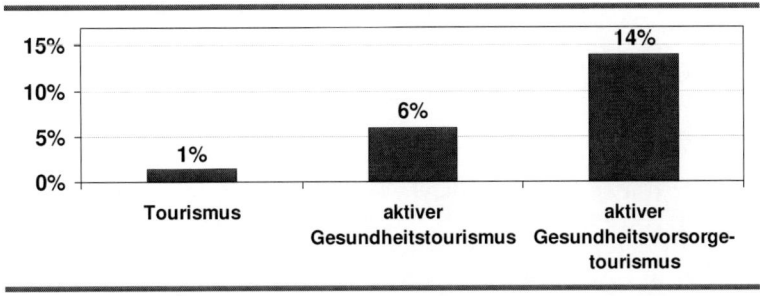

Tourismus	aktiver Gesundheitstourismus	aktiver Gesundheitsvorsorgetourismus
1%	6%	14%

Quelle: SONNENSCHEIN (eigener Entwurf, Berechnung s. Text)

5.3.3 Angebot

Der Kern eines Medical Wellnessangebotes setzt sich aus medizinischen Untersuchungen, Beratungen und Anwendungen zusammen, die in einem Wohlfühlambiente wahrgenommen werden.

Ein optimales Medical Wellnessangebot beinhaltet einen umfangreichen einführenden Gesundheits-Check Up durch einen oder mehrere Ärzte. Dieser besteht aus einer Vielzahl medizinischer Untersuchungen (u.a. Herz-Kreislauf, innere Organe, Blutgefäße, Blutbild) und einem Gespräch über die medizinische Vorgeschichte des Kunden sowie über das aktuelle Befinden. Anhand der Untersuchungsergebnisse wird für die restliche Aufenthaltszeit des Gastes ein individuell zusammengestelltes Programm, bestehend aus Bewegungs- und Entspannungsübungen und -anwendungen und gesunder Ernährung, aufgestellt. Weitere

5 Gesundheitsvorsorgetourismus heute

Bestandteile sind Beratungsgespräche und Vorträge zu Themen wie Gesundheitsvorsorge, Ernährung und Bewegung, die den Gast bei der eigenverantwortlichen Gestaltung eines gesunden Lebensstils unterstützen sollen (Coaching[163]). Am Ende jedes Aufenthaltes steht ein Abschlussgespräch mit einem Arzt, in dem unter anderem weitere Maßnahmen am Wohnort besprochen werden (mehr zum Medical Wellnessangebot, s. v.a. Kap. 5.3.3.2).

In der Branche wird aktuell eine breit angelegte Diskussion geführt, wie ein Medical Wellnessangebot auszusehen hat und was überhaupt dessen Grundelemente sind. Es wird zum Beispiel nach wie vor die Frage erörtert, ob ein Arzt im Haus notwendig ist oder nicht. Die meisten Branchenkenner sind der Ansicht, dass mindestens ein Arzt den Kunden zur Verfügung stehen sollte[164]. Nach hier vertretener Meinung reicht nicht unbedingt die Anwesenheit eines Arztes aus; eine optimale Versorgung der Kunden kann nur durch eine Gruppe von Ärzten unterschiedlicher medizinischer Fachbereiche (beispielsweise Allgemeinmediziner, Radio-

---

[163] Den Gast auf einen gesunden Lebensstil („healthy lifestyle") hinzuführen, wird vielfach mit dem Begriff Coaching umschrieben (vgl. HERTEL et al. 2006a: 8).
[164] Der Medical Wellness Verband sieht „in der Implementierung von medizinischem Fachpersonal den Kern von Medical Wellness" (LUNGWITZ und WILBRANDT 2007: 3, vgl. LUNOW und WILBRANDT 2007: 4 ff.). Der Auffassung, dass ein Arzt Standard im Bereich Medical Wellness ist, meint unter anderem Dr. BUCKA, leitender Chefarzt in der Medical Wellness anbietenden Klinik am Haussee: „Ich halte Häuser, in denen das nicht so ist, für unseriös" (AHLERS 2006: 9).

logen oder Orthopäden) erreicht werden[165]. Es sollte ein ganzheitlicher Ansatz verfolgt werden. Die alternative Medizin spielt dabei ebenfall eine wichtige Rolle (s. Kap. 4.4.3). Manche sehen diese als wesentlichen Bestandteil von Medical Wellness an[166].

Die Diskussionen über die Inhalte von Medical Wellness beruhen zum einen auf der Neuheit des Marktes, aber zum anderen auch darauf, dass hier zwei im Grunde „fremde" Konkurrenten aufeinander treffen: die Kliniken und die Hotellerie. Beide Anbietergruppen bringen Elemente von Medical Wellness von Hause aus mit: die Kliniken die medizinische Kompetenz und die Hotellerie das Wohlfühlambiente. Um Medical Wellness anbieten zu können, müssen beide Gruppen um das jeweils andere Element aufstocken, was sich als sehr schwierig darstellen kann. Außer von Kliniken und Hotels wird Medical Wellness in Medical Day Spas oder auch in Thermen angeboten.

---

[165] Der Gesundheits-Check Up ist wesentlicher Bestandteil und einführendes Element in einen Medical Wellnessaufenthalt. Dieser Check Up sollte optimalerweise in unterschiedlichen Umfängen angeboten werden (vom kleinen Check Up bis zu mehrtägigen Untersuchungen durch unterschiedliche Ärzte).

[166] So stellt Dr. BOLLAND, Arzt des Medical Wellnesshotels BollAnt's im Park, in HERTEL et. al (2006a) das Grundverständnis von Medical Wellness in seinem Haus dar: „Die Schulmedizin richtet sich nur nach dem Befund – wir untersuchen die Befindlichkeit. Denn die Gesundheit ist mehr als nur wissenschaftlich Zähl- und Messbares. Deshalb fangen wir auch gerade dort mit unseren Behandlungen an, wo die Schulmedizin aufhört oder nichts finden kann".

5 Gesundheitsvorsorgetourismus heute

5.3.3.1 Destination

Eine Medical Wellnessdestination muss sowohl medizinische Kompetenz als auch ein Wohlfühlambiente bieten. Im Grunde ist ein besonderes Gesundheitsumfeld bzw. ein direkter Anschluss an ein medizinisches Zentrum (Klinik, Ärztezentrum) Voraussetzung. Ausnahme bilden Destinationen, die sowohl die Unterbringung als auch das medizinische und therapeutische Angebot unter einem Dach zusammenfassen (z.B. Medical Wellnesshotels mit Medical Wellnessbereich und -anwendungen unter Betreuung durch medizinisches und therapeutisches Personal).

Wohlfühlatmosphäre, Ruhe und eine naturnahe Lage sind wichtige Merkmale für eine Medical Wellnessdestination. Beispielsweise können aber auch Hotels, Kliniken oder Day Spas in Großstädten oder Ballungsgebieten aufgrund ihrer Wohnortnähe attraktive Medical Wellnessdestinationen sein.

Die Spezifika von Heilbädern und Kurorten (s. Kap. 5.1.2.1) wie ein gesundes Klima, natürliche Heilmittel sowie die kurörtliche Infrastruktur und die hohe medizinische Kompetenz (vertreten durch Ärzte vieler Fachbereiche und entsprechendem medizinischen und therapeutischen Personal) bieten hervorragende Vorraussetzung für Medical Wellness.

5 Gesundheitsvorsorgetourismus heute

5.3.3.2 Medical Wellnesshotels

Neben vereinzelten Kliniken sind es heute vor allem Hotels, die Medical Wellness anbieten. In Deutschland sind es bisher etwa 50 Betriebe (vgl. HANK-HAASE und SONNENSCHEIN 2006: 9). Zum Teil handelt es sich dabei um frühere Kur- oder Gesundheitshotels, die sich auf das neue Angebot umgestellt haben; größtenteils sind es aber Wellnesshotels, welche ihre Wohlfühlanwendungen um medizinische Behandlungen erweitern. Manche (größere) Betriebe haben hierzu einen oder mehrere Ärzte und weiteres medizinisches sowie therapeutisches Personal angestellt, andere arbeiten lediglich eng mit ortsansässigen Ärzten zusammen. Um beste Qualität im medizinischen Bereich zu erlangen, erweist sich der Anschluss eines Hotels an eine Klinik oder an ein medizinisches Kompetenzzentrum als Optimum.

Ebenso wie bei Wellnesshotels liegt der Schwerpunkt der Medical Wellnesshotels im First Class-Bereich (4 Sterne). Aber auch die Betriebe im Luxus- (5 Sterne) und im Mittelklasse-Segment (3 Sterne) machen relativ große Anteile aus (s. Abb. 76). Die unteren Qualitätskategorien eignen sich nicht für die Umsetzung des Medical Wellnesskonzeptes, denn die nötige medizinische Kompetenz und das Wohlfühlambiente können weder in Hinsicht auf die Ausstattung noch vom personellen Aufwand in diesen Qualitätssegmenten verwirklicht werden.

5 Gesundheitsvorsorgetourismus heute

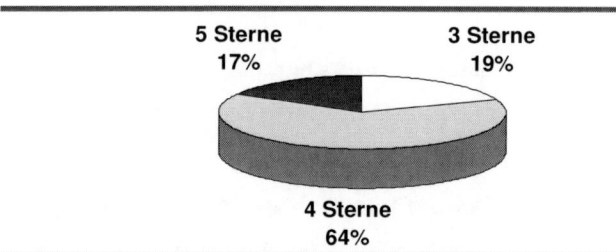

Abb. 76: Medical Wellness-Hotelkategorien*

5 Sterne 17% 3 Sterne 19% 4 Sterne 64%
Analyse von 50 Hotelbetrieben in Deutschland Quelle: HANK-HAASE und SONNENSCHEIN 2006: 10

Bei den meisten Medical Wellnesshotels handelt es sich um kleinere Betriebe (unter 100 Zimmer). Eine vorzugsweise geringere Größe der Hotels ergibt sich aus dem Medical Wellnesskonzept. In zu großen Häusern kann nur schwerlich die für Medical Wellness nötige sehr individuelle Betreuung der Gäste und ein umfassendes Wohlfühlambiente verwirklicht werden.

Grundlegender Bestandteil eines Medical Wellnesshotels ist der Medical Wellnessbereich, in welchem die medizinischen, therapeutischen, Bewegungs- und Entspannungsanwendungen/- übungen und –beratungen angeboten werden. Ergänzt wird das Angebot in der Regel durch ein Schwimmbad, Saunen, Dampfbäder, Ruhezonen und Fitnessgeräte. Im Unterschied zum herkömmlichen Wellnessbereich (s. Kap. 5.2.3.2) liegt im Medical Wellnessbereich der Schwerpunkt eindeutig bei den Anwendungen, und demnach nehmen die Behandlungsräume neben den sonstigen Bestandteilen wie Aqua-, Sauna- und Fitnessbereich einen relativ großen Anteil der Gesamtfläche ein. Die Behand-

5 Gesundheitsvorsorgetourismus heute

lungszimmer müssen großzügig geschnitten und mit modernster Technik ausgestattet sein. Das Wohlfühlambiente spielt hier eine besonders große Rolle.

Die Diskussion, ob ein Arzt im Hause notwendig ist oder nicht (vgl. Kap. 5.3.3), spiegelt sich im heutigen Angebot der Hotels wider. Nur etwa drei Viertel der Medical Wellnesshotels haben einen Arzt im Haus und bieten Gesundheits-Check Ups an (HANK-HAASE und SONNENSCHEIN 2006: 11 f.). In Hinsicht auf die Anwendungen setzt sich das Medical Wellnessangebot der Hotels wie folgt zusammen: Nahezu alle Betriebe bieten Massagen an; an zweiter Stelle steht Anti Aging. Besonders die während der letzten Jahre in Europa modern gewordenen Anwendungskonzepte wie Ayurveda, Thalasso, Akupunktur oder die Traditionelle Chinesische Medizin (TCM) kommen im Medical Wellnessangebot ebenso vor wie beispielsweise die Kneippbehandlung, eine der traditionellen Kuranwendungen[167] (s. Abb. 77).

Um die notwendige Kompetenz und Qualität bei den einzelnen Anwendungsarten garantieren zu können, sollte es bei Wellness und ganz besonders bei Medical Wellness nicht zu einem zu großen Angebotsmix kommen. Vielmehr sollten Schwerpunkte gesetzt werden, zum Beispiel auf regionaltypische Anwendungen oder auf bestimmte Anwendungskonzepte (z.B. Ayurveda) (vgl. ABEL 2006: 35).

---

[167] Die Erläuterung der einzelnen Anwendungskonzepte kann aufgrund ihrer Komplexität und ihres Umfangs nicht Gegenstand der vorliegenden Arbeit sein.

5 Gesundheitsvorsorgetourismus heute

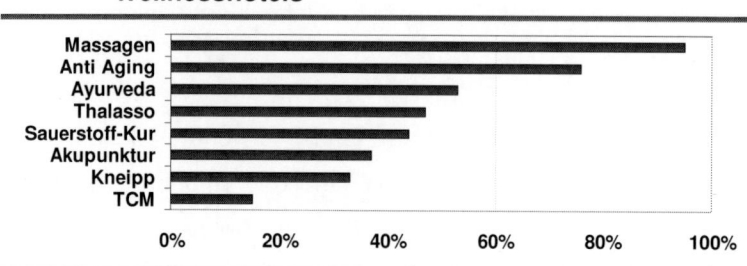

Abb. 77: Häufig angebotene Anwendungen in Medical Wellnesshotels*

[Balkendiagramm mit folgenden Kategorien:
Massagen, Anti Aging, Ayurveda, Thalasso, Sauerstoff-Kur, Akupunktur, Kneipp, TCM
Skala: 0% bis 100%]

* Analyse von 50 Hotelbetrieben in Deutschland
Quelle: HANK-HAASE und SONNENSCHEIN 2006: 14

Medical Wellnessuntersuchungen und –anwendungen sind meistens sehr personalintensiv, und es kommt zum Einsatz von modernster Technik und hochwertigen Materialien. Dem entsprechend sind Medical Wellnessangebote in der Regel relativ hochpreisig. Beispielsweise liegt der durchschnittliche Preis für einen Gesundheits-Check Up bei rund € 300,- bei einer Preisspanne zwischen € 100,- und € 1.000,- (vgl. HANK-HAASE und SONNENSCHEIN 2006: 12).

Neben den medizinischen Untersuchungen und Anwendungen und dem Entspannungsangebot im Medical Wellnessbereich sollte ein Medical Wellnesshotel über umfangreiche Fitness- und Sportmöglichkeiten sowohl im Innen- (Fitness, Gymnastik) als auch im Außenbereich (z.B. Jogging- oder Nordic Walking-Strecken, Tennis- oder Golfplatz) verfügen. Neben einer normalen Küche sollte das hoteleigene Restaurant verschiedene Gesundheitsangebote wie Diät-, Vollwert- oder vegetarische Kost

5 Gesundheitsvorsorgetourismus heute

bieten. Auch eine Lernküche sollte integriert sein, in der interessierte Gäste gesundes Kochen erlernen können. Ergänzt werden sollte das Angebot durch informative Vorträge zu Themen wie Gesundheit, Vorsorge, Ernährung oder Bewegung, welche dem Gast bei der Erreichung eines gesunden Lebensstils helfen können.

Als Beispiel für einen gut geführten Medical Wellnesshotelbetrieb ist das Romantikhotel BollAnt's im Park im rheinland-pfälzischen Bad Sobernheim (4 Sterne Superior) zu nennen (vgl. DAMMER 2006b, WEBER 2005). Das frühere Kurhaus Dhonau, welches durch Adres Dhonau und Pastor Emanuel Felke, Begründer der Felke-Kur[168], gegründet wurde, wird mittlerweile von der 3. und 4. Generation der Familie Bolland-Anton geführt. Bereits seit 1993 wird in dem Haus Wellness angeboten, und vom Deutschen Wellness Verband bekam der Betrieb das Gütesiegel „exzellent" verliehen. Eine weitere Auszeichnung erhielt das Hotel im November 2007 mit dem vom Freizeit-Verlag Landsberg verliehenen Preis der „Wellness-Aphrodite" speziell für den Bereich Medical Wellness. Dem Haus wurde ein beispielhaftes Gelingen in dem Balance-Akt zwischen medizinischer Anwendung und Wohlfühlatmosphäre zugesprochen (BOLLAND 2007). Das Hotel stützt sich, seiner Tradition entsprechend, auf die ursprünglichen Heilkräfte der Felke-Therapie, klassische Naturheilverfahren und die integrative Medizin (Bollant's im Park 2007: 5). Das Funktionieren

---

[168] Die Felkekur ist eine naturheilkundliche Behandlungsmethode mit Lehmbädern und –packungen (Brockhaus F. A. 2006 (9): 64).

5 Gesundheitsvorsorgetourismus heute

des Konzeptes zeigt sich zum einen in einer über 80%igen Auslastung der 50 Zimmer und zum anderen in einem guten Gästemix aus älteren Gästen während der Woche und vor allem jungen Paaren am Wochenende (BOLLAND 2006).

Abb. 78: Hotel Bollant's im Park, Bad Sobernheim (Behandlungskonzept)

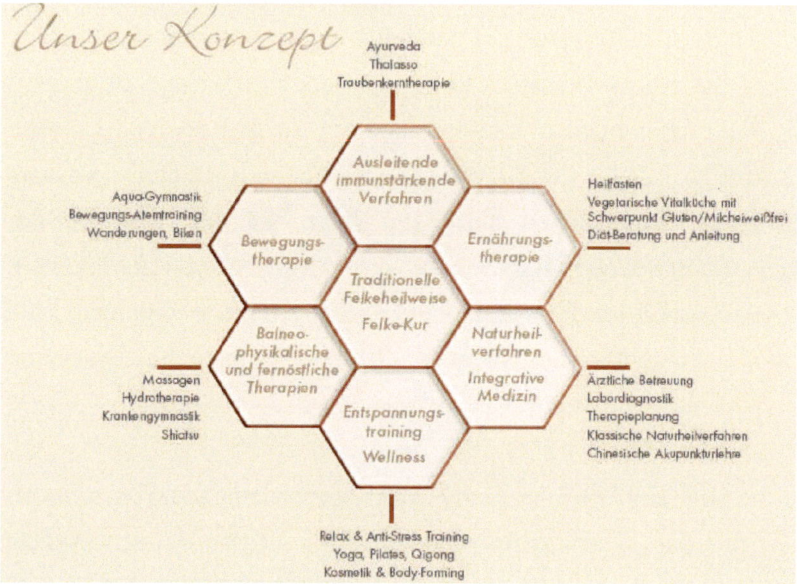

Quelle: Bollant's im Park 2007: 9

5.3.3.3 Vorsorge- und Rehakliniken

Medizinische Kompetenz – wesentlicher Bestandteil von Medical Wellness – wird in Vorsorge- und Rehakliniken ohnehin geboten. Was den meisten Häusern dahingegen fehlt, ist ein ausgesprochenes Wohlfühlambiente.

5 Gesundheitsvorsorgetourismus heute

Vor dem Hintergrund des Einbruchs der Kurnachfrage in Folge der Kurkrise haben viele Vorsorge- und Rehakliniken besonders seit Mitte der 1990er Jahre mit zu geringen Auslastungszahlen zu kämpfen, und es kam teilweise zu Betriebsschließungen (u.a. MELTZER 2002: 157, NAHRSTEDT 2001a: 14, SCHMID-KEINER 2006: 13)[169]. In Zukunft ist mit weiteren Verringerungen der Kassenzahlungen zu rechnen (s. Kap. 4.4.4), womit die Sozialkurnachfrage weiter zurückgehen wird. Um sich künftig auf dem Markt behaupten zu können, werden sich die Vorsorge- und Rehakliniken zum Teil auf eine neue Nachfrage durch anspruchsvolle, selbstzahlende Gäste einrichten müssen. Medical Wellness bietet hier ein zukunftsfähiges Konzept, welches allerdings nicht problemlos umzusetzen und vor allem auch mit nicht geringen Investitionskosten verbunden ist.

Um Medical Wellness anbieten zu können, müssen sich Vorsorge- und Rehakliniken zum einen baulich und zum anderen in Hinsicht auf ihre Serviceleistungen verändern. In baulicher Hinsicht ist die Klinik so umzugestalten, dass mit ihr im Grunde nicht mehr eine Klinik, sondern eher ein Hotel und vor allem Wohlfühlambiente in Verbindung gebracht werden. Die Zimmer müssen Hotelzimmern (gehobenen Standards) entsprechen. Teilweise sind Klinikzimmer hierzu zu klein, und es müssen finanziell auf-

---

[169] Im Kurkliniksektor mussten schätzungsweise 40.000 bis 50.000 Arbeitsplätze gestrichen werden (HERRMANN 2004: 18). Dr. EKKERNKAMP, Professor und Krankenhausdirektor in Berlin, geht davon aus, dass in Deutschland von etwa 2.100 Krankenhäusern etwa 1.500 lediglich bedarfsgerecht sind. Er sieht für die übrigen Häuser gute Chancen im Bereich Medical Wellness (WILBRANDT 2007d: 25).

wendige Umbaumaßnahmen vorgenommen werden[170]. Die gesamten öffentlichen Bereiche (Eingangsbereich, Aufenthaltsräume, Restaurant und Flure) müssen ebenfalls dem Standard angepasst werden, um das Wohlfühlkonzept widerzuspiegeln. Dieses ist im Behandlungsbereich ganz besonders wichtig. Es darf nicht mehr viel an eine Klinik erinnern. Die Beratungs- und Behandlungsräume müssen (dem Zimmerstandard entsprechend) hochwertig und attraktiv ausgestattet sein und über modernste medizinische Gerätschaften verfügen (vgl. u.a. HANK-HAASE und SONNENSCHEIN 2006: 62 f., ILLING 2003: 5). Nicht zuletzt gehört zu dem Gesamtkomplex ein moderner, attraktiver Wellnessbereich (s. Kap. 5.2.3.2).

Teilweise schwieriger als die bauliche Umgestaltung sind die nötigen Veränderungen im Personalbereich. Das gesamte Personal muss „umdenken", und zwar vom Patient zum Gast. Alle Dienstleistungen – ob vom Zimmermädchen oder vom Arzt[171] – müssen darauf abgestimmt werden, dass es sich nicht mehr um den Patienten handelt, der seinen Aufenthalt von den Sozialleis-

---

[170] Nach der Deutschen Hotelsterneklassifikation des Hotelverbandes Deutschland (IHA 2006) liegt der absolute Mindeststandard im 4-Sterne-Bereich bei 16 qm für das Einzel- und 22 qm für das Doppelzimmer. Gerade in einem Haus, was besonderes Wohlfühlambiente ausstrahlen soll, ist von deutlich größeren Zimmern zwischen 25 qm und 30 qm auszugehen.
[171] Nach Dr. WITASEK, ärztlicher Leiter des artepuri-Gesundheitszentrums Hotel meerSinn in Binz auf Rügen, sind bei Medical Wellness neben einem klaren Konzept perfekte Dienstleistungen und die soziale sowie fachliche Kompetenz aller Mitarbeiter wesentliches Standbein. Dazu gehören „gute Ärzte, die fachliche Kompetenz, soziale Kompetenz, Teamfähigkeit, rhetorische Qualitäten und wirtschaftliches Denken vereinigen" (HERTEL et al. 2006b: 27).

5 Gesundheitsvorsorgetourismus heute

tungsträgern bezahlt oder bezuschusst bekommt, sondern vielmehr um einen anspruchsvollen Selbstzahler, der höchste Servicequalität, Wohlfühlambiente und medizinische Kompetenz zugleich erwartet. Der Gast wird sich nur dann wohlfühlen, wenn sich das Personal zuvorkommend verhält und seinen individuellen Wünschen entspricht[172] (vgl. u.a. HANK-HAASE und SONNENSCHEIN 2006: 62 f., ILLING 2003: 5). Für den Arzt bedeutet das zum Beispiel, dass er sich viel Zeit für jeden Gast nimmt und sich ihm intensiv zuwendet (vgl. WEBER 2005). Diese neuen hohen, das gesamte Personal betreffenden Ansprüche sind in der Regel mit erheblichen Umschulungskosten verbunden[173].

Nur wenn alle vom Gast erwarteten Komponenten stimmen, wird er auch wieder kommen und zur Verbreitung eines positiven Images des Hauses beitragen. Das ist ganz besonders bei Vorsorge- und Rehakliniken wichtig, denn diese Institutionen haben, ebenso wie die Heilbäder und Kurorte, nach wie vor mit einem eher negativen Image zu kämpfen, was vorrangig mit Krankheit und einer älteren Klientel in Verbindung gebracht wird (s. auch Kap. 9.2). Der im Rahmen von Medical Wellness Vorsorgeleistungen suchende Gast möchte nicht mit Krankheit konfrontiert werden.

---

[172] ILLING (2003: 5) erwähnt in diesem Zusammenhang den Begriff „Pampering", der eine „gesteigerte Form von Dienstleistungsbereitschaft im Bereich des Verwöhnens" meint.
[173] Vom Medical Wellness-Personal wird nicht nur Fachwissen, sondern auch soziale Kompetenz und teilweise betriebswirtschaftliches Denken erwartet. Es ist in Zukunft mit einer wachsenden Zahl von geeigneten Ausbildungen und Studiengängen zu rechnen (vgl. u.a. LUNGWITZ 2007: 6).

5 Gesundheitsvorsorgetourismus heute

Dass Gesunde in ihrem Urlaub nichts mit Kranken zu tun haben wollen, kann sich besonders für Vorsorge- und Rehakliniken, die eventuell nur einen Teilbereich ihres Hauses für Medical Wellness umbauen und den Rest als Rehaklinik belassen, als problematisch gestalten. Denn geeignete Trennungen zu finden, ist schwierig. Besonders dann, wenn dem Reha-Patienten nicht das Gefühl gegeben werden soll, von der gesunden Welt ausgeschlossen zu sein.

Ein gutes Beispiel für ein funktionierendes Konzept ist die Klinik am Haussee in der Feldberger Seenlandschaft in Mecklenburg-Vorpommern, welche als erste Klinik bereits seit dem Jahr 2001 die Idee von Medical Wellness in ihrem Haus umsetzt. Die Klinik am Haussee wurde als erste Rehabilitationsklinik über den Deutschen Wellness Verband mit dem Gütesiegel „geprüfte med. Wellnessqualität" ausgezeichnet (u.a. WEBER 2005). Mit einem Investitionsaufwand in Höhe von € 1,5 Mio. entstanden hier 24 neue Zimmer, die ausschließlich für Medical Wellnessgäste zur Verfügung stehen, so SCHMID (2006), Assistent der Geschäftsleitung in der Fachklinik Feldberg – Klinik am Haussee. Die Klinik wirbt damit, dass sie eine „Brücke zwischen Prävention, Gesundheit und Entspannung" schlägt. Der normale Klinikbetrieb existiert unbeeinflusst neben dem neuen Medical Wellnessangebot weiter. Eine für ein gutes Funktionieren wichtige konzeptionelle und auch weitestgehend räumliche Trennung zwischen Medical Wellnessgästen und Patienten wird in der Klinik umgesetzt (SCHMID 2007).

5 Gesundheitsvorsorgetourismus heute

**Abb. 79: Klinik am Haussee – Fachklinik Feldberg
(Gymnastik, Schwimmbad)**

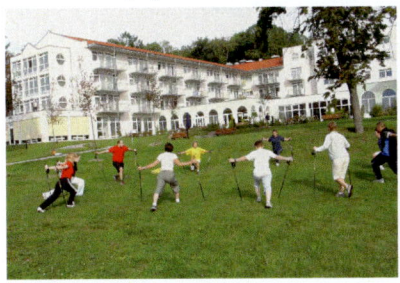

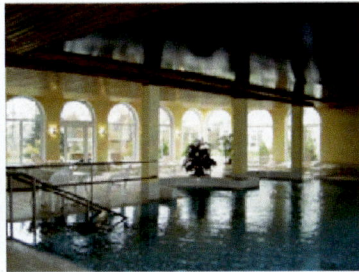

Quelle: Klinik am Haussee

5.3.3.4 Medical Day Spas

Das Angebot in Medical Day Spas ist ähnlich konzipiert wie in Day Spas, welche sich vor allem auf Wellness konzentrieren (s. Kap. 5.2.3.3). Zusätzlich werden medizinische und therapeutische Anwendungen und -beratungen angeboten, und genauso wie bei Medical Wellnesshotels gehört ein Arzt zum medizinischen Personal, oder es wird mit einem externen Arzt zusammengearbeitet. Auch hier ist die optimale Lösung eine Anbindung des Medical Day Spas an eine Klinik oder an ein medizinisches Kompetenzzentrum (vgl. Kap. 5.3.3.2).

Ein Beispiel für ein Medical Day Spa ist das Cawi Medical Day Spa in Nürnberg, welches durch den Arzt Thomas CAWI geleitet wird. In dem Haus wird versucht, auf ganzheitliche Art und Weise sowohl auf kranke als auch auf gesunde Menschen individuell einzugehen. Zum Angebot gehören unter anderem medizinische

5 Gesundheitsvorsorgetourismus heute

Check Ups, Allergietests, Zellregeneration, Homöopathie, Akupunktur, Kinesiologie und Ernährungsberatung. Die medizinischen Anwendungen werden in dem Medical Day Spa in der Regel immer mit Kosmetik und Entspannung verbunden (Cawi Medical Day Spa GmbH 2006, s. Abb. 80).

Abb. 80: Cawi Medical Day Spa, Nürnberg (Logo, Anwendungsbereich)

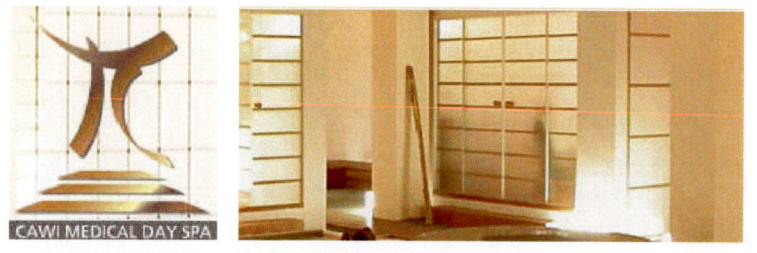

Quelle: www.wellness-nürnberg.com

5.3.3.5 Thermen

Auch Thermen sind potentielle Anbieter von Medical Wellness. Wichtig ist hier ebenfalls, dass ein entsprechender Anwendungs- und Beratungsbereich zur Verfügung steht, in dem medizinische, therapeutische, Bewegungs- und Entspannungsberatungen und -behandlungen durchgeführt werden können. Das gesamte Bad muss einen hochwertigen Eindruck verbreiten und über eine Wohlfühlatmosphäre verfügen. Das ist in einer Therme nur dann möglich, wenn insgesamt ein ruhiges Ambiente herrscht und es sich nicht um ein so genanntes Spaßbad handelt. Genauso wie bei den sonstigen Anbietern (s. Kap. 5.3.3.2 bis 5.3.3.4) sollte

5 Gesundheitsvorsorgetourismus heute

auch mit einem oder mehreren Ärzten zusammen gearbeitet werden. Das Basisangebot einer Therme mit mineralischem Wasser, Saunalandschaft, Ruhemöglichkeiten und eventuell auch mit Fitnessmöglichkeiten ist eine gute Grundlage für die Angliederung eines Medical Wellnessbereiches.

Als Bespiel ist das Eugen-Keidel Bad in Freiburg zu nennen, welches als erstes Thermalbad die Baden-Württembergische Auszeichnung „Medical Wellness Stars" (s. Kap. 5.3.5) mit der höchstmöglichen Qualitätsstufe von fünf Sternen erhalten hat (Heilbäderverband Baden-Württemberg 2006).

Die ortsgebundenen Heilmittel des Mineral-Thermalwassers bilden das Herz des Therapieangebotes des Eugen-Keidel-Bades, welches eng mit dem Balneologischen Institut der Albert-Ludwigs Universität Freiburg zusammen arbeitet. Im Mittelpunkt stehen die Bewegungstherapie im Wasser sowie eine Auftriebstherapie zur Behandlung von Bandscheibenproblemen, Rückenschmerzen und neurologischen Erkrankungen. Ergänzt wird das Angebot durch klassische Massagen, Krankengymnastik, Wannenbäder und Fangobehandlungen (Keidel Mineral-Thermalbad Freiburg 2006, s. Abb. 81).

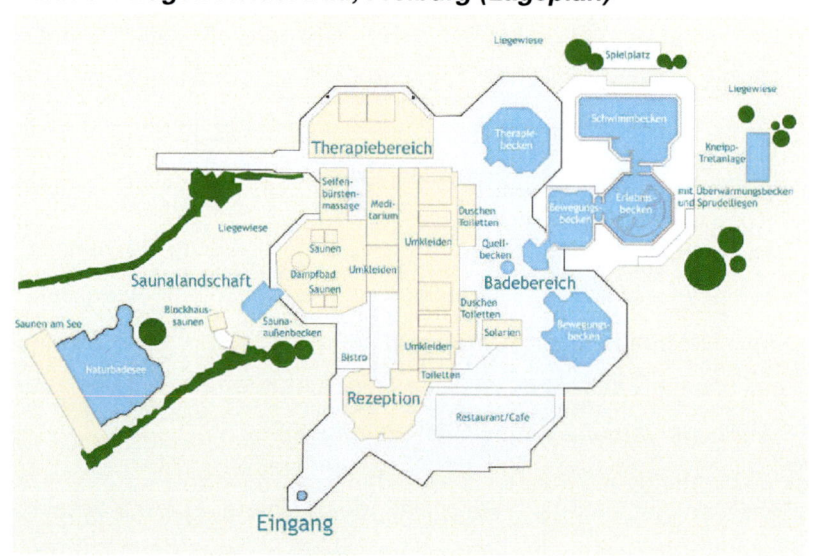

Abb. 81: Eugen-Keidel Bad, Freiburg (Lageplan)

Quelle: www.keidel-bad.de/keidel/

5.3.3.6 Reiseveranstalter

Einige Gesundheits-, Kur- und Wellnessreiseveranstalter (s. Kap. 5.2.3.6) haben mittlerweile Medical Wellnessreisen in ihr Angebot aufgenommen.

Verkauft werden in der Regel Komplettangebote, bestehend aus Übernachtung mit Voll- oder Halbpension, einführendem Gesundheits-Check Up und nachfolgendem Therapieangebot. Es gibt teilweise große Unterschiede. In Hinsicht auf Qualität und Effektivität sind solche Angebote zu präferieren, bei welchen das therapeutische Angebot auf die Ergebnisse des jeweiligen Gesundheits-Check Ups abgestimmt wird und ein richtiges Coaching für den Alltag (mit Ernährungs- und Bewegungsberatung usw.) stattfindet[174]. Ein abschließender Beratungstermin mit dem Arzt sollte den Aufenthalt abrunden.

5.3.4 Medical Wellness-Kritik

Das Medical Wellnesskonzept wird von verschiedenen Seiten kritisiert. Von manchen wird Medical Wellness auf ironische Weise als neues „Zauberwort" bezeichnet, welches lediglich dem bis zur „Unkenntlichkeit ausgeleierten Kunstwort" Wellness mehr Seriosität und medizinisch-therapeutischen Nutzen zutragen soll (WEBER 2005, vgl. DAMMER 2006a: 10).

Grundlegende Zweifel an dem Konzept entstehen teilweise, wenn die Frage gestellt wird, was ein Gesundheits-Check Up oder Anwendungen wie Ayurveda mit Wohlfühlen oder Wellness zu tun haben[175] und warum Menschen solche Anwendungen in ihrem Urlaub wahrnehmen wollen. In Hinsicht auf das Hauptziel von Medical Wellness (Erreichung eines gesunden Lebensstils) wird oft angezweifelt, ob ein Urlaub und insbesondere ein Kurzurlaub, fern des Alltags, überhaupt dazu beitragen kann.

---

[174] Beispielsweise hat der Veranstalter WirReisen im Rahmen seiner Medical Wellnessreisen (mit mindestens sieben Tagen Aufenthalt) eine Seminarreihe zum Thema Stärkung des Selbstvertrauens und der Selbstsicherheit eingeführt (WILBRANDT et al. 2007: 29).
[175] Zum Beispiel Ina GÖDE-TRAUB (2006: 36) meint, dass bei Ayurveda „nicht jede Anwendung ein Genuss ist", kommt aber zu dem Schluss, dass sich die klassischen Ayurveda-Angebote durchaus für Medical Wellness eignen.

5 Gesundheitsvorsorgetourismus heute

„Es gibt eine Menge schwarzer Schafe", so Hildegard DORN-PETERSEN vom Deutschen Wellness Verband über Medical Wellnessanbieter (WEBER 2005). Beispielsweise verfügen einige Medical Wellnesshotels nicht über genügend medizinische Kompetenz[176]. Während diese den Kliniken nicht fehlt, bezweifeln einige, dass Kliniken überhaupt ein Wohlfühlambiente und die nötige Servicequalität hervorbringen können (vgl. u.a. DAMMER 2006a: 10). Bei Kliniken, die neben dem normalen Betrieb Medical Wellness anbieten, wird oft angezweifelt, dass hier die Mischung aus gesunden Gästen und kranken Patienten funktioniert.

Die vorgenannten Kritikpunkte hängen nicht zuletzt mit einer teilweise fehlenden Qualität und einer Intransparenz des Marktes zusammen. Gerade bei Medical Wellness und den dazu gehörenden medizinischen und therapeutischen Angeboten sind eine hohe Kompetenz des Personals und eine umfassende Qualität der Angebote sehr wichtig. Die einen Beitrag zur effektiven Gesundheitsvorsorge und eine Hinführung zu einem gesunden Lebensstil erwartenden Gäste, wollen einen zielführenden und gleichzeitig komfortablen Aufenthalt während ihrer Medical Wellnessreise verbringen.

Aufgrund der Vermischung von seriösen und unseriösen Anbietern auf dem Markt wird ebenso wie bei Wellness versucht, mit Zertifizierungen mehr Klarheit zu erreichen.

---

[176] „Jetzt möchte jeder, der eine Pulsuhr hat, Medical Wellness anbieten", so äußert sich SCHMID von der Klinik am Haussee warnend vor Leichtfertigkeit und Trittbrettfahrern (HERTEL et al. 2006a: 7).

5 Gesundheitsvorsorgetourismus heute

5.3.5 Zertifizierung

Nachdem sich in Bezug auf Wellness bereits verschiedene Zertifizierungen auf dem Markt etabliert haben (s. Kap. 5.2.5), sind die Bemühungen bei Medical Wellness bisher noch nicht so weit gelangt. Doch gerade hinsichtlich der medizinischen Anwendungen bei Medical Wellness ist Qualitätssicherung unumgänglich und Transparenz für den Kunden sehr wichtig.

Medical Wellness-Zertifizierungen wurden bereits durch den Deutschen Medical Wellness Verband, den Deutschen Wellness Verband sowie durch die Tourismus-Marketing GmbH Baden-Württemberg (TMBW) in Zusammenarbeit mit der Heilbäder und Kurorte GmbH Baden-Württemberg (HKM) ins Leben gerufen (s. Abb. 82).

Abb. 82: Medical Wellness-Siegel

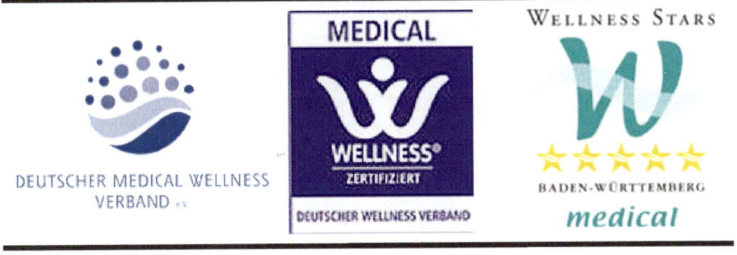

Quelle: www.dmwv.de, DWV 2006a, TMBW und HKM 2006

Der 2005 gegründete Deutsche Medical Wellness Verband hat zu seinem Hauptziel erklärt, Qualitätskriterien für Medical Wellness zu entwickeln und Betriebe zu zertifizieren. Vorerst handelt es sich dabei um Hotels, Kliniken und Day Spas. Zukünftig sollen

5 Gesundheitsvorsorgetourismus heute

außerdem Standards für Regionen und Reiseveranstalter hinzukommen (WILBRANDT 2007c: 6). Die Kriterien des Medical Wellness Verbandes stützen sich auf bereits vorhandene und etablierte zunächst branchenneutrale Anforderungen. In den zu zertifizierenden Unternehmen sollte ein Qualitätsmanagementsystem (QMS)[177] vorhanden sein, welches im Wesentlichen den Anforderungen der DIN EN ISO 9001:2000[178] entspricht. Diese Ansprüche werden für die Verbands-Zertifizierung auf die gesundheitliche Ausrichtung eines Medical Wellness-unternehmens übertragen. Außerdem müssen die Unternehmen spezifische Medical Wellnesskriterien erfüllen. Nachfolgend sind die Kriterien für ein Medical Wellnesshotel dargestellt (DMWV 2007):

1. Definition eines Geltungsbereiches unter ärztlicher Leitung. Dieser muss einen wesentlichen Teil des Behandlungsangebotes im Medical Spa umfassen.
2. Die ärztliche Leitung muss von mindestens einem approbierten Arzt mit relevanter Fachrichtung ausgeübt werden.
3. Der/die Arzt/e muss/müssen den Schwerpunkt ihrer beruflichen Tätigkeit im Hotel ausüben.
4. Darüber hinaus muss mindestens ein Therapeut (z.B. Physiotherapie) mit einschlägiger Ausbildung Vollzeit im Hotel beschäftigt sein.
5. Es muss für die Zeiten der Abwesenheit des Arztes ein ärztlicher Bereitschaftsdienst im Hotel oder in unmittelbarer Nähe verfügbar sein.

---

[177] Ein Qualitätsmanagementsystem (QMS) oder Total Quality Management (TQM) integriert alle am Unternehmensprozess Beteiligten in einen Qualitätsmanagementprozess, der auf die Erreichung höchster Qualität und auf die Zufriedenheit der Kunden gerichtet ist (LUNOW 2007: 10, vgl. Kap. 9.4).
[178] Die international anerkannte Norm beinhaltet die Anforderungen an ein Qualitätsmanagementsystem.

5 Gesundheitsvorsorgetourismus heute

6. Beim Wechsel in medizinische Fachrichtungen außerhalb des Hotels ist der Transfer der Teilnehmer bezogenen Daten sichergestellt.
7. Schriftlicher Abschlussbericht muss vorliegen.
8. Bei der Anwendung komplementärmedizinischer Therapien muss eine Offenlegung erfolgen, auf welcher Wirkungsbasis die Anwendung beruht.
9. Die Anwendungen im Medical Spa–Bereich basieren auf standardisierten Untersuchungsbögen und Therapieplänen.
10. Die Untersuchungs- und Behandlungsräume verfügen über moderne Ausstattung, vermitteln medizinische Kompetenz ohne Klinikatmosphäre.
11. Der Betrieb erfüllt die Voraussetzungen erstens zur Dokumentation der Ergebnisse, und zweitens um Empfehlungen zur Fortsetzung des Erlernten zu vermitteln (Ernährungsplan, Bewegungsplan, gesunder Lebensstil, Verweis auf Internet-Seiten).
12. Der Betrieb verfügt über einen Arzt, der den dringend empfohlenen medizinischen Eingangscheck sicherstellt.
13. Der Betrieb stellt sicher, dass Gastpatienten an Bewegungs- und/oder Fitnessprogrammen sich vorher einer Leistungsdiagnostik unterziehen.
14. Der Gast erhält auf Wunsch eine schriftliche Auswertung seiner Leistung/Leistungsveränderung mit Empfehlungen für zu Hause.

Quelle: DMWV 2007

Der Deutsche Wellness Verband hat im Rahmen seiner Zusammenarbeit mit dem Bundesland Mecklenburg-Vorpommern und in Abstimmung mit dem Heilbäderverband Mecklenburg-Vorpommern 2004 erstmals Qualitätskriterien für Medical Wellness entwickelt. Folgende Mindestvoraussetzungen gelten für eine Basis-Zertifizierung einer Einrichtung als Medical Wellnesszentrum:

1. Klar erkennbare Ausrichtung auf Wellness orientierte Gesundheitsgäste (u.a. moderne, komfortable Gästezimmer, mind. 3-Sterne-Hotelniveau, naturnahe Lage)

5 Gesundheitsvorsorgetourismus heute

2. Schmackhafte Vitalküche (u.a. auch Diätküche, vegetarische, lactosefreie, glutenfreie Küche)
3. Attraktiver und gepflegter Wellnessbereich (Pool, Sauna/Dampfbad, Fitness-/Gymnastikraum, therapeutischer Anwendungs-/Behandlungsbereich, Diagnostikbereich, Lehrbereich, angenehme Aufenthaltsmöglichkeiten)
4. Qualifizierte Gesundheits- und Behandlungsprogramme (Programme und Arrangements basierend auf einem ganzheitlichen und wissenschaftlich fundierten Gesundheitsverständnis, Kombination aus bewegungstherapeutischen, balneophysikalischen, physiotherapeutischen, psychologischen und ernährungstherapeutischen Verfahren, Maßnahmen zur Lebensstilmodifikation (Bewegung, Körperpflege, Ernährung, Stress-Abbau), dem Angebot entsprechende Räumlichkeiten, zeitgemäße technische Ausstattung, qualifiziertes Fachpersonal)
5. Qualifizierte Gästebetreuung (ausgebildete Fachkräfte mit anerkanntem Berufsabschluss für Behandlung, Beratung und Training, obligatorische ärztliche Präsenz)
6. Kundenorientierung (aufschlussreiches Informationsmaterial, besondere Servicequalität und Kundenfreundlichkeit in allen Bereichen, täglicher Zugang zu den Wellnessangeboten, Anwendungen ganzjährig an mindestens fünf Tagen in der Woche, davon mindestens ein Wochenendtag, internes Qualitätsmanagement, gutes Preis-Leistungs-Verhältnis für Selbstzahler)
7. Soziales Wohlbefinden (u.a. Programme und Aktivitäten, die das Gemeinschaftserlebnis fördern, kulturelle Unterhaltung)
8. Schutz vor Tabakqualm (grundsätzliche Rauchfreiheit, abgeschlossene Räume für Raucher)
9. Schutz der Umwelt (Ressourcen-Schonung, Müllvermeidung, ökologisches Bewusstsein bei der Betriebsführung, Hinweise an den Gast, sich umweltbewusst zu verhalten)

Quelle: DWV 2006a

"Wellness Stars" ist ein neues Qualitätssiegel, welches von der Tourismus-Marketing GmbH und der Heilbäder und Kurorte Marketing GmbH Baden-Württemberg zur Zertifizierung von Wellnesshotels, Anbietern von Medical Wellness und Thermen in Baden-Württemberg entwickelt wurde. Einrichtungen, welche die

5 Gesundheitsvorsorgetourismus heute

Auszeichnung „Wellness Stars medical" erhalten wollen, müssen vor allem Ärzte und medizinisch qualifiziertes Personal angestellt haben. Das Zertifikatssystem ist nach Sternen geordnet, wobei drei Sterne die unterste und fünf Sterne die oberste Kategorie darstellen. Basiskriterien für die 3-Sterne-Kategorie sind wie folgt (die Basiskriterien werden für die 4- und 5-Sterne-Kategorie noch durch weitere Ausstattungs- und Servicekriterien ergänzt):

1. Die Ausstattung im Spa- und Anwendungsbereich entspricht einem gehobenen Anspruch.
2. Die Angebote des Hauses werden von qualifiziertem Personal erstellt und betreut.
3. Jeder Gast erhält einen medizinischen Basis-Check.
4. Unbedingte Bestandteile der Medical Wellness-Angebote sind ein Belastungs-EKG, ein ausführliches ärztliches Beratungsgespräch und eine Untersuchung des Blutbildes.
5. Das gesamte Personal im Anwendungs- und Behandlungsbereich verfügt über eine medizinische Grundausbildung und bildet sich regelmäßig (mindestens 1x pro Jahr) weiter.
6. Es steht mindestens ein Arzt im Haus zur Verfügung.
7. Es existieren mindestens sieben buchbare Medical Wellness-Angebote.
8. Mindestens einmal täglich wird der Spa- und Anwendungsbereich kontrolliert und gereinigt.
9. Sämtliche vorgeschriebenen Wartungen werden regelmäßig durchgeführt.
10. Zum angebotenen Programm zählen mindestens zwei Aktiv-Angebote (Bewegungstherapie, Aqua-Kurse).
11. Es wird ein durchgehendes Angebot an schmackhaften, frischen Vital-Gerichten bereitgestellt.
12. Ein ärztliches Abschlussgespräch ist Bestandteil eines jeden Aufenthaltes (inkl. schriftlicher Auswertung der Untersuchungen und Empfehlung für evtl. Weiterbehandlungen).

Quelle: TMBW und HKM 2006

In wieweit sich die verschiedenen Medical Wellness-Zertifizierungen auf dem Markt etablieren können, wird erst in einigen Jahren feststellbar sein. Eventuell werden auch hier zukünftig noch mehr Siegel auf den Markt gebracht, was dann wiederum – ähnlich wie bei Wellness – zu mehr Verwirrung führen kann.

Die Zertifizierungen sowohl von Wellness- als auch von Medical Wellnessanbietern geben dem Gast Orientierung. Bei den zertifizierten Betrieben handelt es sich in der Regel um ein weitestgehend hochqualitatives und geprüftes Angebot, womit sie sich in dem Markt mit vielen unseriösen Anbietern abheben können. Trotzdem ist zu bedenken, dass die Siegel nicht viel über die tägliche Dienstleistungs- und Servicequalität der Betriebe aussagen, die bei Medical Wellnessangeboten ganz besonders wichtig ist.

5.4 VON KRANKENKASSEN BEZUSCHUSSTER PRÄVENTIONSTOURISMUS

Seit Anfang des 21. Jahrhunderts etablieren sich Präventionsreisen auf dem Markt, welche durch deutsche Krankenkassen, die eng mit Reiseveranstaltern zusammenarbeiten, bezuschusst werden[179].

---

[179] Aufgrund der Neuheit des Marktes und seiner bisher eher geringen Bedeutung im Gesundheitsvorsorgetourismus (vor allem in quantitativer Form der Nachfrage), soll dieses Kapitel nur einen kurzen Überblick über den Markt der bezuschussten Präventionsreisen geben.

5 Gesundheitsvorsorgetourismus heute

5.4.1 Gesetzlicher Hintergrund

Die Krankenkassen sind laut § 20 Absatz 1 und 2 des Sozialgesetzbuchs V angehalten, Leistungen zur primären Prävention anzubieten. Wie diese Angebote (in den Bereichen Bewegung, Entspannung, Ernährung und Entwöhnung) gestaltet zu sein haben, wurde in Qualitätskriterien von den Spitzenverbänden der Krankenkassen festgelegt[180]. Während präventive Leistungen in der Vergangenheit hauptsächlich am Wohnort oder in Form einer Vorsorgekur bezuschusst wurden, ist dies seit neuestem auch bei Reisen ohne Kurhintergrund möglich. Die Reisen können die unterschiedlichsten Destinationen haben und auch in das europäische Ausland führen.

Die gesetzliche Grundlage schuf hierfür die Entscheidung des Europäischen Gerichtshofs vom Mai 2003, dass ambulante Behandlungen innerhalb der Europäischen Union (EU) von den Kassen bezahlt werden müssen. Außerdem können Kassen innerhalb der EU mit Kliniken Verträge abschließen, wenn die nationalen Zulassungskriterien oder die medizinischen Qualitätsrichtlinien der EU erfüllt werden (GRAUPNER 2006: 1).

---

[180] Grundlegende Qualitätskriterien sind unter anderem, dass Kurse und Kursleiter qualitätsgeprüft sind und dass die Versicherten die Kurse mindestens zu 80% wahrnehmen (PRETTIN 2006: 22).

5.4.2 Kooperationen von Krankenkassen und Reiseveranstaltern

Für das Angebot von Präventionsreisen haben sich verschiedene Krankenkassen mit Reiseveranstaltern zusammengeschlossen. Beispielsweise die Deutsche Angestellten-Kasse (DAK) und die Kaufmännische Krankenkasse (KKH) kooperieren mit dem Touristikkonzern TUI; die Techniker Krankenkasse (TK) und die Gmünder Ersatzkasse (GEK) arbeiten mit dem Veranstalter Dr. Holiday zusammen, der sich auf bezuschusste Präventionsreisen spezialisiert hat. Die Barmer Ersatzkasse (BEK) bezuschusst zwar Präventionsreisen (nur Inland), arbeitet aber nicht mit einem Fremdanbieter zusammen (vgl. METZGER 2006, PRETTIN 2006: 22, s. Tab. 14).

Tab. 14: Bezuschussung von Präventionsreisen durch Krankenkassen

	BEK	DAK	TK	KKH	GEK
Höhe Zuschuss/ Rabatt	bis € 150	bis € 150	bis € 255	bis € 150	bis € 200
Häufigkeit Zuschuss	einmal im Jahr	zweimal im Jahr	einmal im Jahr	einmal im Jahr	einmal im Jahr
Bonuspunkte	ja	ja	ja	ja	ja
feste Kooperationspartner	ohne Fremdanbieter	TUI	Dr. Holiday	TUI	Dr. Holiday
Bezuschussung externer Anbieter	ja	ja	ja	ja	ja
Präventionsreisen ins Ausland	nein	ja	ja	ja	ja
Beginn Angebot Präventionsreisen	2003	2004	2006	2005	2003

Quelle: PRETTIN 2006: 24

5 Gesundheitsvorsorgetourismus heute

Von dem Zusammenschluss von Reiseveranstaltern und Krankenkassen profitieren beide Seiten. Der Reiseveranstalter erschließt sich neue Zielgruppen. Die Krankenkasse kann durch die Unterstützung präventiver Maßnahmen zur Verhinderung von Krankheiten ihrer Kunden beitragen und somit langfristig Krankenbehandlungskosten sparen. Außerdem kann sie ihren Kunden attraktive und preisgünstige Reisen anbieten und dieses Angebot nicht zuletzt als Marketinginstrument für die Werbung neuer Mitglieder nutzen (vgl. PRETTIN 2006: 22). Außerdem profitieren die Hotellerie und sonstige Tourismusanbieter, da das Geschäft mit den Präventionsreisen zusätzliche Gäste auch in buchungsschwachen Monaten bringt (vgl. DAMMER 2006d: 1).

Es gibt einige Krankenkassen, die solche Präventionsreisen nicht bezuschussen (z.B. die Allgemeinen Ortskrankenkassen, kurz AOK). Andere arbeiten nicht mit speziellen Reiseveranstaltern zusammen. Auch private Krankenkassen fördern Präventionsreisen, allerdings nach eigenen Kriterien.

Immer mehr Gesundheitsreiseveranstalter nehmen bezuschusste Präventionsreisen in ihr Angebot auf (so z.B. auch FIT Reisen, DERtour, beauty24.de).

5.4.3 Nachfrage

Zur Zielgruppe für bezuschusste Präventionsreisen gehören Menschen ab 30 Jahren, die etwas für ihre Gesundheit tun wol-

5 Gesundheitsvorsorgetourismus heute

len. Die Angebote richten sich vornehmlich an Gesunde, die keine akuten Beschwerden haben (Unterschied zur Kur, vgl. DAMMER 2006d: 2). Durch die Bezuschussung von Präventionsreisen sollen vor allem Menschen erreicht werden, die sonst kaum in Hinblick auf Gesundheitsvorsorgemaßnahmen aktivierbar sind.

Während wohnortnahe Präventionskurse von Volkshochschulen und Vereinen nach Erfahrungen der Krankenkassen zu 80% von Frauen und nur zu 20% von Männern belegt werden, liegt der Anteil der männlichen Bucher von Präventionsreisen nach Angaben durch Dr. Holiday bei über 45%. Dem Reiseveranstalter nach buchen 80% der Dr. Holiday-Gäste Reiseziele in Deutschland (STAEDELE 2007).

Die Nachfrage nach Präventionsreisen steigt stark an. Der Reiseveranstalter Dr. Holiday geht für sein Unternehmen für das Jahr 2006 von 25.000 Reisenden, für das Jahr 2007 von 40.000 Reisenden (+ 60%) aus (DAMMER 2006c: 12).

5.4.4 Angebot

Bei den bezuschussten Präventionsreisen handelt es sich in der Regel um Gesundheitsvorsorgereisen mit einer Dauer von wenigen Tagen bis zu ein bis zwei Wochen. Der Reisende bezahlt die Anreise, die Unterbringung (in der Regel im Hotel) und die Verpflegung selbst. Von der Krankenkasse werden die Kosten für

5 Gesundheitsvorsorgetourismus heute

Präventivmaßnahmen (bei regelmäßiger Teilnahme) übernommen. Im Durchschnitt erhält jeder Versicherte für solche Reisen einen Zuschuss in Höhe von € 150 pro Jahr, und teilweise werden von den Krankenkassen zusätzlich Bonuspunkte vergeben.

Die Präventionsprogramme finden in Gruppen statt und beinhalten acht bis zwölf Trainingseinheiten. Die Kurse werden von qualifizierten Physiotherapeuten und speziell ausgebildeten Sportlehrern durchgeführt. Die Teilnahme an den Präventivkursen wird kontrolliert. Nimmt ein Reisender nicht zu mindestens 80% an einem Kurs teil, muss er den Krankenkassenzuschuss zurückzahlen (vgl. STAEDELE 2007).

Bezuschusste Präventionsreisen führen sowohl ins In- als auch ins europäische Ausland. Die meisten Angebote beziehen sich allerdings auf deutsche Destinationen (vor allem Heilbäder und Kurorte)[181].

5.4.5 Kritik

Präventionsreisen werden nicht von allen Krankenkassen bezuschusst und teilweise von diesen kritisiert. Manche werten sie als

---

[181] Zum Beispiel führen die Angebote der Kooperation TUI Vital und KKH im TUI Vital-Katalog Nov 07-Apr 08 zu etwa zwei Drittel (63%) in deutsche und zu etwa einem Drittel (37%) in europäische Destinationen (Österreich, Italien, Mallorca, Gran Canaria, Madeira) (TUI Deutschland GmbH 2007: 317). Etwa ein Viertel der Reiseangebote des Veranstalters Dr. Holiday haben ausländische Ziele (Tschechien, Österreich, Italien, Spanien) (Dr. Holiday AG o.J.).

5 Gesundheitsvorsorgetourismus heute

„Urlaub auf Krankenschein" ab (beispielsweise die AOK) (PRETTIN 2006: 24).

Kritisiert wird die Form der bezuschussten Präventionsreisen ganz besonders von dem Deutschen Heilbäderverband[182]. Hauptkritikpunkte sind die Bezuschussung von Angeboten minderer Qualität[183] durch Gelder der Solidargemeinschaft, der gezielte Abzug der Nachfrage aus dem eigenen Land und das Handeln zu eigenen Werbezwecken vor dem Hintergrund verschärfter Konkurrenzbedingungen unter den Kassen (s. auch Kap. 5.1.4).

Auch der Präventionsreiseanbieter Dr. Holiday wird von den Vertretern der deutschen Heilbäder und Kurorte stark kritisiert. So meinte zum Beispiel Dr. KIRCHNER aus Bad Elster am 103. Bädertag 2007, dass „Dr. Holiday etwa merkwürdige Präventivangebote mache, wo es ein Zertifikat vom Liftboy gebe" (GASSNER 2007a: 3).

Ähnliche Kritik äußern Ärzteverbände, die den Sinn zum Bespiel von bezuschussten Kreuzfahrten nicht erkennen können. Sie sind der Meinung, dass Präventionsangebote genauso gut zu Hause

---

[182] Zum Thema „Aggressives Auslandsmarketing einzelner Krankenkassen gefährdet deutsche Heilbäder und Kurorte" luden der DHV und der VdKB im Januar 2006 zu einer gemeinsamen Pressekonferenz ein (DHV und VdKB 2006).
[183] Manfred STEINBACH, Präsident des Deutschen Heilbäderverbandes meint, dass im Ausland weitgehend eine Qualitätskontrolle fehlt. Er spricht von „Kur-Export ins Ausland" (CASPARI 2006b: 15).

5 Gesundheitsvorsorgetourismus heute

wahrgenommen werden können, und vermissen eine obligatorische Voruntersuchung durch einen Arzt[184].

Dahingegen hält der Bäderverband Mecklenburg-Vorpommern hochwertige Bonus- und Medical Wellnessangebote der Krankenkassen in geprüften Häusern als äußerst sinnvoll. Er meint aber auch, dass es unter den Kassen „schwarze Schafe" gebe, die Bonusprogramme nur zum Zwecke der Mitgliedergewinnung finanzierten (MVregio 2007).

Von Krankenkassen bezuschusste Präventionsreisen sind insofern sinnvolle Angebote, da sie auch sozial schwächere Bevölkerungsschichten erreichen und diese bei der eigenen Gesundheitsvorsorge unterstützen. Viele der heute angebotenen Reisen erscheinen aber als wenig effektiv, weil die Maßnahmen zur Gesundheitsvorsorge eher im Hintergrund der sonstigen Urlaubsaktivitäten zum Beispiel bei einer Städte- oder Kreuzfahrtreise zu stehen scheinen. Ob solche Reisen zu einer effektiven Gesundheitsvorsorge und zur Führung eines gesunden Lebensstils beitragen, ist daher fraglich.

---

[184] Diese Meinung vertritt unter anderem Dr. med. Leonhard HANSEN, Vorsitzender der Kassenärztlichen Vereinigung Nordrhein. Er sieht ein Missverhältnis darin, dass Reisen von Krankenkassen mit € 200 bezuschusst werden, während ein Hausarzt im Rheinland für die Behandlung eines Versicherten gerade mal so viel im ganzen Jahr bekommt (MAUS 2007).

5.5 ZUSAMMENFASSUNG: STRUKTUR UND VOLUMEN DES GESUNDHEITSVORSORGETOURISMUS IN DEUTSCHLAND

Der Gesundheitsvorsorgetourismus ist heute durch eine differenzierte Nachfrage geprägt, der verschiedenste Angebote entsprechen. Es existieren vier Untertypen des Gesundheitsvorsorgetourismus: Vorsorgekurtourismus, Wellnesstourismus, Medical Wellnesstourismus und bezuschusster Präventionstourismus. Nachfrage und Angebot der vier Unterformen weisen teilweise Unterschiede aber vor allem auch Gemeinsamkeiten auf. Ihre Merkmale lassen sich als Struktur und Volumen des Gesundheitsvorsorgetourismus zusammenfassen.

5.5.1 Nachfrage

Die Nachfrage im Gesundheitsvorsorgetourismus setzt sich aus Kur-, Wellness-, Medical Wellnesstouristen und Nachfragern von bezuschussten Präventionsreisen zusammen. Sie ist neben weitreichenden Gemeinsamkeiten vor allem durch Unterschiede in den Reiseerwartungen, den Zielgruppen und der Finanzierungsart der Reise geprägt.

5.5.1.1 Gästezielgruppen und Reisemotive

Für die verschiedenen Gästezielgruppen lassen sich unterschiedliche Reisemotive identifizieren (s. Tab. 15).

5 Gesundheitsvorsorgetourismus heute

Tab. 15: Gästezielgruppen und Reisemotivationen im Gesundheitsvorsorgetourismus

	Vorsorgekurtourist		Wellness-tourist	Medical Wellness-tourist	Präventions-tourist
	Sozialkur	Privatkur			
Vorsorge-schwerpunkt	Primär-/Sekundärprävention	Primär-/Sekundärprävention	Gesundheitsförderung	Gesundheitsförderung Primärprävention	Gesundheitsförderung Primärprävention
gewünschte Maßnahmen	Kurmedizin Bewegung Ernährung Entspann.	Kurmedizin Bewegung Ernährung Entspann.	Alternativmedizin Entspann. Verwöhn. Schönheit Bewegung Ernährung	Evidenzbasierte/alternative Medizin Bewegung Ernährung Entspann.	Bewegung Ernährung Entspann.
Hauptzielgruppe	Risikogruppe Erkrankte	Risikogruppe Erkrankte	Gesunde	Gesunde Risikogruppe	Gesunde Risikogruppe
Alter	50+	50+	30+	40+	40+
Reisedauer	2-4 Wochen	<1-3 Wochen	2-14 Tage	2-14 Tage	3-14 Tage
Finanzierung	bezuschusst	privat	privat	privat	bezuschusst
Aktivitätsgrad	aktiv	aktiv	aktiv/passiv	aktiv	aktiv/passiv

Quelle: SONNENSCHEIN (eigener Entwurf)

Für Vorsorgekurtouristen (sowohl Sozialkur als auch Privatkur) liegt der Schwerpunkt vor allem bei der Prävention und weniger bei einer generellen Gesundheitsförderung. Der Reisende erwartet ein Kurprogramm mit kurmedizinischen und therapeutischen Anwendungen und Übungen und mit einer bestimmten Dauer von

5 Gesundheitsvorsorgetourismus heute

zumeist mehreren Wochen. Es handelt sich bei den Reisenden oft um bereits Erkrankte oder bestimmte Risikogruppen. Das Alter der Hauptzielgruppe liegt bei 50+. Schon allein durch die Einbindung in einen Kurplan sind Kurtouristen als aktive Gesundheitsvorsorgetouristen einzustufen, die während ihrer Reise durch bestimmte Maßnahmen (Bewegung, gesunde Ernährung) etwas für ihre Gesundheit tun. Während der Privatkurgast selbst für seine Reise aufkommt, wird die Kur des Sozialkurgastes von den Krankenkassen bezuschusst, was teilweise auch als Motivation für die Reise zu sehen ist.

Wellnesstouristen geht es vor allem um eine oft sehr generelle Form der Gesundheitsförderung. Es ist zwischen Wellnesstouristen zu unterscheiden, die während ihrer Reise aktiv etwas für ihre Gesundheit tun (Anwendungen und Übungen im Bereich Bewegung, gesunde Ernährung, Entspannung, eventuell alternative Medizin), und solchen, deren Hauptmotive Entspannung, Verwöhnung und Schönheit sind. Die Reisen werden oft als Wochenend- oder Kurzurlaube gebucht. Wellnessreisende sind in der Regel gesund und die Hauptzielgruppe liegt bei 30+.

Bei Medical Wellnesstouristen (Schwerpunkt Vorsorge) handelt es sich in der Regel um Gesunde oder auch um Risikogruppen (teilweise auch bereits Erkrankte). Der Vorsorgeschwerpunkt kann sowohl bei der Gesundheitsförderung als auch bei der Prävention liegen. Sie erwarten – genauso wie die Kurtouristen – eine medizinische (hier evidenzbasierte oder alternative Medizin) und eine therapeutische Behandlung. Die durchschnittliche Rei-

5 Gesundheitsvorsorgetourismus heute

sedauer liegt allerdings deutlich niedriger als bei den Kurtouristen bei nur wenigen Tagen bis maximal ein bis zwei Wochen. Die Hauptzielgruppe ist in den Altersgruppen ab 40 Jahren zu sehen. Medical Wellnesstouristen finanzieren ihre Reise ebenso wie Wellnesstouristen in der Regel selbst, sind aber aufgrund ihres Maßnahmenschwerpunktes durchweg als aktive Gesundheitsvorsorgetouristen zu sehen.

Nachfrager von bezuschussten Präventionsreisen sind in der Regel gesund oder gehören einer Risikogruppe an. Sowohl Gesundheitsförderung als auch Prävention können eine Rolle spielen. Die Schwerpunkte der erwarteten Maßnahmen liegen bei Kursangeboten im Bereich Bewegung, Ernährung und Entspannung. Die Reisedauer liegt zumeist bei wenigen Tagen bis zu einer Woche. Die Hauptzielgruppe ist in den Altersgruppen ab 40 Jahren zu sehen. Die Reisenden sind teilweise als aktiv, teilweise als passiv einzuschätzen. Es ist anzunehmen, dass die Bezuschussung der Reisen bei einigen als wesentliches Reisemotiv fungiert.

Es zeigt sich, dass von den verschiedenen Gesundheitsvorsorgetouristen die gleichen Basisbausteine (Bewegung, gesunde Ernährung und Entspannung als Säulen der Gesundheitsförderung und Prävention) erwartet werden. Je nach individuellem Gesundheitszustand und Alter werden jedoch verschiedene Schwerpunkte gesetzt (z.B. mit medizinischer Behandlung oder ohne). Und je nach Reisemotiv ergeben sich bei Gesundheitsvor-

5 Gesundheitsvorsorgetourismus heute

sorgetouristen sehr unterschiedlich lange Reisedauern von wenigen Tagen bis zu mehreren Wochen.

Zwischen den oben genannten, einzelnen Nachfragegruppen wird in vorliegender Arbeit eine theoretische Unterscheidung angestrebt. In Wirklichkeit sind die Übergänge zwischen den Gesundheitsvorsorgetourismusformen jedoch fließend. Die Nachfrage überschneidet sich in weiten Teilen, was nicht zuletzt auf die gleichen Grundelemente der Reiseformen zurückzuführen ist.

5.5.1.2 Volumen

Das Nachfragevolumen im Gesundheitsvorsorgetourismus in Deutschland lässt sich nur schätzen. Bei den folgenden Angaben wurde ausschließlich die Nachfrage durch aktive Gesundheitsvorsorgetouristen zusammengefasst. Unter Einbeziehung der passiven Gesundheitsvorsorgetouristen ergäbe sich eine enorm große Zahl, denn alle Touristen mit dem primären Motiv der Erholung sind passive Gesundheitsvorsorgetouristen.

Auf der Grundlage der Angaben des Deutschen Heilbäderverbandes und des Bundesministeriums für Gesundheit und Soziale Sicherung (vgl. BMGS 2005: 8, DHV 2007b) ist heute von etwa 280.000 ambulanten und stationären Vorsorgekuren (inkl. Mutter/Vater-Kind-Vorsorgekuren) in Heilbädern und Kurorten auszugehen, die durch die Krankenkassen finanziert oder bezuschusst werden. Dies entspricht etwa 16% aller durch Sozialleistungsträ-

5 Gesundheitsvorsorgetourismus heute

ger bezuschussten oder finanzierten Kuren. Unter Annahme einer durchschnittlichen Aufenthaltsdauer von 20 Tagen entsprechen dem rund 6 Mio. Übernachtungen.

Der größte Teil der privaten Gesundheitstouristen reist mit dem Ziel der Gesundheitsförderung und Prävention in Heilbäder und Kurorte, auf private Rehabilitationsgäste entfällt ein deutlich geringerer Anteil. Der deutsche Heilbäderverband geht davon aus, dass heute rund 12,5 Mio. Gäste in Heilbädern und Kurorte (65% aller Gästeankünfte) privatzahlende Gäste mit dem vorrangigen Ziel der Prävention sind, welche größtenteils nur bis zu fünf Tage in den Kurorten bleiben (vgl. BAUMSTARK 2007: 10). Nach hier vertretener Meinung ist davon auszugehen, dass der größte Teil dieser Gesundheitsvorsorgetouristen vor allem das Motiv der Erholung hat und somit zu den passiven Gesundheitstouristen zu zählen ist. Etwa ein Drittel dürften aktive Gesundheitsvorsorgetouristen sein. Darunter fallen Privatkurgäste sowie aktive Wellness- und Medical Wellnessgäste. Somit ist in Heilbädern und Kurorten mit etwa 4,2 Mio. aktiven privaten Gesundheitsvorsorgetouristen und rund 21 Mio. Übernachtungen zu rechnen.

Während der Großteil des gesundheitsvorsorgetouristischen Nachfragevolumens auf die Heilbäder und Kurorte als die wichtigsten Gesundheitsdestinationen in Deutschland entfällt, werden auch andere Gemeinden von aktiven Gesundheitsvorsorgetouristen frequentiert. Das Volumen wird auf etwa 1,7 Mio. Gäste (vor

5 Gesundheitsvorsorgetourismus heute

allem Wellness und Medical Wellness) und 8 Mio. Übernachtungen geschätzt[185].

Demnach ist von einem Gesamtvolumen von rund 6,2 Mio. Ankünften und von etwa 35 Mio. Übernachtungen durch aktive Gesundheitsvorsorgetouristen auszugehen (s. Tab. 16)[186].

Tab. 16: Nachfragevolumen aktiver Gesundheitsvorsorgetouristen in Deutschland 2006*

Gästegruppen	Ankünfte	Übernachtungen
Privatgäste	5,9 Mio.	29 Mio.
davon Privatkurgäste	2,5 Mio.	13 Mio.
davon Wellnessgäste	2,2 Mio.	11 Mio.
davon Medical Wellnessgäste	1,2 Mio.	5 Mio.
Sozialgäste	0,3 Mio.	6 Mio.
Gesamt	**6,2 Mio.**	**35 Mio.**

* nur Übernachtungsgäste
Quelle: SONNENSCHEIN (Annahmen und Berechnungen s. Text)

Die Marktsegmente Privatkur und Wellness machten 2006 hinsichtlich der Übernachtungsnachfrage die größten Anteile im aktiven Gesundheitsvorsorgetourismus aus. Auf die Sozialkur und

---

[185] Dieser Schätzung liegt die Annahme zugrunde, dass sich etwa jeweils die Hälfte der Wellness- und Medical Wellnessanbieter in Heilbädern und Kurorten bzw. in anderen Gemeinden befindet (eigene Internetrecherche) und sich demnach auch die Nachfrage aufteilt. Insgesamt wird von 2,2 Mio. aktiven Wellnesstouristen und 1,2 Mio. Medical Wellnesstouristen (Vorsorge) ausgegangen (s. Kap. 5.2.2.3 und 5.3.2.3).

[186] Die Nachfrage im Zusammenhang mit bezuschussten Präventionsreisen wurde hier aufgrund einer fehlenden Basis für eine Schätzung nicht miteinbezogen. Aufgrund der anzunehmenden vergleichsweise geringen Nachfrage würde sich bei einer Einbeziehung das Gesamtvolumen kaum ändern.

5 Gesundheitsvorsorgetourismus heute

auf Medical Wellness entfallen kleinere Marktsegmente (s. Abb. 83).

Abb. 83: Verteilung der Übernachtungsnachfrage auf die Unterformen des aktiven Gesundheitsvorsorgetourismus 2006

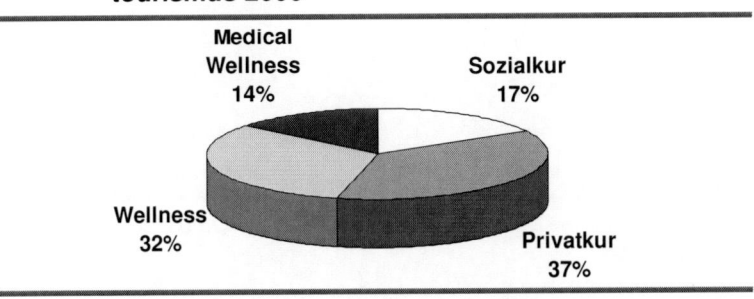

- Medical Wellness 14%
- Sozialkur 17%
- Wellness 32%
- Privatkur 37%

Quelle: SONNENSCHEIN (eigener Entwurf, Annahmen und Berechnungen s. Text)

Das Nachfragevolumen im aktiven Gesundheitsvorsorgetourismus entspricht etwa 5% aller touristischen Ankünfte und 10% aller Übernachtungen in Deutschland[187]. Die Nachfrage macht mehr als zwei Drittel der Ankünfte und fast die Hälfte der Übernachtungen im aktiven Gesundheitstourismus aus[188] (s. Abb. 84).

---

[187] Vgl. Statistisches Bundesamt 1995...2007. Der deutlich höhere Anteil der Übernachtungen als derjenige der Ankünfte ist auf die längere durchschnittliche Aufenthaltsdauer der aktiven Gesundheitsvorsorgetouristen (hier 5,6 Tage) im Vergleich zum bundesdeutschen Durchschnitt in Höhe von 2,8 Tagen zurückzuführen.

[188] Das geschätzte Volumen des aktiven Gesundheitstourismus liegt bei 9 Mio. Ankünften und 77 Mio. Übernachtungen im Jahr 2006 (s. Kap. 2.5.1.2). Der deutlich niedrigere Anteil der Übernachtungen des Gesundheitsvorsorgetourismus am Gesundheitstourismus im Vergleich zu den Ankünften ist auf die kürzere durchschnittliche Aufenthaltsdauer der aktiven Gesundheitsvorsorgetouristen (5,6 Tage) im Vergleich zum Durchschnitt im aktiven Gesundheitstourismus in Höhe von 8,6 Tagen (größerer Anteil Kuren mit langer Aufenthaltsdauer) zurückzuführen.

5 Gesundheitsvorsorgetourismus heute

Abb. 84: Anteil des Nachfragevolumens durch aktive Gesundheitsvorsorgetouristen am Nachfragevolumen übergeordneter Tourismusformen 2006*

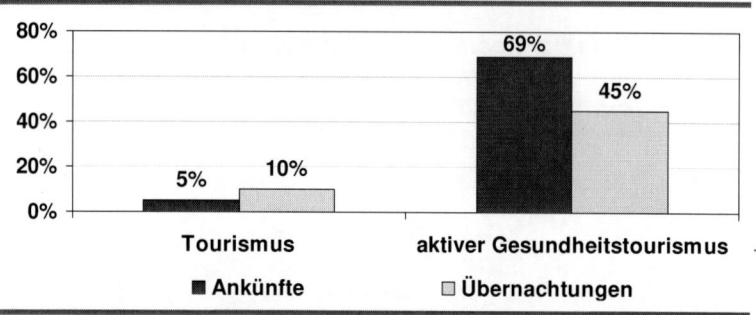

	Tourismus	aktiver Gesundheitstourismus
Ankünfte	5%	69%
Übernachtungen	10%	45%

Quelle: SONNENSCHEIN (eigener Entwurf, Annahmen und Berechnungen s. Text)

Der Gesundheitsvorsorgetourismus in Deutschland ist ebenso wie der Gesundheitstourismus allgemein viel stärker durch den Binnenmarkt geprägt als andere Tourismusformen. Der ausländische Anteil am Nachfragevolumen wird hier auf ca. 5-10% geschätzt[189] (bundesdeutscher Durchschnitt 19% der Ankünfte und 15% der Übernachtungen, vgl. Statistisches Bundesamt 1995...2007).

5.5.2 Wirtschaftliche Bedeutung

Der Gesundheitsvorsorgetourismus in Deutschland hat eine enorme wirtschaftliche Bedeutung und macht einen großen Anteil des Umsatzvolumens des Gesundheitstourismus aus. Es profitie-

---

[189] Als Vergleich kann hier der Ausländeranteil in Heilbädern und Kurorten herangezogen werden, der 2006 bei 9% der Ankünfte und 5% der Übernachtungen lag (Statistisches Bundesamt 1995...2007).

5 Gesundheitsvorsorgetourismus heute

ren nicht nur die Beherbergungsbranche und Anbieter von gesundheitsförderlichen und präventiven medizinischen und therapeutischen Anwendungen, sondern auch weitere Sektoren wie Gastronomie, Verkehr, Kultur und Freizeit.

Für die privaten aktiven Gesundheitsvorsorgetouristen werden hier Ausgabeannahmen in Höhe von durchschnittlich € 144,- pro Tag zugrunde gelegt (u.a. für Übernachtung, Verpflegung, und vor allem für Gesundheitsvorsorgeanwendungen, ohne Reisekosten, zur Berechnung s. Kap. 2.5.2). Demnach resultiert aus der gesamten privat-gesundheitsvorsorgetouristischen Nachfrage (rd. 29 Mio. Übernachtungen, s. Tab. 16) ein jährliches Umsatzvolumen in Höhe von € 4,1 Mrd.

Hinzu kommen die Ausgaben der Gesetzlichen Krankenversicherungen für Vorsorgekuren (stationär und ambulant), welche auf ein Umsatzvolumen in Höhe von € 350 Mio. geschätzt werden (ohne Reisekosten)[190]. Zu den Ausgaben der Gesetzlichen Krankenversicherungen kommen Zuzahlungen durch die Sozialgäste von insgesamt rund € 270 Mio. (Berechnung s. Kap. 2.5.2). Somit ergibt sich in Zusammenhang mit durch Gesetzliche Krankenkassen finanzierten oder bezuschussten Kuren insgesamt ein Umsatzvolumen in Höhe von etwa € 620 Mio. (ohne Reisekosten).

---

[190] Die Schätzungen orientieren sich an den Ausgaben der Gesetzlichen Krankenversicherungen für die unterschiedlichen Kurformen im Jahr 2004 und werden auf die Fallzahlen des Jahres 2006 bezogen (vgl. BMG 2005b: 10.6, DHV 2007b).

5 Gesundheitsvorsorgetourismus heute

Der aktive Gesundheitsvorsorgetourismus generiert in den deutschen Destinationen demnach insgesamt ein Umsatzvolumen in Höhe von rund € 4,7 Mrd. (s. Tab. 17), was 36% des Umsatzes des aktiven Gesundheitstourismus entspricht (2006: rd. € 13 Mrd.). Es ist davon auszugehen, dass in den deutschen Destinationen heute etwa 100.000 Arbeitsplätze in direktem und indirektem Zusammenhang mit dem aktiven Gesundheitsvorsorgetourismus stehen (vgl. Kap. 2.5.2).

Tab. 17: Umsatzvolumen durch aktive Gesundheitsvorsorgetouristen in Deutschland 2006*

Gästegruppen	Umsatzvolumen
Privatgäste	€ 4,1 Mrd.
Sozialgäste	€ 0,6 Mrd.
Gesamt	**€ 4,7 Mrd.**

* nur Übernachtungsgäste, ohne Reisekosten
Quelle: SONNENSCHEIN (eigene Berechnungen) basierend auf Nachfragevolumen (s. Tab. 16) und u.a. nach BMG 2005b: 10.6, BMG 2007: 1, DHV 2007b

5.5.3 Vorsorge und Rehabilitation als Nachfragemotive im aktiven Gesundheitstourismus in Deutschland und ihre wirtschaftliche Bedeutung

Der aktive Gesundheitstourismus in Deutschland ist heute zu 80% durch Privat- und zu 20% durch Sozialgäste geprägt (s. Tab. 18).

Gesundheitsvorsorge ist eindeutig das häufigste Motiv im aktiven Gesundheitstourismus und macht mehr als zwei Drittel (69%)

5 Gesundheitsvorsorgetourismus heute

aller Gäste aus. Mit dem Ziel der Rehabilitation unternimmt etwa ein Drittel (31%) der Gäste Reisen in deutsche Destinationen.

Tab. 18: Vorsorge und Rehabilitation als Nachfragemotive im aktiven Gesundheitstourismus in Deutschland und ihre wirtschaftliche Bedeutung 2006*

2006	Ankünfte		Übernachtungen		Umsatz	
	Anzahl	Anteil	Anzahl	Anteil	in Euro	Anteil
Privatgäste	**7,2 Mio.**	**80%**	**35 Mio.**	**45%**	**5,1 Mrd.**	**41%**
davon Vorsorge	*5,9 Mio.*	*66%*	*29 Mio.*	*37%*	*4,1 Mrd.*	*33%*
davon Reha	*1,3 Mio.*	*14%*	*6 Mio.*	*8%*	*1,0 Mrd.*	*8%*
Sozialgäste	**1,8 Mio.**	**20%**	**42 Mio.**	**55%**	**7,3 Mrd.**	**59%**
davon Vorsorge	*0,3 Mio.*	*3%*	*6 Mio.*	*8%*	*0,6 Mrd.*	*5%*
davon Reha	*1,5 Mio.*	*17%*	*36 Mio.*	*47%*	*6,7 Mrd.*	*54%*
Gesamt	**9,0 Mio.**	**100%**	**77 Mio.**	**100%**	**12,4 Mrd.**	**100%**

* *Der Medizintourismus ist hier nicht berücksichtigt.*
Quelle: SONNENSCHEIN *(eigene Berechnungen) basierend auf den Kalkulationen in Kap. 2.5.1.2, 2.5.2, 5.5.1.2, 5.5.2*

Der Gesundheitsvorsorgetourismus ist ein Markt der Privatzahler: zwei Drittel aller Gästeankünfte im Gesundheitstourismus entfallen auf selbstzahlende Gesundheitsvorsorgetouristen. Nur 3% der Gäste nehmen Gesundheitsvorsorge in Form einer durch die Krankenkassen finanzierten oder bezuschussten Kur wahr.

Der private Gesundheitstourismus ist stark durch Wochenend- und Kurzurlaube mit einer Dauer von wenigen Tagen geprägt. Dahingegen herrscht im Sozialkurbereich eine deutlich längere Aufenthaltsdauer vor. Demnach induzieren Privatgäste im Vergleich zu Sozialgästen deutlich weniger Übernachtungen. Auf die

5 Gesundheitsvorsorgetourismus heute

Privatgäste entfällt somit etwas weniger als die Hälfte (45%) aller Übernachtungen im Gesundheitstourismus.

Die privaten Gesundheitsvorsorgetouristen machen heute bereits einen enormen Anteil der Übernachtungsnachfrage im aktiven Gesundheitstourismus aus (37%) und liegen damit nicht mehr viel unter dem Anteil der finanzierten und bezuschussten Rehabilitationskuren (47%).

In Hinsicht auf den Umsatz verschiebt sich das Verhältnis noch mehr als bei den Ankünften und Übernachtungen von privat zu sozial: 41% der Umsätze werden durch Privatgäste und 59% durch Sozialgäste induziert. Der private Gesundheitsvorsorgetourismus macht heute ein Drittel (33%) des gesamten Umsatzes im aktiven Gesundheitstourismus aus. Zusammen mit den bezuschussten Vorsorgekuren liegt der Anteil bei 38% des Gesamtumsatzes im aktiven Gesundheitstourismus.

Der Sozialkurbereich ist für deutsche Destinationen (Heilbäder und Kurorte) auch heute noch eine wichtige Einnahmequelle. Doch seine Blütezeit ist längst vorbei (vgl. Kap. 3.1.4), und es zeichnet sich vor dem Hintergrund der heutigen finanziellen Situation des Gesundheitswesens in Deutschland ab, dass die Zahl der durch Sozialleistungsträger bezuschussten oder bezahlten Maßnahmen zukünftig weiter abnehmen wird (vgl. Kap. 4.4.4).

5 Gesundheitsvorsorgetourismus heute

Dem entsprechend wird die Zukunft des Gesundheitstourismus der Privatzahlermarkt sein (vgl. auch Kap. 4.4.5), der auch heute (wie oben aufgezeigt) schon eine enorme wirtschaftliche Bedeutung hat. Dem Gesundheitsvorsorgetourismus kommt dabei der eindeutig größte Stellenwert zu.

5.5.4 Angebot

Das Angebot im Gesundheitsvorsorgetourismus lässt sich anhand seiner Struktur und seines Volumens beschreiben.

5.5.4.1 Struktur

Die wichtigsten Destinationen in Deutschland für den Gesundheitsvorsorgetourismus sind die traditionellen Gesundheitsdestinationen, die Heilbäder und Kurorte. In ihnen werden die optimalen Vorraussetzungen für einen Gesundheitsvorsorgeaufenthalt geboten: natürliche Heilmittel, gesundes Klima, touristische Infrastruktur (Beherbergungs-, Gesundheits-, Gastronomie-, Kultur- und Freizeitanbieter) und attraktive Umgebung (Urlaubsregionen).

Neben den Heilbädern und Kurorten spielen aber auch andere Orte und beispielsweise auch Großstädte und Ballungsgebiete eine zunehmende Bedeutung (z.B. Hotel in direkter Verbindung mit einem zentral gelegenen Ärzte- oder Gesundheitszentrum).

5 Gesundheitsvorsorgetourismus heute

Für den Gesundheitsvorsorgetourismus geeignete Anbieter sind Hotels, Kliniken, Verbindungen aus Hotels und Kliniken/Gesundheitszentren, Thermen und Day Spas.

Neben der Beherbergung und einer gesunden Verpflegung gehören zu Gesundheitsvorsorgetourismusangeboten vor allem verschiedene medizinische und therapeutische Behandlungen und Anwendungen. Die Spannbreite reicht unter anderem von medizinischen Check Ups über Heilanwendungen entsprechend der Kurmedizin, alternative Medizinformen, Bewegungs- und Entspannungsübungen bis hin zu Verwöhnprogrammen und Beauty. Eine wichtige Rolle spielen auch Informationsveranstaltungen (Seminare, Vorträge) zu den Themen Gesundheitsvorsorge und gesunde Lebensführung.

Die Angebote werden heute zum größten Teil als Pauschalpakete dargeboten und mit den Titeln wie Kurreise, Wellnessreise oder Medical Wellnessreise belegt. Hinter diesen Begriffen verbergen sich verschiedene den Motiven der Reisenden entsprechende Schwerpunkte (s. Kap. 5.5.1.1), wobei es aber zu fließenden Übergängen kommt. Viele gleiche oder sehr ähnliche Angebote werden unter unterschiedlichen Titeln verkauft. Dies führt teilweise zu einer Unübersichtlichkeit des Marktes und schlechten Orientierungsmöglichkeiten der Gäste.

5 Gesundheitsvorsorgetourismus heute

5.5.4.2 Volumen

Für den Gesundheitsvorsorgetourismus geeignete Beherbergungsbetriebe sind (Stand 2006):

- Gesundheitshotels mit Schwerpunkt Gesundheitsförderung und Prävention (Kur-, Sporthotels usw., v.a. in den Heilbädern und Kurorten)
    - darunter ca. 500 Wellnesshotels
    - darunter etwa 50 Medical Wellnesshotels
- Vorsorgekliniken (vgl. Angebot Gesundheitstourismus in Kap. 2.5.3)

Auf der Grundlage des berechneten Nachfragevolumens durch aktive Gesundheitsvorsorgetouristen in Höhe von 35 Mio. Übernachtungen (s. Kap. 5.5.1.2) und unter Einschätzung einer zielgruppenspezifischen Wahl der Unterkünfte kann nach hier vertretener Meinung angenommen werden, dass sich ca. 110 Kliniken und 2.100 Hotelleriebetriebe (darunter u.a. Kur-, Wellness- und Medical Wellnesshotels, teilweise Pensionen) wirtschaftlich sinnvoll auslasten lassen (s. Tab. 19). Dabei wird von einer 80%igen Bettenauslastung im Falle der Kliniken und einer 50%igen Auslastung im Falle der Hotelleriebetriebe ausgegangen[191].

---

[191] Die durchschnittliche Bettenauslastung der Vorsorge- und Rehakliniken lag 2006 in Deutschland bei 73,5%; die der Hotels betrug 39%, und die der gesamten klassischen Hotellerie (Hotels, Hotels garni, Gasthöfe und Pensionen) lag bei 35,9%. Bei den Betriebsgrößen (Kliniken: 170 Betten, Hotels: 75 Betten) wurde der bundesdeutsche Durchschnitt 2006 zu Grunde gelegt (Statistisches Bundesamt 1995...2007).

Tab. 19: Ausgelastetes Beherbergungsangebot durch aktive Gesundheitsvorsorgetouristen 2006

	Kliniken	Hotellerie	Gesamt
Betriebe	110	2.110	2.220
Betten	19.000	158.000	177.000
Ø Betten pro Betrieb	170	75	80
Ø Bettenauslastung	80%	50%	53%

Quelle: SONNENSCHEIN (eigene Berechnungen) basierend auf der Nachfrage, s. Tab. 16, und in Anlehnung an die Betriebsgrößen nach Statistisches Bundesamt 1995...2007)

5.6 EXKURS: VERGLEICH DES GESUNDHEITSVORSORGETOURISMUS HEUTE MIT DER KUR VOR 100 JAHREN

Der Markt des Gesundheitsvorsorgetourismus differenziert sich immer mehr. Es gibt heute verschiedenste Titel für Gesundheitsvorsorgereisen (u.a. Vorsorgekurreise, Wellnessreise, Medical Wellnessreise, Präventionsreise). Hinter diesen Begriffen verbirgt sich allerdings nicht jeweils ein rundweg verschiedener Inhalt. Alle diese Formen basieren auf den gleichen Grundelementen (Bewegung, gesunde Ernährung, Entspannung als Säulen der Gesundheitsvorsorge). Bei manchen Angeboten wird die Medizin einbezogen (Kur-, Schul- oder Alternativmedizin) und der Schwerpunkt liegt auf der Therapie, bei anderen stehen Wohlgefühl, Entspannung, Verwöhnung, Vergnügung und Unterhaltung im Mittelpunkt.

Oben genannte Merkmale sind im Grunde keine Neuigkeiten (vgl. u.a. AGRICOLA 2001:39, Dr. HANK-HAASE in DAMMER 2006a: 11,

5 Gesundheitsvorsorgetourismus heute

SCHOLZ in DAMMER 2006b: 3), denn diese Charakteristika der Gesundheitsvorsorgereise heute entsprechen in weiten Teilen denjenigen der Kur vor rund 100 Jahren, zu Beginn des 20. Jahrhunderts (s. Abb. 85).

Früher wie heute ist „etwas (vorbeugend) für die Gesundheit tun" das vorwiegende Reisemotiv in den Gesundheitsdestinationen. Allerdings wird die Gesundheit in vielen Fällen mehr oder weniger als Anlass vorgeschoben: Bei einem Großteil der Gäste stehen Vergnügen, Wohlfühlen und Unterhaltung im Vordergrund[192]. Die Reisenden sind größtenteils gesund, und wünschen sich eine Trennung von den Kranken. Die Zahl der aktiven Gesundheitsvorsorgereisenden nimmt zu (Schwerpunkt medizinisch/therapeutische Anwendungen, aktive Gesundheitsförderung durch Bewegung, gesunde Ernährung und Entspannung). Es geht oft um eine generelle Gesundheitsförderung und weniger um indikationsbezogene Anwendungen. Ganzheitliche Methoden und Naturheilmittel stehen im Mittelpunkt der Therapien. Es handelt sich zum Großteil um einen Selbstzahlermarkt. Vor allem sozial höhere Schichten nehmen die Angebote wahr (heute: Mittel- und Oberschicht, früher: Bürgertum und Adel). Zugänglich sind die Angebote jedoch für jedermann. Ca. 90% der Gäste sind Privatgäste,

---

[192] Heute wird hierbei von einer passiven Form von Wellness gesprochen. Nach hier vertretener Meinung tragen Entspannung und Wohlfühlen allerdings direkt zur Gesundheitsförderung bei und demnach können frühere und heutige Reisen dieser Art durchaus zum Gesundheitsvorsorgetourismus (im weitgefassten Sinne) gezählt werden.

5 Gesundheitsvorsorgetourismus heute

10% Sozialgäste[193] (vgl. DHV 2007b, LANGEFELD 1986: 44). Die Heilbäder und Kurorte sind die wichtigsten Reisedestinationen, und die gehobene Hotellerie ist der wichtigste Anbieter (heute: Kur-, Wellness- und Medical Wellnesshotels im 4- und 5-Sterne-Segment, früher: Grandhotels in den Kurorten).

Abb. 85: Parallelen: Kurtourismus Anfang des 20. Jh. – Gesundheitsvorsorgetourismus Anfang des 21. Jh.

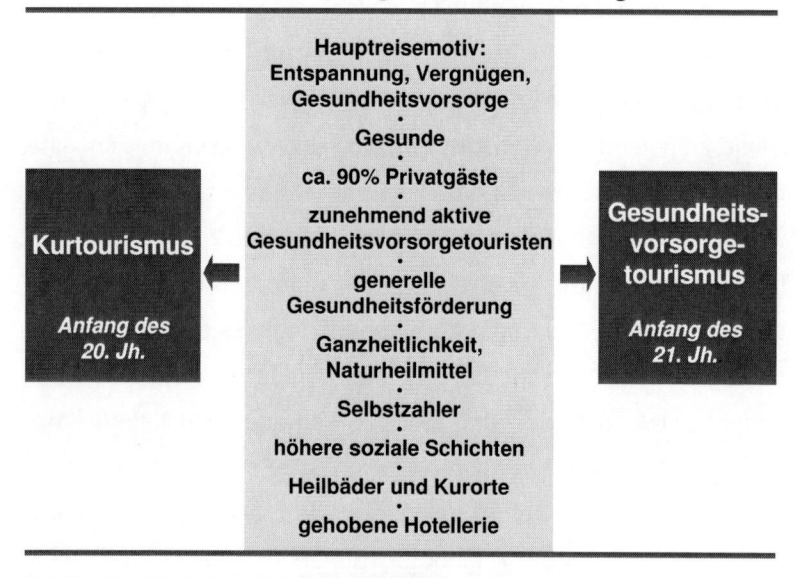

Kurtourismus *Anfang des 20. Jh.*	Hauptreisemotiv: Entspannung, Vergnügen, Gesundheitsvorsorge • Gesunde • ca. 90% Privatgäste • zunehmend aktive Gesundheitsvorsorgetouristen • generelle Gesundheitsförderung • Ganzheitlichkeit, Naturheilmittel • Selbstzahler • höhere soziale Schichten • Heilbäder und Kurorte • gehobene Hotellerie	Gesundheits- vorsorge- tourismus *Anfang des 21. Jh.*

Quelle: SONNENSCHEIN (eigener Entwurf)

Die aufgezeigten Parallelen verdeutlichen die Ähnlichkeit des Gesundheitsvorsorgetourismus heute und des Kurtourismus vor 100 Jahren. Die weitere Entwicklung wird allerdings in der Zu-

---

[193] Die Sozialgäste vor 100 Jahren setzen sich aus unbemittelten Kurgästen und Sozialgästen zusammen. Obwohl der eigentliche Sozialkurverkehr erst später einsetzte, entsendeten die Versicherungen auch schon vor dem Ersten Weltkrieg Gäste zur Kur (LANGEFELD 1986: 44).

5 Gesundheitsvorsorgetourismus heute

kunft anders aussehen als früher. Während mit der Weimarer Republik in den 1920er Jahren die Sozialkur aufkam und in den folgenden Jahrzehnten vorherrschend wurde (s. Kap. 3.1.4), wird sich in der Zukunft der Schwerpunkt weiter zum Selbstzahlermarkt verschieben. Während im 20. Jahrhundert der Fokus auf der Rehabilitation lag, wird zukünftig die Gesundheitsvorsorge immer mehr im Mittelpunkt stehen (s. Abb. 86).

Abb. 86: Der Gesundheitstourismus im 20. und im 21. Jahrhundert

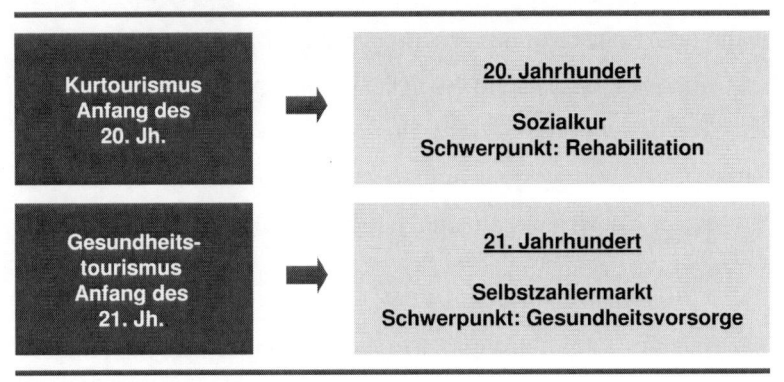

Kurtourismus Anfang des 20. Jh. ➡	**20. Jahrhundert** **Sozialkur** **Schwerpunkt: Rehabilitation**
Gesundheitstourismus Anfang des 21. Jh. ➡	**21. Jahrhundert** **Selbstzahlermarkt** **Schwerpunkt: Gesundheitsvorsorge**

Quelle: SONNENSCHEIN *(eigener Entwurf)*

6 DELPHI-BEFRAGUNG ZUR ZUKUNFT DES GESUNDHEITSVORSORGETOURISMUS

Hinsichtlich zukünftiger Entwicklungen lassen sich zwar Prognosen erstellen[194]; der reelle Blick in die Zukunft bleibt allerdings dem Menschen verwehrt. Dennoch werden besonders für Politik und Wirtschaft Prognosen immer wichtiger, um zukünftige Entwicklungen frühzeitig zu erkennen und mit entsprechenden Entscheidungen darauf reagieren zu können.

Zukünftige Entwicklungen zu prognostizieren, ist schwierig und lässt auch die empirische Sozialforschung an ihre Grenzen stoßen. Bevorstehende Situationen lassen sich nur bedingt von vergangenen oder gegenwärtigen ableiten; oft kommt es zu völlig neuartigen Entwicklungen und neue Richtungen werden eingeschlagen.

Die meisten veröffentlichten Prognosen sind Einzelmeinungen, welche subjektiv und von Hintergrundwissen, Standort und Interesse des Autors abhängig sind (vgl. BECK 2000: 17). Die Wahrscheinlichkeit, dass eine einzelne Person eine falsche Aussage trifft, ist relativ groß[195]. Um dieses Problem zu umgehen und um eine Art Intersubjektivität zu schaffen, wurde für die Prognose

---

[194] Mit der Zukunft und Prognosen beschäftigt sich die Zukunftsforschung oder Futurologie. Es geht dabei um die wissenschaftliche Befassung mit möglichen, wünschbaren und wahrscheinlichen Zukunftsentwicklungen und Gestaltungsoptionen sowie deren Voraussetzung in Vergangenheit und Gegenwart (KREIBICH 2006: 3).

[195] Vgl. die Auflistung historischer Fehlprognosen durch HÄDER (2002: 28) oder KALETKA (2003: 147), nach FINK et. al.

6 Delphi-Befragung zur Zukunft des Gesundheitsvorsorgetourismus

zukünftiger Entwicklungen im Gesundheitsvorsorgetourismus die Delphi-Methode gewählt[196].

Die Delphi-Methode bietet die Möglichkeit einer fundierten Prognose insbesondere im Falle von unsicheren, diffusen Sachverhalten. Dabei werden Experten und Entscheidungsträger zu ihrer Einschätzung zukünftiger Entwicklungen befragt und zur „Diskussion" aufgefordert. Das Resultat ist nicht nur ein Bild der Zukunft, sondern vielmehr eine „Informationsgrundlage für die Entscheidung, was heute zu tun oder zu lassen ist" (CUHLS et al. 1998: 1), um zukünftige Entwicklung zu beeinflussen.

Ziel der vorliegenden Arbeit ist es, neben früheren und aktuellen Eigenschaften des Gesundheitsvorsorgetourismus in Deutschland auch zukünftige Entwicklungen in diesem Markt darzulegen sowie dessen Schwerpunkte und Problembereiche aufzuzeigen. Dazu wurde das „Prognose-Werkzeug" Delphi-Befragung eingesetzt.

Der Gesundheitsvorsorgetourismus steht ebenso wie der Gesundheitstourismus im Allgemeinen am Beginn massiver Veränderungen, welche sich teilweise in der Gegenwart schon abzeichnen (z.B. steigende Bereitschaft zur Selbstzahlung von Gesundheitsmaßnahmen im Urlaub). Es sind bereits Neuausrich-

---

[196] Auch die Delphi-Methode hat ihre Grenzen und kann nicht uneingeschränkt als Mittel zur Vorhersage der Zukunft gesehen werden. Nach HÄDER (2002: 28) kommt es bei dem Einsatz dieser Methode „lediglich" darauf an, die aktuelle(n) Zukunfts- und Problemsicht(en) von kompetenten Experten zu erfassen, diese weiter zu qualifizieren, um daraus entsprechende Schlussfolgerungen für Handlungsstrategien zu ziehen".

6 Delphi-Befragung zur Zukunft des Gesundheitsvorsorgetourismus

tungen hinsichtlich der Nachfrage als auch bezüglich des Angebotes erkennbar. Welche Entwicklungen stattfinden werden und wie sie gestaltet sind, soll mit Hilfe folgender Delphi-Untersuchung dargestellt werden[197]. Anhand ihrer Ergebnisse soll es zu einer Ableitung von Handlungsempfehlungen für die Zukunft kommen.

6.1 DIE DELPHI-METHODE

Die Delphi-Methode ist ein mehrstufiges Befragungsverfahren, welches unterschiedliche Ziele verfolgen kann. Die Prognose zukünftiger Entwicklungen ist dabei eines der häufigsten Anliegen (zu den Zielen der Delphi-Methode s. Kap. 6.3.1).

Bei Delphi-Befragungen werden Experten unter Einsatz eines anonymisierten Feedbacks zu unsicheren Sachverhalten befragt oder/und um ihre Einschätzung zukünftiger Entwicklungen gebeten[198]. Die Befragung wird anhand eines standardisierten Fragebogens durchgeführt. Nach einer ersten Befragungswelle erhalten die Experten ein Feedback mit Darstellung der anonymisierten

---

[197] Nach KAYNAK et al. ist die Delphi-Methode „one qualitative technique which had been used with substantial success in the past for predicting tourism demand and potential" (HÄDER und HÄDER 2000: 14).

[198] HÄDER (2002: 20) unterteilt die verschiedenen Anwendungsgebiete in Delphi-Befragungen mit dem Ziel der Gruppenkommunikation und Delphi-Befragungen zur Erforschung bestimmter Sachverhalte. HÄDER und HÄDER (1995: 8) definieren die Delphi-Methode als einen vergleichsweise stark strukturierten „Gruppenkommunikationsprozeß, in dessen Verlauf Sachverhalte, über die unvollständiges und unsicheres Wissen existiert, von Experten beurteilt werden".

6 Delphi-Befragung zur Zukunft des Gesundheitsvorsorgetourismus

Gruppenmeinung und werden zu einer erneuten Einschätzung des Themas gebeten. Es handelt sich um einen kontrollierten Prozess der Meinungsbildung, welcher so oft wiederholt wird, bis das gewünschte Ergebnis einer stabilen Gruppenmeinung erreicht wird (mehr zum Ablauf s. Kap. 6.3).

Delphi-Befragungen sind oft sehr unterschiedlich gestaltet, und es gibt keine allgemein gültigen Vorgaben zur Durchführung. Vielmehr gibt es eine Großzahl verschiedenster Delphi-Designs. Das am weitesten verbreitete oder auch klassische Delphi-Design setzt sich primär aus folgenden Merkmalen zusammen:

- Verwendung eines formalisierten Fragebogens
- Befragung von Experten
- Anonymität der Einzelantworten
- Ermittlung einer statistischen Gruppenantwort
- Information der Teilnehmer über die Gruppenantwort
- (mehrfache) Wiederholung der Befragung.

(vgl. HÄDER und HÄDER 2000: 15)

Die verschiedenen Delphi-Designs zeichnen sich vor allem durch Unterschiede in der Expertenauswahl, der Wellenanzahl und der Abbruchkriterien, der Feedback-Gestaltung, des Einsatzes von Self-Ratings[199] und der Frageformulierungen aus (s. folgende Kapitel, vgl. HÄDER und HÄDER 2000: 16).

---

[199] Self-Ratings sind Selbsteinschätzungen der Experten zur eigenen Kompetenz bezüglich der gestellten Aufgaben (vgl. HÄDER 2002: 25).

6 Delphi-Befragung zur Zukunft des Gesundheitsvorsorgetourismus

6.1.1 Namensherkunft und geschichtlicher Überblick

Die Delphi-Methode ist nach dem Orakel benannt, welches seit dem 8. Jh. v. Chr. in einem Tempel in Delphi beherbergt war und seine Blütezeit im 6. und 5. Jh. v. Chr. erreichte. Apollon, Gott der Weisheit, sprach in diesem Orakel durch seine Priesterin Pythia, die er so mit seiner Weisheit erfüllte, damit sie Ratsuchenden helfen konnte. Den Erzählungen zur Folge saß Pythia auf einem Dreifuß über einer Erdspalte, aus welcher Erdgase strömten, die sie ebenso wie die narkotischen Lorbeerblätter, die sie kaute, in Trance versetzten. In diesem Zustand gab sie Antworten, welche von Tempelpriestern diskutiert und ausgelegt wurden. Pythia gab deren Ergebnisse, die nicht selten zweideutig waren, als Ratschläge an die Hilfesuchenden weiter (vgl. BROSI et al. 2003: 4, HÄDER 2002: 14).

Auch wenn die Delphi-Methode viele Ähnlichkeiten mit dem Orakel von Delphi aufweist[200], unterscheidet sie sich vor allem in ihrem Anspruch und ihrer Nachvollziehbarkeit. Es handelt sich um eine Prognose, welche im Gegensatz zum Orakel auf systematischen und logischen Aussagen bezüglich zukünftiger Entwicklungen basiert (vgl. KUHN 2003: 64).

In neuerer Zeit fand der erste bekannte Einsatz der Delphi-Methode im Jahr 1948 statt, als die Befragungstechnik benutzt wurde, um Ergebnisse von Hunde- und Pferderennen vorherzu-

---

[200] Zum Beispiel lagen dem Orakel wie bei der Befragungsmethode Beratungen in Expertengruppen zugrunde und die Antworten waren nicht eindeutig, ließen also Interpretationsspielraum zu (HÄDER 2002: 14).

6 Delphi-Befragung zur Zukunft des Gesundheitsvorsorgetourismus

sagen. In der Folgezeit wurde die Methode vor allem in den USA zu militärischen Zwecken eingesetzt. 1964 wurde erstmals eine Studie zur langfristigen Vorhersage wissenschaftlicher und technischer Entwicklungen durchgeführt (RAND Corporation-Projekt). Während der 1970er Jahre kam die Methode nach Westeuropa und wurde ganz besonders ab den 1990er Jahren auch in Deutschland eingesetzt. Als bedeutendes Beispiel sind die seit 1993 stattfindenden Technologievorhersagen in der Bundesrepublik[201] zu nennen. Das wachsende Interesse an der Delphi-Methode ist vor allem auf die steigende Unsicherheit bezüglich des schnellen und unüberschaubaren technischen Fortschritts, auf die verschärften Wettbewerbsbedingungen auf den Weltmärkten und auf die Globalisierung der Wirtschaftsunternehmen zurückzuführen (vgl. u.a. GORDON 1994: 1, HÄDER 2002: 15 f., LINSTONE und TUROFF 2002b: 10 ff.).

6.1.2 Einbettung in die empirische Sozialforschung

Die Delphi-Befragung ist eine schriftliche Form der Expertenbefragung, welche anhand eines standardisierten Fragebogens[202] durchgeführt wird.

---

[201] Die Delphi-Studien zur globalen Entwicklung von Wissenschaft und Technik werden vom Bundesministerium für Wissenschaft, Forschung und Technologie gefördert (HÄDER 2000: 8).
[202] Bei standardisierten Befragungen werden Antwortkategorien (zur Herstellung einer Vergleichbarkeit der Antworten) vorgegeben (vgl. ATTESLANDER et al. 2000: 157).

6 Delphi-Befragung zur Zukunft des Gesundheitsvorsorgetourismus

HÄDER (2002: 53 ff.) siedelt die Delphi-Methode zwischen der Gruppendiskussion[203] und der Expertenbefragung an[204]. Der Unterschied zwischen Delphi-Befragung und Gruppendiskussion liegt darin, dass die durch soziale Kontakte entstehenden Gruppenprozesse (gegenseitige Beeinflussung bei der Meinungsbildung) bei der Delphi-Methode abgeschwächt sind. Die Teilnehmer erfahren nur über das Feedback die Gruppenmeinung, Meinungsführerschaften können nicht entstehen und die Befragung verläuft strukturierter[205]. Von der herkömmlichen Expertenbefragung unterscheidet sich die Delphi-Methode, indem sie nicht wie diese nur einmalig durchgeführt wird und indem durch das Feedback gezielt kognitive Prozesse in Gang gesetzt werden, welche zu einer Verbesserung der Expertenurteile führen können[206].

---

[203] Bei herkömmlichen Gruppendiskussionen wird den Teilnehmern in einer Face-to-face-Situation von Extern ein Thema zur Diskussion vorgeben. Dabei werden die thematischen Aussagen bzw. die Kommunikation dokumentiert (vgl. HÄDER 2002: 54).

[204] Die Expertenbefragung ist eine „mündliche oder schriftliche teilstandardisierte Methode mit deren Hilfe sowohl qualitative als auch quantitative Aspekte bearbeitet werden können (HÄDER 2002: 58 nach ATTESLANDER 1984: 105 ff.).

[205] VETTER (2003: 5) sieht den Vorteil der Delphi-Methode gegenüber der Gruppendiskussion in der fehlenden Notwendigkeit, viele Experten an einen Tisch zu bekommen (terminliche Hürde). Er verweist auf eine vergleichbare Ergebnisqualität dieser zwei Methoden.

[206] Nach HÄDER und HÄDER (1995: 20) bewirkt das Feedback in einer Delphi-Befragung aus kognitionspsychologischer Sicht einen Kontexteffekt, der indirekt zu einer Verbesserung des abgegebenen Urteils beiträgt. Außerdem ist das Feedback als direkte, neue Information zu sehen, welche in den Denkprozess des Experten eingearbeitet wird.

6 Delphi-Befragung zur Zukunft des Gesundheitsvorsorgetourismus

Das Feedback der Delphi-Methode ruft gerade das hervor, was bei anderen Befragungstypen vermieden werden soll: nämlich die Beeinflussung durch andere. Die individuellen Meinungen sollen nach Durchsicht des Feedbacks jeweils korrigiert werden. Das Ziel ist eine Gruppenmeinung (vgl. ATTESLANDER et al. 2000: 155).

6.1.3 Vor- und Nachteile der Delphi-Methode

Wie jede Befragungs-Methode weist die Delphi-Befragung sowohl Vor- als auch Nachteile auf. Folgende Vorteile besitzt die Delphi-Methode:

- Die Befragung von Experten und Entscheidungsträgern birgt eine hohe Wahrscheinlichkeit, dass ausschließlich gebildete, kompetente und informierte Personen an der Befragung teilnehmen.

- Die Befragung von Experten und Entscheidungsträgern bezieht direkt die Personen ein, welche im Nachhinein wichtigste Empfänger für die durch die Befragung entstehenden Informationen für Entscheidungen über zukünftige Vorgehensweisen sind.

- Die Teilnehmer werden über die Ergebnisse der Befragung informiert, was zu einer höheren Teilnahmebereitschaft führt.

6 Delphi-Befragung zur Zukunft des Gesundheitsvorsorgetourismus

- Durch die Wiederholungen der Befragung werden die Ergebnisse präziser.

- Durch die Anonymität der Teilnehmer kann keine Meinungsführerschaft entstehen; trotzdem besteht unter den Teilnehmern Kommunikation (über das Feedback).

- Gegenüber anderen Untersuchungsmethoden kann die Delphi-Methode auch bei unsicheren, diffusen Sachverhalten relativ sichere Ergebnisse hervorbringen.

Folgende Kritikpunkte bestehen gegenüber der Delphi-Methode:

- Die Methode ist nicht ausreichend definiert, strukturiert und abgegrenzt.

- Durch die Delphi-Methode ermittelte Prognosen können auch falsch sein (auch Experten können irren). Die Erwartungen werden oft zu hoch gesetzt.

- Im Falle von Delphi-Befragungen mit dem Ziel eines Konsenses: Der Konsens kann „aufgedrückt" sein (Extreme Meinungen werden unterdrückt.).

Als weitere Nachteile aufgrund der Mehrstufigkeit der Delphi-Methode sind ein oft sehr langer Untersuchungszeitraum, höhere Kosten (u.a. für das Porto) und die erhöhte Gefahr des Ausscheidens von Teilnehmern (Panelmortalität) zu nennen.

6 Delphi-Befragung zur Zukunft des Gesundheitsvorsorgetourismus

Gerade diese zuletzt genannten Nachteile der in der Regel schriftlich durchgeführten Delphi-Befragung lassen sich durch eine Realisierung als Online-Befragung minimieren.

6.2 ONLINE-DELPHI-BEFRAGUNG

Die Delphi-Untersuchung zum Thema Gesundheitsvorsorgetourismus wurde als Online-Befragung durchgeführt.

6.2.1 Online-Forschung

Internetbasierte Erhebungen werden seit einiger Zeit und in zunehmendem Maße in der Marktforschung, akademischen Sozialforschung und in der amtlichen Statistik eingesetzt. Es handelt sich dabei nicht um eine neue Methode der Sozialforschung, sondern um eine herkömmliche schriftliche Befragung, welche mittels einer anderen, modernen Art der Übertragung des Fragebogens – über das Internet – an den Teilnehmer durchgeführt wird.

Vorraussetzung für diese Art von Befragungen ist, dass die zu Befragenden über einen Zugang zum Internet verfügen und diesen benutzen. Das ist bis heute in Deutschland noch nicht

6 Delphi-Befragung zur Zukunft des Gesundheitsvorsorgetourismus

umfassend der Fall[207]. Es ist aber davon auszugehen, dass es zukünftig zu einer weiteren Verbreitung der Internetzugänge, deren Nutzung und zu einer zunehmenden Vertrautheit der Bevölkerung mit diesem Medium kommt. Auf dieser Basis werden in Zukunft immer mehr Online-Befragungen durchgeführt[208].

Nach der Richtlinie für Online-Befragungen unter anderem des Arbeitskreises Deutscher Markt- und Sozialforschungsinstitute (ADM, 2000: 1) schließt der Begriff Online-Befragungen „Befragungen ein, bei denen die Teilnehmer den Fragebogen auf dem Server des Forschungsinstituts oder eines Providers mittels Internet online ausfüllen, vom Server mittels Internet herunterladen und per E-Mail zurücksenden oder in eine E-Mail integriert zugeschickt bekommen und auf die gleiche Weise zurücksenden".

Für vorliegende Untersuchung wurde die Variante des Web-Surveys (der Fragebogen wird von den Teilnehmern online aus-

---

[207] Nach einer Untersuchung des Statistischen Bundesamtes verfügten im Jahr 2002 43% bzw. 16 Mio. Haushalte in Deutschland über einen Internet-Zugang (EHLING 2003: 11, PÖTSCH et al. 2003: 10). Im Jahr 2005 lag der Anteil der Haushalte (mit mindestens einer Person unter 75 Jahren) mit Internetzugang bei 62% (GREINER et al. 2006: 20). Das starke Wachstum innerhalb von nur drei Jahren zeigt, wie wichtig ein Internetzugang für die Menschen heute ist, trotzdem kann der teilweise noch fehlende Zugang aller Haushalte bestimmte Online-Befragungen erschweren oder gar unmöglich machen.
[208] Vgl. BORTZ und DÖRING 2006: 260, HÄDER 2002: 163, SCHNELL et al. 2005: 377. SCHEFFLER (2003: 31) geht davon aus, dass der Markt für Online-Befragungen stark zunehmen wird: in den USA werden bereits 20% bis 25% aller Befragungen online durchgeführt, Hochrechnungen zufolge sollen es bald 50% sein. In Deutschland liegt der Anteil bisher nur bei etwa 2% bis 5%.

gefüllt) wegen seiner einfachen und komfortablen Umsetzbarkeit ausgewählt.

6.2.2 Web-Surveys

Bei Web-Surveys befindet sich der Fragebogen als eine Art kleines Programm auf einem Web-Server. Die Teilnehmer erhalten von dem Befragungsveranstalter per E-Mail einen Link, über welchen sie direkt zum Fragebogen gelangen.

Web-Fragebögen müssen programmiert werden. Da die meisten Forscher und Unternehmen, die Befragungen durchführen, selbst nicht programmieren können, stehen auf dem Markt mittlerweile einige Software-Programme bereit bzw. haben sich einige Online-Anbieter etabliert, die sich auf die Programmierung von Fragebögen spezialisiert haben (vgl. THEOBALD 2000: 147). In der Regel kann die Dienstleistung für relativ geringe Kosten eingekauft werden. Meistens werden fertige Gestaltungsmodule angeboten, aus welchen sich der Kunde seinen eigenen Fragebogen zusammensetzen und über ein Content-Management-System[209] inhaltlich füllen kann.

Damit jeder Teilnehmer nur einmal den Fragebogen beantworten kann, muss der Zugang zu diesem begrenzt sein. Das ist tech-

---

[209] Ein Content-Management-System, kurz CMS, ist ein Inhaltsverwaltungssystem oder Anwendungsprogramm zur inhaltlichen Gestaltungen von Internetseiten (vgl. Wikimedia Foundation Inc. 2007).

6 Delphi-Befragung zur Zukunft des Gesundheitsvorsorgetourismus

nisch zum Beispiel über den Einsatz von Passwörtern, die nach dem Eintragen wieder gelöscht werden, möglich[210].

6.2.3 Vor- und Nachteile von Online-Befragungen

Nach anfänglichem überschwänglichem Optimismus bezüglich der neuen Befragungsmöglichkeiten über das Internet werden seit etwa Ende des 20./Anfang des 21. Jahrhunderts einige kritische Stimmen laut, die vor allem an der Qualität von Online-Befragungen zweifeln oder eine ausreichende Grundlagenforschung bisher vermissen (z.B. BANDILLA 1999: 18, COUPER und COUTTS 2006: 239, SCHNELL et al. 2005: 386). Demgegenüber stehen Meinungen, die Online-Befragungen sehr positiv bewerten, ihre Ergebnisse gleichwertig mit derer traditioneller Befragungen einschätzen und vor allem die ergänzenden Möglichkeiten von Online-Befragungen begrüßen (z.B. REIPS 2003: 25, SCHEFFLER 2003: 37).

Online-Befragungen weisen einige Vor- und Nachteile gegenüber herkömmlichen Befragungsarten auf. Vorteile von Online-Befragungen gegenüber traditionellen schriftlichen Befragungen sind:

---

[210] SCHNELL et al. (2005: 385) verweisen hierbei auf die Gefahr des Verlustes der Anonymität, da die Teilnehmer über ihre Passwörter identifizierbar sind.

6 Delphi-Befragung zur Zukunft des Gesundheitsvorsorgetourismus

- kürzerer Untersuchungszeitraum (hohe Rücklaufgeschwindigkeit, kein Postweg)
- geringere Kosten (u.a. kein Porto)
- geringerer personeller Aufwand (keine Interviewer nötig)
- Daten werden automatisch als Datensatz angelegt
- schnelle Verfügbarkeit der Daten
- hohe geographische Reichweite
- multimediale Präsentationsmöglichkeiten (u.a. Graphiken, Audio- oder Videosequenzen)
- Anonymität ist besser umsetzbar (keine Nachvollziehbarkeit der Teilnehmer über Rückumschläge, Faxnummern oder sonstiges)
- Reduzierung des Interviewereinflusses
- teilweise bessere Erreichbarkeit (z.B. bei sehr mobilen Teilnehmern)
- gleichwertige Qualität der Ergebnisse
- neuartige, moderne Befragungsart weckt Interesse der zu Befragenden (v.a. vor dem Hintergrund einer zurückgehenden Teilnahmebereitschaft bei traditionellen Befragungsarten[211])

Nachteile von Online-Befragungen gegenüber traditionellen schriftlichen Befragungen sind:

- nur Personen mit Internetzugang und -erfahrung können teilnehmen
- repräsentative Befragungen sind kaum möglich, da eine Ziehung einer echten Zufallsstichprobe im Grunde nicht durchführbar ist
- Darstellungsschwierigkeiten bei unterschiedlichen Internet-Browsern der Teilnehmer

---

[211] Vgl. zur sinkenden Teilnahmebereitschaft bei traditionellen Befragungsarten THEOBALD (2000: 14).

6 Delphi-Befragung zur Zukunft des Gesundheitsvorsorgetourismus

- Problem der Auffindbarkeit des Fragebogens im World Wide Web (Teilnehmer müssen auf die Seite mit dem Fragebogen über Links hingeleitet werden)
- Stichprobenverzerrungen durch unkontrollierbare Stichprobenauswahl und Selbstselektion der Teilnehmer
- häufige Laienanwendungen

6.2.4 Delphi-Befragung online

Die Vorteile von Online-Befragungen lassen sich hervorragend bei der Durchführung von Delphi-Untersuchungen nutzen, dahingegen sind die häufig genannten Nachteile hierbei zumeist eher irrelevant.

Mittels der Nutzung des Internets profitieren die durch ihre Mehrstufigkeit oft sehr aufwendigen Delphi-Befragungen vor allem von einem kürzeren Untersuchungszeitraum (u.a. schnellerer Rücklauf, automatische Datensatzerstellung, schnelle Verfügbarkeit der Daten), von geringeren finanziellen Kosten, von der hohen geographischen Reichweite (gerade bei viel beschäftigten und sehr mobilen Experten), von den multimedialen Präsentationsmöglichkeiten (z.B. zur Einfügung des Feedbacks in den Online-Fragebogen), von der guten Umsetzbarkeit der Anonymität (Datensätze gelangen ohne Verweis auf den Teilnehmer direkt in den Datensatz) und von der Neuartigkeit der Befragungsart, welche unter Umständen zu einem höheren Interesse und zu einer aktiveren Teilnahme beiträgt.

6 Delphi-Befragung zur Zukunft des Gesundheitsvorsorgetourismus

Das Problem der noch verbreitet fehlenden Internetzugänge tritt bei Delphi-Befragungen aufgrund der Teilnahme ausschließlich von Experten (u.a. Wissenschaftler, Unternehmer) nur noch in geringem Maße auf. In der Regel sind solche Personen heute sehr gut mit dem Internet vertraut (vgl. HÄDER und HÄDER 2000: 20). Da bei Delphi-Befragungen oft eine bewusste Stichprobenauswahl getroffen wird und somit ohnehin keine Repräsentativität erreicht werden kann/soll (vgl. HÄDER 2002: 103), stellt sich das Problem deren schwierigen Umsetzung bei Online-Befragungen nicht (vgl. Kap. 6.2.3). Auch die oft schwere Auffindbarkeit von Fragebögen im Internet wird unerheblich, sobald eine bewusste Auswahl der Experten und eine direkte Kontaktaufnahme stattfinden.

Als völlig unkritisch ist die Verwendung des Internets als Übermittlungsmedium bei Delphi-Befragungen allerdings auch nicht anzusehen. Zum Beispiel nehmen Experten, die zwar über einen Internetzugang verfügen, aber mit diesem noch nicht so vertraut sind, eventuell nicht an Online-Befragungen teil. Außerdem können bei Online-Befragungen immer wieder technische Probleme auftauchen (z.B. ein nicht zu öffnender Fragebogen), was wiederum zur Nichtteilnahme oder zum Beantwortungsabbruch führen kann. Im schlimmsten Falle kann es zu einer Verzerrung der Ergebnisse kommen, wenn nur „Internet-Gewöhnte" an einer Befragung teilnehmen und gleichzeitig tendenziell andere Meinungen vertreten als Personen, die mit dem Internet nicht so gut

6 Delphi-Befragung zur Zukunft des Gesundheitsvorsorgetourismus

umgehen können und deshalb bei der Befragung nicht mitmachen.

Bisher gibt es noch nicht allzu viele Veröffentlichungen zu Online-Delphi-Befragungen[212]. Mit der Weiterentwicklung und der Verbesserung der Nutzbarkeit des Internets und der darauf gründenden Verbreitung von Online-Befragungen wird es zukünftig auch zu vermehrten Online-Delphi-Befragungen kommen. Die Durchführung von Delphi-Befragungen per Internet steht demnach noch an ihren Anfängen (vgl. u.a. BORTZ und DÖRING 2006: 262, DAY 2002: 185, FLORIAN 2000: 211, HÄDER 2002: 168).

6.3 METHODIK UND DURCHFÜHRUNG

Der klassischen Delphi-Befragung liegen eine besondere Methodik und Vorgehensweise bei der Durchführung zu Grunde. Die Vorbereitungsphase ist geprägt durch die Expertenauswahl und die Erstellung des Fragebogens. Es wird eine erste Befragung durchgeführt, wonach die Ergebnisse ausgewertet und im Zuge einer zweiten Befragungswelle anonymisiert als Feedback an die Befragten übermittelt werden. Das Feedback soll einer weiteren Klärung und Verfeinerung der Einschätzungen durch die Experten dienen. Der Prozess wird so oft wiederholt (Wellen), bis ein zufrieden stellendes Ergebnis erreicht wird. Das Endergebnis

---

[212] S. u.a. BECK et al. (2000) und die Aufsätze von KIRSCH, FLORIAN, JEENAH und HAVAS in HÄDER und HÄDER (2000).

6 Delphi-Befragung zur Zukunft des Gesundheitsvorsorgetourismus

besteht aus einer aufbereiteten Gruppenmeinung zu den bearbeiteten Fragestellungen sowie aus einer Angabe der Bandbreite der vorhandenen Meinungen.

6.3.1 Ziel der Befragung

Delphi-Befragungen lassen sich nach ihrer Zielsetzung unterscheiden. HÄDER (2002: 29 ff.) kommt diesbezüglich zu folgenden vier Delphi-Befragungs-Typen:

Abb. 87: Ziele von Delphi-Befragungen

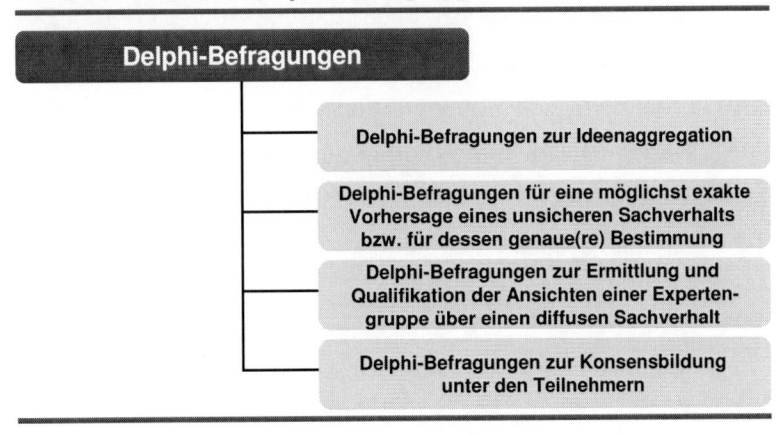

Delphi-Befragungen
- Delphi-Befragungen zur Ideenaggregation
- Delphi-Befragungen für eine möglichst exakte Vorhersage eines unsicheren Sachverhalts bzw. für dessen genaue(re) Bestimmung
- Delphi-Befragungen zur Ermittlung und Qualifikation der Ansichten einer Expertengruppe über einen diffusen Sachverhalt
- Delphi-Befragungen zur Konsensbildung unter den Teilnehmern

Quelle: SONNENSCHEIN (graphischer Entwurf) nach HÄDER 2002: 29 ff.

Typ 1: Delphi-Befragungen zur Ideenaggregation. Hierbei handelt es sich im Gegensatz zu der klassischen Delphi-Methode um einen rein qualitativen Ansatz. Ziel ist es, möglichst viele unterschiedliche Vorschläge zu einer Problemlösung zu erhalten.

6 Delphi-Befragung zur Zukunft des Gesundheitsvorsorgetourismus

Typ 2: Delphi-Befragungen für eine möglichst exakte Vorhersage eines unsicheren Sachverhalts bzw. für dessen genaue(re) Bestimmung. Dieses Ziel der Vorhersage ist das klassische Anliegen einer Delphi-Befragung. Sie wird dazu verwendet, die Zukunft zu determinieren oder sie sogar zu planen. Der Zweck liegt darin, Klarheit über einen bestimmten, diffusen Sachverhalt zu erlangen.

Typ 3: Delphi-Befragungen zur Ermittlung und Qualifikation der Ansichten einer Expertengruppe über einen diffusen Sachverhalt. Bei diesem Ansatz geht es darum, Meinungen einer bestimmten Expertengruppe zusammenzuführen und sie zu qualifizieren. Der Unterschied zum Typ 2 liegt darin, dass keine Determination der Zukunft, sondern eine Kommunikation über dieselbe und deren aktive Gestaltung im Vordergrund stehen. Die Resultate dienen unter anderem dazu, gezielte Schlussfolgerungen für erforderliche Maßnahmen ableiten zu können. Dieses Ziel ist das gegenwärtig am häufigsten verfolgte.

Typ 4: Delphi-Befragungen zur Konsensbildung unter den Teilnehmern. Diese Methode hat das Ziel, ein möglichst hohes Maß an Konsens unter den Teilnehmern zu schaffen. Die Konsensbildung wird über eine bestimmte Gestaltung des Feedbacks beeinflusst.

Vorliegende Delphi-Befragung entspricht dem Typ 3. Ziel der Befragung ist es, Meinungen von Experten im Bereich des Gesundheitstourismus zusammenzutragen und so zu einer Kommunikation über Merkmale und (zukünftige) Entwicklungen bezüglich des vorgegebenen „diffusen Sachverhaltes" Gesundheitsvorsorgetourismus zu kommen. Es geht nicht darum, genaue Entwicklungswerte zu ermitteln. Es sollen vielmehr Entwicklungstendenzen aufgezeigt und eventuelle Missstände identifiziert werden, um so zu Handlungsempfehlungen für die Zukunft zu kommen.

6.3.2 Expertenauswahl

Die Auswahl der Experten für eine Delphi-Befragung ist grundlegender Bestandteil und gleichzeitig eine schwierige Aufgaben. Vor der Auswahl ist eine Entscheidung über die Anzahl und die Struktur der zu befragenden Experten zu fällen. Außerdem sind Kontaktwege zu identifizieren. Die Expertenauswahl geschieht je nach Ziel der Delphi-Befragung unterschiedlich. Für vorliegende Delphi-Befragung wurde folgende qualitative und quantitative Auswahl der Experten getroffen.

6.3.2.1 Qualitative Auswahl

Die Grundgesamtheit[213] der Experten im Bereich Gesundheitsvorsorgetourismus stellen alle auskunftswilligen Experten, deren

---

[213] Eine Grundgesamtheit ist eine Menge von Objekten, über die Aussagen getroffen werden sollen (vgl. BROSIUS et al. 2005: 70). KROMREY (2002: 263) meint, dass es sich im Grunde um eine „angestrebte Grundgesamtheit" handelt, die unter anderem auch die Menge der Fälle beschreibt, „die für die Untersuchung als potentielle Informanten in Frage kommen".

6 Delphi-Befragung zur Zukunft des Gesundheitsvorsorgetourismus

Meinung und Bewertung zum Thema von Interesse ist[214]. Die Experten werden somit bewusst ausgewählt (vgl. VETTER 2003: 4).

Delphi-Befragungen werden immer zu Sachverhalten durchgeführt, über die unsicheres oder unvollständiges Wissen besteht. Es gibt somit keine Experten, die absolut umfassend kompetent sein können (vgl. HÄDER und HÄDER 1995: 13). Die Zusammenstellung der Gesamtheit der Expertise sollte verschiedene Expertengruppen mit unterschiedlichen Hintergründen repräsentieren. Der Beruf, die Stellung oder Tätigkeit der Personen stehen dabei im Mittelpunkt.

Wichtig ist vor allem auch, verantwortliche Entscheidungsträger in die Expertengruppen aufzunehmen. Bei diesen Personen ist zum einen ein besonders hoher Grad an Expertise zu erwarten, und zum anderen kann aufgrund eines besonderen Interesses von einer erhöhten Teilnahmebereitschaft ausgegangen werden. Außerdem sind die Entscheidungsträger später die wichtigsten Ansprechpartner für die mit Hilfe der Delphi-Befragung ermittelten Handlungsempfehlungen für die Zukunft.

Die Gesamtheit der Expertise zum Thema „Gesundheitsvorsorgetourismus in der Zukunft" wird von allen Personen gestellt, die sich wissenschaftlich oder praktisch, direkt oder indirekt mit

---

[214] Bei einer Delphi-Befragung wird die Grundgesamtheit in der Regel durch das Monitoring-Team der Befragung (hier: die Autorin) auf der Basis der eigenen Meinung und Einschätzung zusammengestellt (vgl. HÄDER 2000: 7).

6 Delphi-Befragung zur Zukunft des Gesundheitsvorsorgetourismus

diesem Thema befassen. Im Gesundheits- und Gesundheitsvorsorgetourismus treffen zwei Wissenschafts- sowie Wirtschaftsbereiche aufeinander: Tourismus und Gesundheit. Folglich ist es für die Delphi-Befragung wichtig, Experten aus beiden Gebieten einzubeziehen (s. Abb. 88).

***Abb. 88: Gesundheitsvorsorgetourismus-Experten
(nach Tätigkeits- und Wissensbereichen)***

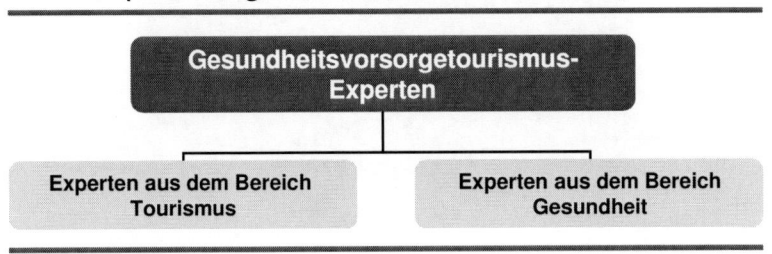

```
                 Gesundheitsvorsorgetourismus-
                            Experten
                 ┌─────────────┴─────────────┐
         Experten aus dem Bereich      Experten aus dem Bereich
               Tourismus                      Gesundheit
```

Quelle: SONNENSCHEIN *(eigener Entwurf)*

Dementsprechend wurden folgende Expertengruppen identifiziert: Wissenschaftler und Verbandsmitarbeiter aus beiden Bereichen Tourismus und Gesundheit, Ärzte und weitere Beschäftigte im Aufgabenkreis Gesundheit, Hoteliers, Klinikbetreiber, Vertreter von Gesundheitstourismusdestinationen, Gesundheitsreiseveranstalter, die Fachpresse und sonstige.

In die Expertengruppe für die Delphi-Befragung wurden nur Personen aufgenommen, die für die Autorin bekannterweise mit dem Thema Gesundheitsvorsorgetourismus bzw. Gesundheitstourismus vertraut sind. Darunter befinden sich Personen, welche die Autorin persönlich kennt. Ergänzend kamen Personen hinzu, welche bei relevanten Kongressen und Konferenzen zum Thema

6 Delphi-Befragung zur Zukunft des Gesundheitsvorsorgetourismus

bereits Vorträge gehalten haben bzw. anwesend waren[215], Artikel oder Bücher zum Thema verfasst haben oder ganz klar aufgrund ihrer beruflichen Tätigkeit als Experte identifiziert werden konnten (s. Abb. 89).

Abb. 89: Gesundheitsvorsorgetourismus-Experten (nach Tätigkeitsfeldern)

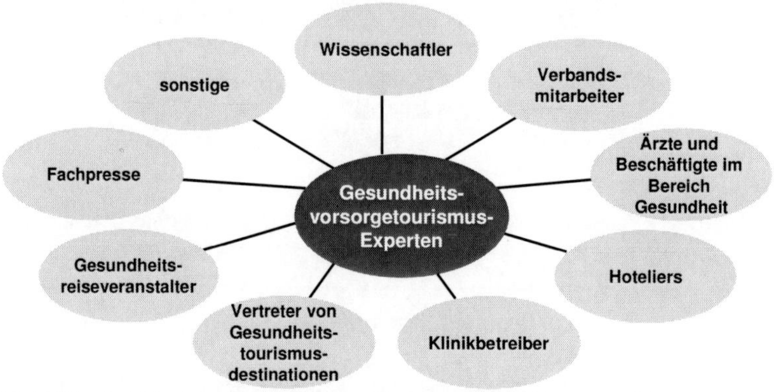

[Diagramm: Gesundheitsvorsorgetourismus-Experten mit den Kategorien: Wissenschaftler, sonstige, Verbandsmitarbeiter, Fachpresse, Ärzte und Beschäftigte im Bereich Gesundheit, Gesundheitsreiseveranstalter, Hoteliers, Vertreter von Gesundheitstourismusdestinationen, Klinikbetreiber]

Quelle: SONNENSCHEIN (eigener Entwurf)

Bei den ausgewählten Wissenschaftlern handelt es sich um Personen, welche ihre Forschung direkt oder indirekt auf das Thema Gesundheitstourismus ausrichten[216].

---

[215] Hierbei wurden Referenten und Teilnehmer der Euroforum-Konferenz „Von Wellness zu Medical Spa" 2006 in Baden-Baden und des Medical Wellness Kongresses 2007 in Berlin ausgewählt.

[216] Die ausgewählten Wissenschaftler sind größtenteils in Deutschland tätig. Vereinzelte arbeiten aber auch im deutschsprachigen Ausland. Es ist allerdings anzunehmen, dass sie den deutschen Markt und seine Entwicklungen gut einschätzen können.

6 Delphi-Befragung zur Zukunft des Gesundheitsvorsorgetourismus

Die Verbandsmitarbeiter aus dem Bereich Tourismus oder Gesundheit sind entweder Geschäftsführer oder andere Verantwortliche von Verbänden, die sich konkret mit dem Thema Gesundheitstourismus befassen oder Personen die sich innerhalb eines allgemeineren Verbandes speziell um diesen Bereich bemühen[217].

Die ausgewählten Ärzte oder andere Beschäftigen im Bereich Gesundheit[218] arbeiten im Gesundheitstourismus oder beschäftigen sich beruflich mit diesem Thema.

Unter dem Begriff Hotelier sind Geschäftsführer und vereinzelt Spa Manager von Gesundheitshotels (Kur-, Wellness-, Medical Wellnesshotels) zusammengefasst. Bei der Auswahl der Betriebe wurde auf eine Verbreitung auf ganz Deutschland geachtet.

Hinsichtlich der Klinikbetreiber wurden Geschäftsführer, Chefärzte und Leiter aus Kliniken ausgewählt, die bereits Angebote für Gesundheitstouristen anbieten oder dies für die Zukunft planen.

Bei den Vertretern von Gesundheitsdestinationen wurden Geschäftsführer oder leitende Angestellte von lokalen Tourismusverbänden oder -gesellschaften bzw. Kurdirektoren ausgewählt.

---

[217] Zu den Verbänden zählten u.a.: Deutscher Heilbäderverband e.V., Deutscher Wellness Verband e.V., Deutscher Medical Wellness Verband e.V., Deutscher Tourismusverband e.V., International Spa & Wellness Association, Hessischer Heilbäderverband, Sächsische Staatsbäder GmbH, Bäderverband Mecklenburg-Vorpommern.
[218] Hierzu zählten u.a. Mitarbeiter der Ärztegesellschaft für Präventionsmedizin und klassische Naturheilverfahren oder der Medizinischen Einrichtungen des Bezirks Oberpfalz GmbH.

6 Delphi-Befragung zur Zukunft des Gesundheitsvorsorgetourismus

Es wurde bei der Auswahl der Orte auf eine Verbreitung über ganz Deutschland geachtet.

Unter den Reiseveranstaltern befinden sich nur solche, die hauptsächlich Gesundheitsreisen anbieten oder um große Anbieter, die über einen separaten Katalog für diese Reisesparte verfügen. Für die Befragung wurden Geschäftsführer oder Produktmanager ausgewählt.

Unter dem Begriff Fachpresse verbergen sich Journalisten und Redakteure, die Artikel zu dem Thema Gesundheitsreisen recherchieren und veröffentlichen und für Zeitungen oder Zeitschriften arbeiten, die sich direkt oder indirekt mit dem Thema Gesundheitstourismus befassen.

In der Gruppe „sonstige" sind Experten zusammengefasst, die keiner der vorgenannten Gruppen zugeteilt werden konnten. Darunter befinden sich vor allem Berater und Vertreter von Unternehmen, die sich mit der Ausstattung von Gesundheits- und Gesundheitstourismusbetrieben beschäftigen.

6.3.2.2 Quantitative Auswahl

Da die Experten für die vorliegende Delphi-Befragung bewusst ausgewählt wurden, und entsprechend keine Zufallsstichprobe vorliegt, können die Ergebnisse der Befragung nicht verallgemeinert werden (vgl. HÄDER 2002: 103). Ziel der quantitativen Aus-

6 Delphi-Befragung zur Zukunft des Gesundheitsvorsorgetourismus

wahl der Experten war es, eine ausreichend große Personenzahl mit Bereitschaft zur Teilnahme zu finden.

Es wurde ein Datensatz mit Adressen von zuvor genannten Experten aufgebaut (vgl. Kap. 6.3.2.1). Da es sich bei der Untersuchung um eine Online-Befragung handelte, war die wichtigste Information die persönliche E-Mail-Adresse der Experten. Bei nahezu allen später angeschriebenen Personen (s. Kap. 6.3.5) konnte diese ermittelt werden[219]. Vereinzelte Experten, bei welchen die Erreichbarkeit per E-Mail von vornherein als unsicher eingestuft wurde, wurden vor Beginn der Befragung wieder aus dem Datensatz gelöscht.

Insgesamt konnten auf diese Weise 182 Experten ausgemacht werden, welche zunächst persönlich angeschrieben wurden (s. Kap. 6.3.5). Mit dem ersten Fragebogen wurden im Endeffekt 170 Experten kontaktiert (s. Kap. 6.3.6).

Wie groß die Expertengruppe bei einer Delphi-Befragung sein sollte, ist in der Literatur nicht definiert, wurde in früheren Delphi-Befragungen sehr unterschiedlich gehandhabt[220] und hängt von dem Thema der Befragung und deren sonstigen Umständen

---

[219] Alternativ wurde in wenigen Fällen die allgemeine Info-E-Mail-Adresse der Unternehmen genutzt, jedoch mit vorheriger telefonischer Absprache, dass die jeweiligen E-Mails an die entsprechende Person weitergeleitet wurden.
[220] Nach HÄDER (2002: 94) war bei früheren Delphi-Befragungen der Umfang der Expertengruppe sehr unterschiedlich und bewegte sich zwischen drei und mehreren tausend Experten.

6 Delphi-Befragung zur Zukunft des Gesundheitsvorsorgetourismus

(Erreichbarkeit der Experten, zeitliche und finanzielle Möglichkeiten) ab.

Es gibt Hinweise, dass sich einerseits die Zuverlässigkeit einer Delphi-Untersuchung nicht unbedingt mit steigender Teilnehmerzahl verändert (vgl. HÄDER und HÄDER 2000: 19), andererseits ist gerade bei diffusen Sachverhalten davon auszugehen, dass mit zunehmender Größe der Befragtengruppe auch die Aussagekraft der Ergebnisse steigt (vgl. HÄDER 2000: 9).

Für vorliegende Delphi-Befragung wurde aufgrund obiger Überlegungen und aufgrund der Anzahl der identifizierten Adressen eine zu kontaktierende Gruppe von 170 Experten als angemessen empfunden. Um eine Verzerrung der Ergebnisse zu vermeiden, wurde auf ein möglichst ausgeglichenes Verhältnis zwischen Experten aus den Bereichen Tourismus und Gesundheit geachtet (s. Abb. 90).

Abb. 90: Quantitative Auswahl der Experten (nach Tätigkeits- und Wissensbereichen)

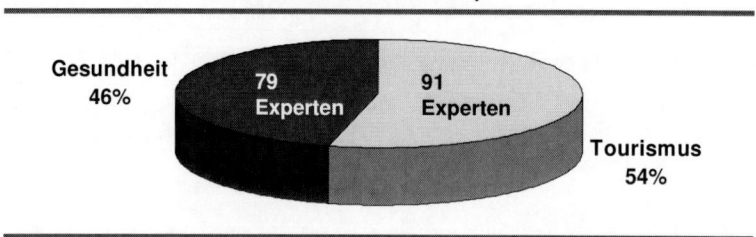

Gesundheit 46% — 79 Experten
Tourismus 54% — 91 Experten

Quelle: SONNENSCHEIN (eigener Entwurf)

6 Delphi-Befragung zur Zukunft des Gesundheitsvorsorgetourismus

Auch die unterschiedlichen Expertengruppen (s. Tab 20) sollten in nicht zu unterschiedlicher Stärke vertreten sein, damit das Ergebnis der Befragung kein verzerrtes Bild der Gesamtmeinung darstellt.

Tab. 20: Quantitative Auswahl der Experten (nach Tätigkeitsfeldern)

Expertengruppen	Anzahl	Anteil
Wissenschaftler	23	14%
Verbandsmitarbeiter	18	11%
Ärzte und Beschäftigte im Bereich Gesundheit	12	7%
Hoteliers	19	11%
Klinikbetreiber	12	7%
Vertreter von Gesundheitstourismusdestinationen	28	16%
Gesundheitsreiseveranstalter	18	11%
Fachpresse	16	9%
Sonstige	24	14%
Gesamt	**170**	**100%**

Quelle: SONNENSCHEIN

6.3.3 Der Fragebogen

Die Konzipierung des Fragebogens setzt sich aus folgenden Elementen zusammen: inhaltliche Vorüberlegungen, Festlegung der maximalen Fragebogenlänge, Gliederung und Fragenabfolge, Konzeption der Fragen und Durchführung eines Pretests. Besonderes Augenmerk fiel bei der Gestaltung darauf, dass der Fragebogen übersichtlich, leicht verständlich, unkompliziert und nicht überladen war.

6 Delphi-Befragung zur Zukunft des Gesundheitsvorsorgetourismus

6.3.3.1 Inhaltliche Vorüberlegungen

Ziel der Expertenbefragung war es, das Thema „Zukunft des Gesundheitsvorsorgetourismus" inhaltlich zu beleuchten und zu hinterfragen. Die aktuelle Situation sollte bewertet und vor allem zukünftige Entwicklungen eingeschätzt werden. Folgende Grundfragen führten zur endgültigen Entwicklung der Fragestellungen:

- Wie ist die Nachfrage nach Gesundheitsvorsorgereisen strukturiert und wie wird sie sich in der Zukunft entwickeln? Welche Produkte werden nachgefragt? Wie gestaltet sich die Nachfrage einerseits durch deutsche und andererseits durch ausländische Reisende? Welche Reisegewohnheiten gibt es (Auslands-, Inlandsreisen, Reiseentfernungen, Kurzreisen, längere Urlaubsreisen) und wie werden sie sich in Zukunft verändern? Wer fragt Gesundheitsvorsorgereisen nach? Wer wird dies in Zukunft tun?

- Wie wird das Angebot im Gesundheitsvorsorgetourismus eingeschätzt und wo liegen dabei die Schwerpunkte? Wie wird es sich in Zukunft entwickeln? Welche Destinationen spielen eine besondere Rolle? Ist Deutschland eine Gesundheitsvorsorgedestination? Welche Vor- und Nachteile hat Deutschland gegenüber anderen Ländern? Welche Vor- und Nachteile wird Deutschland gegenüber anderen Ländern in Zukunft haben?

6 Delphi-Befragung zur Zukunft des Gesundheitsvorsorgetourismus

- Welche Arten von Gesundheitsvorsorgereisen werden sich zukünftig wie entwickeln? Wie werden Begriffe wie Wellness und Medical Wellness bewertet? Sind Gesundheitsvorsorgereisen effektiv? Welche Reisen sind effektiv? Unter welchen Bedingungen sind sie effektiv?

- Welche Rolle spielen medizinische Angebote? Was wird von Reisenden selbst gezahlt? Wie wird sich die Bereitschaft zur Selbstzahlung von Gesundheitsvorsorgemaßnahmen im Urlaub entwickeln? Welche Rolle spielt die alternative Medizin? Welche Rolle wird sie zukünftig spielen?

6.3.3.2 *Fragebogenlänge*

Ein Fragebogen darf keinesfalls zu lang sein. Gerade bei einer Befragung von (vielbeschäftigten) Experten ist es wichtig, nicht den Abbruch der Beantwortung oder sogar deren gänzliche Verweigerung durch einen zu langen Fragebogen zu riskieren. Trotz eines relativ großen zu erwartenden Interesses der Experten an dem Befragungsthema wurde dementsprechend von vornherein festgelegt, dass der Fragebogen maximal 15 bis 20 Fragen beinhalten bzw. dass dessen Ausfüllen maximal 15 bis 20 Minuten dauern dürfe[221].

---

[221] GRÄF (1999: 161) gibt speziell für Online-Fragebögen eine max. Länge von 15 bis 25 Fragen an. HÄDER (2002: 122) meint, dass die Länge eines Fragebogens direkt mit dem Interesse der Befragten zusammenhänge und somit nicht pauschal festgelegt werden könne.

6 Delphi-Befragung zur Zukunft des Gesundheitsvorsorgetourismus

6.3.3.3 Gliederung und Fragenabfolge

Zur besseren Übersicht und Verständlichkeit der Fragen ist der Fragebogen zunächst nach Themengebieten (Fragenblocks) zu gliedern. In vorliegender Untersuchung wurde folgende Gliederung in sieben Unterthemen vorgenommen: 1. „Zur Nachfrage" (1 Frage), 2. "Zum Angebot" (1 Frage), 3. „Gesundheitsvorsorge-Reisedestination Deutschland" (5 Fragen), 4. „Nachfrageentwicklungen" (3 Fragen), 5. „Effektivität von Gesundheitsvorsorge-Reisen" (1 Frage), 6. „Gesundheitsvorsorge-Reisetypen" (4 Fragen) und 7. „Gästezielgruppen" (3 Fragen).

Innerhalb der Fragenblocks wurde versucht, eine logische Fragenabfolge zu generieren, wobei in der Regel vom Allgemeinen zum Speziellen vorgegangen wurde. Um eine Beeinflussung der Antworten durch vorangehende oder folgende Fragestellungen und Antwortvorgaben weitestgehend zu vermeiden (Ausstrahlungseffekte, vgl. BROSIUS und KOSCHEL 2005: 98), wurde unter anderem immer nur eine Frage pro Seite dargestellt (zum Design des Online-Fragebogens s. Kap. 6.3.3.5).

6.3.3.4 Fragenkonzeption

Gemäß der unumgänglichen Beschränkung des Fragebogens auf eine gewisse Länge kommt der Auswahl der wichtigsten Fragen und deren Qualität eine ganz besonders große Rolle zu. Dabei sollte der Fokus auf dem Zweck der Frage und den zu erwarten-

6 Delphi-Befragung zur Zukunft des Gesundheitsvorsorgetourismus

den Antworten sowie auf der Brauchbarkeit der Ergebnisse liegen. Eine zu hohe Komplexität ist zu vermeiden[222]. Bei der Erstellung des Fragebogens wurde darauf geachtet, dass typische Fehlerquellen bei schriftlichen Befragungen, wie beispielsweise die Verwendung von Suggestivfragen[223] oder unklare Formulierungen von Fragen und Antwortvorgaben, nicht vorkamen. Insgesamt bestand der erste Fragebogen der Delphi-Befragung zum Thema „Zukunft des Gesundheitsvorsorgetourismus" aus 19 Fragen (s. Anhang I).

Die erste Frage war eine Kompetenzfrage, worin die Befragten ihre eigene Kompetenz im Themenbereich Gesundheitstourismus[224] einschätzen sollten (s. Anhang I). Der Zweck dieser Frage lag erstens darin, einen Überblick über die Selbsteinschätzung der Experten zu ihrer Kompetenz zu erhalten. Zweitens sollte sich aus der Untergliederung ein eventueller Filter für die spätere Auswertung ergeben[225]. Und drittens sollte diese Frage bewirken, dass die Experten erkennen, dass nicht nur Experten in dem Spezialgebiet Gesundheitsvorsorgetourismus befragt wurden,

---

[222] Hinsichtlich übermäßig komplexer Indikatoren und Fragen, die für Delphi-Studien weniger geeignet sind vgl. HÄDER 2002: 136 f.
[223] Suggestivfragen sind Fragen, die eine bestimmte Beantwortung provozieren (ATTESLANDER 2000: 170).
[224] Es wurde bewusst nach der Kompetenz im übergeordneten Themenbereich Gesundheitstourismus gefragt, da anzunehmen war, dass nur wenige Befragte sich als Experten in dem speziellen Bereich Gesundheitsvorsorgetourismus sehen.
[225] Im Endeffekt wurde in der Auswertung keine Gegenüberstellung der Ergebnisse der unterschiedlichen Kompetenzgruppen vorgenommen, da nur unwesentliche Unterschiede auftraten, was für die Stabilität der Ergebnisse insgesamt und gegen die Notwendigkeit einer Teilnahme von ausschließlich sehr kompetenten Experten bei dieser Befragung spricht.

6 Delphi-Befragung zur Zukunft des Gesundheitsvorsorgetourismus

sondern auch Personen mit etwas peripherem Wissensstand (hier Experten im übergeordneten Thema Gesundheitstourismus). Die mit Absicht an erster Stelle stehende Frage sollte somit auch Personen mit mittlerer oder geringerer Kompetenz ermutigen, den Fragebogen zu beantworten[226].

In folgenden Fragestellungen wurden die Experten aufgefordert, Bewertungen und Einschätzungen von gegenwärtigen Tatbeständen und zukünftigen Entwicklungen[227] abzugeben und eigene Einstellungen zu bestimmten Themen wiederzugeben. Dabei wurden alle Fragen als geschlossene Fragen formuliert, wobei bei einer Frage unter „sonstiges" eine offene Antwort vorgesehen war. Außerdem schloss sich an drei Fragen die offene Weiterfrage „Warum?" an[228].

Bei allen Fragen wurden entweder Rating Skalen (Messskalen mit mehreren Antwortoptionen, dargestellt in einer Matrix mit Radio-Buttons[229]), dipolare Rating Skalen (Polaritätenprofile) oder Einfachantworten mit Radio-Buttons verwendet. Die Einfachant-

---

[226] Zur Verwendung und zu Varianten von Kompetenzfragen vgl. BECK et al. 2000: 21 und HÄDER 2002: 124 ff.
[227] Die Fragen zu zukünftigen Entwicklungen bezogen sich auf einen mittelfristigen Zeitraum bis zum Jahr 2020.
[228] Geschlossene Fragen geben den Befragten eine eng begrenzte Anzahl von Antwortalternativen vor. Bei offenen Fragen gibt es keine Antwortvorgaben. Die Antworten sind vor der Auswertung zu kategorisieren (vgl. BROSIUS und KOSCHEL 2005: 94).
[229] Radio-Buttons sind runde Punkte zur Auswahl von Antwortoptionen bei Online-Befragungen. Wenn eine Option ausgewählt ist, sind alle anderen automatisch nicht ausgewählt.

6 Delphi-Befragung zur Zukunft des Gesundheitsvorsorgetourismus

worten waren nominal, die Rating Skalen ordinal skaliert[230], wobei eine 5-Stufigkeit zugrunde gelegt wurde. Es wurde bewusst eine ungerade Zahl gewählt, da den Befragten somit eine mittlere Angabe möglich war[231]. Dieser Skalenentwurf birgt zwar die Gefahr, dass die Befragten bei nicht ausreichendem Wissen oder aus Bequemlichkeit die mittlere Angabe wählen, andererseits besteht nur so die Möglichkeit, eine gleich bleibende Tendenz darzustellen (Z.B. bei der Frage nach einer zukünftigen Entwicklung kann eine gewollte Aussage sein, dass es zu keiner nennenswerten Veränderung – weder zum Positiven noch zum Negativen – kommen wird.). Den Befragten stand für den Fall, keine Angabe treffen zu können, bei jeder Frage (abgesehen von der Kompetenzfrage) die Antwortkategorie „keine Angabe" zur Verfügung.

Auf Fragen zur Soziodemographie der Teilnehmer wurde gänzlich verzichtet, da die berufliche Tätigkeit eines jeden Experten ohnehin bekannt war und weitere Fragen dieser Art (u.a. zum Alter) für

---

[230] Während eine Nominalskala lediglich dichotome oder polytome Antwortvorgaben erlaubt, werden auf dem ordinalen Skalenniveau Rangplätze vergeben (vgl. Brosius und Koschel 2005: 95). In vorliegender Untersuchung wurde häufig eine fünfstufige Skala von „starke Zunahme" bis „starke Abnahme" verwendet.

[231] GREVING (2006: 79) verwendet hier den Begriff „neutrale Position". Zu den Vor- und Nachteilen von Skalen mit oder ohne Mittelwert vgl. BROSIUS und KOSCHEL (2005: 97).

6 Delphi-Befragung zur Zukunft des Gesundheitsvorsorgetourismus

die spätere Interpretation der Ergebnisse als nicht erforderlich betrachtet wurden[232].

6.3.3.5 Online-Design

Der Fragebogen wurde als Online-Fragebogen konzipiert (zum Thema Online-Forschung s. Kap. 6.2). Es handelt sich dabei um ein so genanntes Web-Survey, also um einen Fragebogen, der als kleines Programm auf einem Web-Server gespeichert und über einen Link abrufbar ist.

Der Fragebogen wurde mit Hilfe eines Online-Dienstes (www.adenquire.net) gestaltet. Ein Content-Management-System (s. Kap. 6.2.2) ermöglicht dabei die Gestaltung der einzelnen Fragen in unterschiedlichsten Designs. Über eine Teilnehmerverwaltung können die Teilnehmer an der Befragung direkt per E-Mail eingeladen und auch so erinnert werden. Jeder Teilnehmer erhält über dieses System einen individuellen Link zum Fragebogen. Um Mehrfach-Beantwortungen zu vermeiden, ist jeder Link nur einmal aufrufbar. Die Datensätze der ausgefüllten Fragebögen fließen direkt in eine Datenbank ohne Hinweis auf den Teilnehmer ein. Dadurch wird die Anonymität der Befragungsteil-

---

[232] Die Aufnahme der soziodemographischen Merkmale wird als nicht erforderlich betrachtet, da die befragten Teilnehmer als „Experten" im Themenbereich Gesundheitstourismus und nicht entsprechend ihrer persönlichen Vorlieben antworten sollten. Der völlige oder weitestgehende Verzicht auf die Abfrage von demographischen Angaben ist bei der Delphi-Methode üblich (vgl. HÄDER 2002: 133).

nehmer gewahrt. Der Anwender erhält ausschließlich Informationen darüber, wer den Fragebogen ausgefüllt hat, aber nicht darüber, was eingetragen wurde. Die Daten können während und nach der Befragung als Excel- oder SPSS-Datensätze aus dem Internet heruntergeladen werden.

6.3.3.6 Pretest

Nach Fertigstellung des Fragebogens wurde mit drei Experten jeweils ein Pretest durchgeführt. Dabei ging es darum, im Vorfeld der Befragung zu überprüfen, ob die Fragen verständlich und eindeutig formuliert waren und das Interesse der Teilnehmer weckten und ob die Abfolge als logisch empfunden wurde. Außerdem wurde die Zeit gemessen, welche die Experten zur Ausfüllung des Fragebogens benötigten.

Zur Durchführung des Pretests wurde die klassische Vorgehensweise, der Beobachtungspretest, gewählt (vgl. HÄDER 2002: 139). Die Autorin beobachtete die Experten beim Ausfüllen des Fragebogens und konnte so Probleme oder Auffälligkeiten (z.B. Zögern aufgrund einer unklaren Frageformulierung) bemerken. Nach dem Probe-Durchlauf wurde der Experte nach seinen Denkprozessen während des Ausfüllens des Fragebogens und nach seiner konkreten Meinung zu jeder Frage interviewt.

In Folge des Pretests wurden noch kleine Veränderungen an dem Fragebogen vorgenommen.

6 Delphi-Befragung zur Zukunft des Gesundheitsvorsorgetourismus

6.3.4 Allgemeine Überlegungen zum Ablauf der Befragung

Vor Beginn einer Delphi-Befragung sind einige grundlegende Entscheidungen zum Zeitraum, zur Wellenanzahl und -frequenz und zu Abbruchkriterien zu treffen.

6.3.4.1 Zeitraum

Als Zeitraum für die Befragung wurden die Monate April bis Juni 2007 ausgewählt[233]. Bei der Entscheidung für die geeignete Befragungszeit wurde vor allem auf die Umgehung von Urlaubszeiten (z.b. Osterfeiertage und Sommerschulferien) und von besonderen Belastungszeiten der Befragten (z.B. Hochsaison in der Hotellerie) geachtet.

Während des gewählten Zeitraumes machten einige Befragte Kurzurlaube (in Verbindung mit den anfallenden gesetzlichen Feiertagen im Monat Mai), was der Teilnahme an der Befragung jedoch nicht im Wege stand. Es gaben nur wenige an, über einen längeren Zeitraum in Urlaub zu sein. Lediglich vereinzelte Experten sagten ihre Teilnahme aus Zeitmangel ab, was unter anderem ebenso auf einen relativ gut getroffenen Zeitpunkt hinweist.

---

[233] Da es sich um eine Online-Befragung handelte, konnte von vornherein von einer für Delphi-Befragungen relativ kurzen Durchführungszeit ausgegangen werden. In der Literatur werden für dreiwellige Delphi-Befragungen (nicht online) Zeitperioden zwischen zwei Monaten und zwei Jahren (HÄDER 2002: 83) bzw. von mindestens drei bis vier Monaten (GORDON 1994: 13) angegeben.

6 Delphi-Befragung zur Zukunft des Gesundheitsvorsorgetourismus

6.3.4.2 Wellenanzahl und -frequenz

Eine Delphi-Befragung kann theoretisch und je nach Zielsetzung aus vielen Wellen bestehen. Praktisch ist die Wellenanzahl jedoch begrenzt, denn es ist nur von einer bestimmten Teilnahmebereitschaft der Befragten auszugehen, welche mit zunehmender Anzahl der Wellen abnimmt[234]. Außerdem sind oft auch die für die Befragung zur Verfügung stehende Zeit und finanziellen Mittel begrenzende Faktoren[235].

Teilweise wird Delphi-Befragungen eine qualitative Runde vorgeschaltet, in welcher es zu einer Ideenaggregation zum untersuchenden Sachverhalt kommt. Der Sinn liegt in einer näheren Umfassung des Themas und in der Zusammenstellung von Forschungsvorschlägen (vgl. BROSI et al. 2003: 10). Auf eine solche erste Runde wurde in der vorliegenden Untersuchung verzichtet. Das Thema „Zukunft des Gesundheitsvorsorgetourismus" konnte klar genug umrissen werden, um geeignete Fragestellungen entwerfen zu können.

Soll mit einer Delphi-Befragung ein Konsens unter den Teilnehmern erreicht werden, so ist bis zu dessen Erreichung mit einer ziemlich hohen Wellenanzahl zu rechnen. Ein Konsens war bei

---

[234] Zum Beispiel STRATMANN (2000: 125) bricht die Delphi-Befragung nach der zweiten Runde ab, um die Teilnahmebereitschaft vielbeschäftigter Experten nicht übermäßig zu strapazieren.
[235] HÄDER und HÄDER (2000: 17) meinen, dass es in Hinsicht auf die notwendige oder sinnvolle Wellenanzahl keine Standards gibt, „als Optimum wird aber allgemein eine minimale Anzahl von Runden bei einem akzeptablen Maß an erzielter Genauigkeit angesehen".

6 Delphi-Befragung zur Zukunft des Gesundheitsvorsorgetourismus

vorliegender Untersuchung jedoch nicht das Ziel. Es standen die Darstellung der Meinungen von Experten und der tendenziellen Gruppenmeinung im Vordergrund.

Entsprechend obiger Überlegungen sowie auf Basis der Literatur über frühere Erfahrungen mit der Wellenanzahl bei Delphi-Befragungen[236] wurde von vorn herein angenommen, dass im Zuge einer zweiten Befragungswelle Veränderungen der Angaben stattfinden würden, jedoch in anschließenden Runden kaum noch mit weiteren Änderungen zu rechnen sei. Demgemäß wurde vor Beginn der Befragung festgelegt, dass es nach zwei Befragungswellen zum Abbruch der Befragung kommen solle, es sei denn die Ergebnisse der zweiten Befragung würden eine dritte Welle unbedingt erforderlich machen[237]. Dies wäre der Fall, wenn es in der zweiten Welle zu großen Abweichungen der Meinungen und zu einem unklaren Gruppenergebnis kommen würde.

Die Wellenfrequenz (der Abstand zwischen den zwei Befragungen) wurde möglichst gering gehalten (direkter Anschluss der zweiten an die erste Befragung). Grund dafür war, dass die Experten sich somit noch gut an die vorangegangen Befragungsrunde und die eigenen Angaben erinnern konnten, dass es in der Zwischenzeit zu keinen Adressänderungen kommen würde und

---

[236] Laut Aussagen in der Literatur finden die größten Veränderung der Angaben bei Delphi-Befragungen zwischen der ersten und zweiten Welle statt (vgl. HÄDER und HÄDER 2000: 17, LINSTONE und TUROFF 2002a: 223, PÖTSCHKE 2004: 3).
[237] HÄDER (2002: 119) beschreibt ein solches Abbruchkriterium mit einem Erreichen von „Stabilität der Meinungen".

dass die Untersuchung möglichst zügig (innerhalb von drei Monaten) zu Ende gebracht werden konnte.

6.3.5 Anschreiben

Die ausgewählten Experten (182 Personen, s. Kap. 6.3.2) wurden zunächst alle mit einem persönlichen Anschreiben (per E-Mail) kontaktiert. In diesem wurden sie über das Dissertationsvorhaben, das Thema und die Art und den Ablauf der Befragung informiert. Ausdrücklich wurde hier bereits auf die Mehrstufigkeit von Delphi-Befragungen und die Wichtigkeit der wiederholten Teilnahme hingewiesen. Als Anreiz zur Teilnahme (Incentive) wurde die Zusendung der Ergebnisse der Befragung versprochen. Die Experten wurden gebeten, im Falle einer Nicht-Teilnahme auf das Anschreiben zu antworten. Zwölf Experten teilten unter Angabe unterschiedlicher Gründe mit, dass Sie nicht teilnehmen würden. Manche gaben hierbei an, dass sie sich nicht als Experte in diesem Bereich sähen, andere meinten, dass sie keine Zeit hätten.

Demnach wurden 170 Experten mit dem ersten Fragebogen kontaktiert.

6.3.6 Erste Welle

Nach den umfangreichen Vorarbeiten (qualitative und quantitative Expertenauswahl, Erstellung eines Adressdatensatzes, Anferti-

6 Delphi-Befragung zur Zukunft des Gesundheitsvorsorgetourismus

gung des Fragebogens, Pretest, Erstellung und Versendung der Anschreiben) wird mit der ersten Welle schließlich zur eigentlichen Befragung übergegangen.

Am 16. April 2007 wurden die ausgewählten insgesamt 170 Experten mit dem ersten Fragebogen kontaktiert. Hierfür wurde den Teilnehmern eine E-Mail mit nochmaliger Erklärung der Befragung und einem Link zu dem Online-Fragebogen zugesandt.

An den ersten zwei Tagen nach Versendung der Links zum Fragebogen war eine rege Teilnahme durch die Experten zu verzeichnen. Diese nahm in den Folgetagen zunehmend ab. Entsprechend der bekannten Schnelllebigkeit von Online-Befragungen konnte etwa eine Woche später nahezu keine Aktivität mehr festgestellt werden[238]. Bis zum 24. April hatten 50 Experten (29%) den Fragebogen beantwortet.

Es wurde daraufhin eine Erinnerungs-E-Mail, wiederum mit einem Link zum Fragebogen versehen, versendet. Als Frist wurde der 2. Mai genannt. Bis zu diesem Tag trugen erneute 30 Experten (insgesamt 47%) ihre Angaben ein. Da mehrfach auf eine erst spätere Teilnahmemöglichkeit hingewiesen wurde, erhielten die Experten, welche bis dahin noch nicht teilgenommen hatten, am 2. Mai 2007 eine erneute E-Mail. Diesmal wurde eine letzte Frist bis zum 9. Mai 2007 gesetzt.

---

[238] Zu Rückläufen und empfohlenen Nachfassaktionen bei Online-Befragungen vgl. BOSNJAK 2003: 118.

6 Delphi-Befragung zur Zukunft des Gesundheitsvorsorgetourismus

Am 11. Mai 2007 wurde die Befragung abgeschlossen (der Online-Fragebogen wurde offline gesetzt). Die Teilnahme der ersten Befragung lag nun bei 89 Experten und somit bei einer Rücklaufquote von 52%[239].

Von den 89 Teilnehmern der ersten Befragung sind 46 Experten (52%) dem Bereich Tourismus und 43 Experten (48%) dem Bereich Gesundheit zuzuordnen (s. Abb. 91, zur Expertenauswahl s. Kap. 6.3.2).

Abb. 91: Teilnehmer an der ersten Befragungswelle (nach Tätigkeits- und Wissensbereichen)

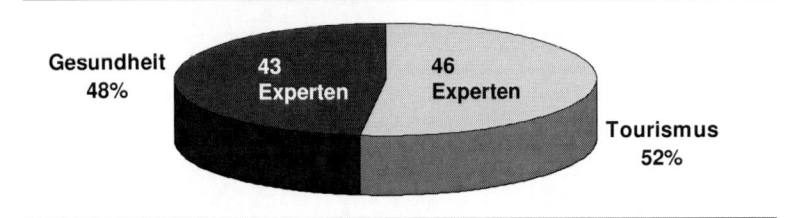

Gesundheit 48% — 43 Experten
Tourismus 52% — 46 Experten

Quelle: SONNENSCHEIN (eigener Entwurf)

Aus den verschiedenen Gruppen (Tätigkeitsfeldern) nahmen zwischen 33% und 72% der Experten an der ersten Befragungswelle teil (s. Tab. 21).

---

[239] Der Rücklauf war erfreulich hoch und lag deutlich über dem auf Basis von Literaturangaben zu erwartenden Wert von etwa 30% (vgl. CUHLS et al. 1998: 8, HÄDER 2000: 12).

6 Delphi-Befragung zur Zukunft des Gesundheitsvorsorgetourismus

Tab. 21: Teilnehmer an der ersten Befragungswelle (nach Tätigkeitsfeldern)

Expertengruppen (Anzahl angeschriebener Experten)	Anzahl Teilnehmer	Anteil an der Expertengruppe	Anteil am Gesamt
Wissenschaftler (23)	13	57%	14%
Verbandsmitarbeiter (18)	13	72%	14%
Ärzte und Beschäftigte im Bereich Gesundheit (12)	7	58%	8%
Hoteliers (19)	8	42%	9%
Klinikbetreiber (12)	7	58%	8%
Vertreter von Gesundheitstourismusdestinationen (28)	14	50%	16%
Gesundheitsreiseveranstalter (18)	6	33%	7%
Fachpresse (16)	7	44%	8%
Sonstige (24)	14	58%	16%
Gesamt (170)	**89**	**52%**	**100%**

Quelle: SONNENSCHEIN

6.3.7 Feedback

Das Feedback ist wesentlicher Bestandteil von Delphi-Befragungen. Dabei handelt es sich um eine Rückmeldung an die Teilnehmer nach jeder Befragungswelle mit Informationen zu deren Gruppenergebnis. Das Feedback fungiert als Anstoß eines Überdenkungsprozesses bei den Experten über die eigene Meinung zu den Fragestellungen. Nach Durchsicht des Feedbacks sollen die Teilnehmer eine erneute Einschätzung des Themas vornehmen. Den Teilnehmern der ersten Befragungswelle wird das Feedback mit dem zweiten Fragebogen zugesendet.

6 Delphi-Befragung zur Zukunft des Gesundheitsvorsorgetourismus

Im Falle der vorliegenden Untersuchung wurde den Teilnehmern in dem Feedback die prozentuale Verteilung der Antwortvorgaben (inkl. der Antwort „keine Angabe") mitgeteilt. Bei einigen ordinal skalierten Antwortmöglichkeiten wurde zudem der Median[240] dargestellt. Somit erhielten die Befragten sowohl eine Information über die Streuung der Angaben (prozentuale Verteilung) sowie eine Information zu der mittleren Meinung (dargestellt durch den Median).

Da das Feedback lediglich eine Information über das leicht darzustellende Gruppenergebnis verkörpert und da eine größtmögliche Übersichtlichkeit und Verständlichkeit des Feedbacks für die teilnehmenden Experten erreicht werden sollte, wurde auf eine Aufführung weiterer statistischer Maße (z.B. Quartile) verzichtet[241].

Damit die Teilnehmer der zweiten Befragungswelle nicht mit mehreren elektronischen Dokumenten gleichzeitig umgehen mussten, wurde das Feedback direkt in den zweiten Online-

---

[240] Der Median oder Zentralwert eines Merkmals ist die Ausprägung des Falls in der Mitte der nach der Größe geordneten Fälle. Bei einer geraden Anzahl wird die Ausprägung der beiden in der Mitte liegenden Fälle gemittelt (MÜLLER-BENEDICT 2006: 67).

[241] Ebenso wie zur Delphi-Befragung allgemein gibt es auch zu der Gestaltung eines Feedbacks keine festgelegten Standards. Es werden allgemein „relativ einfache statistische Auswertungen" als genügend anerkannt (HÄDER 2002: 174) bzw. werden statistische Kennzahlen teilweise als „unnötig oder sogar unangemessen" bewertet (FLORIAN 2000: 210). HÄDER (2002: 153) geht davon aus, dass bei der Bewertung von Sachverhalten (wie es auch in vorliegender Untersuchung der Fall ist) „die Angabe der Absolutzahlen bzw. der Prozentwerte, die auf die einzelnen Antwortkategorien entfallen", in der Regel ausreichen.

6 Delphi-Befragung zur Zukunft des Gesundheitsvorsorgetourismus

Fragebogen integriert (s. Abb. 92). Der Verständlichkeit halber war das Feedback mit den einzelnen Antwortvorgaben genauso aufgebaut wie die neue Online-Maske. So konnte der Teilnehmer eine direkte Verbindung von den angegebenen Werten im Feedback zur von ihm erneut zu treffenden Angabe ziehen.

Neben der Darstellung des Medians wurden zur besseren Orientierung hinsichtlich des Schwerpunktes der Gruppenmeinung der ersten Befragung die jeweils drei meistgenannten Antwortvorgaben im Feedback farblich hervorgehoben, wobei die dunkelste Farbe dem höchsten Wert zukam[242].

Abb. 92: Beispiel eines Feedbacks im Fragebogen der zweiten Befragungswelle

Ergebnisse der 1. Befragungswelle	besonders geeignet			gar nicht geeignet			Median
	1	2	3	4	5	keine Angabe	
Gesundheitszentren in Heilbädern und Kurorten	47%	39%	9%	1%	0%	4%	2
Medical Wellness-Hotels	57%	32%	7%	1%	0%	3%	1
Kliniken	9%	20%	37%	20%	8%	6%	3
Verbindung aus Klinik und Hotel	38%	36%	13%	8%	0%	5%	2
Wellnesshotels	12%	35%	37%	12%	1%	3%	3
Day Spas	5%	20%	38%	23%	11%	3%	3
Thermen	9%	26%	42%	17%	4%	2%	3

© Meike Sonnenschein 2007

Quelle: SONNENSCHEIN (eigener Entwurf)

Das Ergebnis der Kompetenzfrage und der offenen Fragen nach „sonstiges" und nach den Gründen für einige Bewertungen wurden vor allem aufgrund von Platzmangel im Feedback nicht dargestellt. Allerdings wurden die Teilnehmer darauf hingewie-

---

[242] Somit wurde für das Feedback eine Mischung aus der Angabe statistischer Maße und einer graphischen Darstellung gewählt.

sen, dass sie diese Ergebnisse zusammen mit dem Endergebnis der Befragung zur Einsicht zur Verfügung gestellt bekämen.

6.3.8 Zweite Welle

In der zweiten Befragungsrunde wurden alle Teilnehmer der ersten Runde (89 Experten) erneut kontaktiert. In den Fragebogen war das Feedback mit dem Gruppenergebnis der ersten Befragung integriert. Der zweite Fragebogen entsprach grundsätzlich demjenigen der ersten Befragung (Gliederung, Fragenformulierung, Fragenabfolge), allerdings wurden folgende Bestandteile herausgenommen:

- Die Kompetenzfrage wurde ausschließlich in der ersten Befragungsrunde gestellt, da anzunehmen war, dass sich die Kompetenz der Teilnehmer zwischen den zwei Befragungen nicht wesentlich geändert hat. Außerdem zeigte die Prüfung der Ergebnisse der ersten Befragung, dass die differenzierte Auswertung nach den verschiedenen Kompetenzgruppen der Teilnehmer keine bemerkenswerten Unterschiede aufwies und somit für die zweite Auswertung nicht von Interesse war[243].

---

[243] Ob eine Kompetenzfrage auch in der zweiten und den folgenden Fragewellen gestellt wird, liegt im Ermessen des Monitoring Teams. Laut HÄDER (2002: 126) wurde bei der Mehrzahl früher durchgeführter Delphi-Befragungen die Kompetenzfrage ausschließlich im Zuge der ersten Befragung gestellt.

6 Delphi-Befragung zur Zukunft des Gesundheitsvorsorgetourismus

- Des Weiteren wurden zwei Fragen nicht erneut gestellt, bei welchen bereits in der ersten Runde über 95% der Befragten gleich geantwortet hatten. Eine nochmalige Abfrage der Thematik würde nicht zu neuen Ergebnissen führen und somit überflüssig sein[244].

- Außerdem wurden die offenen Fragen zur Begründung bestimmter Bewertungen nicht erneut gestellt, da auch hier in den Antworten keine wesentlichen Unterschiede zur ersten Befragung zu erwarten waren und die Teilnehmer nicht noch einmal mit der aufwendigen Beantwortung der offenen Fragen konfrontiert werden sollten.

Der ursprüngliche Fragebogen wurde somit für die zweite Befragung um drei Fragen gekürzt und bestand aus 16 geschlossenen Fragen ohne ergänzende offene Begründungsfragen.

Die zweite Befragung wurde am 14. Mai 2007 gestartet. Es wurden die 89 Teilnehmer der ersten Befragung per E-Mail (mit Link zum neuen Fragebogen) kontaktiert. Auch bei dieser Befragungswelle antworteten in den ersten zwei Tagen nach Versenden der E-Mail besonders viele der angeschriebenen Experten. In den Folgetagen nahm die Aktivität ab. Am 23. Mai 2007 wurde schließlich bei einem Stand von 37 Antworten (42%) eine Erinnerungs-E-Mail versendet. Eine Woche später, am 30. Mai 2007, hatten 56 Teilnehmer geantwortet (63%). Es wurde eine zweite

---

[244] HÄDER (2002: 119) schreibt in diesem Zusammenhang, dass es wenig sinnvoll ist, eine Frage zu wiederholen, wenn zum erfragten Sachverhalt unter den Experten eine einheitliche Ansicht vorliegt.

6 Delphi-Befragung zur Zukunft des Gesundheitsvorsorgetourismus

Erinnerungs-E-Mail versendet. Der Fragebogen blieb noch einige Wochen online, um eventuelle verspätete Eingaben noch zuzulassen. Am 25. Juni 2007 wurde die Befragung abgeschlossen. Bis zu diesem Datum hatten insgesamt 67 Experten an der zweiten Befragungswelle der Delphi-Befragung teilgenommen. Dies entspricht einer Rücklaufquote von 75% (der Teilnehmer der ersten Befragung)[245]. An der zweiten Befragung nahmen 36 Experten mit touristischem Hintergrund (54%) und 31 Experten mit Schwerpunkt Gesundheit (46%) teil (s. Abb. 93).

Abb. 93: Teilnehmer an der zweiten Befragungswelle (nach Tätigkeits- und Wissensbereichen)

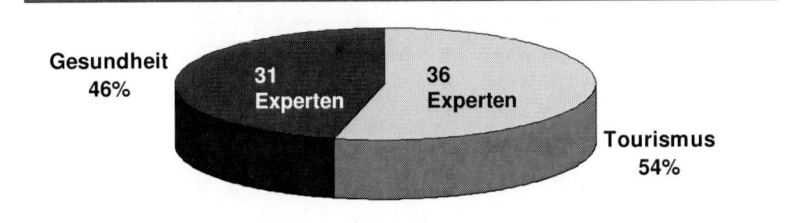

Gesundheit 46% — 31 Experten — 36 Experten — Tourismus 54%

Quelle: SONNENSCHEIN (eigener Entwurf)

Aus den verschiedenen Gruppen (Tätigkeitsfeldern) nahmen zwischen 50 und 86% der Experten an der zweiten Befragungswelle teil (s. Tab. 22).

---

[245] CUHLS et al. (1998: M8) berichten von der „Delphi 98-Studie" von ebenfalls 75% Rücklauf bei der zweiten Befragungsrunde, KUHN (2003: 78) erreichte bei seiner Befragung zum Thema „Mobile Business" einen Rücklauf in der zweiten Runde von 65%, HÄDER (2002: 111) geht von Richtwerten zwischen 70% und 75% aus.

6 Delphi-Befragung zur Zukunft des Gesundheitsvorsorgetourismus

Tab. 22: Teilnehmer an der zweiten Befragungswelle (nach Tätigkeitsfeldern)

Expertengruppen (Anzahl Teilnehmer an der 1. Befragung)	Anzahl Teilnehmer 2. Runde	Anteil an Teilnehmern 1. Runde	Anteil am Gesamt
Wissenschaftler (13)	11	85%	16%
Verbandsmitarbeiter (13)	10	77%	15%
Ärzte und Beschäftigte im Bereich Gesundheit (7)	5	71%	7%
Hoteliers (8)	6	75%	9%
Klinikbetreiber (7)	4	57%	6%
Vertreter von Gesundheitstourismusdestinationen (14)	12	86%	18%
Gesundheitsreiseveranstalter (6)	3	50%	5%
Fachpresse (7)	4	57%	6%
Sonstige (14)	12	86%	18%
Gesamt (89)	**67**	**75%**	**100%**

Quelle: SONNENSCHEIN

6.4 ERGEBNISSE

Ziel der Delphi-Untersuchung war es, ein möglichst genaues Bild des Gesundheitsvorsorgetourismus und seiner Entwicklung in der Zukunft zu erhalten. Es ging dabei nicht darum, eine genaue Prognose der Zukunft zu generieren, sondern vielmehr die Meinungen von Experten in diesem Themenbereich zur gegenwärtigen Situation und zu zukünftigen Entwicklungen zusammenzutragen. Anhand der Ergebnisse soll es zu Handlungsempfehlungen kommen, welche die Zukunft betreffen, aber zum Teil gegenwärtig bereits angestoßen werden müssen, um später zu wirken. Ziel

6 Delphi-Befragung zur Zukunft des Gesundheitsvorsorgetourismus

ist es, zu einer positiven Entwicklung des Gesundheitsvorsorgetourismus in Deutschland beizutragen.

Die Untersuchung wurde in zwei Wellen durchgeführt. Zwischen den Ergebnissen der ersten und der zweiten Welle waren Veränderungen zu erwarten. So war in der zweiten Welle eine deutlichere Ausprägung der Gruppenmeinung zu beobachten. Insgesamt schienen sich die Meinungen gefestigt zu haben, was sich neben der Konsolidierung der Gruppenmeinung in einem teilweisen Verschwinden von stark abweichenden Meinungen und vor allem in einer nur noch sehr seltenen Nutzung der Antwortvorgabe „keine Angabe" resultierte.

Aufgrund der Eindeutigkeit der Ergebnisse der zweiten Welle wurde nach dieser die Befragung abgeschlossen (zum Abbruchkriterium s. Kap. 6.3.4.2).

Im Folgenden sind die Ergebnisse der zweiten Welle als Endergebnis der Befragung dargestellt. Vereinzelte Resultate entstammen der ersten Befragung, da diese nicht erneut bei der zweiten Runde abgefragt wurden (zu den Gründen der nicht erneuten Abfrage s. Kap. 6.3.8). Die Ergebnisse der zweiten Befragungsrunde wurden des Weiteren mit einer Untergliederung in zwei Gruppen – Experten aus den Bereichen Tourismus und Gesundheit – ausgewertet. Zumeist fielen die jeweiligen Gruppenergebnisse relativ ähnlich aus. Nur im Falle stärkerer Abweichungen wurden sie ergänzend in der folgenden kommentierten Darstellung der Ergebnisse ausgewiesen (s. Kap. 7).

7 INTERPRETIERTE ERGEBNISSE DER DELPHI-BEFRAGUNG ZUR ZUKUNFT DES GESUNDHEITSVORSORGETOURISMUS

Im Folgenden sind die Ergebnisse der Delphi-Befragung in der Abfolge des Fragebogens analysiert und kommentiert dargestellt. Die jeweiligen Gruppenergebnisse der Experten aus dem Bereich Tourismus und aus dem Bereich Gesundheit sind nur im Falle von deutlichen Abweichungen von einander aufgezeigt. Alle Einzelergebnisse befinden sich detailliert in tabellarischer Form im Anhang (Anhang II).

Als erste und nicht inhaltliche Frage wurde eine Frage zur Kompetenz der Teilnehmer gestellt. Die eigene Kompetenz im Themenbereich Gesundheitstourismus wurde von den Befragten zu fast zwei Dritteln als hoch eingeschätzt. Ungefähr ein Drittel meinte, dass sie über mittlere Kompetenz verfügen, nur 4% gingen von einer niedrigen Kompetenz aus (s. Tab. 28 im Anhang II).

7.1 ENTWICKLUNG DES NACHFRAGEVOLUMENS

Sowohl in Hinsicht auf den Gesundheitstourismus im Allgemeinen als auch auf den Gesundheitsvorsorgetourismus im Speziellen ist in Zukunft (bis zum Jahr 2020) mit einer positiven Nachfragentwicklung zu rechnen. Dies geht als deutliches Ergebnis aus der Del-

7 Interpretierte Ergebnisse der Delphi-Befragung zur Zukunft des Gesundheitsvorsorgetourismus

phi-Befragung hervor. Von einigen Experten wurde sogar ein sehr starker Nachfragezuwachs angenommen. Diese Meinung wurde in Bezug auf den Gesundheitsvorsorgetourismus etwas öfter vertreten als in Hinsicht auf den allgemeinen Gesundheitstourismus (s. Tab. 29a). Insgesamt wurde die Entwicklung durch die Expertengruppe mit Schwerpunkt Gesundheit etwas positiver bewertet als durch die Gruppe der Tourismusexperten (s. Tab. 29b). Keiner der Befragten war der Ansicht, dass die Nachfrage zurückgehen könnte, und nur jeweils 3% erwarteten keine wesentlichen Veränderungen.

Gründe für die positiven Nachfrageentwicklungen sind vor allem allgemeine gesellschaftliche Wandlungsprozesse wie die Herausbildung eines stärkeren Gesundheitsbewusstseins, die Bedeutungszunahme der Gesundheitsvorsorge und die steigende Bereitschaft zur Selbstzahlung von Gesundheitsmaßnahmen. Hinzu kommt der Trend, Gesundheitsvorsorge in Zukunft vermehrt im Urlaub zu betreiben (s. hierzu Kap. 4).

7.2 SCHWERPUNKTE IN DER ANGEBOTSSTRUKTUR

Was besonders wichtige Aspekte eines guten Gesundheitsvorsorgereiseangebotes sind, wird derzeit in der Öffentlichkeit oft sehr unterschiedlich bewertet (vgl. u.a. Kap. 5.3.3). Aus diesem Grund wurden hierzu die Experten der Delphi-Befragung um ihre

7 Interpretierte Ergebnisse der Delphi-Befragung zur Zukunft des Gesundheitsvorsorgetourismus

Meinung gebeten. Es wurden bewusst nur relevante Faktoren aufgeführt, die nach ihrem Wichtigkeitsgrad zu bewerten waren.

Aus der Umfrage geht eindeutig hervor (s. Tab. 30a), dass der Wohlfühlaspekt als wichtigstes Angebotsmerkmal einer Gesundheitsvorsorgereise zu sehen ist, und demnach bei einem guten Angebot nicht fehlen darf. Die positive Bewertung des Wohlfühlaspektes fiel durch die Tourismusexperten deutlich stärker aus als durch die Gesundheitsexperten (s. Tab. 30b).

Als fast genauso wichtig wie der Wohlfühlaspekt wurde die Servicequalität bewertet. Die medizinische Kompetenz des Personals stand in den Bewertungen gleich an nächster Stelle (s. Tab. 30a). Dieses Ergebnis zeigt, dass hochqualitative medizinische Angebote und andere von medizinisch kompetentem Personal durchgeführte Anwendungen zentraler Punkt eines guten Gesundheitsvorsorgereiseangebotes sind, es aber nur zu einem wirklich guten Angebot kommen kann, wenn diese Leistungen in Verbindung mit einer umfassenden Wohlfühlatmosphäre und einem hervorragenden Service stehen.

Die Bedeutung der medizinischen Komponente bei Gesundheitsvorsorgereiseangeboten zeigt sich in dem des Weiteren als besonders wichtig bewerteten Aspekt des Vorhandenseins und der Qualität von medizinischen Angeboten und eines einführenden Gesundheits-Check Ups (s. Tab. 30a). Diese Faktoren wurden durch die Gesundheitsexperten häufiger als besonders wichtig eingestuft als durch die Tourismusexperten (s. Tab. 30b).

7 Interpretierte Ergebnisse der Delphi-Befragung zur Zukunft des Gesundheitsvorsorgetourismus

Mit der positiven Evaluierung des Vorhandenseins und der Qualität von Entspannungsangeboten sowie von Bewegungsangeboten wird andererseits die Wichtigkeit der nicht-medizinischen Seite des Gesundheitsvorsorgetourismus betont (s. Tab. 30a). Auffällig war bei dieser Bewertung, dass den Entspannungsangeboten durch die Gruppe der Tourismusexperten und den Bewegungsangebote durch die Gruppe der Gesundheitsexperten besonders große Bedeutung zugeschrieben wurde (s. Tab. 30b). Dass sich der Gesundheitsvorsorgetourismus nicht nur auf medizinische, Bewegungs- und Entspannungsangeboten im Urlaub beschränkt, sondern vielmehr die gesamte Spannbreite der Gesundheitsvorsorge abdecken soll und einen Anspruch auf Nachhaltigkeit hat, zeigt die Bedeutung, die einer Anleitung für eine gesunde Lebensweise (Coaching) und der Ernährungsberatung, gesunde Küche und Diätküche beigemessen wird (s. Tab. 30a).

Dass „alle Angebot unter einem Dach" dargeboten werden, spricht wieder für das Wohlfühlen der Gäste und wurde von den meisten befragten Experten als sehr wichtig eingestuft (s. Tab. 30a).

Die touristischen Aspekte des Gesundheitsvorsorgetourismus wie die landschaftliche Attraktivität der Destination, ein gehobener Standard der Unterbringung (mindestens 4-Sterne-Niveau), eine umfassende touristische Infrastruktur und das Vorhandensein und die Qualität von Kultur- und Freizeitangeboten wurden insgesamt als etwas weniger wichtig als die Gesundheitsaspekte bewertet.

7 Interpretierte Ergebnisse der Delphi-Befragung zur Zukunft des Gesundheitsvorsorgetourismus

Trotzdem kam auch diesen Faktoren zum größten Teil eine positive Bewertung zu (s. Tab. 30a). Die Bedeutung eines gehobenen Qualitätsstandards der Unterbringung und der Kultur- und Freizeitangebote wurde durch die Gruppe der Tourismusexperten deutlich höher eingeschätzt als durch die Gesundheitsexperten (s. Tab. 30b).

7.3 GESUNDHEITSVORSORGEDESTINATION DEUTSCHLAND

Zu der Gesundheitsvorsorgedestination Deutschland wurden verschiedene Fragen zur Bedeutung Deutschlands als zukünftiges Zielgebiet der Deutschen, zu den Vor- und Nachteilen Deutschlands im internationalen Konkurrenzumfeld, zu potentiellen Destinationen in Deutschland und zu der zukünftigen Nachfrage durch ausländische Reisende gestellt.

7.3.1 Bedeutung als Zielgebiet der Deutschen

Deutschland war bisher und ist auch heute die wichtigste Gesundheitsvorsorgedestination der Deutschen. Vor allem die Heilbäder und Kurorte haben hierbei schon immer eine besonders wichtige Rolle gespielt. Für die Zukunft gehen fast alle Experten (91%) davon aus, dass Deutschland auch weiterhin die wichtigste Destination bleiben wird. Die Konkurrenz durch andere

7 Interpretierte Ergebnisse der Delphi-Befragung zur Zukunft des Gesundheitsvorsorgetourismus

Länder und Regionen wird jedoch immer mehr an Bedeutung gewinnen (s. Tab. 31a).

Die medizinische Kompetenz des Personals und der Gesundheitsbetriebe insgesamt ist das wichtigste Merkmal der starken Position Deutschlands als Gesundheitsvorsorgedestination. Neben diesem am häufigsten durch die Experten genannten Grund[246] wurden vor allem touristisch geprägte und praktische Faktoren wie die Wohnortnähe und die verkehrliche Anbindung angeführt (s. Angaben zu Frage 4a, Anhang II).

In Zukunft werden vor allem ost- und südosteuropäische Länder (u.a. Tschechien, Slowakei, Ungarn) zu starken Konkurrenten Deutschlands. Die Hauptgründe wurden vor allem in den preisgünstigeren Angeboten und in einem besseren Preis-/Leistungsverhältnis gesehen. In diesen Ländern wurde gerade in den letzten Jahren in Sachen technischer Ausstattung der Betriebe und Bildung des Personals stark aufgeholt, und heute kann oft eine ähnlich hohe Qualität und medizinische Kompetenz bei gleichzeitig moderneren Angeboten als in Deutschland offeriert werden. Neben den ost- und südosteuropäischen Ländern wurden von den Experten der Delphi-Befragung vor allem die europäischen Nachbarregionen und -länder wie Österreich, Schweiz und Italien als Konkurrenten Deutschlands gesehen (s. Angaben zu Frage 4a, Anhang II).

---

[246] Die Frage nach den Gründen wurde nur in der ersten Befragungswelle gestellt.

7 Interpretierte Ergebnisse der Delphi-Befragung zur Zukunft des Gesundheitsvorsorgetourismus

Es gab auch einige Befragte (vor allem in der ersten Befragungswelle), die behaupteten, dass Deutschland seine Position als wichtigste Gesundheitsvorsorgedestination der Deutschen verlieren würde (s. Tab. 31a). Auch sie sahen die preisgünstigeren Angebote in den ost- und südosteuropäischen Ländern als Hauptgrund dieser Entwicklung.

7.3.2 Vor- und Nachteile im internationalen Konkurrenzumfeld

Teilweise wurden bereits Vor- und Nachteile der Gesundheitsvorsorgedestination Deutschland in vorangegangener Frage ersichtlich, was mit folgender Frage noch spezifiziert werden sollte.

Wie bereits auch schon im Vorfeld deutlich geworden ist, wurde eindeutig die medizinische Kompetenz als wichtigster Vorteil Deutschlands im Vergleich zu den meisten anderen Ländern gesehen. Diese Überzeugung vertraten fast alle Experten, wobei etwa zwei Drittel die medizinische Kompetenz sogar als starken Vorteil bewerteten (s. Tab. 32a). Ebenso wurden die Gesundheitsinfrastruktur im Allgemeinen, die technische Ausstattung der Gesundheitsbetriebe im Speziellen und die Qualität der Angebote zu den stärksten Vorteilen gezählt.

Die verkehrliche Erreichbarkeit wurde von fast allen Experten als Vorteil oder sogar starker Vorteil Deutschlands gesehen. Alle anderen touristischen Faktoren wie die landschaftliche Attraktivität, die touristische Infrastruktur, die Modernität der Orte, die

7 Interpretierte Ergebnisse der Delphi-Befragung zur Zukunft des Gesundheitsvorsorgetourismus

Attraktivität der Unterkünfte, das Freizeit- und Kulturangebot und die Servicequalität wurden etwas seltener als die Gesundheitsaspekte als Vorteile Deutschlands genannt (s. Tab. 32a). Diese Einschätzung ist vor dem Hintergrund zu sehen, dass viele Länder, zum Beispiel in Ost- und Südosteuropa, erst seit einigen Jahren mit Gesundheitsangeboten und Gesundheitsreiseangeboten verstärkt im internationalen Markt auftreten und demnach Deutschland hier noch ein eindeutiger Vorteil eingeräumt wird. Dahingegen verfügen viele dieser Länder schon seit geraumer Zeit über eine attraktive und gut ausgebaute touristische Struktur, wodurch sich Deutschland weniger von der Konkurrenz abhebt.

Die Tradition der Kur wurde von den Experten der Delphi-Befragung sehr unterschiedlich bewertet (s. Tab. 32a), Viele waren der Ansicht, dass die Tradition der Kur für Deutschland als Gesundheitsvorsorgedestination ein Vorteil bzw. auch starker Vorteil sei, wohingegen die anderen hier weder einen Vor- noch einen Nachteil sahen. Eine negative Bewertung wurde in keinem Fall abgegeben. In dieser Antwortverteilung zeigt sich, dass Deutschland zwar eine sehr bedeutende Kurtradition hat, aber dass diese auch in anderen Ländern relevant ist. Die Kurtradition wird teilweise für ein Angebot moderner Gesundheitsvorsorgeangebote als unwichtig angesehen.

Das Preis-/Leistungsverhältnis und das Vorhandensein von preisgünstigen Angeboten wurden von den meisten Experten weder als Vor- noch als Nachteil gesehen. Die schlechteste Bewertung erhielt das deutsche Wetter, welches von etwa einem

7 Interpretierte Ergebnisse der Delphi-Befragung zur Zukunft des Gesundheitsvorsorgetourismus

Drittel der Befragten als Nachteil oder starker Nachteil für eine (Gesundheitsvorsorge-)Destination wahrgenommen wurde (s. Tab. 32a).

Bei der nach Gruppen differenzierten Auswertung (s. Tab. 32b) fällt die Tendenz auf, dass die Tourismusexperten die touristischen Faktoren wie die touristische Infrastruktur, die Attraktivität der Unterkünfte und das Freizeit- und Kulturangebot eher als Vorteil Deutschlands sehen als die Gesundheitsexperten. Dahingegen bewerteten diese teilweise eher die Gesundheitsaspekte wie die technische Ausstattung der Gesundheitsbetriebe oder die medizinische Kompetenz als besonderen Vorteil Deutschlands im Vergleich zu den meisten anderen Ländern.

7.3.3 Potentielle Destinationen innerhalb Deutschlands

Den Heilbädern und Kurorten kommt entsprechend der Befragungsergebnisse nicht zwingend die wichtigste Rolle als Gesundheitsvorsorgedestinationen in Deutschland zu. Vielmehr wurde von den meisten (fast zwei Drittel der Experten) angenommen, dass der Standort für Gesundheitsvorsorgeangebote in Deutschland egal sei, wenn das Konzept stimme. Nur etwas mehr als ein Viertel der Befragten sehen in den Heilbädern und Kurorten die wichtigsten Destinationen. Wenige gaben an, dass alle touristischen Orte als Destinationen in Frage kommen (s. Tab. 33a).

7 Interpretierte Ergebnisse der Delphi-Befragung zur Zukunft des Gesundheitsvorsorgetourismus

Bei dieser Frage fielen die Antworten der Gruppe der Tourismus- und der Gruppe der Gesundheitsexperten sehr unterschiedlich aus. Während vor allem die Touristiker angaben, dass der Standort egal sei, maßen die Gesundheitsexperten den Heilbädern und Kurorten eine deutlich höhere Bedeutung zu (s. Tab. 33b).

Die meisten Experten nahmen an, dass sich das Reiseverhalten der Deutschen hinsichtlich der akzeptierten Entfernung einer Gesundheitsvorsorgedestination innerhalb Deutschlands vom Wohnort zukünftig nicht wesentlich ändern werde (s. Tab. 34a). Etwa ein Drittel gab an, dass eher näher am Wohnort gelegene Destinationen an Bedeutung gewinnen werden. Dieser Ansicht waren mehr Gesundheits- als Tourismusexperten (s. Tab. 34b).

7.3.4 Entwicklung des ausländischen Nachfragevolumens

Zukünftig wird vor allem die ausländische Nachfrage nach Gesundheitsvorsorgereisen durch Personen aus Osteuropa/Russland und aus arabischen Ländern in Deutschland zunehmen (Prognose bis zum Jahr 2020, s. Tab. 35a). Diese ausländischen Reisenden suchen insbesondere die hohe medizinische Kompetenz und Qualität der Angebote in Deutschland, welche sie im eigenen Land größtenteils vermissen oder in welche sie nicht das gleiche Vertrauen haben.

Die Experten der Delphi-Befragung gingen in Hinsicht auf die Herkunftsregionen West- und Südwesteuropa, Skandinavien,

7 Interpretierte Ergebnisse der Delphi-Befragung zur Zukunft des Gesundheitsvorsorgetourismus

Südosteuropa und Asien von keiner wesentlichen Veränderung der Nachfrage oder teilweise von einer Zunahme aus. Keine Veränderung oder eine Abnahme wurde bei der Nachfrage aus Nordamerika, Mittel- und Südamerika, Australien/Ozeanien und aus Afrika (ohne arabische Länder) angenommen (s. Tab. 35a).

Insgesamt gingen die Tourismusexperten eher von positiven Nachfrageentwicklungen aus den einzelnen Herkunftsländern aus als die Gesundheitsexperten. Insbesondere war dies bei den Reisenden aus Südosteuropa und Osteuropa/Russland der Fall (s. Tab. 35b).

7.4 SPEZIELLE NACHFRAGEENTWICKLUNGEN

Mit separaten Fragen wurden einige spezielle Nachfrageentwicklungen abgefragt, wobei die Reiselänge, die Selbstzahlung von Gesundheitsmaßnahmen auf Reisen und die Nachfrage nach Angeboten der alternativen Medizin im Fokus standen.

7.4.1 Kurzreisen

Zukünftig werden immer mehr kürzere Gesundheitsvorsorgereisen gebucht (s. Tab. 36). Das ergab sich bereits eindeutig in der ersten Befragungsrunde: 98% der Experten gaben an, dass die

7 Interpretierte Ergebnisse der Delphi-Befragung zur Zukunft des Gesundheitsvorsorgetourismus

Nachfrage nach kurzen Gesundheitsvorsorgereisen zukünftig im Vergleich zu längeren Reisen zunehmen werde[247].

7.4.2 Selbstzahler

Die Bereitschaft zur Selbstzahlung von Gesundheitsmaßnahmen im Urlaub wird in Zukunft zunehmen, was nicht zuletzt auf das allgemein steigende Gesundheitsbewusstsein in der Bevölkerung zurückzuführen ist. Alle Experten der Befragung (abgesehen von einem) sprachen dem Selbstzahlermarkt einen Zuwachs zu (s. Tab. 37a). Rund 20% gingen sogar von einer starken Zunahme der Bereitschaft zur Selbstzahlung aus. Eine starke Zunahme wurde öfter durch Gesundheitsexperten als durch Tourismusexperten angenommen (s. Tab. 37b).

7.4.3 Alternative Medizin

Auch die Nachfrage nach Angeboten der Alternativen Medizin im Gesundheitsvorsorgetourismus wird zukünftig wachsen. Bis auf zwei Befragte gingen alle Experten bei der Delphi-Befragung von einer Zunahme aus, wobei etwa ein Drittel eine starke Zunahme annahm (s. Tab. 38a). Die Alternative Medizin etabliert sich mehr und mehr neben den Methoden der herkömmlichen Medizin und erfährt ein wachsendes Vertrauen der Bevölkerung. Da diese

---

[247] Die Frage wurde aufgrund einer sehr hohen Übereinstimmung der Angaben von über 95% nur in der ersten Befragungsrunde gestellt.

7 Interpretierte Ergebnisse der Delphi-Befragung zur Zukunft des Gesundheitsvorsorgetourismus

Anwendungen vielfach ohnehin selbst zu zahlen sind, werden sie zukünftig mit wachsender Beliebtheit auch während eines Urlaubs wahrgenommen werden.

7.5 EFFEKTIVITÄT VON GESUNDHEITSVORSORGE-REISEN

Gesundheitsvorsorgereisen tragen effektiv zum Ziel der Gesundheitsförderung/Prävention bei und fungieren als Initiator für entsprechende Maßnahmen im Alltag. Dieser Meinung waren fast alle Experten der Delphi-Befragung (s. Tab. 39a). Einige machten hierbei die Einschränkung, dass dies nur bei längeren Gesundheitsvorsorgereisen (länger als eine Woche) der Fall sei. Einzelne wählten bei dieser Frage die Antwort „sonstiges" und gaben an, dass es dabei auf den Menschen bzw. auf das Konzept ankomme und hier nicht pauschal eine Aussage getroffen werden könne. Wenige waren der Ansicht, dass Gesundheitsvorsorgemaßnahmen auf Reisen nur kurzfristig wirken und nicht nachhaltig seien.

Insgesamt wurden Gesundheitsvorsorgereisen von einem deutlich höheren Anteil der Gesundheitsexperten ein Beitrag zum Ziel der Gesundheitsförderung/Prävention zugesprochen, während die Tourismusexperten sich hier vielfach zurückhaltender zeigten (s. Tab. 39b).

7 Interpretierte Ergebnisse der Delphi-Befragung zur Zukunft des Gesundheitsvorsorgetourismus

7.5.1 Wellnessreisen

Der Begriff Wellness umfasst nur bedingt die Möglichkeit einer effizienten Gesundheitsförderung und Prävention, wie fast 70% der befragten Experten behaupteten (s. Tab. 40a). Mehr als 20% waren der Ansicht, dass der Begriff keine effiziente Gesundheitsförderung/Prävention umfasse. Nur wenige gaben eine positive Antwort[248].

Die meisten positiven Bewertungen gaben Tourismusexperten, während Gesundheitsexperten mehrfach den Beitrag von Wellness zu Gesundheitsförderung und Prävention verneinten (s. Tab. 40b).

Die Gründe für die Bewertungen wurden in einer offenen Frage erörtert. Die positiven Angaben wurden alle vor dem Hintergrund der Annahme gemacht, dass Wellness gleich Gesundheitsförderung/Prävention sei und sowohl Bewegung, gesunde Ernährung und Entspannung/Stressmanagement umfasse (s. Angaben zu Frage 13a, Anhang II).

Als Grund für die Angabe, dass der Begriff Wellness nur bedingt die Möglichkeit einer effizienten Gesundheitsförderung und Prävention umfasse, wurde vor allem die Verwässerung des Begriffs

---

[248] In der ersten Welle waren die Meinungen deutlich breiter gestreut als in der zweiten Welle, es gaben jeweils mehr Teilnehmer eine positive als auch eine negative Einschätzung ab. Diese Frage ist ein besonders klares Beispiel für Veränderungen zwischen der ersten und zweiten Befragungswelle einer Delphi-Befragung mit Tendenz zur Bildung einer Gruppenmeinung.

7 Interpretierte Ergebnisse der Delphi-Befragung zur Zukunft des Gesundheitsvorsorgetourismus

und seine unklare Definition genannt. Es wurde auf fehlende Qualitätsprüfungen hingewiesen. Gesundheitsförderung und Prävention wurden eher dem Begriff Medical Wellness zugeschrieben, wohingegen dem Wohlfühlen (= Wellness) eher eine ausschließliche Verbesserung des Jetzt-Zustandes zugesprochen wurde (s. Angaben zu Frage 13a, Anhang II).

Dass der Begriff Wellness verwässert und nicht klar definiert sei, gaben auch zum Großteil die Experten als Grund an, die eine negative Bewertung zur Effektivität abgaben. Viele bemängelten, dass der Begriff oberflächlich und nicht qualitätsgebunden sei und missbräuchliche Anwendungen fände. Es wurde außerdem angemerkt, dass Wellness eher mit Beauty und Entspannung in Verbindung gebracht werde als mit Gesundheitsvorsorge. Wellness sei vor allem auf Wohlfühlen ausgerichtet. Einige Experten meinten, dass im Begriff Wellness zwar der Präventionsgedanke theoretisch beinhaltet sei, jedoch in der Realität keine Bedeutung habe. Ein Experte vertrat genau die entgegengesetzte Meinung, dass Wellness eben nicht dem Präventionsgedanken entspräche. Von den Experten wurde auch hier auf den Begriff Medical Wellness verwiesen (s. Angaben zu Frage 13a, Anhang II).

7.5.2 Medical Wellnessreisen

Die Antworten bei der Frage nach der Effektivität von Medical Wellnessreisen wichen stark von der Bewertung der Effektivität von Wellnessreisen ab (s. Tab. 41a). Mehr als zwei Drittel der

7 Interpretierte Ergebnisse der Delphi-Befragung zur Zukunft des Gesundheitsvorsorgetourismus

befragten Experten gaben an, dass der Begriff Medical Wellnessreise eine zukunftsfähige Reiseart umschreibe, welche effektiv zum Ziel der Gesundheitsförderung/Prävention beitrage. Die meisten anderen stimmten dem bedingt zu. Zwei der Befragten verneinten dies.

Während die gesundheitsförderliche Wirkung von Wellness öfter von Tourismusexperten positiv bewertet wurde, waren es bei der Wirkung von Medical Wellness anteilig mehr Gesundheitsexperten (s. Tab. 41b).

Als Grund für die Effektivität von Medical Wellnessreisen wurde von vielen Experten die unter diesem Konzept verstandene Kombination einer medizinisch fundierten Gesundheitsvorsorge mit dem Wohlfühlaspekt genannt. Außerdem wurde auf den allgemeinen Anstieg des Gesundheitsbewusstseins in der Bevölkerung hingewiesen. Es wurde dargelegt, dass Medical Wellness dem Gast ein Gefühl der positiven Gesundheitsvorsorge gebe und nicht krankheitsbezogen sei. Den Heilbädern und Kurorten schrieben Vereinzelte eine große Rolle zu. Es wurde eine ärztliche Betreuung als Voraussetzung genannt. Es kamen einige einschränkende Angaben hinzu. So wurde Medical Wellness nur Effektivität zugeschrieben, wenn ein richtiges Konzept dahinter stehe und es sich nicht nur um eine Worthülse handele, wenn es von zertifizierten Betrieben angeboten werde und wenn Nachhaltigkeit und Qualität gewährleistet seien (s. Angaben zu Frage 14a, Anhang II).

7 Interpretierte Ergebnisse der Delphi-Befragung zur Zukunft des Gesundheitsvorsorgetourismus

Experten die angaben, dass Medical Wellnessreisen nur bedingt zum Ziel der Gesundheitsförderung/Prävention beitragen, meinten dies vor allem, weil der Begriff nicht ausreichend definiert sei. Weitere Bedenken wurden geäußert, da es oft inkompetente Anbieter gäbe, oder weil der Begriff nach Krankheit klänge. Es wurde aber auch gesagt, dass der Begriff Qualität verspreche. Ein Befragter machte die Effektivität abhängig von der Länge der Reise und eine andere Person war der Ansicht, dass der Begriff Medical mit medizinischen oder ärztlichen Behandlungsleistungen in Verbindung gebracht werde, und dass solche Leistungen schon per definitionem nicht in den Bereich der Gesundheitsförderung und (Primär-) prävention gehöre (s. Angaben zu Frage 14a, Anhang II).

Die vereinzelten Experten, die angaben, dass Medical Wellnessreisen nicht effektiv seien, verwiesen auf die unklare Definition des Begriffs und die oft inkompetenten Anbieter. Außerdem wurde bemängelt, dass mit dem Begriff gerade ältere Kunden nichts anfangen könnten. Einer war der Ansicht, dass Medical Wellness nur im Alltag, aber nicht auf Reisen sinnvoll sei (s. Angaben zu Frage 14a, Anhang II).

7.6 EIGNUNG VON BETRIEBSARTEN FÜR EFFEKTIVE GESUNDHEITSVORSORGEREISEANGEBOTE

Medical Wellnesshotels sind besonders dazu geeignet, effektive Gesundheitsvorsorgereiseangebote auf den Markt zu bringen.

7 Interpretierte Ergebnisse der Delphi-Befragung zur Zukunft des Gesundheitsvorsorgetourismus

Dieser Meinung waren 70% der Befragten (weitere 24% meinten, dass sie geeignet seien, s. Tab. 42a). Diese Betriebsart wurde durch die Tourismusexperten deutlich positiver als durch die Gesundheitsexperten bewertet (s. Tab. 42b). Die Medical Wellnesshotels wurden weitaus besser beurteilt als alle anderen Betriebstypen, die auch Gesundheitsreiseangebote in ihrem Programm haben. Der Vorteil von Medical Wellnesshotels liegt darin, dass sie die Wohlfühlatmosphäre des Hotels mit medizinischer Kompetenz verbinden. Ob es sich um wirklich gute und effektive Gesundheitsvorsorgeangebote handelt, hängt im Wesentlichen davon ab, inwiefern gut geschultes Personal eingesetzt und ob beispielsweise ein Arzt im Hause den Gästen zur Verfügung steht (s. Kap. 5.3.3.2).

An zweiter Stelle in der Bewertung standen die Gesundheitszentren (oder auch Kurmittelhäuser) in den Heilbädern und Kurorten. Sie wurden von fast 60% der Befragten als besonders geeignet und von 34% als geeignet angesehen (s. Tab. 42a). Hier fiel die Bewertung durch die Gesundheitsexperten deutlich positiver als durch die Tourismusexperten aus (s. Tab. 42b). Die Gesundheitszentren in Heilbädern und Kurorten waren in der Vergangenheit die wichtigsten Anbieter von Gesundheitsangeboten sowohl für Sozial- als auch für Privatkurgäste. Aufgrund ihrer umfassenden medizinischen und therapeutischen Kompetenz werden sie auch in Zukunft eine wichtige Rolle spielen. Allerdings besteht bei vielen dieser Betriebe Modernisierungsbedarf, und der für gute

7 Interpretierte Ergebnisse der Delphi-Befragung zur Zukunft des Gesundheitsvorsorgetourismus

Gesundheitsreiseangebote immer wichtiger werdende Wohlfühlaspekt ist oft nicht ausreichend umgesetzt.

Auch die Verbindung aus Klinik und Hotel wurde von einem Großteil der Befragten als geeignet oder besonders geeignet bewertet (insgesamt über 80%, s. Tab. 42a). Hierbei fiel die Bewertung durch die Gesundheitsexperten deutlich positiver als durch die Tourismusexperten aus (s. Tab. 42b). Diese Kombination bietet im Grunde die optimale Verbindung der medizinischen Kompetenz in der Klinik und des Wohlfühlambientes im Hotel, welche beide zukünftig als besonders wichtige Faktoren eines guten Gesundheitsvorsorgereiseangebotes zu sehen sind. Die Umsetzung gestaltet sich schwierig, da es sich häufig um bereits bestehende Kliniken handelt, die nun zwischen Selbstzahlern und Kassenpatienten unterscheiden müssen, was sowohl in baulicher als vor allem auch in personeller Hinsicht umgesetzt werden muss (s. 5.3.3.3).

Wellnesshotels wurden von den Befragten hinsichtlich ihrer Eignung für das Angebot von effizienten Gesundheitsvorsorgemaßnahmen sehr unterschiedlich bewertet (s. Tab. 42a), wobei von ungefähr der Hälfte der Befragten eine positive und von der anderen Hälfte eine mittlere bis negative Einschätzung abgegeben wurde. Vor allem die Tourismusexperten beurteilten positiv, während einige Gesundheitsexperten eher zu einer negativen Bewertung neigten (s. Tab. 42b). Wellnesshotels profitieren einerseits durch ihre Wohlfühlatmosphäre und ihr Entspannungs- und Bewegungsprogramm. Andererseits fehlen in der Regel

7 Interpretierte Ergebnisse der Delphi-Befragung zur Zukunft des Gesundheitsvorsorgetourismus

medizinische Angebote, und oft auch gut ausgebildetes Personal (s. Kap. 5.2.3.2).

Als eher mittelmäßig geeignete Anbieter für effektive Gesundheitsreiseangebote wurden die Kliniken und Thermen bewertet (s. Tab. 42a). Wie zuvor bereits erwähnt, fehlen den Kliniken oft die Wohlfühlatmosphäre und der geeignete Umgang des Personals mit dem Gast. Die Thermen weisen oft ähnliche Mängel auf. Bei einer zumeist sehr gemischten Kundschaft besonders bei öffentlichen Bädern lässt sich die nötige Ruhe und damit die Wohlfühlatmosphäre oft nicht umsetzen. Es werden zwar häufig therapeutische Anwendungen angeboten, aber die medizinische Komponente fehlt meistens. Hinzu kommt, dass viele ältere Thermen heute noch nicht modernisiert sind (s. Kap. 5.2.3.4 und 5.3.3.5).

Von vielen Experten als eher ungeeignete Anbieter für effektive Gesundheitsvorsorgereiseangebote wurden die Day Spas beurteilt (s. Tab. 42a). In diesen Betrieben wird zwar häufig eine Wohlfühlatmosphäre umgesetzt, andererseits fehlt oft eine therapeutische sowie medizinische Kompetenz. Die Angebote sind vorwiegend auf kurzfristiges Wohlfühlen und Entspannen und nicht auf effiziente Gesundheitsvorsorge ausgelegt (s. Kap. 5.2.3.3 und 5.3.3.4).

7 Interpretierte Ergebnisse der Delphi-Befragung zur Zukunft des Gesundheitsvorsorgetourismus

7.7 ENTWICKLUNG DES NACHFRAGEVOLUMENS VERSCHIEDENER REISEARTEN IM GESUNDHEITSVORSORGETOURISMUS

Die Zukunft von Medical Wellnessreisen (s. auch Kap. 5.3) wurde von den Experten sehr positiv gesehen. Bis zum Jahr 2020 wurden größtenteils Zuwächse (60% der Experten) oder starke Zuwächse (37% der Experten) erwartet (s. Tab. 43a). Nur zwei Teilnehmer meinten, dass es zu keinen wesentlichen Veränderungen in der Nachfrage kommen werde. Im Vergleich zu anderen Gesundheitsvorsorgereisearten kam den Medical Wellnessreisen die positivste Prognose für die Zukunft zu.

Ebenfalls positiv wurde die weitere Nachfrageentwicklung von Wellnessreisen (s. auch Kap. 5.2) gesehen. Über 70% der Befragten gingen bis zum Jahr 2020 von einer Zunahme oder einer starken Zunahme aus (s. Tab. 43a). Im Gegensatz zu den Medical Wellnessreisen war hier allerdings der Anteil der Experten größer, die zukünftig keine wesentlichen Veränderungen bei der Nachfrage annahmen (ca. 25%). Dass es zu einer negativen Entwicklung kommen werde, meinte aber nur einer der Befragten. Die Nachfrageentwicklung von Wellnessreisen wurde deutlich positiver durch die Tourismusexperten als durch die Gesundheitsexperten bewertet (s. Tab. 43b).

Die Nachfrageentwicklung der von Krankenkassen bezuschussten Präventionsreisen (s. auch Kap. 5.4) wurde von den Befragten sehr unterschiedlich, größtenteils aber positiv gesehen

7 Interpretierte Ergebnisse der Delphi-Befragung zur Zukunft des Gesundheitsvorsorgetourismus

(s. Tab. 43a). Dabei wurden durch die Tourismusexperten im Vergleich zu den Gesundheitsexperten häufiger positive Bewertungen abgegeben (s. Tab. 43b). Diese Reiseart unterliegt nicht nur den normalen Marktbewegungen, sondern auch politischen Entscheidungen zum Gesundheitssystem und innerhalb der Krankenkassen. Zudem ist diese Reiseart ziemlich neu, noch nicht vollständig auf dem Markt etabliert und wird vielfach kritisiert. Ungefähr gleich viele Experten (ca. 40%) erwarteten entweder Zuwächse in diesem Markt oder gingen von keinen wesentlichen Nachfrageveränderungen in der Zukunft aus. Einige nahmen auch starke Zuwächse an, wenige erwarteten eine negative Entwicklung.

Für die traditionelle Vorsorgekur (s. auch Kap. 5.1) sahen nur noch wenige eine positive Entwicklung in der Zukunft (s. Tab. 43a). Etwa die Hälfte der Experten ging von keinen wesentlichen Nachfrageveränderungen aus. Knapp 40% der Befragten meinten, dass die Nachfrage zukünftig zurückgehen werde.

7.8 GÄSTEZIELGRUPPEN

Die Entwicklung der Nachfrage wurde schließlich in Hinsicht auf unterschiedliche Gästezielgruppen (untergliedert nach Alter, Geschlecht und sozialer Schichtung) betrachtet.

7 Interpretierte Ergebnisse der Delphi-Befragung zur Zukunft des Gesundheitsvorsorgetourismus

7.8.1 Alter

Gesundheitsvorsorgereisen werden zukünftig besonders stark von Personen mittleren und höheren Alters nachgefragt. Von den Befragten wurden vor allem die 50- bis 59jährigen als starke Nachfragergruppe herausgestellt (s. Tab. 44a). Nahezu alle Experten meinten, dass es bis zum Jahr 2020 bei dieser Gruppe zu Nachfragezuwächsen oder starken Zuwächsen kommen werde. Die nächst stärksten Zuwächse wurden von den umgebenden Altersgruppen, den 40- bis 49jährigen und den 60- bis 69jährigen, erwartet.

Den jungen und alten Altersgruppen (unter 40 Jahre und über 70 Jahre) wurden größtenteils keine wesentlichen Nachfrageveränderungen zugeschrieben. Bei den 30- bis 39jährigen und den über 70jährigen gingen jedoch jeweils über 40% der befragten Experten von zukünftigen Nachfragezuwächsen aus. Hinsichtlich der unter 30jährigen wurden keine wesentlichen Veränderungen erwartet (s. Tab. 44a).

Die Nachfrageentwicklung durch die unterschiedlichen Altersgruppen wurde teilweise sehr ähnlich, teilweise divergierend durch die verschiedenen Expertengruppen bewertet (s. Tab. 44b). Auffällig ist, dass die Tourismusexperten die Nachfrageentwicklung durch die jüngeren Altersgruppen (unter 30jährige, 30 bis 39jährige) deutlich positiver bewerteten als die Gesundheitsexperten.

7.8.2 Geschlecht

Heute sind etwas mehr als ein Drittel der Nachfrager im Gesundheitstourismus Männer (vgl. HANK-HAASE und ILLING 2005: 44, TRÖSTER 2007: 17, WAGNER 2007: 15). Von den Befragten ging der größte Teil (88%) von einem Zuwachs des männlichen Anteils in der Zukunft aus (s. Tab. 45a). Einige nahmen sogar starke Zuwächse an. Andere gaben an, dass es zu keinen wesentlichen Veränderungen des Anteils der männlichen Nachfrager kommen werde.

7.8.3 Soziale Schichten

Fast ausnahmslos alle befragten Experten gingen davon aus, dass Personen mittlerer und höherer sozialer Schichten zukünftig Gesundheitsvorsorgereiseangebote nachfragen und ansprechende Angebote auf dem Markt vorfinden werden (s. Tab. 46). Den sozial benachteiligten Schichten wurde keine wesentliche Nachfrage zugeschrieben[249].

Bis heute sind Gesundheitsvorsorgereiseangebote oft aufgrund ihrer preislichen Struktur der gehobenen Mittel- und oberen Bevölkerungsschicht vorbehalten. Das wird sich in Zukunft etwas ändern, denn immer mehr Menschen werden bereit sein, für ihre Gesundheit auch verhältnismäßig viel Geld auszugeben. Diese

---

[249] Die Ergebnisse entsprechen der ersten Befragungsrunde. Die Frage wurde aufgrund einer sehr hohen Übereinstimmung der Angaben von über 95% nur in der ersten Befragungsrunde gestellt.

7 Interpretierte Ergebnisse der Delphi-Befragung zur Zukunft des Gesundheitsvorsorgetourismus

Entwicklung wird ihre Ausprägung vor allem auch in der gesamten mittleren Bevölkerungsschicht finden. Entsprechende preisgünstigere Angebote (mit unterschiedlichem Qualitätsniveau) werden sich auf dem Markt etablieren. Dahingegen werden sozial benachteiligte Schichten im Grunde nur geringfügig an diesem Markt partizipieren, denn zum einen werden auch günstigere Angebote oft noch zu teuer sein und andererseits wird in diesen Bevölkerungsteilen das Gesundheitsbewusstsein nicht so stark wachsen[250], wie es in den anderen Schichten der Fall ist.

7.9 FAZIT

Die gut verwertbaren Ergebnisse der Delphi-Befragung zeigen den erfolgreichen Verlauf der empirischen Untersuchung auf. Das Ziel, dadurch eine gefestigte Einschätzung zukünftiger Entwicklungen im Gesundheitsvorsorgetourismus zu erhalten, wurde erreicht. Die Ergebnisse fließen in folgende zusammenfassende Schlüsse zur Zukunft des Gesundheitsvorsorgetourismus ein (s. Kap. 8) und bilden unter anderem die Basis für die anschließenden Handlungsempfehlungen für die Zukunft (s. Kap. 9).

---

[250] KICKBUSCH, u.a. Professorin und Dozentin für globale Gesundheitspolitik, verweist darauf, dass untere soziale Milieus nicht über die gleichen Wahlmöglichkeiten verfügen, sich für eine gesunde Lebensweise zu entscheiden, da beispielsweise eine Jumbopackung Süßgetränk billiger als ein Kilo Orangen ist (LÜDTKE 2007: 36).

8 ZUSAMMENFASSENDE PROGNOSEN ZUR ENTWICKLUNG DES GESUNDHEITSVORSORGETOURISMUS

Der Gesundheitsvorsorgetourismus wird sich sowohl in qualitativer als auch in quantitativer Hinsicht zukünftig weiterentwickeln. Basierend auf den Ergebnissen der Delphi-Befragung und der vorliegenden Marktuntersuchung lassen sich zur Entwicklung von Struktur und Volumen der Nachfrage und des Angebotes Prognosen erstellen. Dabei wird sowohl auf den Gesundheitsvorsorgetourismus insgesamt als auch auf die Teilmärkte eingegangen.

8.1 ZUKÜNFTIGE ENTWICKLUNG DER NACHFRAGE- UND ANGEBOTSSTRUKTUR

Der Gesundheitsvorsorgetourismus wird sich zukünftig positiv entwickeln. Wie in Kap. 4 dargestellt, bewirken verschiedene gesellschaftliche Wandlungsprozesse eine verstärkte Nachfrage nach Gesundheitsvorsorge, wozu immer öfter auch im Urlaub Maßnahmen wahrgenommen werden. Eine positive Nachfrageentwicklung prognostizieren auch die Experten der Delphi-Befragung (s. Kap. 7).

Medizinische Kompetenz, Wohlfühlaspekt und Servicequalität werden die wichtigsten Angebotskriterien sein, die es in Zukunft durch die Anbieter umzusetzen gilt, um im nationalen und internationalen Umfeld konkurrenzfähig zu bleiben. In Hinsicht auf deut-

8 Zusammenfassende Prognosen zur Entwicklung des Gesundheitsvorsorgetourismus

sche Anbieter ist als besondere Stärke die medizinische Kompetenz und hohe Qualität der Angebote zu sehen. Diese heißt es in Zukunft auszubauen, um weiterhin für deutsche Reisende und auch vermehrt für ausländische Touristen attraktiv zu sein. In Sachen Wohlfühlaspekt und Servicequalität zeigen sich teilweise Defizite und ein erheblicher Nachholbedarf.

Der Gesundheitsvorsorgetourismus in Deutschland wird auch in Zukunft vor allem durch deutsche Gäste geprägt sein. Die Deutschen werden zukünftig aber zudem immer öfter in Gesundheitsdestinationen im Ausland reisen. Besonders die südosteuropäischen Länder werden in Hinsicht auf die angebotenen Preise aber auch bezüglich der Qualität zu einer wachsenden Konkurrenz. Umso wichtiger wird es sein, dass deutsche Destinationen sich auch zunehmend international vermarkten und ausländische Gäste nach Deutschland holen. Besonderes Potential ist hier durch Gäste aus Osteuropa/Russland und aus den arabischen Ländern zu sehen, die die medizinische Kompetenz und hohe Qualität der Angebote in Deutschland zu schätzen wissen.

Die Nachfrage wird sich zukünftig immer mehr in Richtung anspruchsvoller Privatzahler verschieben. Oben genannte Angebotsmerkmale werden ganz besonders wichtig, wenn der Gast selbst zahlen muss.

Aufgrund der Entwicklung zu immer flexibleren Arbeitszeiten und selteneren längeren Urlaubszeiten wird sich die Nachfrage noch mehr hin zu Kurzreisen verschieben. Umso kürzer die Reisen,

8 Zusammenfassende Prognosen zur Entwicklung des Gesundheitsvorsorgetourismus

desto wichtiger wird das Thema der Effektivität und Nachhaltigkeit der Angebote sein.

Effektivität und Nachhaltigkeit werden von allen Gesundheitsvorsorgereiseangeboten zukünftig verstärkt erwartet. Dahingegen wird die Nachfrage nach reinen Verwöhnprogrammen mit lediglicher Momentwirkung zurückgehen. Der Gast wünscht zukünftig individuell abgestimmte Programme, die ihm helfen, während seines Urlaubs mehr über einen gesunden Lebensstil zu erfahren und Maßnahmen kennenzulernen, die er im Alltag anwenden kann. Gerade vor dem Hintergrund der zunehmend hektischen Lebensumstände vieler Menschen wird trotzdem auch die reine Entspannung und Erholung während einer Urlaubsreise weiterhin für viele eines der Hauptmotive bleiben.

Der Gast erwartet zukünftig eine gute Beratung, sowohl bei medizinischen Untersuchungen als auch bei Therapien oder Wohlfühlanwendungen. Er möchte sichergehen, dass die Behandlung effizient ist und ihm persönlich etwas bringt. Eine gute Ausbildung des gesamten Personals sowohl in Hinsicht auf die fachliche Kompetenz als auch in Hinsicht auf den Umgang mit Gästen wird damit unabdingbar.

Bezüglich der Medizin in Verbindung mit Gesundheitsvorsorgereisen gewinnen ganzheitliche und oft auch alternative Ansätze zunehmend an Bedeutung. Neben der medizinischen Kompetenz erwarten die Gäste von Ärzten unter anderem mehr Einfühlungs-

8 Zusammenfassende Prognosen zur Entwicklung des Gesundheitsvorsorgetourismus

vermögen, Aufmerksamkeit und einen höheren Zeitaufwand, als sie es von Ärzten in ihrem Alltagsleben gewohnt sind.

Der Gesundheitsvorsorgetourist wird zukünftig vor allem mittleren bis höheren Alters sein. Allerdings ist eine wachsende Nachfrage auch von Jüngeren und auch Älteren zu erwarten, auf die mit jeweils ansprechenden Angeboten reagiert werden muss. Bei den Älteren wird es zukünftig wichtig sein, zwischen jungen Alten (Vitaleren) und alten Alten (weniger Vitalen) zu unterscheiden. Während momentan noch der Anteil der weiblichen Gesundheitsvorsorgetouristen überwiegt, wird zukünftig die Geschlechterverteilung ungefähr gleich sein. Schon allein aus finanziellen Gründen werden vornehmlich mittlere und hohe soziale Schichten Gesundheitsvorsorgeangebote im Urlaub nachfragen. Es wird aber auch die Nachfrage durch einkommensschwächere Schichten steigen.

Die zukünftigen Reiseerwartungen von Nachfragern von Kur-, Wellness-, Medical Wellness- und bezuschussten Präventionsreisen sind in folgenden Kapiteln detailliert dargestellt. Sie weisen jedoch alle dieselbe Basis auf, welche hier als zukünftige Reiseerwartungen von Gesundheitsvorsorgetouristen zusammengefasst sind (s. Abb. 94)[251].

---

[251] Vgl. die Ergebnisse der Delphi-Befragung zu wichtigen Angebotsaspekten eines Gesundheitsvorsorgereiseangebotes in Kap. 7.2.

8 Zusammenfassende Prognosen zur Entwicklung des Gesundheitsvorsorgetourismus

Abb. 94: Zusammenfassung: Zukünftige Reiseerwartungen von Gesundheitsvorsorgetouristen

Reiseerwartungen von Gesundheitsvorsorgetouristen:
- umfassende touristische Infrastruktur
- Wohlfühlaspekt
- hohe medizinische Kompetenz
- Servicequalität
- medizinische Angebote
- landschaftliche Attraktivität
- Entspannungsangebote
- Anleitung für gesunden Lebensstil
- Bewegungsangebote
- Gesundheits-Check Up
- Kultur- und Freizeitangebote
- gehobener Qualitätsstandard
- alle Angebote unter einem Dach
- gesunde Küche/Ernährungsberatung

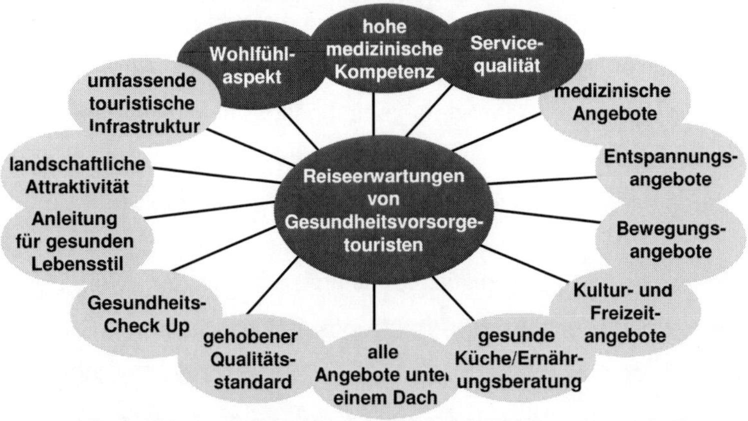

Quelle: SONNENSCHEIN (eigener Entwurf)

8.1.1 Vorsorge(kur)tourismus in Heilbädern und Kurorten

Die Zukunft der Heilbäder und Kurorte liegt in der Gesundheitsförderung und Prävention. Anspruchsvolle Selbstzahler werden zunehmend Angebote nachfragen, während die Sozialkur eine immer unbedeutendere Rolle spielen wird. In den Orten werden nur die Anbieter erfolgreich sein, die sich auf die „neue" Nachfrage vor allem nach Individualität und Wohlfühlen in Verbindung mit hoher Qualität einrichten. Das bedeutet keine Abkehr von der traditionellen Kur. Vielmehr bildet diese mit ihrem Fokus auf Ganzheitlichkeit und Naturheilkunde hervorragende Vorraussetzungen für zukünftig nachgefragte Gesundheitsvorsorgereiseangebote.

8 Zusammenfassende Prognosen zur Entwicklung des Gesundheitsvorsorgetourismus

Eine positive Entwicklung wird allerdings nur dann in vollem Maße möglich sein, wenn sich die deutschen Heilbäder und Kurorte ihrer Konkurrenz im Inland (Hotels und sonstige Vorsorgeanbieter an anderen Orten) und im Ausland (vor allem aufstrebende Kurorte und Gesundheitsdestinationen in Südosteuropa) bewusst sind und ihre Marktposition durch hochqualitative Angebote und ein gezieltes und weitläufiges Marketing sichern[252].

Obwohl es auch pessimistische Stimmen gibt, sehen viele deutsche Heilbäder und Kurorte heute positiv in die Zukunft. So geht der Deutsche Heilbäderverband von zusätzlichen 300.000 Arbeitsplätzen im Vorsorgebereich und Gesundheitstourismus innerhalb der nächsten zehn Jahre aus (nahezu Verdoppelung der heutigen Beschäftigten in Heilbädern und Kurorten) (vgl. CASPARI 2006a: 15).

8.1.2 Wellnesstourismus

Der starke Anstieg der Wellnessnachfrage der letzten Jahre wird sich in Zukunft etwas abschwächen. Die Nachfrage nach reinen

---

[252] „Die Zeiten der Alleinstellung für Heilbäder und Kurorte auf dem Sektor Prävention und Gesundheitsförderung sind lange vorbei. Im Gegenteil, es gilt verloren gegangenes Terrain wieder aufzuholen", so der Präsident des DHV 2006 (BERG 2006: 80).

8 Zusammenfassende Prognosen zur Entwicklung des Gesundheitsvorsorgetourismus

Wohlfühl- und Verwöhnprogrammen wird zurückgehen[253]. Trotzdem deuten alle Zeichen darauf hin, dass Wellness auch in Zukunft ein stark nachgefragtes Reisesegment sein wird[254]. Allerdings wird sich die Nachfrage wandeln: Qualität und Nachhaltigkeit rücken immer mehr in den Mittelpunkt.

Auf dem Markt wird sich in Zukunft „die Spreu vom Weizen trennen" (vgl. u.a. ALTEWISCHER, Geschäftsführer der Wellness-Hotels-Deutschland, im Interview mit RÜSTER 2006, LINSER 2006: 105). Der Wellnessgast wird in Zukunft immer anspruchsvoller. Entsprechend dem wachsenden Gesundheitsbewusstsein in der Bevölkerung, der Bedeutungszunahme von Prävention und Gesundheitsförderung und einer steigenden Bereitschaft, für die eigene Gesundheit selbst zu zahlen, wird zukünftig verstärkt von Wellnessanwendungen erwartet, dass sie wirksam zur Erhaltung/Verbesserung der Gesundheit beitragen und dass die Wirkung vor allem durch Nachhaltigkeit geprägt ist. Es wird zukünftig eine Nachfragewandlung von passiver zu aktiver Wellness stattfinden, wobei nicht mehr nur Entspannung, Verwöhnung und

---

[253] Vgl.: Nach einer durch Mediaedge:CIA durchgeführte Repräsentativbefragung von rund 1.300 Personen über 14 Jahren nehmen immer weniger Verbraucher Wellnessangebote wahr und fast jeder Dritte hält den Wellness- und Schönheitskult als übertrieben (HERTEL et al. 2006a: 6, Mediaedge:CIA 2006: 1, OBERHUBER 2006).

[254] Vgl.: Eine Repräsentativbefragung unter 4.000 Personen über 14 Jahren in Deutschland 2007 des BAT Freizeit-Forschungsinstituts (2007) hat ergeben, dass 69% der Befragten, einen Erholungs- und Wellnessurlaub für sich persönlich in Zukunft interessant fänden. Von allen untersuchten zukünftigen Tourismusformen (Städte-, Studien- und Bildungs-, Medical Wellness-, Berg- und Wander-, Kreuzfahrt-, Fahrrad-, Abenteuer-, Camping- und Clubtourismus) wurde der Erholungs- und Wellnesstourismus mit dem höchsten Interesse belegt.

8 Zusammenfassende Prognosen zur Entwicklung des Gesundheitsvorsorgetourismus

Schönheit im Mittelpunkt stehen, sondern auch Prävention und Gesundheitsförderung sowie Selbstkompetenz und körperliche und seelische Balance.

In Abb. 95 ist Wellness entsprechend der Theorie des Produktlebenszyklus[255] dargestellt. Das „Produkt Wellness", so wie es auf dem Markt eingeführt wurde, befindet sich zum heutigen Zeitpunkt (2007) in der Sättigungsphase. Die zukünftige Entwicklung steht noch offen. Es kann zum einen (entsprechend der Theorie des Produktlebenszyklus) zu einem Rückgang kommen. Andererseits ist auch ein Fortbestand bzw. eine Wiederbelebung (Regeneration) durch eine nachfrageadäquate Anpassung denkbar. Diese liegt vor allem in einer höheren Angebotsqualität und -effektivität. Der Weg weist von passiver Wellness in Richtung aktiver Gesundheitsvorsorge.

---

[255] Das Produktlebenszyklus-Grundmodell beschreibt den sogenannten Lebenszyklus eines Produktes von der Einführung auf dem Markt bis zu seiner Herausnahme. Das Modell unterscheidet unter folgenden Phasen: Einführung, Wachstum, Reife, Sättigung, Rückgang/Regeneration (vgl. SCHIERENBECK 2003: 130).

8 Zusammenfassende Prognosen zur Entwicklung des Gesundheitsvorsorgetourismus

Abb. 95: Wellness-Lebenszyklus

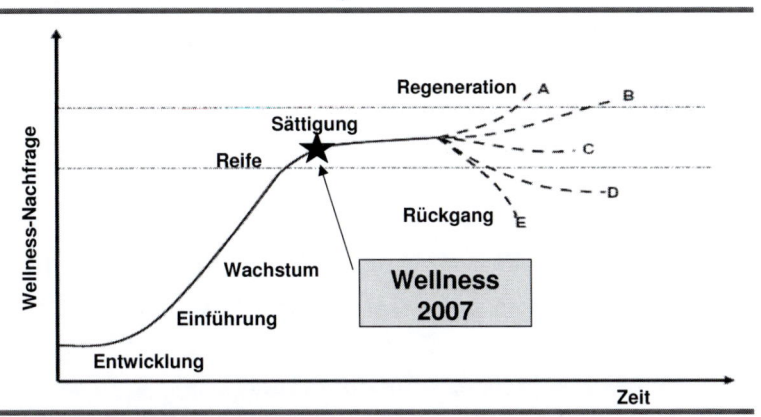

Quelle: SONNENSCHEIN *(eigener Entwurf) u.a. nach* HOPFINGER *2003: 6,* SCHIERENBECK *2003: 131*

Medical Wellness wird teilweise als Weiterentwicklung und als zukünftige Chance von Wellness gesehen[256]. Nach hier vertretener Meinung handelt es sich um eine parallele Entwicklung zweier Märkte. Es sind zwei unterschiedliche Gästezielgruppen, wobei auch hier die Übergänge fließend sind. Die eine sucht medizinische Betreuung, Gesundheits-Check Ups und präventive Maßnahmen (Medical Wellnesstourist), die andere möchte vor allem mit Entspannung und Selbstfindung und auch mit Bewegung und gesunder Ernährung aktiv zu ihrer Gesundheit beitragen (Wellnesstourist). Beide Formen des Gesundheitsvorsorgetourismus werden sich in Zukunft weiterentwickeln.

---

[256] Vgl. u.a. die Ergebnisse der Delphi-Befragung in Kap. 7.5.1.

8 Zusammenfassende Prognosen zur Entwicklung des Gesundheitsvorsorgetourismus

8.1.3 Medical Wellnesstourismus

Im Bereich Medical Wellness ist in Zukunft mit großen Nachfragezuwächsen zu rechnen. Verantwortlich dafür sind vor allem die in Kap. 4 beschriebenen gesellschaftlichen Wandlungsprozesse.

Übertragen auf die Theorie des Produktlebenszyklus (vgl. Kap. 8.1.2) hat Medical Wellness bereits die Einführungsphase passiert und steht am Anfang der Wachstumsphase (s. Abb. 96).

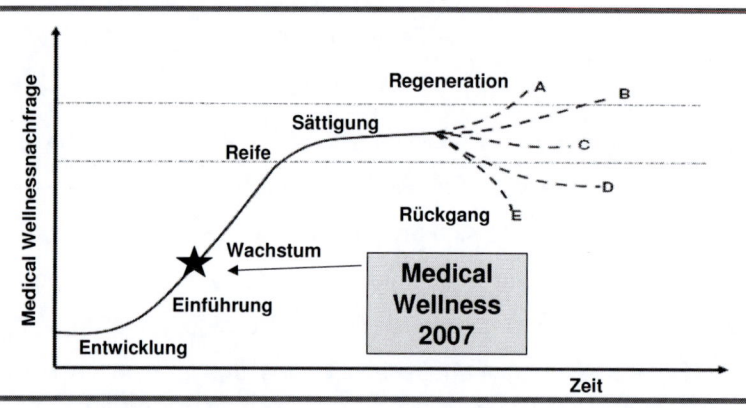

Abb. 96: Medical Wellness-Lebenszyklus

Quelle: SONNENSCHEIN (eigener Entwurf) u.a. nach HOPFINGER 2003: 6, SCHIERENBECK 2003: 131

Medical Wellness wird in Zukunft ein Wachstumsmarkt sein. Die Nachfrageentwicklung wird aber auch davon abhängen, ob das Angebot den anspruchsvollen Erwartungen der Medical Wellness-Interessenten entspricht.

8 Zusammenfassende Prognosen zur Entwicklung des Gesundheitsvorsorgetourismus

Der Medical Wellnessgast wird zukünftig eine umfassende und gelungene Verbindung von Medizin und Wohlfühlangeboten erwarten. Dabei legt er ganz besonders großen Wert auf höchste Qualifikation des Personals und auf modernste medizinische Gerätschaft. Er möchte durch einen oder besser noch durch mehrere Ärzte beraten und behandelt werden. Neben der Analyse ihres Gesundheitszustandes gehört für viele eine anschließende Therapie mit Anwendungen im Bereich Bewegung, Ernährung und Entspannung und vor allem Empfehlungen für den Alltag zu einem guten und effektiven Angebot dazu.

In Deutschland werden sich zukünftig immer mehr Medical Wellnessanbieter etablieren. Auch in Heilbädern und Kurorten, welche aufgrund ihrer bestehenden medizinischen Infrastruktur und ihres gesundheitsförderlichen Charakters gute Vorraussetzungen als Medical Wellnessdestinationen bieten, wird dieser Markt zunehmend aufgegriffen werden. Aber auch Standorte in Großstädten und Ballungsräumen werden immer öfter als geeignet in Betracht gezogen, besonders wenn sie sich in der Nähe einer bereits bestehenden und eventuell renommierten medizinischen Einrichtung befinden.

Ebenso wie Wellnessreisen und andere Gesundheitsvorsorgereisen werden auch Medical Wellnessreisen in Zukunft vermehrt im Ausland (vor allem in Südosteuropa), oft zu günstigeren Preisen angeboten werden, wohin gewisse Nachfrageanteile aus Deutschland abwandern werden.

8 Zusammenfassende Prognosen zur Entwicklung des Gesundheitsvorsorgetourismus

8.1.4 Bezuschusster Präventionstourismus

In Hinsicht auf die von Krankenkassen bezuschussten Präventionsreisen ist in Zukunft von Nachfragezuwächsen auszugehen. Diese werden zukünftig aufgrund der günstigeren Preise oft auch ins Ausland führen. Eine erneute Herausnahme der Prävention aus den gesetzlichen Vorschriften für die Krankenkassen würde gleichzeitig das Ende für diesen speziellen Reisemarkt bedeuten. Die aktuelle Gesundheitsreform sieht eine solche Änderung jedoch nicht vor und die Krankenkassen gehen von einer langfristigen Entwicklung in diesem Bereich aus (DAMMER 2006a: 12).

8.2 NACHFRAGEVOLUMEN 2020

Der Gesundheitstourismus wird als Megamarkt der Zukunft gesehen (vgl. u.a. auch ABEL 2006: 34, DAMMER 2006a: 9 und 2006b: 3, KÜSEL 2006: 3). Es wird zu starken Nachfragezuwächsen kommen. Der aktive Gesundheitsvorsorgetourismus spielt mit knapp der Hälfte aller Übernachtungen heute schon eine besonders große Rolle im aktiven Gesundheitstourismus (vgl. Kap. 5.5.1.2) und wird in Zukunft seinen Marktanteil noch weiter ausbauen.

Für die verschiedenen Unterformen des Gesundheitsvorsorgetourismus ist von unterschiedlichen Nachfrageentwicklungen in Zukunft auszugehen. Für folgende Prognosen wird zugrunde gelegt, dass sich keine wesentlichen Änderungen im Markt (auch

8 Zusammenfassende Prognosen zur Entwicklung des Gesundheitsvorsorgetourismus

bezüglich völlig neuer Nachfragesegmente) ergeben werden und dass es nicht zu Nachfrageeinbrüchen im Tourismus durch unvorhersehbare übergreifende Ereignisse kommt (vgl. Nachfrageeinbrüche nach dem 11. September 2001). Während hinsichtlich der Nachfrage durch private Vorsorgekur-, Wellness- und Medical Wellnessgäste positive Entwicklungen in unterschiedlicher Ausprägung zu erwarten sind, wird es im Falle der Sozialkurgäste voraussichtlich zu einer negativen Entwicklung der Nachfrage kommen[257]. In Tab. 23 sind Schätzwerte der zukünftigen Nachfrageveränderungen angegeben, wobei zum einen die durchschnittliche Steigerung pro Jahr und zum anderen die gesamte Steigerung bis zum Jahr 2020 dargestellt ist. Da sich der exakte Entwicklungsverlauf nicht schätzen lässt, werden gleichzeitig pessimistische, realistische (mittlere) und optimistische Prognosen aufgezeigt.

Der Nachfrage durch Medical Wellnessgäste werden mit 10% pro Jahr (realistische Prognose) die höchsten Steigerungsraten zugeschrieben. Bei einer derartigen Steigerung würde es bis zum Jahr 2020 zu deutlich mehr als einer Verdoppelung (+140%) der Nachfrage kommen.

---

[257] Die Nachfrage im Zusammenhang mit bezuschussten Präventionsreisen wurde hier aufgrund einer fehlenden Basis für eine Prognose nicht miteinbezogen. Aufgrund der anzunehmenden vergleichsweise geringen Nachfrage würde sich bei einer Einbeziehung das prognostizierte Gesamtvolumen nicht wesentlich ändern.

8 Zusammenfassende Prognosen zur Entwicklung des Gesundheitsvorsorgetourismus

Tab. 23: Prognostizierte Wachstumsraten der Übernachtungsnachfrage im aktiven Gesundheitsvorsorgetourismus und seinen Unterformen bis 2020

Übernachtungen im ...	Zeitraum	Prognostizierte Wachstumsraten		
		pessimistisch	realistisch	optimistisch
Sozialkurtourismus	Ø pro Jahr	-5%	-3%	-1%
	2006-2020	-70%	-42%	-14%
Privatkurtourismus	Ø pro Jahr	1%	3%	5%
	2006-2020	14%	42%	70%
Wellnesstourismus	Ø pro Jahr	3%	5%	7%
	2006-2020	42%	70%	98%
Medical Wellnesstourismus	Ø pro Jahr	8%	10%	12%
	2006-2020	112%	140%	168%
Gesamt	Ø pro Jahr	2%	4%	6%
	2006-2020	26%	54%	77%

Quelle: SONNENSCHEIN (realistische Prognose in Anlehnung an die Entwicklungen der letzten fünf Jahre bzw. an andere Prognosen u.a. durch DWV 2006f, IFF 2003: 285, HANK-HAASE und SONNENSCHEIN 2006: 58)

Je nach Prognoseart (pessimistisch, realistisch, optimistisch) variiert das geschätzte Nachfragevolumen für den aktiven Gesundheitsvorsorgetourismus im Jahr 2020 zwischen 44 und 62 Mio. Übernachtungen (s. Tab. 24). Die mittlere Schätzung (realistische Prognose) liegt bei 54 Mio. Übernachtungen, wobei insbesondere die Nachfrage im Medical Wellnesstourismus von 5 Mio. im Jahr 2006 auf 12 Mio. Übernachtungen im Jahr 2020 zunehmen würde. Bei dem Privat-Vorsorgekurtourismus würde es zu einer Steigerung um 6 Mio. Übernachtungen auf 19 Mio. und beim Wellnesstourismus um 8 Mio. Übernachtungen ebenfalls auf

8 Zusammenfassende Prognosen zur Entwicklung des Gesundheitsvorsorgetourismus

19 Mio. kommen. Im Falle des Sozial-Vorsorgekurtourismus käme es zu einer Abnahme um 2 Mio. auf 4 Mio. Übernachtungen.

Tab. 24: Prognostizierte Übernachtungsnachfrage im aktiven Gesundheitsvorsorgetourismus und seinen Unterformen 2020

	Sozialkur	Privatkur	Wellness	Medical Wellness	Gesamt
2006	*6 Mio.*	*13 Mio.*	*11 Mio.*	*5 Mio.*	***35 Mio.***
2020 Prognose					
pessimistisch	2 Mio.	15 Mio.	16 Mio.	11 Mio.	**44 Mio.**
realistisch	4 Mio.	19 Mio.	19 Mio.	12 Mio.	**54 Mio.**
optimistisch	5 Mio.	22 Mio.	22 Mio.	13 Mio.	**62 Mio.**

Quelle: SONNENSCHEIN *(basierend auf prognostizierten Wachstumsraten, s. Tab. 23, Basis 2006: s. Kap. 5.5.1.2)*

Abb. 97 zeigt die Entwicklung der geschätzten mittleren Prognose (realistische Prognose) der absoluten Übernachtungszahlen unter Annahme einer vereinfachenden geradlinigen Entwicklung. Dabei weisen der Privatkur-, Wellness- und Medical Wellnesstourismus, ausgehend von unterschiedlichen Ausgangswerten, positive Volumenentwicklungen auf. Die Linie des Sozialkurtourismus stellt die negative Nachfrageentwicklung dar.

8 Zusammenfassende Prognosen zur Entwicklung des Gesundheitsvorsorgetourismus

Abb. 97: Prognostizierte Entwicklung der Übernachtungsnachfrage in den Unterformen des aktiven Gesundheitsvorsorgetourismus (absolute Werte, 2006 bis 2020)

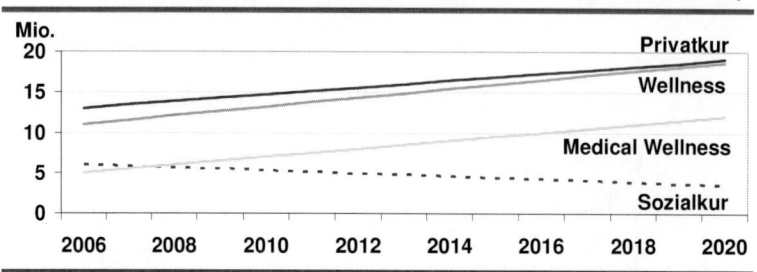

Quelle: SONNENSCHEIN (eigener Entwurf nach realistischer Prognose, s. Tab. 24)

Abb. 98 stellt den gleichen Sachverhalt in Indexwerten dar. Dabei wird erkennbar, dass bezogen auf die Ausgangswerte, im Falle von Medical Wellness die höchste Steigerung des Übernachtungsvolumens stattfinden wird, während die Privatkur und Wellness eine ähnliche positive Entwicklung aufzeigen und die Sozialkur sich wiederum negativ entwickelt.

Abb. 98: Prognostizierte Entwicklung der Übernachtungsnachfrage in den Unterformen des aktiven Gesundheitsvorsorgetourismus (Indexwerte, 2006 bis 2020)*

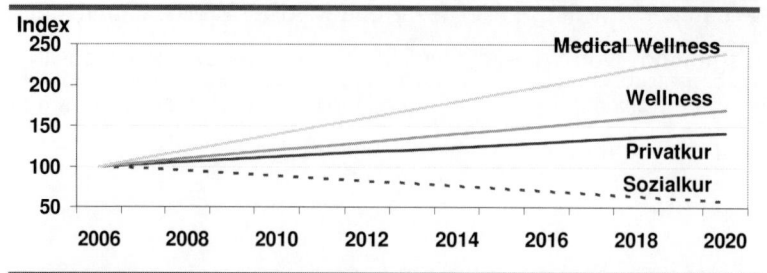

* Indexwerte: Index 2006 = Index 100, Quelle: SONNENSCHEIN (eigener Entwurf nach realistischer Prognose, s. Tab. 24)

8 Zusammenfassende Prognosen zur Entwicklung des Gesundheitsvorsorgetourismus

Die Prognosen zeigen, dass ausschließlich der private Gesundheitsvorsorgetourismus und darunter insbesondere der Wellness- und Medical Wellnesstourismus als Wachstumsmärkte der Zukunft zu sehen sind. Im Vergleich zum Jahr 2006 wird obigen Annahmen entsprechend das Marktsegment Medical Wellness im aktiven Gesundheitsvorsorgetourismus deutlich an Bedeutung gewinnen (2006: 14%, 2020: 22%). Der Anteil von Wellness wird um drei Prozentpunkte auf 35% ansteigen (2006: 32%). Besonders der Anteil der Sozialkur wird zurückgehen (2006: 17%, 2020: 8%). Die Privatkur wird etwas an Bedeutung verlieren (2006: 37%, 2020: 35%, vgl. Abb. 83).

Abb. 99: Verteilung der Übernachtungsnachfrage auf die Unterformen des aktiven Gesundheitsvorsorgetourismus (2020)

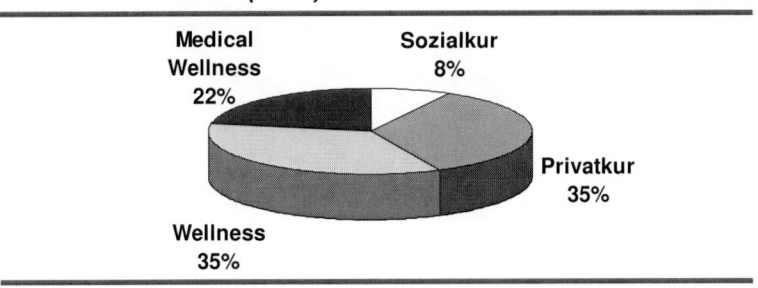

Medical Wellness 22%
Sozialkur 8%
Privatkur 35%
Wellness 35%

Quelle: SONNENSCHEIN *(eigener Entwurf, Annahmen und Berechnungen s. Text und Tabellen oben)*

Die Nachfrage im aktiven Gesundheitsvorsorgetourismus wird zukünftig etwas stärker ansteigen (+4% p.a.) als der Tourismus allgemein in Deutschland (s. Abb. 100), für welchen eine ca.

8 Zusammenfassende Prognosen zur Entwicklung des Gesundheitsvorsorgetourismus

3%ige Steigerung pro Jahr auf ungefähr 500 Mio. Übernachtungen im Jahr 2020 angenommen wird[258].

Abb. 100: Prognostizierte Entwicklung der Übernachtungsnachfrage des aktiven Gesundheitsvorsorgetourismus im Vergleich zum gesamten Tourismus in Deutschland (2006 bis 2020)*

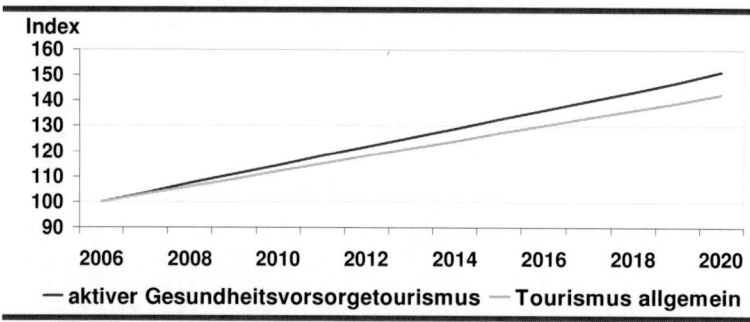

[Diagramm: Indexwerte von 90 bis 160, Jahre 2006 bis 2020; Linien für "aktiver Gesundheitsvorsorgetourismus" und "Tourismus allgemein"]

— aktiver Gesundheitsvorsorgetourismus — Tourismus allgemein

* Indexwerte: 2006 = Index 100
Quelle: SONNENSCHEIN (eigener Entwurf nach Gesundheitsvorsorgetourismus: realistische Prognose, s. Tab. 24, Tourismus allgemein: Prognose s. Text)

8.3 WIRTSCHAFTLICHE BEDEUTUNG 2020

Entsprechend der prognostizierten Nachfragezuwächse bis zum Jahr 2020 wird auch die wirtschaftliche Bedeutung des Gesundheitsvorsorgetourismus steigen. Für die Berechnungen wurden

---

[258] Die zukünftige Steigerung wird hier analog zu der mittleren Steigerung p.a. der Jahre 1997 bis 2006 in Höhe von rund 3% angenommen (vgl. Statistisches Bundesamt 1995...1997). Dabei wurden die Jahre 2002 und 2003 aufgrund ihrer extremen Nachfrageeinbrüche infolge des Ereignisses des 11. Septembers 2001 und das Jahr 2004 aufgrund der durch die Wiederbelebung des Tourismus resultierenden extremen Nachfragesteigerung herausgenommen.

8 Zusammenfassende Prognosen zur Entwicklung des Gesundheitsvorsorgetourismus

die gleichen Ausgabenwerte durch die Touristen wie heute angenommen, da die Entwicklung der Preise hier nicht vorausgesagt werden kann. Aufgrund der anteilig stärkeren Zunahme ausgabebereiterer Touristengruppen (vor allem Medical Wellnesstouristen) wird das Umsatzvolumen aus dem hier zu beziffernden aktiven Gesundheitsvorsorgetourismus eine ausgeprägtere Steigerung erfahren als das Nachfragevolumen.

Es werden für die privaten Gesundheitsvorsorgetouristen durchschnittliche Ausgaben in Höhe von € 153,- pro Tag zugrunde gelegt (u.a. für Übernachtung, Verpflegung, und vor allem für Gesundheitsvorsorgeanwendungen, ohne Reisekosten, zur Berechnung vgl. Kap. 2.5.2). Demnach resultiert aus der prognostizierten Nachfrage im Jahr 2020 (realistische Prognose, 50 Mio. private Übernachtungen, s. Tab. 24) ein jährliches Umsatzvolumen in Höhe von € 7,7 Mrd.

Für die Sozialkurgäste wird analog der Berechnungen für das Jahr 2006 (s. Kap. 5.5.2) ein Umsatz in Höhe von rund € 0,4 Mrd. im Jahr 2020 angesetzt.

Demnach wird der aktive Gesundheitsvorsorgetourismus im Jahr 2020 insgesamt in den deutschen Destinationen ein Umsatzvolumen in Höhe von rund € 8,1 Mrd. generieren (s. Tab. 25). Dies entspricht einer Steigerung gegenüber dem Jahr 2006 in Höhe von 72%.

8 Zusammenfassende Prognosen zur Entwicklung des Gesundheitsvorsorgetourismus

Tab. 25: Prognostiziertes Umsatzvolumen durch aktive Gesundheitsvorsorgetouristen in Deutschland 2020*

Gästegruppen	Umsatzvolumen
Privatgäste	€ 7,7 Mrd.
Sozialgäste	€ 0,4 Mrd.
Gesamt	**€ 8,1 Mrd.**

* nur Übernachtungsgäste, ohne Reisekosten
Quelle: SONNENSCHEIN (Berechnung basierend auf der realistischen Prognose des Nachfragevolumens, s. Tab. 24, und s. Text)

2020 werden etwa 180.000 Arbeitsplätze deutschlandweit in direktem und indirektem Zusammenhang mit dem aktiven Gesundheitsvorsorgetourismus stehen (zur Berechnung s. Kap. 2.5.2). Auf der Grundlage der vorliegenden Prognosen wird somit angenommen, dass zwischen 2006 und 2020 etwa 80.000 zusätzliche Arbeitsplätze (+80%) in Zusammenhang mit dem aktiven Gesundheitsvorsorgetourismus entstehen werden.

8.4 ANGEBOTSVOLUMEN 2020

Entsprechend der positiven Prognosen bezüglich der Nachfrageentwicklung im aktiven Gesundheitsvorsorgetourismus wird es zu einer Vergrößerung und gleichzeitigen Diversifizierung des Angebotes in Deutschland kommen.

Auf der Grundlage des prognostizierten Nachfragevolumens durch aktive Gesundheitsvorsorgetouristen in Höhe von 54 Mio. Übernachtungen (realistische Prognose, s. Kap. 8.2) und unter

8 Zusammenfassende Prognosen zur Entwicklung des Gesundheitsvorsorgetourismus

einer Einschätzung der zielgruppenspezifischen Wahl der Unterkünfte wird geschätzt, dass sich im Jahr 2020 ca. 140 Kliniken und etwa 3.400 Hotelleriebetriebe (darunter Kur-, Wellness- und Medical Wellnesshotels) wirtschaftlich sinnvoll auslasten lassen (s. Tab. 26). Dabei wird von einer 80%igen Bettenauslastung im Falle der Kliniken und einer 50%igen Auslastung im Falle der Hotelleriebetriebe ausgegangen[259]. Somit wird es zwischen 2006 und 2020 zu einer 58%igen Steigerung mit einem stärkeren Schwerpunkt bei dem Angebot der Hotellerie (+59%) im Vergleich zu den Kliniken kommen (+27%).

Tab. 26: Prognostizierter Bedarf an Beherbergungskapazitäten im aktiven Gesundheitsvorsorgetourismus 2020*

	Kliniken	Hotellerie	Gesamt
Betriebe	140 (+27%)	3.360 (+59%)	3.500 (+58%)
Betten	24.000	252.000	276.000
Ø Betten pro Betrieb	170	75	79
Ø Bettenauslastung	80%	50%	53%

* in Klammern: Veränderung gegenüber 2006
Quelle: SONNENSCHEIN (eigene Berechnung, basierend auf der realistischen Prognose des Nachfragevolumens, s. Tab. 24, und in Anlehnung an Statistisches Bundesamt 1995...2007)

Die prognostizierten Nachfragesteigerungen der verschiedenen Nachfragergruppen (Kur-, Wellness-, Medical Wellnessgäste,

---

[259] Die durchschnittliche Bettenauslastung der Vorsorge- und Rehakliniken lag 2006 in Deutschland bei 73,5%; die der Hotels betrug 39% und die der gesamten klassischen Hotellerie (Hotels, Hotels garni, Gasthöfe und Pensionen) lag bei 35,9%. Bei den Betriebsgrößen (Kliniken: 170 Betten, Hotels: 75 Betten) wurde der bundesdeutsche Durchschnitt 2006 zu Grunde gelegt (Statistisches Bundesamt 1995...2007).

8 Zusammenfassende Prognosen zur Entwicklung des Gesundheitsvorsorgetourismus

s. Tab. 24) lassen sich nicht direkt auf bestimmte Betriebsarten (Kur-, Wellness-, Medical Wellnessbetriebe) übertragen, da auch hier die Übergänge fließend sind und zum Beispiel Medical Wellness auch in Kur- oder Wellnessbetrieben angeboten wird. Entsprechend der sich aufzeigenden Tendenzen wird vor allem die Anzahl der Wellnesshotels und besonders der Medical Wellnesshotels zukünftig weiter anwachsen. Bei den Medical Wellnesshotels wird es bei Eintreten der prognostizierten Nachfragesteigerung bis 2020 zu etwa einer Verdreifachung der 2006 existierenden Betriebe (2006: ca. 50 Betriebe) bis auf +/- 200 Betriebe im Jahr 2020 kommen.

9 MASSNAHMEN ZUR SICHERUNG UND STEIGERUNG DER ZUKÜNFTIGEN NACHFRAGE

Der Gesundheitsvorsorgetourismus weist deutliche Potentiale für die Zukunft auf. Für eine Sicherung bzw. Steigerung der zukünftigen Nachfrage muss sich die Anbieterseite aktiv einsetzen und heute schon Maßnahmen ergreifen, die eine positive Entwicklung der Nachfrage in der Zukunft bewirken sollen. Im Mittelpunkt stehen eine allgemeine Klärung kursierender Begriffe sowie eine Imageoptimierung. Es geht um konkrete Zielgruppenansprache, um Qualitätssicherung und um Destinationsmanagement.

9.1 ALLGEMEINE BEGRIFFSKLÄRUNG

Es existieren heute mehrere Gesundheitsvorsorgetourismusformen nebeneinander: der Vorsorgekurtourismus, der Wellnesstourismus, der Medical Wellnesstourismus und der bezuschusste Präventionstourismus. Wie in Kap. 5.5.1.1 dargestellt weisen alle Formen die gleiche Basis auf (Anwendungen, Behandlungen und Beratungen im Bereich Bewegung, gesunde Ernährung, Entspannung als die Säulen der Gesundheitsvorsorge), wohingegen die Unterschiede nur sehr fein sind und vor allem in den Zielgruppen und der Finanzierung liegen.

Dem Gast fehlt heute schon der Überblick, was welche Reiseart bietet und was die Besonderheiten ausmacht. Nicht zuletzt ist

9 Maßnahmen zur Sicherung und Steigerung der zukünftigen Nachfrage

dies darauf zurückzuführen, dass die verschiedenen Arten sich kaum unterscheiden, sich überschneiden, nicht deutlich gegeneinander abgegrenzt sind (vgl. Abb. 101) und von Anbietern oft unterschiedlich interpretiert und dargestellt werden. Da in Zukunft von einer weiteren Diversifizierung des Marktes auszugehen ist, entsteht die Gefahr, dass es zu immer mehr Intransparenz kommt.

Abb. 101: Überschneidungen der gesundheitsbezogenen Schwerpunkte bei den Unterformen des Gesundheitsvorsorgetourismus*

Gesundheitsvorsorgetourismus
Ziel: ganzheitliche Gesundheit, Wohlbefinden von Körper, Geist und Seele, Hinführung zu einem gesunden Lebensstil

Kur	Aktive Wellness	Medical Wellness
Kurmedizin Naturheilkunde	Alternativmedizin	evidenzbasierte Medizin Alternativmedizin
Bewegung, gesunde Ernährung, Entspannung	Bewegung, gesunde Ernährung, Entspannung	Bewegung, gesunde Ernährung, Entspannung
Coaching für einen gesunden Lebensstil	Coaching für einen gesunden Lebensstil	Coaching für einen gesunden Lebensstil

Passive Wellness
Entspannung, Verwöhnung, Beauty

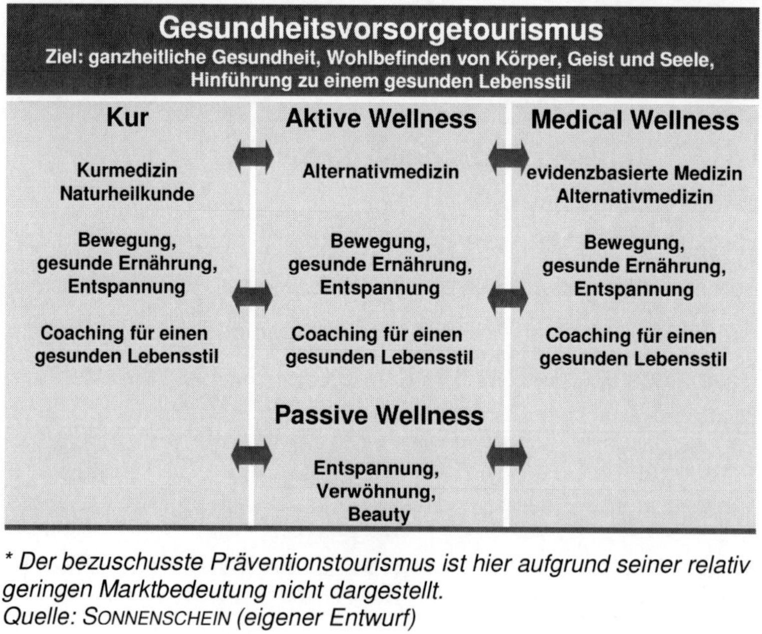

* *Der bezuschusste Präventionstourismus ist hier aufgrund seiner relativ geringen Marktbedeutung nicht dargestellt.*
Quelle: SONNENSCHEIN *(eigener Entwurf)*

Es gibt heute schon verschiedene Versuche, Begrifflichkeiten zu klären und Abgrenzungen zwischen den Angeboten zu ziehen

9 Maßnahmen zur Sicherung und Steigerung der zukünftigen Nachfrage

(z.B. die gemeinsame Definitionsfindung auf dem Medical Wellness Kongress im Januar 2007 in Berlin, s. Kap. 5.3.1). Und es verhelfen auch die verschiedenen Zertifizierungen zu mehr Übersichtlichkeit (s. Kap. 5.1.3.1, 5.1.3.2, 5.2.5, 5.3.5). Trotzdem wird es schwierig sein, allgemein anerkannte und gültige Begriffsklärungen zu finden, die dann auch dem Laien bei der Wahl seiner Reise helfen können.

Es wird der Branche und den Kunden zukünftig helfen, wenn alle Anbieter versuchen, zu mehr Markttransparenz beizutragen, indem qualitativ hochwertige Angebote auf dem Markt gebracht werden, die letztendlich auch halten, was sie versprechen. Dazu gehören den Zielgruppen angepasste und auf den Gast individuell abgestimmte Programme, Qualität in der Infrastruktur aber vor allem auch im Service und der Ausbildung des Personals.

9.2 IMAGEOPTIMIERUNG

Die Reiseformen werden heute mit bestimmten Images[260] verbunden, die zum Teil positiv und zum Teil negativ belegt sind (s. Abb. 102). Teilweise entsprechen sie der Realität, teilweise nicht.

---

[260] Ein Image ist ein Bild, das sich eine Person z.B. von einem Objekt oder Produkt macht. Es setzt sich aus objektivem Wissen und subjektiven Emotionen zusammen. Von Unternehmen/Destinationen kann es nur indirekt beeinflusst werden und wird von der Wahrnehmung des Gastes geprägt (BIEGER 1996: 378).

9 Maßnahmen zur Sicherung und Steigerung der zukünftigen Nachfrage

Abb. 102: Images der Gesundheitsvorsorgetourismusformen*

Images		
Kur	**Wellness**	**Medical Wellness**
Tradition vorgegebener Kurplan Nachhaltigkeit	modern Wohlfühlen, Entspannen, Verwöhnen, Komfort, Genuss, junge Gäste	modern medizinische Untersuchungen, Komfort, Nachhaltigkeit
Krankheit, alte Gäste, kein Komfort, Verzicht auf Genuss	Oberflächlichkeit, keine nachhaltige Effektivität	Verzicht auf Genuss, ältere Gäste, keine nachhaltige Effektivität

* Der bezuschusste Präventionstourismus ist hier aufgrund seiner relativ geringen Marktbedeutung nicht dargestellt.
Quelle: SONNENSCHEIN (eigener Entwurf)

Es ist für die Anbieter nur indirekt möglich, sich über negative Images hinwegzusetzen. Beispielsweise lässt sich der Begriff Kur aufgrund seines Images nur schwer an jüngere, gesunde Gäste verkaufen. In den Heilbädern und Kurorten wurden nicht zuletzt aus diesem Grund die zwei Label „Wellness im Kurort" und „Prävention im Kurort" ins Leben gerufen. Darunter werden unter anderem herkömmliche Kuranwendungen in modernen Kurzurlaubs-Packages angeboten (vgl. Kap. 5.1.3.1 und 5.1.3.2).

Um eine positive Entwicklung der zukünftigen Nachfrage zu erreichen, sollten idealerweise alle Anbieter des Marktes an einer Imageoptimierung arbeiten. Um dieser schwierigen Aufgabe zu begegnen, müssen die Angebote eine erkennbar hohe Qualität aufweisen und konkrete Zielgruppen ansprechen (s. Kap. 9.3).

9 Maßnahmen zur Sicherung und Steigerung der zukünftigen Nachfrage

Ausschlaggebend für die Bildung eines positiven Images ist zudem das Marketing. Durch vielseitige und sich wiederholende Werbemaßnahmen (u.a. Internet, Prospekte, TV-Beiträge, Plakate) müssen potentielle Kunden mit den Positivmerkmalen des Produktes angesprochen werden. Um Negativimages zu beseitigen, muss die Bevölkerung vom Gegenteil überzeugt werden. Eine Imageoptimierung ist in der Regel ein langwieriger Prozess, der sich über Jahre hinzieht.

Ein Image kann nur schwerlich durch die Bemühungen einzelner Anbieter verändert werden, gerade wenn die restlichen Anbieter weiterhin zu einer Bestärkung des alten Images beitragen. Es ist demnach sinnvoll, dass eine Imageoptimierung eines bestimmten Produktes von möglichst vielen Anbietern gemeinsam angegangen wird. Hierzu eignen sich insbesondere Marketingkooperationen, die allen beteiligten Anbietern Vorteile bringen. Zum einen verteilt sich der finanzielle Aufwand und zum anderen kann aus einem größeren Ideenpool geschöpft werden. Gemeinsam kann zu einer allgemeinen Verbesserung des Images beigetragen werden. Für die einzelnen Produkte muss jeder Anbieter wiederum selbst werben.

Besonders die Heilbäder und Kurorte müssen sich für eine Verbesserung ihres Images einsetzen und den Ansprüchen neuer Zielmärkte entsprechen. Die Tradition der Orte als Gesundheitsdestinationen mit natürlich vorkommenden Heilmitteln sollte als absolutes Positivmerkmal herausgestellt werden. Gerade vor dem Hintergrund des allgemeinen Trends hin zu Naturprodukten und

9 Maßnahmen zur Sicherung und Steigerung der zukünftigen Nachfrage

alternativen Medizinmethoden eröffnet sich eine besonders große Chance für die Heilbäder und Kurorte. Veraltete und vielfach auf den Sozialpatient abgestimmte Angebote und Einrichtungen sind den modernen Ansprüchen vor allem selbstzahlender Gäste anzupassen. Der Wohlfühlaspekt, der einigen Kureinrichtungen noch fehlt, ist durchgängig umzusetzen. Insgesamt sollte der Schwerpunkt der Prävention mehr hervorgehoben werden, um das oft verbundene Bild der Krankheit zu ersetzen. Einige der genannten Maßnahmen sind durch ein gutes Marketing umzusetzen[261], andere hängen mit weiteren Investitionskosten und zum Beispiel mit baulichen Erneuerungen zusammen. Hier können die Veränderungen nicht von heute auf morgen stattfinden. Es kann aber zu einer schrittweisen Umsetzung kommen.

Wellness hat ein Image von Wohlfühlen, Entspannen und Verwöhnen. Hiermit werden allerdings nur die Seiten der passiven Wellness angesprochen. Dass es auch eine aktive Form von Wellness mit dem Schwerpunkt Bewegung, gesunde Ernährung und Entspannung gibt, die noch mehr zur Gesundheitsförderung beitragen kann, ist vielen gar nicht bewusst. Gerade vor dem Hintergrund des sich aktuell aufzeigenden Trends zu mehr Qualität und Effektivität sollten Wellnessanbieter agieren und sowohl die Angebotsgestaltung als auch die Marketingaktivitäten darauf ausrichten.

---

[261] Als Positivbeispiel einer modernen Vermarktung eines Kurortes sei hier der Ort Oberstaufen (s. www.oberstaufen.de) und für die moderne Vermarktung von Kuranwendungen die Kneipp-Therapie vor allem in Bad Wörishofen (www.bad-woerishofen.de) genannt.

9 Maßnahmen zur Sicherung und Steigerung der zukünftigen Nachfrage

Während sich bei der Kur und bei Wellness relativ klare Images abzeichnen, lässt sich bei Medical Wellness aufgrund der Neuheit des Marktsegmentes ein solches nur vermuten. Dass „etwas für die Gesundheit tun" in Verbindung mit medizinischer Beratung, Untersuchung und Betreuung nicht gleich Verzicht auf Genuss bedeutet bzw. dass gesund leben als Genuss verstanden werden kann, muss von Medical Wellnessanbietern durch eine verstärkte Betonung des Wohlfühlaspektes und durch ein entsprechendes Marketing potentiellen Gästen vermittelt werden. Teilweise besteht in Verbindung mit Medical Wellness ein Image von einer fehlenden nachhaltigen Effektivität. Diesem muss begegnet werden, indem die Angebote auch bei einer kurzen Aufenthaltsdauer der Gäste auf Effektivität und Nachhaltigkeit ausgerichtet (u.a. durch Coaching, oberstes Ziel: die Erreichung eines gesunden Lebensstils) und entsprechend vermarktet werden.

9.3 KONKRETE ZIELGRUPPENANSPRACHE

In Kap. 5.5.1.1 sind die unterschiedlichen Hauptzielgruppen im Kur-, Wellness-, Medical Wellness- und im bezuschussten Präventionstourismus zusammengefasst dargestellt. Sie unterscheiden sich vor allem in drei Merkmalen: in ihren Reiseerwartungen, in ihrem Alter und in der Art, wie sie ihre Gesundheitsvorsorgereise finanzieren (eigenfinanziert oder bezuschusst).

9 Maßnahmen zur Sicherung und Steigerung der zukünftigen Nachfrage

Was von einer Reise erwartet wird, hängt im Falle des Gesundheitsvorsorgetourismus zum großen Teil direkt mit dem Alter zusammen. Denn mit unterschiedlichem Alter sind verschiedene Vorsorgemaßnahmen als sinnvoll anzusehen und werden entsprechend während einer Gesundheitsvorsorgereise wahrgenommen. Bewegung, gesunde Ernährung und Entspannung als Maßnahmen zur Gesundheitsvorsorge sind in jedem Alter sinnvoll – sowohl bei Kindern und Jugendlichen als auch bei älteren Menschen. Medizinische Vorsorge-Check Ups werden allgemein ab etwa dem 35. Lebensjahr empfohlen (und auch alle zwei Jahre von den Krankenkassen bezahlt, vgl. Redaktionsbüro Gesundheit 2007: 3).

Während bestimmte Grundelemente von Gesundheitsvorsorgereisenden jeden Alters erwartet werden, liegen die Unterschiede oft nur im Detail. So erwarten im Grunde alle hinsichtlich der Unterkunft und der sonstigen Infrastruktur Komfort, eine Wohlfühlatmosphäre und unter anderem einen Wellnessbereich. Bei den verschiedenen Vorsorgeangeboten zeigen sich dahingegen Unterschiede (s. Abb. 103). Beispielsweise erwarten jüngere Kunden häufig ein umfassendes Sportangebot mit der Möglichkeit, die Ausdauer zu trainieren, sich einer körperlichen Belastung auszusetzen und „Action" zu haben. Dahingegen erwarten ältere Kunden von Bewegungsangeboten vor allem eine Verbesserung ihrer Beweglichkeit und gezielten Muskulaturaufbau. Ebenso wie hinsichtlich des Bewegungsangebotes werden auch in Bezug auf die Ernährungs- und Entspannungsangebote und die medizini-

9 Maßnahmen zur Sicherung und Steigerung der zukünftigen Nachfrage

sche Komponente verschiedene Erwartungen durch Personen unterschiedlichen Alters gestellt.

Abb. 103: Spezifische Erwartungen an Gesundheitsvorsorgereisen nach Alter (Beispiele)

Bewegung	Ausdauer Belastung Action	Beweglichkeit Muskulaturaufbau	Bewegung
Ernährung	gesunde Küche	gesunde Küche Diätküche	Ernährung
Entspannung	Ausruhen Sauna Tai Chi etc.	Ausruhen	Entspannung
Medizinische Check Ups	teilweise	vermehrt	Medizinische Check Ups
	jüngere Menschen	ältere Menschen →	

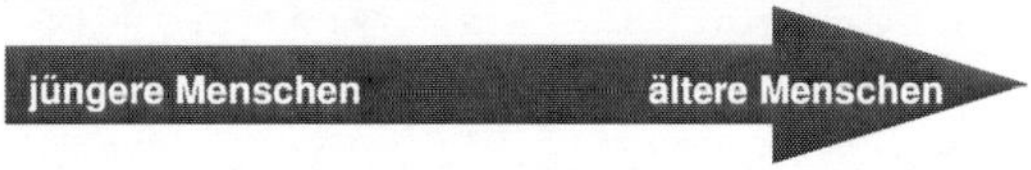

Quelle: SONNENSCHEIN *(eigener Entwurf)*

Anbieter müssen versuchen, die verschiedenen Zielgruppen mit ihren Angeboten anzusprechen, indem sie Pakete schnüren, welche für die Gruppen wichtige Elemente beinhalten (vgl. Abb. 104). Oft kann es sinnvoll sein, in einem Betrieb ausschließlich bestimmte Gruppen anzusprechen (z.B. Wellnessgäste ohne Anspruch auf medizinische Leistungen). So kann das Angebot auf die speziellen Wünsche dieser Gästezielgruppe ausgelegt werden, und es müssen beispielsweise keine medizinischen Angebote vorgehalten werden. Dahingegen ist ein gesunder Zielgruppenmix oft vor dem Hintergrund einer möglichst optimalen Auslastung des Betriebes sinnvoll (Unterschiedliche Zielgruppen tragen zu unterschiedlichen Auslastungsschwerpunkten bei.

9 Maßnahmen zur Sicherung und Steigerung der zukünftigen Nachfrage

Zum Beispiel nehmen arbeitende Personen Kurzurlaube vorrangig am Wochenende war, Rentner reisen auch gerne an Werktagen.).

Abb. 104: Beispiele für zwei Gesundheitsvorsorgereiseangebote mit Ansprache unterschiedlicher Zielgruppen

Romantisches Wellnesswochenende für Zwei	Medical Wellness 1 Intensiv-Woche
2 Übernachtungen im Doppelzimmer • Halbpension mit umfangreichem gesunden Frühstücksbuffet und 3-Gang-Dinner bei Kerzenschein • Nach Beratung Auswahl von jeweils zwei Wellnessanwendungen (Massagen oder Bäder) • freie Nutzung des Wellnessbereiches und der umfangreichen Sportmöglichkeiten • freie Teilnahme an Vorträgen im Themenbereich Gesundheit und Führung eines gesunden Lebensstils	7 Übernachtungen im Einzel- oder Doppelzimmer • Halbpension (gesunde Küche nach Wahl auch vegetarisch, Diät, glutenfrei etc.) • Medizinischer Gesundheitscheck (2 Tage) durch die ansässigen Ärzte Festlegung eines individuellen Planes mit täglich mehreren Anwendungen in den Bereichen Bewegung und Entspannung (Gymnastik, Massagen, Bäder etc.) Schlussgespräch mit dem Arzt und Empfehlung für den Alltag • freie Nutzung des Wellnessbereiches und der umfangreichen Sportmöglichkeiten • freie Teilnahme an Vorträgen zum Themenbereich Gesundheit und Führung eines gesunden Lebensstils

Quelle: SONNENSCHEIN (eigener Entwurf)

Es ist davon auszugehen, dass die Nachfrage nach Gesundheitsvorsorgereisen zukünftig in allen Altersgruppen und bei Männern wie bei Frauen ansteigen wird. Dazu tragen verschiedene gesellschaftliche Wandlungsprozesse bei (s. Kap. 4). Besonders starke Auswirkungen wird der demographische Wandel hin zu einer Überalterung der Gesellschaft haben. Dieser wird bewirken, dass immer mehr jüngere Leute sich früh für eine aktive Gesundheits-

9 Maßnahmen zur Sicherung und Steigerung der zukünftigen Nachfrage

vorsorge entscheiden, um gesund alt zu werden. Aber noch mehr werden es vor allem ältere Menschen sein, die sich vor dem Hintergrund einer langen Lebenserwartung gesund halten wollen. Die Senioren werden in Zukunft eine enorm große Nachfragegruppe im Tourismus ausmachen, wobei der Gesundheitsvorsorgetourismus für sie eine besonders große Rolle spielt. Entsprechend müssen für diese Altersgruppen spezielle Angebote geschaffen werden. Aber auch hierbei ist zu differenzieren zwischen „jungen Alten" (Vitalere) und „alten Alten" (weniger Vitale) sowie zwischen verschiedenen Vorlieben bezüglich des Gesundheitsvorsorgeangebotes. Besonders die „jungen Alten" sehen sich als vitale Menschen und bevorzugen einen Gästemix bestehend aus Gästen aller Altersstufen.

Selbstzahler werden zukünftig besonders hohe Ansprüche an die Qualität der Angebote und des Services haben. Im Falle von bezuschussten Leistungen werden eher Abstriche (z.B. beim Komfort) akzeptiert. Insgesamt werden die Ansprüche zukünftig steigen. Und die Anbieter müssen ihre Angebote entsprechend ausrichten.

Vorsorgeangebote bedingen oft einen hohen Einsatz von Personal und eventuell auch von Waren und technischer Ausstattung. Die Gäste erwarten außerdem zumeist einen gewissen Luxus, den sie sich in ihrem Urlaub gönnen wollen (z.B. bei einem Medical Wellnessurlaub in einem 4- oder 5-Sterne-Hotel). Entsprechend sind die meisten Gesundheitsvorsorgereiseangebote relativ hochpreisig und werden es auch in Zukunft sein. Trotzdem

9 Maßnahmen zur Sicherung und Steigerung der zukünftigen Nachfrage

wird es zukünftig auch zu einer steigenden Nachfrage in einem etwas niedrigeren Preisniveau kommen (gerade auch bei bezuschussten Reisen). Demnach wird es sich lohnen, auch im Mittelklassesegment (3-Sterne-Niveau) Angebote auf den Markt zu bringen. Ein Mix aus verschiedenen Qualitätsstandards in einem Haus ist aufgrund einer Vermischung von zu unterschiedlichen Zielgruppen und Interessen dahingegen nur bedingt zu empfehlen.

Zukünftig wird ganz besonders die Nachfrage nach Medical Wellnessreisen ansteigen. Aber auch die Nachfrage nach Wellness- und privaten Kurreisen wird sich positiv entwickeln (s. Kap. 8.2). Diese Zielgruppen mit zum Teil ähnlichen und zum Teil unterschiedlichen Erwartungen (s. Kap. 8.1) gilt es in Zukunft mit adäquaten Angeboten zu bedienen (vgl. Abb. 104).

9.4 QUALITÄTSSICHERUNG

Wie in anderen Gebieten auch überzeugt Deutschland im Bereich Gesundheit und Gesundheitstourismus im internationalen Umfeld durch seine hochqualitativen Angebote. Besonders die medizinische Kompetenz und die bestehende Gesundheitsinfrastruktur werden lobend erwähnt. Das zeigen unter anderem die Ergebnisse der durchgeführten Expertenbefragung (s. Kap. 7). Dahingegen sind die relativ hohen Preise in der Gesundheitsdestination

9 Maßnahmen zur Sicherung und Steigerung der zukünftigen Nachfrage

Deutschland im internationalen Wettbewerb teilweise als nachteilig einzustufen.

Für deutsche Destinationen und Anbieter im Gesundheitsvorsorgetourismus baut sich zunehmend ein Konkurrenzdruck sowohl im In- als auch im Ausland auf (vgl. u.a. Kap. 7.3.2). Ganz besonders die südosteuropäischen Länder streben mit zum Teil hochqualitativen Angeboten auf den Markt. Dabei unterbieten sie die deutschen Preise oft deutlich. An dem Niedrigpreiskampf zu partizipieren, sollte und kann nicht die Zukunft deutscher Anbieter im Gesundheitsvorsorgetourismus sein. Der einzige Weg ist in der Sicherung und Steigerung der Qualität zu sehen, worin schon seit jeher die Stärken deutscher Anbieter in diesem Markt bestehen und gesehen werden.

Es werden sich zukünftig zwei entgegengesetzte Trends aufzeigen. Zum einen ist zu erwarten, dass Deutsche vermehrt die kostengünstigen Angebote im Ausland wahrnehmen. Zum anderen werden viele immer mehr auf Qualität achten und solche Angebote unter anderem in Deutschland buchen, sowohl Deutsche als auch Ausländer.

Hohe Qualität wird im Gesundheitsvorsorgetourismus der Zukunft umfassend verstanden werden. Und zwar gilt es, ein hochqualitatives Gesamtkonzept zu entwickeln mit geeigneter Beherbergung, gastronomischer Versorgung, Unterhaltung und natürlich einem erstklassigen Gesundheitsvorsorgeangebot, bestehend aus medizinischer Beratung, Behandlung und Betreuung, Therapie-

9 Maßnahmen zur Sicherung und Steigerung der zukünftigen Nachfrage

angeboten im Bereich Bewegung, Ernährung und Entspannung sowie einer ausgesprochenen Wohlfühlatmosphäre und Wellnessangeboten (Strukturqualität). Umfassend meint nicht nur die infrastrukturellen Gegebenheiten, sondern ganz besonders auch die oft in Deutschland vermisste Servicequalität und die nicht selten unzureichende Qualifikation des Personals. Zu einem hochqualitativen Gesundheitsvorsorgereiseangebot gehört eine zuvorkommende, kompetente und individuelle Betreuung, Behandlung und Beratung des Gastes durch ein gut geschultes Personal (Prozessqualität). Neben einer momentanen Erholung und Entspannung ist als vorrangiges Ziel einer Gesundheitsvorsorgereise die Hinführung zu einem gesunden Lebensstil zu sehen. Nur bei Erreichung dieses Ziels kann von einem hochqualitativen Angebot gesprochen werden (Ergebnisqualität).

Zur Qualitätssicherung bestehen heute im Gesundheitsvorsorgetourismus verschiedene Siegel, welche die Zertifizierung von Angeboten (z.B. „Wellness im Kurort", „Prävention im Kurort", s. Kap. 5.1.3.1 und 5.1.3.2) oder Anbietern (z.B. Wellness-Siegel des Deutschen Wellness Verbands, s. Kap. 5.2.5, oder Medical Wellness-Siegel des Deutschen Medical Wellness Verbands, s. Kap. 5.3.5) vorsehen. In Zukunft werden immer mehr Betriebe (u.a. Hotels, Kliniken) mit diesen Siegeln ausgezeichnet, und es werden noch mehr Zertifizierungen auf den Markt kommen. Die Zertifikate sollen den potentiellen Kunden erkennen lassen, welches Angebot über geprüfte Qualität verfügt. Die meisten Siegel dienen der langfristigen Qualitätssicherung, da es bei

9 Maßnahmen zur Sicherung und Steigerung der zukünftigen Nachfrage

ihnen in bestimmten Abständen zu neuen Überprüfungen kommt, ansonsten verliert der Anbieter sein Zertifikat. Für eine wirkliche Qualitätssicherung werden zukünftig nur solche Siegel sinnvoll sein, die von externen und unabhängigen Prüfern anhand eines anspruchsvollen und umfassenden Kritierienkataloges durchgeführt werden. Ob der Laie bei der Auswahl eines Angebotes wirklich von dem Vorhandensein der Siegel profitiert, bleibt insofern fraglich, da bereits verwirrend viele Zertifikate auf dem Markt bestehen. Hier wird es zukünftig darum gehen, dass die Anbieter und die Zertifikatsvergeber für eine maximal mögliche Transparenz im Markt sorgen. Trotz der Irritation bei der Auswahl wird der Kunde letztendlich dann doch bei der Wahl eines zertifizierten Betriebes profitieren, da davon auszugehen ist, dass sich keine wirklich schlechten Angebote unter diesen befinden.

Die beste Qualität wird in einem Betrieb (oder einer Destination) nicht durch eine sporadische externe Überprüfung erreicht, sondern durch eine kontinuierliche betriebsinterne Qualitätssicherung. Hierzu eignen sich so genannte Qualitätsmanagementsysteme (QMS, s. DIN EN ISO 9000 ff.). Dabei werden intern (evtl. mit externer Expertenhilfe) Qualitätsziele (Leitbild) festgeschrieben. Es ist eine detaillierte Ist-Analyse durchzuführen. Im Folgenden ist ein konkreter Maßnahmenplan (mit kurz-, mittel- und langfristigen Zielen) zu entwickeln, die es in der Zukunft gilt umzusetzen. Für eine langfristige und kontinuierliche Umsetzung ist die Einbeziehung aller Mitarbeiter und deren Unterstützung besonders wichtig. Der Prozess ist immer wieder auf die Errei-

9 Maßnahmen zur Sicherung und Steigerung der zukünftigen Nachfrage

chung der Ziele zu überprüfen. Bei erfolgreicher Umsetzung bringt das Qualitätsmanagement höhere Qualität für den Kunden und besseres wirtschaftliches Auskommen für den Betrieb (vgl. u.a. KUCH 2007, LUNOW 2007: 10 ff., MUSKAT 2007).

Da die Einführung eines Qualitätsmanagementsystems aufwendig und auch mit Investitionskosten (u.a. für Beratung, Schulungen) verbunden ist, kann es sinnvoll sein, dass sich mehrere Betriebe (oder Destinationen) zu einem Verbund zusammenschließen, um den Prozess gemeinsam zu durchlaufen[262].

9.5 DESTINATIONSMANAGEMENT

Vor dem Hintergrund einer international wachsenden Konkurrenz wird es in Zukunft wichtig sein, Gesundheitsvorsorgedestinationen in Deutschland als moderne, attraktive und kompetente Destinationen auf dem Markt zu etablieren. Es geht dabei um Destinationsmanagement, also um eine marktgerechte Führung und Steuerung dieser touristischen Zielgebiete.

Während sich früher Vereine um die Werbung einzelner Orte kümmerten und später regionale Tourismusorganisationen hinzukamen, die ein umfassendes und weitreichendes Marketing für eine gesamte Region durchführten, steht man heute wieder vor neuen Herausforderungen. Zum einen hat sich der Tourist weiter

---

[262] Beispielsweise hat der Deutsche Heilbäderverband ein solches Verbundsystem für die Heilbäder und Kurorte ins Leben gerufen (s. Kap. 5.1.3).

9 Maßnahmen zur Sicherung und Steigerung der zukünftigen Nachfrage

verändert. Er ist reiseerfahrener (sowohl im In- als auch im Ausland) und hat höhere Ansprüche. Zum anderen gestaltet es sich vor allem für kleinstrukturierte Destinationen immer schwieriger, sich in dem globalen Verdrängungswettbewerb erfolgreich zu etablieren. Eine Chance bietet sich für Destinationen, indem sie sich unter einer gemeinsamen Dachmarke professionell vermarkten und ein gemeinsames Dienstleistungsmanagement betreiben. Die Abgrenzung der Destination ergibt sich aus dem Thema/der Dachmarke und richtet sich im Gegensatz zu früher nicht nach Verwaltungsgrenzen oder Naturräumen. Vielmehr bemisst sich die Destination nach dem aktionsräumlichen Verhalten des Gastes und seinen Interessen.

Das Thema Gesundheitsvorsorge eignet sich sehr gut zur Bildung einer solchen Dachmarke. Dabei ist ein entsprechendes Gesundheitsvorsorge-Potential (Gesundheits-, und Tourismusanbieter einer Destination) Voraussetzung. Die Heilbäder und Kurorte vermarkten sich seit jeher als Gesundheitsdestinationen, werden aber oft mit einem Image von Krankheit, kranken Menschen und dem Schwerpunkt der Rehabilitation in Verbindung gebracht. Eine Gesundheitsvorsorgedestination kann sich davon absetzen (USP[263]), indem der Schwerpunkt bei Gesundheit, gesunden Menschen, Gesundheitsförderung und Prävention liegt. Es geht somit um die Vermarktung mit positiven Begriffen, die anziehend auf potentielle Kunden wirken. Dabei ist die Auswahl eines attrak-

---

[263] Eine USP (Unique Selling Proposition oder Alleinstellungsmerkmal) ist ein überragender, einmaliger Vorteil, der ein Produkt gegenüber der Konkurrenz auszeichnet (vgl. BIEGER 1993: 385).

9 Maßnahmen zur Sicherung und Steigerung der zukünftigen Nachfrage

tiven Markennamens mit hohem Wiedererkennungswert für ein erfolgreiches Marketing äußerst wichtig.

Zur Durchführung eines erfolgreichen Destinationsmanagements muss eine Organisation gebildet werden, welche alle Gesundheitsvorsorge- und Tourismusangebote der Destination (Gesundheits-, Beherbergungs-, Gastronomie-, Freizeit- und Unterhaltungsangebote) zusammenfasst und professionell vermarktet. Es muss eine gut funktionierende Dienstleistungskette aufgebaut werden, welche als komplettes Vorsorgeurlaubspaket verkauft werden kann. Kunden- und spezielle Zielgruppenorientierung sind dabei ganz besonders wichtig.

Die Destinationsmanagementorganisation hat weitreichende Aufgaben von der Schaffung eines Vermarktungsnetzwerkes über Wissens- und Informationsbeschaffung und -verarbeitung (Marktforschung) bis hin zum Qualitätsmanagement (s. Kap. 9.4). Eine besonders schwierige Aufgabe besteht darin, alle Anbieter und auch Bewohner der Destination zu integrieren und zur Mitarbeit zu bewegen (Kooperationen). Beispielsweise spielt dabei auch die Organisation von Weiterbildungsmaßnahmen eine wichtige Rolle (zum Destinationsmanagement vgl. u.a. BECKER 2003, BIEGER 1996, REINER 2001)[264].

---

[264] Ein Beispiel für ein Destinationsmanagement über Ländergrenzen hinweg ist www.alpinewellness.com (ein Zusammenschluss von Orten in Deutschland, Österreich, Schweiz und Italien).

9 Maßnahmen zur Sicherung und Steigerung der zukünftigen Nachfrage

In Deutschland gibt es eine Vielzahl von Gesundheits- und Tourismusdestinationen mit langer Tradition, die aufgrund ihres Angebotes ein großes Potential als Gesundheitsvorsorgedestinationen aufweisen. Tradition impliziert hier Authentizität[265], die immer mehr nachgefragt wird und die bei hochqualitativen Angeboten unabdingbar ist. Vor dem Hintergrund allgemeiner gesellschaftlicher Entwicklungen hin zu mehr Umweltbewusstsein, Bevorzugung von Natur-, Bio- und Regionalprodukten und einer bereits teilweisen Übersättigung an internationalen und oft bezugslosen Produkten und Dienstleistungen (z.B. teilweises Überangebot an asiatischen Massagearten) bestehen heute besonders große Chancen für Destinationen, die sich auf eine moderne, aber auch traditionelle und authentische Angebotsgestaltung fokussieren und damit ein glaubwürdiges Gesamtbild nach außen hin abgeben[266].

---

[265] Authentizität meint im Kontext des Tourismus Echtheit von Orten, Plätzen, Szenerien, Gegenständen (z.B. Souvenirs) und folkloristischen Darbietungen (VESTER 1993: 122).
[266] Als gutes Beispiel für eine Destination, welche sich auf ihre Tradition besinnt und diese auf eine moderne Art vermarktet, sei hier der Ursprungsort der Kneippkur Bad Wörishofen genannt (s. www.bad-woerishofen.de).

10 GEOGRAPHISCHE MERKMALE EINER GESUNDHEITSVORSORGEDESTINATION

Eine Gesundheitsvorsorgedestination lässt sich anhand ihrer geographischen Strukturmerkmale und ihrer potentiellen Verteilung in Deutschland beschreiben. Zudem weist eine solche Destination eine spezielle Raumwirksamkeit auf.

10.1 STRUKTURELLE EIGENSCHAFTEN

Eine Gesundheitsvorsorgedestination kann entweder aus einem Ort, aus mehreren Orten, aus einer Region oder sogar aus einem länderübergreifenden Gebiet bestehen. Bestimmte geographische Eigenschaften können eine solche Destination prägen und ihre Begrenzung begründen. Diese hängt zudem davon ab, welche Anbieter sich zu Kooperationen verbinden und welches Gebiet durch ein übergreifendes Marketing hervorgebracht wird (s. Kap. 9.5).

Die begünstigenden Voraussetzungen für eine Gesundheitsvorsorgedestination lassen sich anhand von natur- und kulturgeographischen Merkmalen beschreiben (s. Abb. 105). In naturgeographischer Hinsicht ist die Naturnähe oder -verbundenheit der Destination besonders wichtig. Zum Beispiel eignet sich eine direkte Lage an geschützten Naturgebieten. Diese Gebiete verfügen oft über Freizeitpotential (z.B. mit Wanderwegen) und über

10 Geographische Merkmale einer Gesundheitsvorsorgedestination

eine vergleichsweise emissionsfreie und somit gesundheitsförderliche Luft. Besonderheiten des Reliefs wie beispielsweise Gebirgs- oder Küstenregionen weisen allgemein eine hohe touristische Anziehungskraft auf und zum anderen verfügen sie oft über bestimmte Klimate (z.B. Reizklima), welche oft besonders gesundheitsförderlich sind. Die gleichen begünstigenden Voraussetzungen (touristische Attraktivität und gesundheitsförderliches Klima) sind Gewässern (z.B. Seen, Meere) zuzuschreiben. Das Vorkommen von natürlichen gesundheitsförderlichen Mitteln (z.B. Thermalquelle, Moor) bedingt ein besonders hohes Potential für eine Gesundheitsvorsorgedestination, in der die regionalen Heilmittel zum Einsatz kommen können.

Abb. 105: Die Gesundheitsvorsorgedestination und ihre geographischen Faktoren

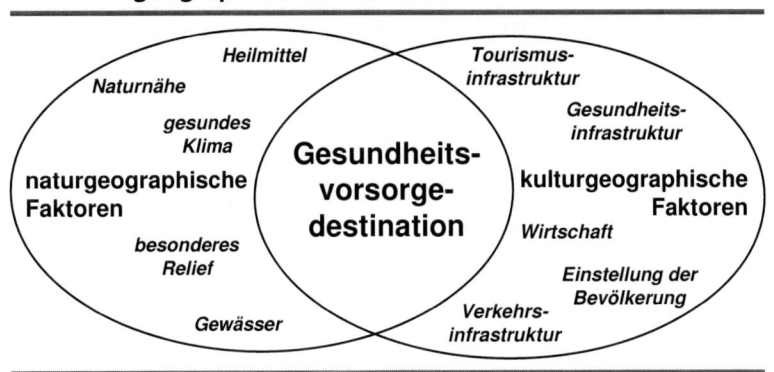

naturgeographische Faktoren: Naturnähe, Heilmittel, gesundes Klima, besonderes Relief, Gewässer

Gesundheitsvorsorgedestination

kulturgeographische Faktoren: Tourismusinfrastruktur, Gesundheitsinfrastruktur, Wirtschaft, Verkehrsinfrastruktur, Einstellung der Bevölkerung

Quelle: SONNENSCHEIN (eigener Entwurf) in Anlehnung u.a. an BENTHIEN 1997: 27

In kulturgeographischer Hinsicht sind als Voraussetzung für eine Gesundheitsvorsorgedestination an erster Stelle sowohl Gesund-

10 Geographische Merkmale einer Gesundheitsvorsorgedestination

heitsvorsorge- (z.B. Kliniken) als auch Beherbergungsanbieter (z.B. Hotels) zu nennen. Hinzu kommen weitere tourismusinfrastrukturelle Elemente wie Gastronomie-, Freizeit-, Kultur- und Unterhaltungsangebote (z.B. Sportanlagen oder Konzerthäuser). Die sonstige Wirtschaft sollte idealerweise auch auf das gesundheitstouristische Feld ausgerichtet sein und möglichst nicht den naturnahen Charakter der Destination beeinträchtigen. Das gleiche gilt für die Verkehrsinfrastruktur. Trotzdem ist eine gute verkehrliche Anbindung für jede Tourismusdestination und somit auch für Gesundheitsvorsorgedestinationen sehr wichtig. Die Bevölkerung der Destination sollte der touristischen Entwicklung positiv gegenüberstehen.

10.2 VERTEILUNG POTENTIELLER DESTINATIONEN IN DEUTSCHLAND

In Deutschland entsprechen den oben genannten strukturellen Merkmalen einer Gesundheitsvorsorgedestination vor allem die Heilbäder und Kurorte, die unter anderem aufgrund genannter Kriterien als solche staatlich anerkannt werden. Auch wenn die meisten von ihnen den Schwerpunkt bei der Rehabilitation haben und in ihrem Zusammenhang teilweise ein eher negatives Image von Krankheit und alten Menschen besteht (s. Kap. 9.2), bieten diese Orte die besten Voraussetzungen als Gesundheitsvorsorgedestinationen.

10 Geographische Merkmale einer Gesundheitsvorsorgedestination

Darüber hinaus kommen auch andere Tourismus- und Erholungsgebiete in Deutschland als Gesundheitsvorsorgedestinationen in Frage. Wie oben erwähnt, kann es sich dabei unter Umständen auch um ganze Regionen oder grenzübergreifende Gebiete handeln, die in einzelnen Orten (z.b. auch Heilbäder und Kurorte) spezielle Gesundheitsvorsorgeangebote vorhalten und sich ansonsten durch ihre naturgeographischen Gegebenheiten als eine Gesundheitsvorsorgedestination eignen. Es ist davon auszugehen, dass viele Erholungs- und Tourismusgebiete in Deutschland (vor allem Nord- und Ostseeküste, Mittelgebirge, Alpenvorland und Alpen, s. Abb. 106) gute Voraussetzungen für die Etablierung einer Gesundheitsvorsorgedestination bieten.

Seit einigen Jahren zeigt sich allerdings auch, dass gute Gesundheitsvorsorgetourismusangebote unabhängig von oben genannten Vorraussetzungen im Markt etabliert werden können. Vor allem Wellness- und auch Medical Wellnessangebote werden zunehmend in Großstädten und Ballungsgebieten platziert. Hier werden Reisende angesprochen, die einen Entspannungsaufenthalt oder aktive Gesundheitsvorsorge mit einem privaten oder geschäftlichen Städtebesuch verbinden wollen. Ein anderer Grund für die Bevorzugung einer städtischen Lage kann die Nähe zu einem bestimmten und unter Umständen renommierten medizinischen Kompetenzzentrum sein.

10 Geographische Merkmale einer Gesundheitsvorsorgedestination

**Abb. 106: Verteilung touristischer Gebiete und von Heil-
bädern und Kurorten als potentielle Gesundheitsvorsorgedestinationen in Deutschland**

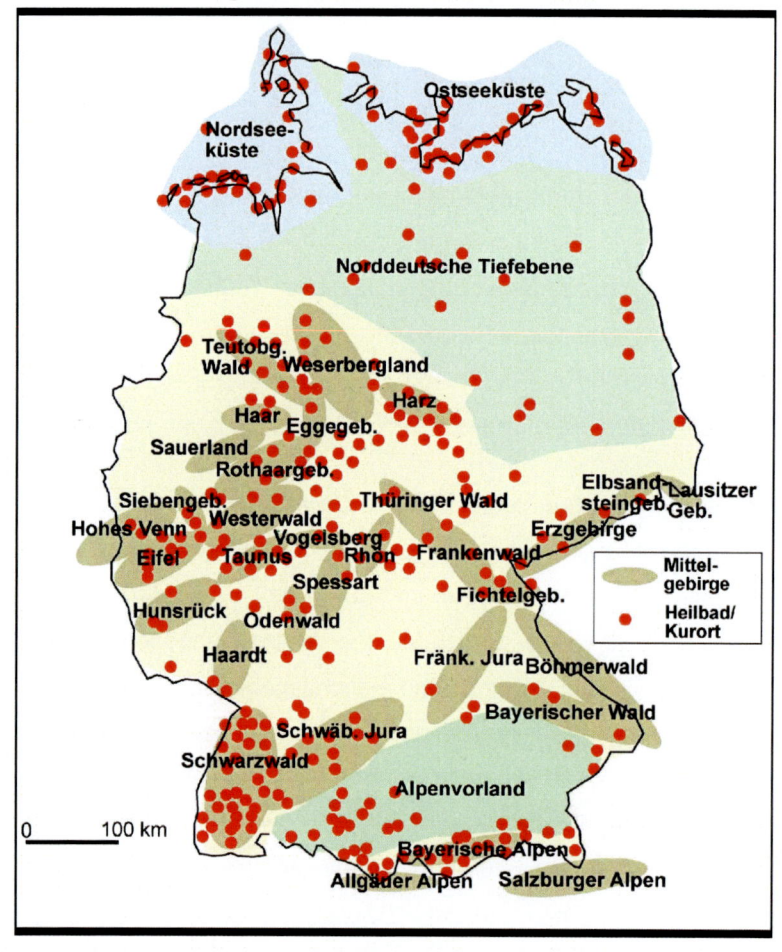

*Quelle: SONNENSCHEIN (eigener Entwurf) nach Flöttmann Verlag o.J.,
RITTER und FROWEIN 1997: 25*

10 Geographische Merkmale einer Gesundheitsvorsorgedestination

10.3 RAUMWIRKSAMKEIT

Die Aktivitäten verschiedener Personengruppen in einer Gesundheitsvorsorgedestination (vor allem die öffentliche Hand, Anbieter im Bereich Gesundheit und Tourismus sowie die Touristen) haben raumprägende oder -verändernde Auswirkungen. Die Raumwirksamkeit[267] einer Destination lässt sich in eine ökonomische, ökologische, soziokulturelle und institutionelle Dimension unterteilen. Als Folge kommt es zu einer Veränderung ursprünglicher oder bereits veränderter Natur- und Kulturlandschaft, des Orts- oder Landschaftsbildes, der Umwelt und der Lebensbindungen der lokalen Bevölkerung.

Die Bedeutung und positive Entwicklung des Gesundheitsvorsorgetourismus in ökonomischer Hinsicht wurde in vorliegender Arbeit ausführlich dargestellt (s. Kap. 5.5.2 und 8.3). In einer Destination profitieren vor allem die Anbieter in den Bereichen Gesundheit und Tourismus (u.a. Kliniken, Arztpraxen, Beherbergungsbetriebe, Gastronomie, Sportanbieter, Thermen, Theater) sowie der Einzelhandel, Verkehrsdienstleister und Zulieferbetriebe für vorgenannte Anbieter. Es handelt sich somit um eine Vielzahl von Wirtschaftsunternehmen, die sich primär oder sekundär aufgrund des Gesundheitsvorsorgetourismus in einer Destination etablieren oder verfestigen. Die Auswirkungen ihrer

---

[267] Die Raumwirksamkeit lässt sich als Eigenschaft von Aktivitäten oder Verhaltensweisen beschreiben, die raumprägend oder –verändernd wirken (vgl. LESER 1997: 683).

10 Geographische Merkmale einer Gesundheitsvorsorgedestination

Existenz (Gebäude) und ihres Handelns (Emissionen) auf die Natur- und Kulturlandschaft sowie auf das Orts- und Landschaftsbild sind vorrangig als negativ zu bewerten. Bei einer ortstypischen Bauweise ist allerdings auch eine Integration in oder eine Betonung des Ortsbildes möglich (s. Tab. 27).

Tab. 27: Raumwirksamkeit des Gesundheitsvorsorgetourismus

Dimensionen	positive Auswirkungen	negative Auswirkungen
Ökonomische Dimension	• hohe Umsätze durch relativ ausgabenfreudiges Klientel • Einkommen • Arbeitsplätze	• Veränderung des Orts- und Landschaftsbildes durch die Ansiedlung von Wirtschaftsbetrieben
Ökologische Dimension	• Umwelt- und Landschaftsschutz • Parkanlagen	• höhere Umweltbelastung durch mehr Verkehr, Müll, Energieverbrauch
Soziokulturelle Dimension	• Vorhandensein gesundheitsförderlicher Infrastruktur • Vorhandensein von Kultur- und Freizeitangeboten	• Überbelastung durch zu starkes Touristenaufkommen und störendes Verhalten der Touristen
Institutionelle Dimension	• Orts- und Umlandverschönerung • Verstärkung der touristischen Nachfrage durch Marketing	• Vernachlässigung nicht primärtouristischer Interessen (u.a. Wirtschaft, Bevölkerung)

Quelle: SONNENSCHEIN *(eigener Entwurf)*

Wie in jeder Tourismusdestination kommt es auch bei einer Gesundheitsvorsorgedestination zur Beeinträchtigung der Umwelt. Vermehrtes Verkehrs- und Müllaufkommen sowie ein höhe-

10 Geographische Merkmale einer Gesundheitsvorsorgedestination

rer Energieverbrauch tragen unter anderem zu einer stärkeren Belastung bei. Mehr als andere Destinationen ist allerdings eine Gesundheitsvorsorgedestination von einer reinen Luft und der Nähe zu einer intakten Natur abhängig. Es ist anzunehmen, dass hier Umwelt- und Landschaftsschutz nicht nur der Umwelt, sondern auch des Menschen und vor allem der touristischen Nachfrage zu Liebe wichtige Themen darstellen. In Heilbädern und Kurorten, den besonders geeigneten Gesundheitsvorsorgedestinationen, spielen zudem große Parkanlagen, die Kurparks, seit Jahrhunderten eine wichtige Rolle. Die gepflegten Anlagen gehören zu den wichtigsten Bestandteilen der Ortsbilder und dienen schon seit jeher der Gesundheit der Menschen.

Für die lokale Bevölkerung bringt der Gesundheitsvorsorgetourismus Beschäftigungseffekte. Er ist als außerordentlich personalintensiv einzustufen (besonders im Bereich der Gesundheitsdienstleistungen aber auch in einer immer häufiger nachgefragten individuellen Betreuung der Gäste in den Beherbergungsbetrieben). Gesundheitsvorsorgereisen werden oft als Zweiturlaube und nicht während der Hauptreisezeit in den Sommermonaten gebucht (vgl. Kap. 5.1.1.2). Der Gesundheitsvorsorgetourismus ist somit durch eine relative Saisonunabhängigkeit und durch eine entsprechend gleichmäßige Auslastung der Tourismus- und Gesundheitsbetriebe über das Jahr hinweg geprägt, wodurch sowohl die Betriebe als auch die Beschäftigten (ganzjährige Beschäftigungsverhältnisse) profitieren.

10 Geographische Merkmale einer Gesundheitsvorsorgedestination

Neben den als positiv zu bewertenden Beschäftigungseffekten kann die Bevölkerung einer Destination auch negativ durch den Tourismus beeinflusst werden. Beispielsweise kann ein zu starkes Touristenaufkommen insbesondere während der Hochsaison oder ein störendes Verhalten der Touristen (z.B. Lärmbelästigung) zur Verärgerung der einheimischen Bevölkerung führen. Eine Gesundheitsvorsorgedestination eignet sich nicht zur Etablierung eines Massentourismus, da dieser die wichtigsten Merkmale der Destination (u.a. Naturnähe, Ruhe) gleichzeitig zerstören würde. Es ist davon auszugehen, dass die Ruhe suchenden Gäste in Gesundheitsvorsorgedestinationen größtenteils nicht zu einem störenden Verhalten neigen. Vielmehr kann es zu Einschränkungen der Bevölkerung kommen (z.B. durch eine besonders strenge Regelung der Nachtruhe). Durch die Tourismusorganisationen, die öffentliche Hand und die Anbieter ist der Fokus auf eine Balance zwischen den Bedürfnissen der Touristen und der Wohnbevölkerung zu legen. Eine Bevorzugung des touristischen Interesses kann unter anderem zu einer mangelnden Gastfreundschaft der Bevölkerung und letztendlich zu einer abnehmenden Attraktivität der Destination als Wohnort führen.

Von dem Vorhandensein einer gesundheitsförderlichen Infrastruktur und vermehrter Kultur- und Freizeitangebote in einer Gesundheitsvorsorgedestination kann neben den Touristen auch die lokale Bevölkerung profitieren. Dazu zählen beispielsweise Arztpraxen, Thermen, Day Spas, Gastronomiebetriebe, Sportanlagen oder auch ausgeschilderte Wander-, Jogging- oder Nordic Wal-

10 Geographische Merkmale einer Gesundheitsvorsorgedestination

king-Wege. Zudem tragen die Existenz von gepflegten Grünanlagen und ein vermehrter Landschafts- und Umweltschutz zu einem guten Lebensumfeld bei.

Die aufgezeigten Entwicklungen der letzten Jahre lassen darauf schließen, dass die Nachfrage nach Authentizität im Tourismus zukünftig zunehmen wird. Im Gesundheitsvorsorgetourismus wird insbesondere die Nachfrage nach regionalen Heilmitteln und -anwendungen sowie nach regionalen Lebensmitteln und Produkten steigen. Diese Nachfrage ermöglicht der Bevölkerung, traditionelle und mit der Kultur der Region verbundene Bräuche und Produkte wieder zu beleben und auf den Markt zu bringen.

In einer Gesundheitsvorsorgedestination ist eine zentrale Tourismus- oder Destinationsmanagementorganisation für weite Teile der Entwicklung und für das Marketing der Destination zuständig (s. Kap. 9.5). Wichtig ist, dass der Fokus allen Handelns auf Nachhaltigkeit beruht. Es geht darum, mit Rücksicht auf die Bedürfnisse der lokalen Bevölkerung, der Wirtschaft und der Umwelt ein hochwertiges Gesundheitsvorsorgetourismusangebot auf den Markt zu bringen und eine Festigung bzw. Steigerung der touristischen Nachfrage zu erreichen. Zur Partizipation der Bevölkerung und der lokalen Betriebe kann die Organisation beispielsweise durch ein Angebot gezielter Fortbildungsmaßnahmen beigetragen.

Eine Gesundheitsvorsorgedestination hat wie andere Tourismusdestinationen auch sowohl negative als auch positive Auswirkun-

10 Geographische Merkmale einer Gesundheitsvorsorgedestination

gen auf die lokale Wirtschaft, Umwelt und Bevölkerung. Es ist jedoch davon auszugehen, dass bei einem guten Tourismusmanagement eine Destination durch den Gesundheitsvorsorgetourismus mehr profitieren kann als durch andere Tourismusformen. Durch eine vergleichsweise ausgabenfreudige Klientel kann die Wirtschaft überdurchschnittlich hohe Einnahmen erzielen. Die Bevölkerung hat großen Nutzen durch ein hohes Beschäftigungspotential durch besonders personalintensive Gesundheits- und Tourismusangebote. Außerdem steht ihr ebenfalls wie den Touristen ein außergewöhnlich großes Angebot an Gesundheits- und Freizeiteinrichtungen zur Verfügung. Die Pflege und Erhaltung einer natürlichen Umgebung und von Grünanlagen sowie ein besonders intensiver Umweltschutz bringen positive Auswirkungen sowohl für die Umwelt als auch für die Bevölkerung.

11 ZUSAMMENFASSUNG

Die Gesundheitsvorsorge hat schon immer eine wichtige Rolle im Gesundheitstourismus gespielt und wird in Zukunft zunehmend an Bedeutung gewinnen. Heute macht der aktive Gesundheitsvorsorgetourismus mit rund 6,2 Mio. Ankünften und etwa 35 Mio. Übernachtungen mehr als zwei Drittel der Ankünfte und fast die Hälfte der Übernachtungen im aktiven Gesundheitstourismus aus. Die wirtschaftliche Bedeutung ist beachtlich: er generiert in den deutschen Destinationen ein jährliches Umsatzvolumen in Höhe von rund € 5 Mrd. Es profitieren nicht nur die Beherbergungsbranche und Anbieter von gesundheitsfördernden und präventiven medizinischen und therapeutischen Anwendungen, sondern auch weitere Sektoren wie Gastronomie, Verkehr, Kultur und Freizeit. Etwa 100.000 Arbeitsplätze stehen heute in den deutschen Destinationen in direktem und indirektem Zusammenhang mit dem aktiven Gesundheitsvorsorgetourismus. Durch die Nachfrage können ca. 110 Kliniken und 2.100 Hotelleriebetriebe (darunter vor allem Kur-, Wellness- und Medical Wellnesshotels) wirtschaftlich sinnvoll ausgelastet werden.

Nachfrage und Angebot sind einem ständigen strukturellen Wandel unterworfen, der im Laufe der Zeit zu immer neuen Ausprägungen des Gesundheitsvorsorgetourismus mit unterschiedlichen Schwerpunkten geführt hat und führen wird. Es gab schon immer aktive Gesundheitsvorsorgetouristen, die vor allem durch Maßnahmen im Bereich Bewegung, gesunde Ernährung und Ent-

11 Zusammenfassung

spannung zu ihrer Gesundheit beitragen, und passive Gesundheitsvorsorgetouristen, die mit einem Fokus auf Entspannung und Verwöhnung vor allem Erholung suchen und somit auf eine inaktive Art zu ihrer Gesundheit beisteuern.

Für den Kurtourismus der vergangenen Jahrhunderte lassen sich die Hauptreisemotivationen zum einen unter „Medizin, Therapie" und zum anderen unter „Wohlfühlen, Entspannen und Vergnügen" zusammenfassen. Besonders in Zeiten der Beliebtheit des Glückspiels war letzteres Motiv vorrangig und es kamen mehr Touristen mit dem Ziel der Prävention (vor allem passiver Gesundheitsvorsorgetourismus) als mit dem Ziel der Rehabilitation in die Kurorte. Im 20. Jahrhundert waren das medizinisch-therapeutische Motiv und die Rehabilitation (Stichwort Sozialkur) vorherrschend.

Besonders seit den 1980/90er Jahren gewinnen die Gesundheitsvorsorge und insbesondere die Gesundheitsförderung im Gesundheitstourismus zunehmend an Bedeutung und zudem verfestigt sich immer mehr ein Trend zu „Wohlfühlen, Entspannen und Vergnügen" (Stichwort Wellness), welcher parallel zum medizinisch-therapeutischen Motiv auftritt. Anfang des 21. Jahrhunderts kommt es zu einem gleichzeitigen Bedeutungsanstieg beider Motive. Der Gesundheitsvorsorgetourist verbindet in zunehmendem Maße Wohlfühlen, Entspannen und Vergnügen mit medizinisch-therapeutischen Maßnahmen bzw. medizinisch-therapeutische Maßnahmen mit Wohlfühlen, Entspannen und Vergnügen.

11 Zusammenfassung

Die Veränderungen in den Reisemotiven und Vorlieben der Gesundheitstouristen lassen sich auf verschiedene allgemeine gesellschaftliche Wandlungsprozesse zurückführen, die unter anderem vorrangig begünstigende Auswirkungen auf die zukünftige Nachfrage im Gesundheitsvorsorgetourismus haben.

An erster Stelle ist die Überalterung der Gesellschaft zu nennen. In Zukunft wird es eine zunehmende Anzahl älterer Menschen geben, die als potentielle Nachfrager gesundheitsvorsorgetouristischer Angebote gelten. Aber auch immer mehr jüngere Menschen werden, gerade in Hinsicht auf eine ansteigende Lebenserwartung, der Gesundheitsvorsorge größere Bedeutung beimessen und solche Angebote im Urlaub nachfragen.

Der Wertewandel hin zu postmaterialistischen Werten wie Gesundheit, Lebensqualität und Wohlbefinden bewirkt unter anderem in einem allgemein wachsenden Gesundheitsverständnis der Bevölkerung eine höhere Bedeutung der Prävention und Gesundheitsförderung bei einer gleichzeitigen Bedeutungsabnahme der reinen Krankheitsbekämpfung. Die Individualisierung trägt zu einer höheren Konzentration des Individuums auf die eigenen Bedürfnisse und das eigene Wohlbefinden bei.

Nicht zuletzt vor dem Hintergrund der Verringerung der Kassenleistungen in vielen Bereichen, wird der Mensch immer mehr dazu bereit sein, selbst Geld für die Gesundheit und vor allem für Gesundheitsvorsorge auszugeben. Unter anderem erfahren die

11 Zusammenfassung

ganzheitlichen und alternativen Medizinmethoden in diesem Zusammenhang eine stärker werdende Zustimmung.

Arbeit und Freizeit haben sich verändert. Besonders hohe Anforderungen im Arbeitsleben führen zu einem ausgesprochenen Bedürfnis nach Entspannung und Wohlbefinden während der Freizeit und fernab vom Alltag. Zudem kommt es zu einer Verfestigung des Trends zu mehr Kurzurlauben und Wochenendtrips.

Die gesellschaftlichen Entwicklungen und Wandlungsprozesse und ihr Zusammenspiel werden für die Zukunft eine wachsende Eigenverantwortung der Menschen in Hinsicht auf ihre Gesundheit, eine Bedeutungszunahme von Prävention und Gesundheitsförderung sowie eine steigende Bereitschaft zur finanziellen Selbstübernahme von verschiedenen Gesundheitsleistungen bewirken, welche zunehmend während Reisen wahrgenommen werden.

Der Gesundheitsvorsorgetourismus ist heute durch eine differenzierte Nachfrage geprägt, welche sich vor allem aus Kur-, Wellness-, Medical Wellnesstouristen und Nachfragern von bezuschussten Präventionsreisen zusammensetzt. Während der Vorsorgekurtourismus seine Schwerpunkte in der Kurortmedizin und -therapie hat und vorwiegend als aktive Gesundheitsvorsorgetourismusform zu sehen ist, lässt sich ganz besonders der Wellnesstourismus in einen passiven Typ (Schwerpunkt: Entspannung, Verwöhnung) und einen aktiven Typ (Schwerpunkt: Bewegung, gesunde Ernährung, Entspannung) unterteilen. Im

11 Zusammenfassung

Medical Wellnesstourismus kommt es zu einer Verbindung medizinischer Beratungen, Untersuchungen und Anwendungen mit den genannten aktiven Wellnesseigenschaften. Der bezuschusste Präventionstourismus sieht Präventionskursangebote in den verschiedenen Gesundheitsvorsorgebereichen vor.

Während Unterschiede vor allem bei den Zielgruppen (Reiseerwartung, Gesundheitszustand, Alter), bei der Art der Finanzierung (selbst gezahlt oder bezuschusst) und der angewendeten Medizin (evidenzbasierte, Kur- oder Alternativmedizin) bestehen, weisen alle Gesundheitsvorsorgetourismusformen die gleiche Basis auf (Anwendungen und Übungen im Bereich Bewegung, gesunde Ernährung und Entspannung als die Säulen der Gesundheitsvorsorge).

Die genannten Formen des Gesundheitsvorsorgetourismus sind im Grunde vor allem theoretische Unterscheidungen, während die Übergänge in der Praxis oft fließend sind. Die verschiedenen Ausprägungen bringen größtenteils keine Neuigkeiten. So ähnelt der Gesundheitsvorsorgetourismus heute in vielen Punkten der Kur vor etwa 100 Jahren: gleicher Schwerpunkt in der Reisemotivation, vorrangig Selbstzahler, Zunahme der aktiven Gesundheitsvorsorge, Schwerpunkt Gesundheitsförderung, vermehrter Einsatz von ganzheitlichen Methoden und Naturheilmitteln, vor allem sozial höhere Schichten, Heilbäder und Kurorte sind die wichtigsten Destinationen, die gehobene Hotellerie ist der wichtigste Anbieter. Während vor 100 Jahren die Zukunft des Gesundheitstourismus in der Sozialkur und Rehabilitation lag, wer-

11 Zusammenfassung

den zukünftig dahingegen der Selbstzahlermarkt und die Gesundheitsvorsorge im Mittelpunkt stehen.

Der Gesundheitstourismus wird als ein Megamarkt der Zukunft gesehen, in dem die Gesundheitsvorsorge die wichtigste Rolle spielen wird. Während sich ganz besonders die Nachfrage im Marktsegment Medical Wellnesstourismus, aber auch bei Wellness und der Privatkur positiv entwickeln werden (bei einer gleichzeitigen negative Entwicklung bei der Sozialkur), wird es bis zum Jahr 2020 bei einer Prognose von einem geschätzten jährlichen Plus in Höhe von durchschnittlich 4% zu einem Nachfragevolumen im aktiven Gesundheitsvorsorgetourismus in Höhe von rund 54 Mio. Übernachtungen kommen. Dem entspricht ein Umsatzvolumen in Höhe von rund € 8 Mrd. Etwa 180.000 Arbeitsplätze werden deutschlandweit in direktem und indirektem Zusammenhang mit dem aktiven Gesundheitsvorsorgetourismus stehen. Durch das prognostizierte Nachfragevolumen werden sich ca. 140 Kliniken und 3.400 Hotelleriebetriebe (darunter vor allem Kur-, Wellness- und Medical Wellnesshotels) wirtschaftlich sinnvoll auslasten lassen.

Zukünftig werden die wichtigsten Angebotselemente im Gesundheitsvorsorgetourismus in Deutschland die medizinische Kompetenz, der Wohlfühlaspekt und die Servicequalität sein. Die medizinische Kompetenz und eine hohe Qualität von Gesundheitsangeboten haben in Deutschland eine lange Tradition, können als herausragendes Merkmal im internationalen Wettbewerb gesehen werden und sollten in Zukunft einen Ausbau erfahren. Be-

11 Zusammenfassung

sonders die südosteuropäischen Länder werden mit niedrigen Preisen und einer zunehmenden Angebotsqualität zu einer wachsenden Konkurrenz. Bezüglich des Wohlfühlaspektes und der Servicequalität lassen sich bei vielen deutschen Anbietern Defizite aufdecken, die für ein Angebot hoher Qualität zukünftig zu beheben sind.

Deutsche Gesundheitsvorsorgetouristen werden in Zukunft zwar weiterhin vor allem in deutsche Destinationen reisen, aber auch immer mehr ausländische Angebote buchen. Umso wichtiger wird es sein, dass deutsche Destinationen sich auch zunehmend international vermarkten und ausländische Gäste nach Deutschland ziehen. Besonderes Potential ist hier durch Gäste aus Osteuropa/Russland und aus den arabischen Ländern zu sehen.

Die Zukunft des Gesundheitsvorsorgetourismus ist der Selbstzahlermarkt, in welchem oben genannte Angebotsmerkmale ganz besonders wichtig werden. Es verstärkt sich der Trend zu immer mehr Kurzreisen, bei welchen trotz der Kürze ein maximales Maß an Entspannung erwartet wird. Umso kürzer die Reisen, umso wichtiger wird das Thema der Effektivität und Nachhaltigkeit der Angebote sein, während die Nachfrage nach reinen Verwöhnprogrammen mit lediglicher Momentwirkung zurückgehen wird. Es werden individuell abgestimmte Programme gewünscht, die bei der Hinführung zu einem gesunden Lebensstil helfen. Aber auch Entspannung und Erholung werden weiterhin für viele eines der Hauptreisemotive bleiben. Das Personal in den Gesundheits- und Tourismusbetrieben muss gut ausgebildet sein und dem Gast

11 Zusammenfassung

einen zuvorkommenden Service und eine gute Beratung besonders in Hinblick auf medizinische und andere Gesundheitsvorsorgeanwendungen bieten. Die ganzheitliche und alternative Medizin wird bei den Behandlungen immer bedeutsamer.

Die wichtigsten Destinationen in Deutschland für den Gesundheitsvorsorgetourismus werden zukünftig die traditionellen Gesundheitsdestinationen – die Heilbäder und Kurorte – und weitere Erholungs- und Tourismusdestinationen sein. Neben diesen werden aber auch andere Orte, wie beispielsweise Großstädte und Ballungsgebiete eine zunehmende Bedeutung erfahren (z.B. Medical Wellnessangebote in Hotels in Städten mit direkter Verbindung zu einem Ärzte- oder Gesundheitszentrum). Die Nähe zum Wohnort wird gerade bei der arbeitenden Bevölkerung mit wenig Freizeit eine große Rolle besonders bei der Entscheidung für die Destination einer Kurzreise spielen. Die wichtigsten Anbieter im Gesundheitsvorsorgetourismus werden auch zukünftig Hotels und Kliniken sein.

Der Gesundheitsvorsorgetourismus ist einer der großen Wachstumsmärkte der Zukunft. Verschiedene Maßnahmen wie allgemeine Begriffsklärungen, Imageoptimierung, konkrete Zielgruppenansprache, Qualitätssicherung und Destinationsmanagement können zu einer Sicherung bzw. Steigerung der zukünftigen Nachfrage beitragen.

Die verschiedenen Gesundheitsvorsorgetourismustypen (u.a. Kur, Wellness, Medical Wellness) überschneiden sich und sind

11 Zusammenfassung

für den Gast kaum zu unterscheiden, was nicht zuletzt darauf zurückzuführen ist, dass sie von den Anbietern nicht einheitlich interpretiert und dargestellt werden. Es wird zukünftig eine wichtige Rolle spielen, mehr Markttransparenz zu schaffen, indem zur Klärung der Begriffe beigetragen wird und indem qualitativ hochwertige Angebote auf dem Markt gebracht werden, die letztendlich auch halten, was sie versprechen.

Die Reiseformen werden heute mit bestimmten Images verbunden, die teils positiv, teils negativ belegt sind und nicht immer der Realität entsprechen. Zu einer Imageoptimierung müssen möglichst alle Anbieter durch zielgruppengerechte und attraktive Angebote und gezielte Marketingmaßnahmen beitragen.

Es wird zukünftig zu einer immer differenzierteren Nachfrage kommen, auf die es mit einer konkreten Zielgruppenansprache zu reagieren gilt. Die Erwartungen von Gesundheitsvorsorgetouristen hängen zum großen Teil direkt mit dem Alter zusammen, da mit unterschiedlichem Alter verschiedene Vorsorgemaßnahmen sinnvoll werden. Es ist davon auszugehen, dass die Nachfrage zukünftig in allen Altersgruppen und bei Männern wie bei Frauen ansteigen wird. Vor dem Hintergrund der Überalterung der Gesellschaft wird es vor allem immer mehr ältere Menschen geben, die als wichtigste Nachfragergruppe im Gesundheitsvorsorgetourismus zu sehen sind. Wichtig wird dabei aber eine Differenzierung zwischen „jungen Alten" (Vitaleren) und „alten Alten" (weniger Vitalen) sein. Schon allein aus finanziellen Gründen werden vornehmlich sozial höhere Schichten Gesundheitsvorsorgeange-

11 Zusammenfassung

bote im Urlaub nachfragen. Aber auch die Nachfrage durch mittlere und teilweise einkommensschwache Schichten wird zukünftig steigen. Ganz besonders bei den Selbstzahlern ist von wachsenden Ansprüchen auszugehen.

Die Zukunft der deutschen Anbieter im Gesundheitsvorsorgetourismus wird vor allem in einem Angebot hochqualitativer Gesamtkonzepte bestehend aus geeigneter Infrastruktur, guter Angebote im Bereich Medizin, Bewegung und Entspannung, Servicequalität und dem Hauptziel, den Gast bei der Erreichung eines gesunden Lebensstils zu unterstützen, liegen. Zur Qualitätssicherung eignen sich zum einen Zertifizierungen und zum anderen vor allem Qualitätsmanagementsysteme, die betriebsintern oder im Verbund eingesetzt werden.

Vor dem Hintergrund einer international wachsenden Konkurrenz wird es in Zukunft wichtig sein, Gesundheitsvorsorgedestinationen in Deutschland als moderne, attraktive und kompetente Destinationen auf dem Markt zu etablieren, was durch ein erfolgreiches Destinationsmanagement erreicht werden kann. Das Thema Gesundheitsvorsorge eignet sich sehr gut zur Bildung einer Dachmarke, die für die Destinationen eine Vermarktung mit positiven Begriffen wie Gesundheit, gesunde Menschen, Gesundheitsförderung und Prävention ermöglicht, und sich als USP herausstellen lässt. Die lange Tradition vieler Gesundheits- und Tourismusdestinationen in Deutschland bietet dabei eine hervorragende Chance, sich mit authentischen und zugleich modernen Angeboten auf dem Markt zu positionieren.

11 Zusammenfassung

Für Gesundheitsvorsorgedestinationen lassen sich sowohl in natur- als auch in kulturgeographischer Hinsicht begünstigende Voraussetzungen wie Naturnähe oder eine gewisse gesundheitsförderliche und touristische Infrastruktur identifizieren. Die meisten Erholungs- und Tourismusgebiete in Deutschland (vor allem Nord- und Ostseeküste, Mittelgebirge, Alpenvorland und Alpen) und insbesondere die Heilbäder und Kurorte weisen hierzu gute Voraussetzungen auf. Der Tourismus hat in einer solchen Destination sowohl negative als auch positive Auswirkungen auf die lokale Wirtschaft, Umwelt und Bevölkerung. Es ist jedoch davon auszugehen, dass bei einem guten Tourismusmanagement eine Destination durch den Gesundheitsvorsorgetourismus unter anderem aufgrund der Umsatzintensität, Beschäftigungseffekte, Angebot von gesundheitsförderlichen Angeboten und Freizeiteinrichtungen, Pflege und Erhaltung einer natürlichen Umgebung und von Grünanlagen und intensiver Umweltschutzmaßnahmen mehr profitieren kann als durch andere Tourismusformen.

Der Gesundheitsvorsorgetourismus mit seinen Unterarten hat heute schon enorme Marktbedeutung. In Zukunft wird er sich als Wachstumssektor weiterentwickeln. An diesem Trend zu partizipieren, bietet große Chancen für deutsche Destinationen und Anbieter. Der Reisende kann besonders profitieren: durch gesteigerte Gesundheit und Lebensqualität.

V LITERATUR

ABEL, S. (2006): Im Fokus: Die Gesundheit des Gastes. Medical Spa als aktueller Trend. Hotel & Technik (4): 34-35.

AGRICOLA, S. (2001): Freizeitangebote im Fitness- und Wellnessbereich: Globale Einflüsse als neue Herausforderung. In: NAHRSTEDT, W. (Hrsg.): Freizeit und Wellness: Gesundheitstourismus in Europa: die neue Herausforderung für Kurorte, Tourismus und Gesundheitssysteme. Bad Saarow bei Berlin, Deutschland, October 7-9, 1999, Kongressbericht. Bielefeld: 39-40.

AHLERS, A. (2006): Gesundheit plus Genuss. vive (20): 6-10.

AHLSTICH, K. (1999): Gesundheitspolitische Einstellungen, Gesundheitsverhalten und Wertewandel. Wiesbaden.

ALTGELD, T. und P. KOLIP (2004): Konzepte und Strategien der Gesundheitsförderung. In: HURRELMANN, K. et al. (Hrsg.): Lehrbuch Prävention und Gesundheitsförderung. Bern: 41-49.

APITZ, R. und S. F. WINTER (2004): Potenziale und Ansätze der Prävention – aktuelle Entwicklungen in Deutschland. Der Internist 45 (2): 139-147.

Arbeitsgemeinschaft der Spitzenverbände der Krankenkassen (2006): Leitfaden Prävention. Gemeinsame und einheitliche Handlungsfelder und Kriterien der Spitzenverbände der Krankenkassen zur Umsetzung von § 20 Abs. 1 und 2 SGB V vom 21. Juni 2000 in der Fassung vom 10. Februar 2006. Bergisch Gladbach. Internet: http://www. forumpraevention.de/forumpraevention 1234/images// Downloads/Leitfaden2006[1].pdf (20.12.2007).

Literatur

Arbeitskreis Deutscher Markt- und Sozialforschungsinstitute e.V. et al. (ADM) (2000): Richtlinie für Online-Befragungen. Frankfurt. Internet: http://www.adm-ev.de/pdf/R08_D.pdf (20.12.2007).

Ärzte Zeitung (2006a): Ops ohne Grenzen zwischen Lörrach und Basel. 24.01.2006. Internet: http://www.aerztezeitung.de/docs/2006/01/24/012a0802.asp?cat (19.04.2006).

Ärzte Zeitung (2006b): BGH: Bei Selbstzahler-Leistungen sind Ärzte an die GOÄ gebunden. Oberstes Zivilgericht bestätigt Regeln für Individuelle Gesundheitsleistungen. 27.03.2006. Internet: http://www.aerztezeitung.de/docs/2006/03/27/056a 0401.asp (27.03.2006).

ATTESLANDER, P. et al. (^{9}2000): Methoden der empirischen Sozialforschung. Berlin. New York.

BÄHR, J. (^{3}1997): Bevölkerungsgeographie. Stuttgart.

BANDILLA, W. (1999): WWW-Umfragen – Eine alternative Datenerhebungstechnik für die empirische Sozialforschung? In: BATINIC, B. et al. (Hrsg.): Online Research. Methoden, Anwendungen und Ergebnisse (=Internet und Psychologie. Neue Medien in der Psychologie). Göttingen. Bern. Toronto. Seattle: 9-20.

BÄSSLER, R. (2006): Verhaltensmuster „Wellness". In: KRCZAL, A. und K. WEIERMAIR (Hrsg.): Wellness und Produktentwicklung. Erfolgreiche Gesundheitsangebote im Tourismus. Berlin: 67-89.

BAUMGARTEN, K. und N. JOENSSON (2005): Wellness & Gesundheitsförderung. Konzepte, Angebote und Zusammenhänge. Gamburg.

BAUMSTARK, E. (2007): Besinnen auf gemeinsame Stärken. Kurorte und Hotellerie: Service, Qualität und zielgruppenspezifische Leistungen stehen hoch im Kurs. Allgemeine Hotel- und Gastronomie-Zeitung (AHGZ) (9): 10.

Literatur

Bayern Tourismus Marketing GmbH (2006): WellVital. Die schönsten Wohlfühl- und Gesundheitsangebote Bayerns 2006. München.

BECK et. Al (2000): Die Zukunft des Internet. Internationale Delphi-Befragung zur Entwicklung der Online-Kommunikation (=Forschungsfeld Kommunikation 11). Konstanz.

BECKER, C. (2003): Destinationsmanagement. In: BECKER et al. (Hrsg.): Geographie der Freizeit und des Tourismus: Bilanz und Ausblick. München. Wien: 464-474.

BEIER, M. (1999): Auswirkungen der Gesundheitsreform sowie der Sparmaßnahmen im Bereich Kur und Rehabilitation auf die Heilbäder und Kurorte - dargestellt am Beispiel Bad Kissingen. In: MAIER, J. (Hrsg.): Räumliche Auswirkungen der Gesundheitsreform und neue Strategien des Heilbad-Tourismus (= Arbeitsmaterialien zur Raumordnung und Raumplanung 184). Bayreuth: 146-198.

BERG, H. O. (2003): Prävention und Gesundheitsförderung auf dem Vormarsch – Große Chance für das Kurwesen! Heilbad und Kurort (6): 97.

BERG, H. O. (2006): 102. Deutscher Bädertag 2006 in Damp: Eindrucksvolle Präsentation der Heilbäder und Kurorte als bedeutender Wirtschaftsfaktor. Rund 170 Kurfachleute diskutierten über Situation und Zukunftsaussichten. Heilbad und Kurort (3-4): 80-82.

BERG, H. O. (2007a): Die Gütesiegel des Deutschen Heilbäderverbandes verzeichnen steigenden Trend. Zur zunehmenden Qualitätssiegel- und Auszeichnungsinflation. Heilbad und Kurort (1): 11-12.

BERG, H. O. (2007b): Fünf Fragen an den DHV-Präsidenten. Nach der Gesundheitsreform zum 103. Deutschen Bädertag. Heilbad und Kurort (1): 5.

Literatur

BERG, H. O. und B. HARTMANN (2006): Die Kur in Deutschland lebt! Heilbad und Kurort (1-2): 1.

BIEGER, T. (1996): Management von Destinationen und Tourismusorganisationen. München. Wien.

BIRKE, E. (2005): Wohlbefinden aus eigener Tasche. AHGZ Der Hotelier 57 (3): 17-23.

BLEYMEHL-EILER, M. (2001): „Das Paradies der Kurgäste" – die Bäder Wiesbaden, Langenschwalbach und Schlangenbad im 17. und 18. Jahrhundert. In: MATHEUS, M. (Hrsg.): Badeorte und Bäderreisen in Antike, Mittelalter und Neuzeit. Stuttgart: 53-80.

BOLLAND, E. (2006): Romantikhotel Bollant's im Park, Wellness und Vital Spa, Kurhaus Dhonau. Vortrag auf der Euroforum-Konferenz „Von Wellness zu Medical Spa" am 25. und 26. September 2006 im Brenner's Park Hotel & Spa in Baden-Baden. Bad Sobernheim.

BOLLAND, J. (2007): Hohe Auszeichnung für Bollant's im Park. Das 4-Sterne-Superior-Hotel in Bad Sobernheim erhält den begehrten Branchenpreis „Wellness-Aphrodite". Pressemitteilung. Bad Sobernheim.

Bollant's im Park (2007): Gesundheit. Medical Wellness & Felke. Bad Sobernheim.

BORTZ, J. und N. DÖRING (^{4}2006): Forschungsmethoden und Evaluation für Human- und Sozialwissenschaftler. Heidelberg.

BOSNJAK, M. (2003): Web-basierte Fragebogenuntersuchungen – Methodische Möglichkeiten, aktuelle Themen und Erweiterungen. In: Arbeitskreis Deutscher Markt- und Sozialforschungsinstitute e.V. et al. (Hrsg.): Online-Erhebungen. 5. Wissenschaftliche Tagung (= Sozialwissenschaftliche Tagungsberichte 7). Bonn: 109-134.

Literatur

BRACZKO, C. (2006): Wellness-Welle ein Aktivposten für Wachstum und Beschäftigung in der Gesundheitswirtschaft. Informationsdienst Wissenschaft. Internet: http://idw-online.de/pages/de/news174478 (13.12.2006).

BREIDENBACH, R. (2002): Freizeitwirtschaft und Tourismus. Wiesbaden.

British American Tobacco (BAT) Freizeit-Forschungsinstitut (2007): Urlauber wollen auf der Wohlfühlwelle schwimmen. Urlaubsformen der Zukunft. Auszug aus der 23. Deutschen Tourismusanalyse. Hamburg.

Brockhaus F.A. (Hrsg.) (^{20}1996): Brockhaus – Die Enzyklopädie in vierundzwanzig Bänden. Leipzig. Mannheim.

Brockhaus F.A. (Hrsg.) (^{21}2006). Brockhaus - Enzyklopädie in 30 Bänden. Leipzig. Mannheim.

BROSI, W. et al. (2003): Delphi Erhebung zur Identifikation von Forschungs- und Entwicklungsaufgaben in der beruflichen Aus- und Weiterbildung (= Wissenschaftliche Diskussionspapiere 65). Bonn.

BROSIUS, H.-B. und KOSCHEL, F. (^{3}2005): Methoden der empirischen Kommunikationsforschung. Eine Einführung. Wiesbaden.

Bundesinstitut für Bevölkerungsforschung (BIB) (^{2}2004): Bevölkerung. Fakten – Trends – Ursachen – Erwartungen. Die wichtigsten Fragen (= Schriftenreihe des BIB. Sonderheft). Wiesbaden. Internet: www.bib-demographie.de/info/bib-broschuere2.pdf (20.12.2007).

Bundesministerium der Justiz (BMJ) (o.J.a): § 20 Prävention und Selbsthilfe. Sozialgesetzbuch (SGB) Fünftes Buch (V) – Gesetzliche Krankenversicherung. Internet: http://www.gesetze-im-internet.de/sgb_5/__20.html (09.12.2006).

Literatur

Bundesministerium der Justiz (BMJ) (o.J.b): § 23 Medizinische Vorsorgeleistungen. Sozialgesetzbuch (SGB) Fünftes Buch (V) – Gesetzliche Krankenversicherung. Internet: http://bundesrecht.juris.de/sgb_5/__23.html (27.08.2007).

Bundesministerium für Gesundheit (BMG) (2004): Präventionsgesetz. Internet: http://www.bmg.bund.de/cln_040/nn_599776/DE/_Publikationen/SPI-Aktuelle-Ausgabe/SPI-Archiv/__SPI-2004/SPI-04-04/spi-04-2004-praeventionsgesetz,param=.html__nnn=true (08.09.2006).

Bundesministerium für Gesundheit (BMG) (2005a): Gesund in die Zukunft. Auf dem Weg zu einem Gesamtkonzept zur gesundheitlichen Prävention. Berlin. Internet: www.bmg.bund.de/.../Praeventionskonzept-200405-pdf-7183.pdf (20.12.2007).

Bundesministerium für Gesundheit (BMG) (2005b): Statistisches Taschenbuch. Gesundheit 2005. Berlin.

Bundesministerium für Gesundheit (BMG) (2006): Gesundheit. Internet: http://www.bmg.bund.de/nn_600110/DE/Themenschwerpunkte/Gesundheit/gesundheit-node,param=.html__nnn=true (07.09.2006).

Bundesministerium für Gesundheit (BMG) (2007): Gesetzliche Krankenversicherung (Alte und Neue Bundesländer zusammen). Kennzahlen und Faustformeln. Internet: http://www.bmg.bund.de/cln_040/nn_601096/SharedDocs/Download/DE/Datenbanken-Statistiken/Statistiken-Gesundheit/Gesetzliche-Krankenversicherung/_Kennzahlen-und-Faustformeln/Kennzahlen-und-Faustformeln,templateId=raw,property=publicationFile.pdf/Kennzahlen-und-Faustformeln.pdf (05.10.2007).

Literatur

Bundesministerium für Gesundheit und Soziale Sicherung (BMGS) (2005): Gesetzliche Krankenversicherungen. Leistungsfälle und – tage 2004. Internet: http://www.bmg.bund.de/cln_040/nn_601102/ SharedDocs/Download/DE/ Datenbanken-Statistiken/Statistiken-Gesundheit/Gesetzliche-Krankenversicherung/Geschaeftsergebnisse/leistungsfaelle-2004,templateId=raw,property=publicationFile.pdf/leistungsfaelle-2004.pdf (06.11.2007).

CASPARI, F. (2006a): Emotionen für die Gesundheit wecken. Selbstzahler werden immer wichtiger für Heilbäder / Kurorte wollen Wirtschaftskraft herausstellen / 26,5 Milliarden Euro Umsatz im Jahr. Allgemeine Hotel- und Gastronomie-Zeitung (AHGZ) (15): 15.

CASPARI, F. (2006b): „Wir haben höchstes Qualitätsniveau". Drei Fragen an Manfred Steinbach. DHV-Präsident über das Werben um den Kurgast, Wellness und Qualitätsvergleiche. Allgemeine Hotel- und Gastronomie-Zeitung (AHGZ) (15): 15.

Cawi Medical Day Spa GmbH (2006): Philosophie. Internet: http://www.gesundheit-nuernberg.de/philosophie.html (07.12.2006).

COUPER, M. P. und E. COUTTS (2006): Online Befragung. Probleme und Chancen verschiedener Arten von Online-Erhebungen. In: DIEKMANN, A. (Hrsg.): Methoden der Sozialforschung (= Kölner Zeitschrift für Soziologie und Sozialpsychologie. Sonderhefte 44). Wiesbaden: 217-243.

CUHLS, K. et al. (1998): Delphi '98 - Studie. Befragung zur globalen Entwicklung von Wissenschaft und Technik. Zusammenfassung der Ergebnisse. Karlsruhe. Internet: http://www.unternehmen-region.de/_media/delphi98-daten.pdf (20.12.2007).

Literatur

CZYSZ, W. (1997): Vom Römerbad zur Weltkurstadt. Geschichte der heißen Quellen und Bäder in Wiesbaden (= Verzeichnisse und Schriften der Hessischen Landesbibliothek Wiesbaden 9). Wiesbaden.

DAMMER, U. (2006a): Fitness Check-up im Hotel. Der Hotelier Spezial. Medical Wellness. 4. November 2006: 9-12.

DAMMER, U. (2006b): Medical Wellness ist ein Zukunftsmarkt. Allgemeine Hotel- und Gastronomie-Zeitung (AHGZ) (40): 3.

DAMMER, U. (2006c): "Präventionsreisen mit Wachstumspotenzial". Interview mit Karl Staedele. Der Hotelier Spezial. Medical Wellness. 4. November 2006: 12.

DAMMER, U. (2006d): Vorbeugung füllt Betten. Gesundheitsreisen mit Zuschuss der Krankenkassen wachsen deutlich / Die Hotellerie profitiert davon. Allgemeine Hotel- und Gastronomie-Zeitung (AHGZ) (36): 1-2.

DAY, L. H. (2002): General Applications: Delphi Research in the Corporate Enviroment. In: LINSTONE, H. A. und M. TUROFF (Hrsg.): The Delphi Method. Techniques and Applications. o. O.: 164-188. Internet: http://is.njit.edu/pubs/delphibook/ delphibook.pdf (30.05.2007).

Deutsche Rentenversicherung Bund (DRV Bund) (2006): Medizinische Leistungen zur Rehabilitation. Berlin.

Deutsche Rentenversicherung Bund (DRV Bund) (2007): Rentenversicherung in Zahlen 2007. Internet: http://www.deutsche-rentenversicherung.de/nn_15142/SharedDocs/de/Inhalt/04_Formulare_Publikationen/03_publikationen/Statistiken/Broschueren/ rv_in_zahlen_pdf,templateId=raw,property=publicationFile.pdf/rv_in_zahlen_pdf (05.10.2007).

Literatur

Deutsche Zentrale für Tourismus e.V. (DZT) (2005): Megatrend Gesundheitsreisen: Wellnessland Deutschland liegt im Trend. Heilbad und Kurort (3-4): 69.

Deutscher Heilbäderverband e.V. (DHV) (2004): Die Gesundheitsrefom 2004 – Neue Regeln der Zuzahlungen. Internet: www.deutscherheilbaederverband.de/ aktuelles.php?ID=51 (23.02.2006).

Deutscher Heilbäderverband e.V. (DHV) (^{10}2005a): Die Kur. Bonn.

Deutscher Heilbäderverband e.V. (DHV) (2005b): Heilbäder und Kurorte in der zukünftigen Gesundheitspolitik: Erwartungen und Forderungen des Deutschen Heilbäderverbandes e.V. Acht-Punkte-Katalog. Heilbad und Kurort (7-8): 117.

Deutscher Heilbäderverband e.V. (DHV) (2005c): Prävention im Kurort. Leitfaden zur Vorbereitung zertifizierter Angebote. Bonn.

Deutscher Heilbäderverband e.V. (DHV) (2006a): Die Kur in Deutschland. Gesundheit in Heilbädern und Kurorten. Bonn.

Deutscher Heilbäderverband e.V. (DHV) (2006b): Gemeinsame Pressekonferenz des DHV und VdKB zum Thema Auslandskuren in Berlin. Heilbad und Kurort (1-2): 2.

Deutscher Heilbäderverband e.V. (DHV) (2006c): Wellness. Wellness im Kurort. Bonn.

Deutscher Heilbäderverband e.V. (DHV) (2006d): Zur Entstehung der Kneipp-Therapie. Heilbad und Kurort (7-8): 140-141.

Deutscher Heilbäderverband e.V. (DHV) (2007a): Jahresbericht des Deutschen Heilbäderverbandes e.V. 10/2006-10/2007. Bonn. Internet: http://www.deutscher-heilbaederverband.de/DB_Bilder/_aktuelles/pdf/131.pdf (28.12.2007).

Literatur

Deutscher Heilbäderverband e.V. (DHV) (2007b): Kurorttherapeutische Vorsorge-, Rehabilitations- und Anschlussheilbehandlungs-Maßnahmen. Fälle von 2001 bis 2006. Bonn. Internet: http://www.deutscher-heilbaederverband.de/DB_Bilder/aktuelles /pdf/129.pdf (08.10.2007).

Deutscher Heilbäderverband e.V. und Deutscher Tourismusverband e.V. (DHV und DTV) (^{12}2005): Begriffsbestimmungen – Qualitätsstandards für die Prädikatisierung von Kurorten, Erholungsorten und Heilbrunnen. Bonn.

Deutscher Heilbäderverband e.V. und Verband der Kurbeherbergungsbetriebe Deutschlands e.V. (DHV und VdKB) (2006): Aggressives Auslandsmarketing einzelner Krankenkassen gefährdet deutsche Heilbäder und Kurorte. Pressemitteilung zur Pressekonferenz am 31.01.2006. Internet: http://www.deutscher-heilbaederverband.de/ DB_Bilder/aktuelles/pdf/91.pdf (24.09.2007).

Deutscher Hotel- und Gaststättenverband e.V. (DEHOGA Bundesverband) (2007): Definition der Betriebsarten. Internet: http://www.dehoga-bundesverband.de/home/_page_sta_1621._html (29.12.2007).

Deutscher Hotel- und Gaststättenverband e.V. (DEHOGA Bundesverband) (o.J.): Willkommen. Internet: http://www.hotelsterne.de (29.12.2007).

Deutscher Medical Wellness Verband e.V. (DMWV) (2005): Medical Wellness. Internet: http://www.dmwv.de/106.0.html (20.11.2006).

Deutscher Medical Wellness Verband e.V. (DMWV) (2007): Zertifizierung startet. Die Kriterien zur Zertifizierung von Medical-Wellness Betrieben sind entwickelt! Berlin. 08. Januar 2007. Internet: http://www.dmwv.de/145.0.html (03.08.2007).

Literatur

Deutscher Tourismusverband e.V. (DTV) (2002): Praxisleitfaden Wellness (= Neue Fachreihe 27). Bonn.

Deutscher Tourismusverband e.V. (DTV) (2007): Tourismus in Deutschland 2006. Internet: http://www.deutschertourismusverband.de/content/files/zdf%202006.pdf (20.12.2007).

Deutscher Wellness Verband e.V. (DWV) (2006a): Anbieterkompetenz auf dem Prüfstand. Medical Wellness / Zertifizierte Anbieter. Internet: http://www.wellnessverband.de/medical/zertifizierte_anbieter.php (12.12.2006).

Deutscher Wellness Verband e.V. (DWV) (2006b): Die Wellnessbewegung hat neue Berufsbilder geschaffen. Internet: http://www.wellnessverband.de/beruf/berufe.php (14.10.2006).

Deutscher Wellness Verband e.V. (DWV) (2006c): Medical Spa. Wohlfühlmedizin für Kranke und Gesunde. Internet: http://www.wellnessverband.de/medical/index.php (03.02.2006).

Deutscher Wellness Verband e.V. (DWV) (2006d): Qualitäts-Zertifizierung für Hotelbetriebe und andere touristische Anbieter. Internet: http://www.wellnessverband.de/hotellerie/zertifizierung.php (09.11.2006).

Deutscher Wellness Verband e.V. (DWV) (2006e): Wellness. Definition. Internet: http://www.wellnessverband.de/infodienste/lexikon/w/wellness.php (03.10.2006).

Deutscher Wellness Verband e.V. (DWV) (2006f): Wellness-Marktdaten. Die Wirtschaftsdaten zum Wellnessmarkt Deutschlands 1999 bis 2005. Internet: http://www.wellnessverband.de/infodienste/marktdaten/wellnessmarkt_deutschland.php (03.10.2006).

Literatur

Deutscher Wellness Verband e.V. (DWV) (2006g): Wie viele Hotels in Deutschland erfüllen denn überhaupt diese Voraussetzungen? Internet: www.wellnessverband.de/hotellerie/faq.php (17.05.2006).

Deutsches Ärzteblatt (2006): Gesundheitstourismus als Wirtschaftsfaktor in Asien. aerzteblatt.de – 19.4.2006. Internet: www.aerzteblatt.de/v4/news/newsdruck.asp?id= 23884 (28.04.2006).

Dr. Holiday AG (o.J.): Alle Reiseziele. Internet: http://www.drholiday.de/index.php?mid=18 (25.09.2007).

Duden (^{21}1996): Die deutsche Rechtschreibung. Mannheim. Leipzig. Wien. Zürich.

EBEL, B. und J. JUSZCZAK (2004): Ergebnisse des Praxisprojektes Patienten aus dem Ausland. Fachhochschule Bonn-Rhein-Sieg. St. Augustin.

EBERLE, B. (2004): Wellness und Gesundheit als Marketingimpuls. Wie Sie den Megatrend für Ihre Produkte nutzen. Frankfurt.

ECKERT, H. (2007): Höchste Zeit für QM... Zum DHV-Qualitätsmanagement-Verbundsystem. Heilbad und Kurort (1): 13-15.

EHLING, M. (2003): Online-Erhebungen – Einführung in das Thema. In: Arbeitskreis Deutscher Markt- und Sozialforschungsinstitute e.V. et al. (Hrsg.): Online-Erhebungen. 5. Wissenschaftliche Tagung (= Sozialwissenschaftliche Tagungsberichte 7). Bonn: 11-20.

EMMERICH, M. (2004): Fitness- und Wellnesskonzepte. Materialmix und geometrische Formen. Der Hotelier (3): 40-42.

Literatur

ERLER, G. A. (2005): Work-Life-Balance – Stille Revolution oder Etikettenschwindel?. In: MISCHAU, A. und M. OECHSLE (Hrsg.): Arbeitszeit – Familienzeit - Lebenszeit: Verlieren wir die Balance? Wiesbaden: 151-164.

ESSER, R. und T. FUCHS (2003): Einleitung: Bäder und Kuren in der Aufklärung - Medizinaldiskurs und Freizeitvergnügen. In: ESSER, R. und T. FUCHS (Hrsg.): Bäder und Kuren in der Aufklärung - Medizinaldiskurs und Freizeitvergnügen (= Aufklärung und Europa. Schriftenreihe des Forschungszentrums Europäische Aufklärung e.V. 11). Berlin: 9-14.

Europäische Wellness Union (EWU) (o.J.): Das „Europäische Wellness Modell". Internet: http://www.optipage.de/ewu/html/ methode.html (23.10.2007).

Europäisches Tourismus Institut (ETI) (2003): Vergleichende Kurortanalyse Niedersachsen. Endbericht. Teil 1: Marktbetrachtung. Trier. Internet: http://www.mw.niedersachsen.de/servlets/download?C=2053265&L=20 (20.12.2007).

European Spa Association (ESPA) (o.J.): Overnights and Guests in European Spas. Internet: http://www.espa-ehv.com/ (10.09.2007).

FENA, R. (2004): Wohlfühlen für einen Tag. Hotelbäder. Schwimmbad & Sauna Spezial: 64-69.

FLORIAN, M. (2000): Das Ladenburger „TeleDelphi": Nutzung des Internets für eine Expertenbefragung. In: HÄDER, M. und S. HÄDER (Hrsg.): Die Delphi-Technik in den Sozialwissenschaften. Methodische Forschungen und innovative Anwendungen. Wiesbaden: 195-215.

Literatur

Flöttmann Verlag GmbH (o.J.): Heilbäder und Kurorte in der Bundesrepublik Deutschland. Beilage zum Deutschen Bäderkalender. Nabert maps & more (Hrsg.). Frankfurt.

FRANCK, J. (2004): Trends des innerstädtischen Freizeitmarktes. DSSW-Studie. Deutsches Seminar für Städtebau und Wirtschaft (DSSW) im Deutschen Verband für Wohnungsbau und Raumordnung e.V. (Hrsg.). Berlin.

FREYER, W. (^{8}2006): Tourismus. Einführung in die Fremdenverkehrsökonomie (= Lehr- und Handbücher zu Tourismus, Verkehr und Freizeit). München.

FUCHS, T. (2003): „Dieses Wasser aber ist ein natürliches/warmes und artzneyisch Bad." Bürgerlichkeit und Baden am Beispiel Wiesbadens im späten 18. und frühen 19. Jahrhundert. In: ESSER, R. und T. FUCHS (Hrsg.): Bäder und Kuren in der Aufklärung - Medizinaldiskurs und Freizeitvergnügen (= Aufklärung und Europa. Schriftenreihe des Forschungszentrums Europäische Aufklärung e.V. 11). Berlin: 99-111.

GASSNER, A. (2005): Wer Wellness will, muss wohl überlegt rechnen - aber auch: Der Prävention gehört die Zukunft. Heilbad und Kurort (3-4): 42-44.

GASSNER, A. (2007a): 103. deutscher Bädertag stellt neue Weichen. Gesprächsrunde 1: Der Kurort nach der Gesundheitsreform. Heilbad und Kurort Sonderausgabe Mai: 5.

GASSNER, A. (2007b): 103. deutscher Bädertag stellt neue Weichen. Gesprächsrunde 3: Wellness / Medical Wellness. Heilbad und Kurort Sonderausgabe Mai: 5.

Literatur

GASSNER, A. (2007c): Qualität beginnt im Kopf - und muss für die Kurorte natürlich ganzheitlich sein. Heilbad und Kurort (1): 8-10.

GIGER, A. (2005): Werte im Wandel. Vom Wert der Werte in Wirtschaft und Gesellschaft. Zukunftsinstitut GmbH (Hrsg.). Kelkheim.

Gmünder Ersatzkasse (GEK) (2005): Kurleistungen der GEK und der Rentenversicherung. Internet: http://media.gek.de/downloads/_broschueren/GEK-Flyer_Kurleistung.pdf (27.12.2007).

GNAN, F. (2006): Die Stellung der bayerischen Heilbäder und Kurorte in Deutschland. Heilbad und Kurort (9-10): 173-174.

GÖDE-TRAUB, I. (2006): Medical Wellness und Ayurveda – eine sinnvolle Verbindung zweier Philosophien. Hotel & Technik (4): 36-37.

GORDON, T. J. (1994): The Delphi Method. Washington.

GRÄF, L. (1999): Optimierung von WWW-Umfragen: Das Online Pretest-Studio. In: BATINIC, B. et al. (Hrsg.): Online Research. Methoden, Anwendungen und Ergebnisse (=Internet und Psychologie. Neue Medien in der Psychologie). Göttingen. Bern. Toronto. Seattle: 159-178.

GRAUPNER, H. (2006): Schatten über der Kur. Deutsche Heilbäder leiden unter ausländischer Konkurrenz. Süddeutsche Zeitung 1.2.2006: 1.

GREVING, B. (2006): Skalieren von Sachverhalten. In: ALBERS, S. et al. (Hrsg.): Methodik der empirischen Forschung. Wiesbaden: 73-88.

Gruner + Jahr AG & Co. KG (2005): Trendanalyse Wellness. Hamburg.

HACHTMANN, R. (2007): Tourismus-Geschichte. Göttingen.

Literatur

HÄDER, M. (2000): Die Expertenauswahl bei Delphi-Befragungen. Zuma How-to-Reihe 5. Mannheim. Internet: http://www.gesis.org/ Publikationen/Berichte/ZUMA_How_to/Dokumente/pdf/how-to5mh.pdf (20.12.2007).

HÄDER, M. (2002): Delphi-Befragungen. Ein Arbeitsbuch. Wiesbaden.

HÄDER, M. und S. HÄDER (1995): Delphi und Kognitionspsychologie: ein Zugang zur theoretischen Fundierung der Delphi-Methode. Zuma Nachrichten 19 (37): 8-34. Internet: http://www.gesis.org/ Publikationen/Zeitschriften/ZUMA_Nachrichten/documents/Gesamtversionen/zn_37.pdf (20.12.2007).

HÄDER, M. und S. HÄDER (2000): Die Delphi-Methode als Gegenstand methodischer Forschungen. In: HÄDER, M. und S. HÄDER (Hrsg.): Die Delphi-Technik in den Sozialwissenschaften. Methodische Forschungen und innovative Anwendungen. Wiesbaden: 11-32.

HAMMES, Y. (2002): Wertewandel seit der Mitte des 20. Jahrhunderts in Deutschland. Auswirkungen des Wandels gesellschaftlicher und politischer Wertorientierungen auf die Demokratie (= Europäische Hochschulschriften. Reihe XXXI Politikwissenschaften 451). Frankfurt am Main.

HANK-HAASE, G. und K. ILLING (2005): Wirtschaftlichkeit und Rentabilität von Wellnessbereichen in Hotels. ghh consult GmbH (Hrsg.). Wiesbaden.

HANK-HAASE, G. und M. SONNENSCHEIN (2006): Hotellerie und Medical Spa. Symbiose von Gesundheit und Wohlbefinden. Marktpotenzial. Medical Spa-Hotelkonzept. Wirtschaftlichkeit und Rentabilität. ghh consult GmbH (Hrsg.). Wiesbaden.

Literatur

HANSELMANN, S. et al. (2007): Wellness-Erlebnisse sind gefragt. Aktuelle Studie zu Spaßbädern und Thermen. Spa concept (3): 56-59.

HARRER, B. und S. SCHERR (2002): Ausgaben der Übernachtungsgäste in Deutschland (=Schriftenreihe 49). Deutsches Wirtschaftswissenschaftliches Institut für Fremdenverkehr e.v. an der Uni München (dwif) (Hrsg.). München.

HARTMANN, B. (2001): Therapie mit Ortsspezifika (natürlichen ortsgebundenen Heilmitteln). In: Deutscher Heilbäder Verband e.V. (Hrsg.): Deutscher Bäderkalender. Bonn: 136-145.

Heilbäderverband Baden-Württemberg (2006): Therapie und Wohlfühlen sind kein Widerspruch. Eugen-Keidel Bad in Freiburg erhält fünf „Medical Wellness-Stars". Pressemitteilung. Internet: http://www.keidel-bad.de/keidel/aktuelles/pm_060920.pdf (12.01.2007).

HEISS, S. (2006): Zur Bedeutung von Vorsorgemaßnahmen, des Zuzahlungsprinzips durch die Kassen und die Abgrenzung zu Wellness. Gespräch mit Franz Gnan, Präsident des Bayerischen Heilbäderverbandes e.v. und Vizepräsident des Deutschen Heilbäderverbandes e.V.. Heilbad und Kurort (1-2): 7.

HERRMANN, H.-P. (2004): Rechtliche Aspekte von Kur- und Gesundheitspauschalreisen in Kurortprospekten. Heilbad und Kurort (1-2): 18-19.

HERTEL, L. (2003): Licht auf Wellness – Megatrend des neuen Jahrhunderts. Internet: http://www.wellnessverband.org/infodienste/ beitraege/hertel_licht_auf_wellness.html (03.10.2006).

HERTEL, L. et al. (2006a): Medical Wellness: Der Zug rollt!. wellness & care (2): 6-8.

Literatur

HERTEL, L. et al. (2006b): Wohlfühlmedizin und das Recht auf Wirkung. wellness & care (2): 26-27.

HÖHN, E. (2003): Wandel der Werte und Erziehungsziele in Deutschland. Eine soziologisch-empirische Bestandsaufnahme der gegenwärtigen gesamtgesellschaftlichen Situation mit Schwerpunkt auf Schule und Familie im Kontext des 20. Jahrhunderts. Frankfurt am Main.

HOPFINGER, H. (2003): Die Geographie der Freizeit und des Tourismus: Versuch einer Standortbestimmung. In: BECKER, C. et al. (Hrsg.): Geographie der Freizeit und des Tourismus: Bilanz und Ausblick. München. Wien.

HORX, M. (2002): Megatrend-Dokumentation. Zukunftsinstitut (Hrsg.). Kelkheim.

HORX, M. (2005): Der Selfness-Trend. Was kommt nach Wellness? Zukunftsinstitut (Hrsg.). Kelkheim.

HORX-STRATHERN, O. et al. (2002): Was ist Wellness? Anatomie und Zukunftsperspektiven des Wohlfühl-Trends. Zukunftsinstitut (Hrsg.). Kelkheim.

Hotelverband Deutschland (IHA) (2006): Die Sternekategorien der Deutschen Hotelklassifizierung. Auszug aus dem Kriterienkatalog der Deutschen Hotelklassifizierung. Internet: http://www.hotellerie.de/sterne/sterne_1_frameset.html (27.11.2006).

HUESMANN, A. (2006): Wellness im Breitbandformat. Wellness Spas & Pools. Schwimmbad & Sauna Spezial: 36-39.

HURRELMANN, K. et al. (2004): Einführung: Krankheitsprävention und Gesundheitsförderung. In: HURRELMANN, K. et al. (Hrsg.): Lehrbuch Prävention und Gesundheitsförderung. Bern: 11-19.

Literatur

ILLING, K. (2002): Medical Wellness und Selbstzahler. Zur Erschließung neuer Märkte für Rehabilitations-, Kurkliniken und Sanatorien. Berlin.

ILLING, K. (2003): Neues Produkt und neue Märkte für Kliniken. Medical Wellness - der Weg in den 2. Gesundheitsmarkt. ku-Special. Medical Wellness 22 (11): 2-5.

INGLEHART, R. (1989): Kultureller Umbruch. Wertewandel in der westlichen Welt. Frankfurt/Main. New York.

Institut für Freizeitwirtschaft (IFF) (2003): Marktchancen im Gesundheitstourismus. Health-Care-, Anti-Aging-, Wellness- und Beauty-Urlaub bis 2010. München.

Institut für Freizeitwirtschaft (IFF) (2005): Wellness-Angebote: Akzeptanz, Zielgruppen, Marktchancen. München.

Institut für Tourismus und Bäderforschung in Nordeuropa GmbH (N.I.T.) und B. ZAHL (2006): Modulergebnisse RA 2006. Gesundheit, Wellness & Kur im Urlaub. Erste Ergebnisse des Moduls. F.U.R. (Forschungsgemeinschaft Urlaub und Reisen e.V.) (Hrsg.). Kiel. Internet: http://wellness-stars.de/_ccms/download.php?attachment =ra06_ee-modul-gesundheit.pdf (13.12.2007).

JUSZCZAK, J. (2006): Netzwerke zur Vermarktung medizinischer Leistungen im Ausland. IHK-Journal (11): 25-27. Internet: www.ihk-koblenz.de/gen_PDF/Netzwerke.pdf (06.12.2007).

JUSZCZAK, J. und M. NÖTHEN (2006): Ausländische Krankenhauspatienten. Studie zeigt: Top-Service gefragt. Kooperationspartner aus der Tourismusbranche können die Kliniken bei der Vermarktung ihrer Angebote unterstützen. Deutsches Ärzteblatt 103 (20). Internet: http://www.aerzteblatt.de/v4/archiv/pdf.asp?id=51482 (20.12.2007).

Literatur

JUTZ, G. (2005): Die Kompaktkur – ein Erfolgsmodell mit kontinuierlich steigendem Trend. Heilbad und Kurort (1-2): 13.

KADE, S. (1994): Individualisierung und Älterwerden – der paradoxe Weg in die Moderne. In: KADE, S. (Hrsg.): Individualisierung und Älterwerden (= Theorie und Praxis der Erwachsenenbildung). Bad Heilbrunn: 17-44.

KALETKA, C. (2003): Die Zukunft politischer Internetforen. Eine Delphi-Studie (= Medienzukunft heute 9). Münster.

KARTTE, J. et al. (2005): Innovation und Wachstum im Gesundheitswesen. Roland Berger (Hrsg.). Düsseldorf.

KARTTE, J. und K. NEUMANN (2007): Der Zweite Gesundheitsmarkt. Kunden Verstehen, Geschäftschancen nutzen. Roland Berger (Hrsg.). Düsseldorf.

KASPAR, C. (^{5}1996): Die Tourismuslehre im Grundriss. Bern.

Keidel Mineral-Thermalbad Freiburg (2006): Therapiezentrum. Internet: www.keidel-bad.de/keidel/ (12.01.2007).

KERSCHER, G. F. (2003): Wo liegt die Zukunft der europäischen Heilbäder und Kurorte. Heilbad und Kurort (11): 277-280.

KEYBACH, B. (2007): USP durch Herausstellung besonderer Qualitäten der Kurorte. Facelifting für die alte Kurform. Vortrag Kurdirektoren-Seminar. Deutsches Seminar für Tourismus (DSFT). 25.6.-26.6.2007. Berlin.

KICKBUSCH, I. (2006): Die Gesundheitsgesellschaft. Megatrends der Gesundheit und deren Konsequenzen für Politik und Gesellschaft. Gamburg.

Literatur

KRASKE, M. (2004): Nach Osten, der Zähne wegen. stern.de – 29.09.2004. Internet: www.stern.de/wissenschaft/gesund leben/medizin/530239.html?nv=cb (09.05.2006).

KREIBICH, R. (2006): Zukunftsforschung (= IZT Institut für Zukunftsstudien und Technologiebewertung Arbeitsbericht 23). Berlin.

KRIMMEL, L. (2001): Der Zweite Gesundheitsmarkt. Neue Strukturen der Medizin der Zukunft. Internet: http://www.medwell.de/ downloads/Forum_fuer_Gesundheitspolitik_01-09-01.pdf (01.10.2006).

KROMREY, H. (^{10}2002): Empirische Sozialforschung. Modelle und Methoden der standardisierten Datenerhebung und Datenauswertung. Opladen.

KUBISCH, B. (2003): Nasenkorrektur all inclusive – Gesundheitstourismus in Kuba. Spiegel online – 27. Februar 2003. Internet: www.spiegel.de/reise/fernweh/0,1518,237981,00.html (21.02.2006).

KUCH C. (2007): Qualitätsmanagement. Eine kurze Einführung. Vortrag Medical Wellness Kongress. Gesundheitsförderung und Qualitätssicherung. 24.1.-25.1.2007. Berlin.

KUHN, J. (2003): Kommerzielle Nutzung Mobiler Anwendungen. Ergebnisse der Delphi-Studie „Mobile Business". Regensburg.

KÜSEL, C. (2006): Wellness und weitere Megatrends. Allgemeine Hotel- und Gastronomie-Zeitung (AHGZ) (35): 3.

KÜSEL, C. (2007): Männer entdecken Wellness. WHD-Hotels rät: Die Angebote müssen Ansprüchen beider Geschlechter gerecht werden. Allgemeine Hotel- und Gastronomie-Zeitung (AHGZ) (42): 8.

Literatur

LANGEFELD, C. (1986): Bad Nauheim. Struktur- und Funktionswandel einer traditionellen Kurstadt seit dem 19. Jahrhundert (= Marburger Geographische Schriften 105). Marburg.

LANZ KAUFMANN, E. (2002): Wellness-Tourismus. Entscheidungsgrundlagen für Investitionen und Qualitätsverbesserungen (= Berner Studien zu Freizeit und Tourismus 38). Bern.

LAUPRECHT, A. (2007): Dauerbrenner Medical Wellness. Brücke zwischen Wohlbefinden, Prävention und Gesundheit. Wellness & Care (2): 6.

LAVERY, S. und K. SULLIVAN (1997): Handbuch der Naturmedizin. BRADFORD, N. (Hrsg.). Berlin.

LEPPIN, A. (2004): Konzepte und Strategien der Krankheitsprävention. In: HURRELMANN, K. et al. (Hrsg.): Lehrbuch Prävention und Gesundheitsförderung. Bern: 31-40.

LESER, H. (Hrsg.) ([10]1997): Diercke. Wörterbuch Allgemeine Geographie. München. Braunschweig.

LEUCHTGENS, H. (2005): Naturheilverfahren und Prävention. Ein Statement. Heilbad und Kurort (3-4): 49-50.

LINSER, F. (2006): Bedürfnisse des Wellnessgastes. In: KRCZAL, A. und K. WEIERMAIR (Hrsg.): Wellness und Produktentwicklung. Erfolgreiche Gesundheitsangebote im Tourismus. Berlin: 103-107.

LINSTONE, H. A. und M. TUROFF (2002a): Evaluation. Introduction. In: LINSTONE, H. A. und M. TUROFF (Hrsg.): The Delphi Method. Techniques and Applications. o. O.: 223-230. Internet: http://is.njit.edu/pubs/delphibook/delphibook.pdf (30.05.2007).

Literatur

LINSTONE, H. A. und M. TUROFF (2002b): Introduction. Introduction. In: LINSTONE, H. A. und M. TUROFF (Hrsg.): The Delphi Method. Techniques and Applications. o. O.: 2-12. Internet: http://is.njit.edu/pubs/delphibook/delphibook.pdf (30.05.2007).

LOHMANN, M. und K. WINKLER (2005): Gesundheitsreisen – Wellness, Fitness und Kur. F.U.R. (Forschungsgemeinschaft Urlaub und Reisen e.V.) (Hrsg.). Kiel.

LOTZ-HEUMANN, U. (2003): Kurorte im Reich des 18. Jahrhunderts – ein Typus urbanen Lebens und Laboratorium der bürgerlichen Gesellschaft: Eine Problemskizze. In: ESSER, R. und T. FUCHS (Hrsg.): Bäder und Kuren in der Aufklärung - Medizinaldiskurs und Freizeitvergnügen (= Aufklärung und Europa. Schriftenreihe des Forschungszentrums Europäische Aufklärung e.V. 11). Berlin: 15-35.

LÜDTKE, I. (2007): Lust statt Frust. Gesundheit als individuelle und gesamtgesellschaftliche Triebkraft. med ambiente (3) Im Fokus. Gesundheitshotellerie: 36.

LUNGWITZ, L. (2007): Quo Vadis – Medical Wellness-Ausbildung? DMWV setzt Qualitätsmaßstäbe in neuer Arbeitsgruppe "Bildung". medical + wellness (4): 6.

LUNGWITZ, L. und S. WILBRANDT (2007): Editorial. medical + wellness (2): 3.

LUNOW, S. (2007): Total Quality Management (TQM) – Basis für wirtschaftlichen Erfolg. medical + wellness (3): 10-12.

LUNOW, S. und S. WILBRANDT (2007): Medical trifft Wellness! Experten des Deutschen Medical Wellness Verbandes e.V. diskutierten über die Bedeutung der Medizin in Medical Wellness-Einrichtungen. medical + wellness (5): 4-9.

Literatur

MAHLING, C.-H. (2001): „Residenzen des Glücks". Konzert – Theater – Unterhaltung in Kurorten des 19. und frühen 20. Jahrhunderts. In: MATHEUS, M. (Hrsg.): Badeorte und Bäderreisen in Antike, Mittelalter und Neuzeit. Stuttgart: 81-100.

MAUS, J. (2007): Randnotiz: Auf nach Budapest!. Deutsches Ärzteblatt (104) 23. Internet: http://www.aerzteblatt.de/v4/archiv/ artikel.asp?src=heft&id=55900 (25.09.2007).

Mediaedge:CIA (Hrsg.) (2006): Sensor Wellness 3. Düsseldorf. Internet: http://www.wellnessverband.de/pdf/sensor_wellness.pdf (23.12.2007).

Medizinischer Dienst der Spitzenverbände der Krankenkassen e.V. (MDS) (2005): Begutachtungsrichtlinie Vorsorge und Rehabilitation. Essen. Internet: http://www.mds-ev.org/download/RL_Vorsorge_Reha_2005.pdf (23.12.2007).

MELTZER, L. (2002): Kurorte und Heilbäder. Impulse für die Modernisierung traditionsreicher Urlaubsorte nach der „Kurkrise". In: BORGHARDT, J. et al. (Hrsg.): ReiseRäume. Touristische Entwicklung und räumliche Planung (= Dortmunder Beiträge zur Raumplanung 109). Dortmund: 157-171.

MENNE, C. (2007): Scheffau am Wilden Kaiser. Das erste Kneipp-Erlebnisdorf Tirols. Medical + Wellness (5): 36-37.

METZGER, S. (2006): Urlaub mit Zuschuss. Zusammen mit den Krankenkassen schnüren immer mehr Reiseveranstalter Präventionspakete in Sachen Gesundheit. Frankfurter Rundschau (192): 43.

Meyers Lexikonverlag (Hrsg.) (2006): Plastische Chirurgie. Möglichkeiten, Techniken, Risiken. GesundheitPro.de. Internet: www.gesundheitpro.de/do/extern/xipolis/result (23.05.2006).

Literatur

MOSEBACH, K. et al. (2004): Gesundheitspolitische Umsetzung von Prävention und Gesundheitsförderung. In: HURRELMANN, K. et al. (Hrsg.): Lehrbuch Prävention und Gesundheitsförderung. Bern: 341-354.

MÜLLER-BENEDICT, V. (^{3}2006): Grundkurs Statistik in den Sozialwissenschaften. Wiesbaden.

MUNDT, J. W. (1998): Einführung in den Tourismus. München.

MUSKAT, B. (2007): Total Quality Management im Tourismus. Wiesbaden.

MVREGIO (2007): Kassenzuschüsse für Bonusprogramme und Wellnessreisen. Pressemitteilung vom 31.07.2007. Internet: www.mvregio.de/mvr/48835.html (15.10.2007)

NAHRSTEDT, W. (2001a): Ergebnisse. In: NAHRSTEDT, W. (Hrsg.): Freizeit und Wellness: Gesundheitstourismus in Europa: die neue Herausforderung für Kurorte, Tourismus und Gesundheitssysteme. Bad Saarow bei Berlin, Deutschland, October 7-9, 1999, Kongressbericht. Bielefeld: 13-17.

NAHRSTEDT, W. (2001b): Wellness, Fitness, Beauty, Diet, Soul: Angebotsanalysen von deutschen Kur- und Urlaubsorten. In: NAHRSTEDT, W. (Hrsg.): Freizeit und Wellness: Gesundheitstourismus in Europa: die neue Herausforderung für Kurorte, Tourismus und Gesundheitssysteme. Bad Saarow bei Berlin, Deutschland, October 7-9, 1999, Kongressbericht. Bielefeld: 53-77.

NAHRSTEDT, W. (2002): Wellness im Brennpunkt. Wissenschaftliche Betrachtung eines jungen Marktes. In: RICHTER, B. und M. PÜTZ-WILLEMS (Hrsg.): Wellness + Wirtschaft. Professionell und profitabel. Augsburg: 10-22.

Literatur

NAISBITT, J. und P. ABURDENE (^{2}1992): Megatrends 2000. Zehn Perspektiven für den Weg ins nächste Jahrtausend. Düsseldorf. Wien.

NEFIODOW, L. (2006): Der sechste Kondratieff. Wege zur Produktivität und Vollbeschäftigung im Zeitalter der Information. Bonn.

OBERHUBER, N. (2006): Ein Treffpunkt von Medizin und Lifestyle. Frankfurter Allgemeine Sonntagszeitung (39): 55.

OCHSENBAUER, C. (2006): Zur Anwendbarkeit von „Public Private Partnership"-Modellen für öffentliche Bäder. Erhebliche Risiken für Kommunen und Private. A.B. Archiv des Badewesens (6): 326-328.

OPASCHOWSKI, H. W. (^{4}2006): Einführung in die Freizeitwissenschaft. Wiesbaden.

PIKKEMAAT, B. und K. WEIERMAIR (2006): Wellness als Megatrend?. In: KRCZAL, A. und K. WEIERMAIR (Hrsg.): Wellness und Produktentwicklung. Erfolgreiche Gesundheitsangebote im Tourismus. Berlin: 13-24.

PILZ-KUSCH, U. (2007): Die Zukunft von (Medical)-Wellness und gesunder Lebensführung aus Kundensicht. medical + wellness (5): 10-12.

PÖTSCH, O. et al. (2003): Informationstechnologie in Haushalten. Nutzung von Informations- und Kommunikationstechnologien in privaten Haushalten – Ergebnisse einer Pilotstudie für das Jahr 2002. Statistisches Bundesamt (Hrsg.). Wiesbaden. Internet: http://www.destatis.de/jetspeed/portal/cms/Sites/destatis/Internet/D E/Content/Publikationen/Fachveroeffentlichungen/Informationsgesel lschaft/Technhaushalte2002,property=file.pdf (18.07.2007).

PÖTSCHKE, M (2004): Das Bremer Lehrenden-Delphi: Studiendesign. Internet: http://www-user.uni-bremen.de/~poetsch/lehrenden delphi.pdf (30.05.2007).

Literatur

PRETTIN, M. (2006): Yoga mit Halbpension. Financial Times Deutschland medbiz (8): 22-24.

PREUSKER, U. K. (2007): Per Definition raus aus der Schmuddelecke. Medical Wellness Kongress/Neuer Markt Medical Wellness. Klinik Markt Inside (3): 11-12. Internet: http://www.medical-wellness-kongress.de/2007/downloads/presse/0703_klinikmarktinside.pdf (23.12.2007).

PRIDDAT, B. P. (2005): Alt/Jung. Sich verschärfende Unterscheidungen. In: JANSEN, S. et al. (Hrsg.): Demographie. Bewegung einer Gesellschaft im Ruhestand. Multidisziplinäre Perspektiven zur Demographiefolgenforschung. Wiesbaden: 15-50.

Prognos AG (Hrsg.) (2005): Work-Life-Balance. Motor für wirtschaftliches Wachstum und gesellschaftliche Stabilität. Analyse der volkswirtschaftlichen Effekte – Zusammenfassung der Ergebnisse. Berlin. Internet: http://www.prognos.com/pdf/WLB_Broschuere.pdf (23.12.2007).

PUTSCHÖGL, M. (2004): An der Quelle. Die Zeit (41). Internet: http://www.zeit.de/2004/_41/Wellness_Spa?page=all (23.12.2007).

Redaktionsbüro Gesundheit (2007): Welche Früherkennungs- und Vorsorgeuntersuchungen sind empfohlen und werden von den gesetzlichen Kassen getragen? Internet: http://www.diegesundheitsreform.de/gesundheitssystem/themen_az/tabellen/pdf/uebersicht_frueherkennung_vorsorgeuntersuchungen.pdf (27.12.2007).

REINER, K. (2001): „Alltag raus – Österreich rein!" Vorstellung des Projektes „Destination Management in Österreich". In: Hessen Touristik Service e.V. (Hrsg.): 25. Hessischer Tourismustag. Destination Management in Hessen. Wohin geht die Reise? 17. Oktober 2001. Stadthalle Wetzlar. Dokumentation. Wiesbaden.

Literatur

REIPS, U.-D. (2003): Online-Erhebungen in der wissenschaftlichen Sozialforschung. In: Arbeitskreis Deutscher Markt- und Sozialforschungsinstitute e.V. et al. (Hrsg.): Online-Erhebungen. 5. Wissenschaftliche Tagung (= Sozialwissenschaftliche Tagungsberichte 7). Bonn: 21-30.

RESCH, K.-L. (2004): Wellness im Kurort. Heilbad und Kurort (11-12): 180-183.

REUTER, P. (2004): Springer-Lexikon Medizin. Berlin.

RICHTER, B. und M. PÜTZ-WILLEMS (2002): Die Kluft zwischen Privat und Kommunal. Day Spas und öffentliche Erlebnisbäder. In: RICHTER, B. und M. PÜTZ-WILLEMS (Hrsg.): Wellness + Wirtschaft. Professionell und profitabel. Augsburg: 43-52.

RICHTER, R. (2005): Die Lebensstilgesellschaft. Wiesbaden.

RITTER, W. und M. FROWEIN (^{5}1997): Reiseverkehrsgeographie. Bad Homburg vor der Höhe.

Robert Koch Institut und Statistisches Bundesamt (Hrsg.) (2006): Gesundheitsberichterstattung des Bundes. Gesundheit in Deutschland. Berlin. Internet: http://www.rki.de/cln_048/nn_204568/DE/ Content/GBE/Gesundheitsberichterstattung/GesInDtld/gesundheits_bericht,templateId=raw,property=publicationFile.pdf/ gesundheitsbericht.pdf (23.12.2007).

RUDOLPH, H. (1999): Tourismus-Betriebswirtschaftslehre. München.

RULLE, M. (2004): Gesundheitstourismus in Europa – Entwicklungstendenzen und Diversifikationsstrategien (= Eichstätter Tourismuswissenschaftliche Beiträge 4). München. Wien.

Literatur

RÜSTER, R. (2006): „Der Wellnesstrend hat seinen Höhepunkt noch nicht erreicht". Michael Altewischer, Geschäftsführer der Wellness-Hotels Deutschland, über Investitionen und Entwicklungspotenziale. Allgemeine Hotel- und Gastronomie-Zeitung (AHGZ) (32): 9.

SARHOLZ, H.-J. (1996): Heilbäder im Mittelalter. Die Anfänge der Kur in Mitteleuropa (= Bad Emser Hefte 155). Bad Ems.

SCHEFFLER, H. (2003): Online-Erhebungen in der Marktforschung. In: Arbeitskreis Deutscher Markt- und Sozialforschungsinstitute e.V. et al. (Hrsg.): Online-Erhebungen. 5. Wissenschaftliche Tagung (= Sozialwissenschaftliche Tagungsberichte 7). Bonn: 31-42.

SCHIERENBECK, H. (^{16}2003): Grundzüge der Betriebswirtschaftslehre. München.

SCHIPPERGES, H. (1993): Verwurzelung und Entfaltung des präventiven Denkens und Handelns. In: ALLHOFF, P. et al. (Hrsg.): Krankheitsverhütung und Früherkennung. Handbuch der Prävention. Berlin. Heidelberg. New York: 3-15.

SCHMID, M. (2006): Klinik am Haussee. Zentrum für Neurologie, Kardiologie, Orthopädie, Psychosomatik & Medical Wellness. Vortrag auf der Euroforum-Konferenz „Von Wellness zu Medical Spa" am 25. und 26. September 2006 im Brenner's Park Hotel & Spa in Baden-Baden.

SCHMID, M. (2007): Medical-Wellness-Zentrum in der Klinik am Haussee. Presse-Information. Feldberg.

SCHMID-KEINER, N. (2006): Euroforum 2006. Wellness & Care (4): 12-13.

Literatur

SCHMIDT, M. (2006): Plantschpfütze im Metzgerei-Design. Gütesiegel für Wellness-Hotels. Spiegel Online 24. November 2006. Internet: http://www.spiegel.de/reise/aktuell/0,1518,447294,00.html (24.11.2006).

SCHNELL, R. et al. (^{7}2005): Methoden der empirischen Sozialforschung. München.

SCHOBERSBERGER, W. et al. (2006): Kundennutzenstiftung durch Kooperation von Medizin und Tourismuswirtschaft. In: KRCZAL, A. und K. WEIERMAIR (Hrsg.): Wellness und Produktentwicklung. Erfolgreiche Gesundheitsangebote im Tourismus. Berlin: 91-101.

SCHÜRLE, S. C. (2001): Die Kur als touristische Erscheinungsform unter besonderer Berücksichtigung der Mineralheilbäder Baden-Württembergs (= Südwestdeutsche Schriften 29). Mannheim.

SOMMER, H. (1999): Zur Kur nach Ems. Ein Beitrag zur Geschichte der Badereise von 1830 bis 1914 (= Geschichtliche Landeskunde 48). MATHEUS, M. (Hrsg.). Stuttgart.

SOMMER, H. (2001): Stationen eines Kurbads im 19. Jahrhundert – Bad Ems. In: MATHEUS, M. (Hrsg.): Badeorte und Bäderreisen in Antike, Mittelalter und Neuzeit. Stuttgart: 101-131.

SPOHR, S. (2006): „Spa so selbstverständlich wie die Minibar". Interview mit Claus-Arwed Lauprecht, Geschäftsführer des Wellness Instituts in Bad Homburg und Präsident des Internationalen Spa & Wellness-Bundes. Touristik report (20): 50-52.

STAEDELE, K. (2007): Warum Präventionsreisen so sinnvoll sind. Pressemitteilung vom 05.06.2007. Dr. Holiday AG (Hrsg.). Internet: http://www.dr-holiday.de/presse/ text/pr02.pdf (24.09.2007).

Literatur

Statistisches Bundesamt (1995...2007): Tourismus – Ergebnisse der monatlichen Beherbergungsstatistik. Fachserie 6. Reihe 7.1. Wiesbaden.

Statistisches Bundesamt (2003a): Altersaufbau: 2001 und 2050. Internet: http://destatis.de/basis/d/bevoe/src/svg-00/start.php (21.07.2006).

Statistisches Bundesamt (2003b): Bevölkerung Deutschlands bis 2050. 10. koordinierte Bevölkerungsvorausberechnung. Wiesbaden.

Statistisches Bundesamt (2005): Bevölkerungsfortschreibung 2004. Fachserie 1. Reihe 1.3. Wiesbaden.

Statistisches Bundesamt (2006a): Bevölkerung und Erwerbstätigkeit. Natürliche Bevölkerungsbewegung. 2004. Fachserie 1. Reihe 1.1. Wiesbaden.

Statistisches Bundesamt (2006b): Einwohner und Erwerbsbeteiligung. Inländerkonzept. Internet: http://www.destatis.de/basis/d/vgr/vgrtab10.php (08.09.2006).

Statistisches Bundesamt (2006c): Gesundheit. Ausgaben, Krankheitskosten und Personal 2004. Wiesbaden. Internet: http://www.destatis.de/jetspeed/portal/cms/Sites/destatis/Internet/DE/Presse/pk/2006/Gesundheit/Pressebroschuere,property=file.pdf (23.12.2007).

Statistisches Bundesamt (2006d): Gesundheitspersonal nach Berufen. Internet: http://www.destatis.de/basis/d/gesu/gesutab1.php (08.09.2006).

Literatur

Statistisches Bundesamt (2006e): 10,6% des Bruttoinlandsprodukts für Gesundheit ausgegeben. Pressemitteilung vom 16. August 2006. Internet: http://www.destatis.de/presse/deutsch/pm2006/p3270095. htm (08.09.206).

Statistisches Bundesamt (2007): Gesundheit. Ausgaben. 1996 bis 2005. Wiesbaden. Internet: https://www-ec.destatis.de/csp/shop/sfg/bpm. html.cms.cBroker.cls?cmspath=struktur,Warenkorb.csp (23.12.2007).

STEINBACH, M. (2004): Prävention – das ist die Zukunft der Kurorte und Heilbäder. Der Kommentar. Heilbad und Kurort (7-8): 110.

STEINBACH, M. (2005a): Prävention – ein ganzer Verband im Gleichschritt. Der Kommentar. Heilbad und Kurort (9-10): 151.

STEINBACH, M. (2005b): Vorwort. In: Deutscher Heilbäderverband e.V. (DHV) (Hrsg.): Prävention im Kurort. Leitfaden zur Vorbereitung zertifizierter Angebote. Bonn: 2.

STEINECKE, A. (2006): Tourismus – Eine geographische Einführung (= Das Geographische Seminar). GLAWION, R. et al. (Hrsg.). Braunschweig.

STEINHAUSER, C. und B. JOCHUM (2006): Markenpolitik im Gesundheitstourismus am Beispiel von „Alpine Wellness". In: KRCZAL, A. und K. WEIERMAIR (Hrsg.): Wellness und Produktentwicklung. Erfolgreiche Gesundheitsangebote im Tourismus. Berlin: 131-144.

STÖCKEL, S. (2004): Geschichte der Prävention und Gesundheitsförderung. In: HURRELMANN, K. et al. (Hrsg.): Lehrbuch Prävention und Gesundheitsförderung. Bern: 21-30.

Literatur

STRATMANN, B. (2000): Die Delphi-Methode in der sozialwissenschaftlichen Stadtforschung: Eine Illustration am Beispiel einer Studie zu den Olympischen Spielen in Sydney im Jahr 2000. In: HÄDER, M. und S. HÄDER (Hrsg.): Die Delphi-Technik in den Sozialwissenschaften. Methodische Forschungen und innovative Anwendungen. Wiesbaden: 115-132.

STREICHER, W. und A. WENEMOSER (2005): Die Kompaktkur. Heilbad und Kurort (1-2): 9-11.

STUDT, B. (2001): Die Badenfahrt. Ein neues Muster der Badepraxis und Badegesellschaft im deutschen Spätmittelalter. In: MATHEUS, M. (Hrsg.): Badeorte und Bäderreisen in Antike, Mittelalter und Neuzeit. Stuttgart: 33-52.

TCPH Ltd (2006): Arabischer Medizintourismus in Deutschland. Pressemitteilung vom 06.01.2006. Internet: www.islamictourism.com/news_G.php?country=69&width=&id=52 (06.12.2007).

The Economist (Hrsg.) (2007): To avoid the Big C, stay small. The Economist November 3rd: 85-86.

THEOBALD, A. (2000): Das World Wide Web als Befragungsinstrument. Wiesbaden.

Tourismus-Marketing GmbH (TMBW) und Heilbäder und Kurorte Marketing GmbH Baden-Württemberg (HKM) (2006): Die Wellness-Stars-Kriterien für Medical Wellness-Einrichtungen. Qualitätskriterien. Internet: http://www.wellness-stars.de/ (12.12.2006).

TRAVIS, J. W. und R. S. RYAN (^{3}2004): Wellness Index. A Self-Assessment for Health and Vitality. Berkeley.

TRÖSTER, H. (2007): Wachstumsmarkt Gesundheitstourismus. medical + wellness (3): 16-17.

Literatur

TUCH, P. (2000): Gesundheitsangebote für Selbstzahler: Und der Bademeister singt. Deutsches Ärzteblatt 97 (13). Internet: http://aerzteblatt.de/v4/archiv/artikeldruck.asp?id=22318 (24.03.2006).

TUI Deutschland GmbH (2007): TUI Vital. Zeit für Gesundheit & Wellness. Nov 07-Apr 08. Internet: www.tui-onlinekatalog.de (24.09.2007).

VESTER, H.-G. (1993): Authentizität. In: HAHN, H. und H. J. KAGELMANN (Hrsg.): Tourismuspsychologie und Tourismussoziologie. Ein Handbuch zur Tourismuswissenschaft. München: 122-124.

VETTER, J. R. (2003): Auf dem Weg nach Delphi. eine Delphi-Expertenbefragung zu Rahmenbedingungen für Mobilitätsmanagement in Deutschland. Ansatz, Umsetzung und Ergebnisse. Dortmund.

WAGENER, H. G. (2006): Kompaktkuren. Heilbad und Kurort (11-12): 206.

WAGNER, S. (2006): Nachfrageverhalten bei Kur und Wellness. In: KRCZAL, A. und K. WEIERMAIR (Hrsg.): Wellness und Produktentwicklung. Erfolgreiche Gesundheitsangebote im Tourismus. Berlin: 50-66.

WAGNER, V. (2007): Wellnesstrends im Fokus. Genießen & mehr (5/6): 14-15.

WEBER, A. (2005): Blutbild im Hotel. Die Zeit (15). Internet: http://www.zeit.de/2005/15/Well_Medical (30.11.2006).

WEINBERGER, R. (2007): Neue Trends und Entwicklungen in den Heilbädern und Kurorten. Ortsgebundene Heilmittel – Erfolgsfaktoren für den Kurort. Vortrag Kurdirektoren-Seminar. Deutsches Seminar für Tourismus (DSFT). 25.6.-26.6.2007. Berlin.

Literatur

Wellness-Hotels-Deutschland GmbH (2007): Wellness-Qualität. Internet: http://www.w-h-d.de/de/wellness_hotels_deutschland_gepruefte _qualitaet (13.08.2007).

Weltgesundheitsorganisation - Regionalbüro für Europa (WHO/EUROPA) (2006): Ottawa Charta zur Gesundheitsförderung. Internet: http://www.euro.who.int/AboutWHO/Policy/20010827_2? language=German (17.04.2006).

WERNER, C. (Hrsg.) (2006): Relax Guide 2007 Deutschland. Wien.

WIESNER, G. (2001): Der Lebensverlängerungsprozess Deutschlands. Stand – Entwicklung – Folgen (= Beiträge zur Gesundheitsberichterstattung des Bundes). Robert Koch-Institut (Hrsg.). Berlin.

Wikimedia Foundation Inc. (2007): Content-Management-System. Internet: http://de.wikipedia.org/wiki/Content-Management-System (07.01.2008).

WILBRANDT, S. (2007a): Die Definition von Medical Wellness. Der Medical Wellness Kongress versucht einen Konsens. medical + wellness (2): 10-11.

WILBRANDT, S. (2007b): 3. Nationale Branchenkonferenz Gesundheitswirtschaft 2007. Wirtschaftsfaktor Komplementär- und Alternativmedizin: Chancen – Grenzen - Standards. medical + wellness (4): 22-23.

WILBRANDT, S. (2007c): „Medical Wellness ist viel mehr als nur Wellness. Gespräch mit Lutz Lungwitz, 1. Vorsitzender des DMWV. medical + wellness (3): 6-8.

WILBRANDT, S. (2007d): „Prävention ist für Medical Wellness ein ganz großes Thema". medical + Wellness (5): 22-25.

Literatur

WILBRANDT, S. et al. (2007): Neues Konzept zu Prävention und Gesundheitsförderung. Der Reiseveranstalter WIR-Reisen setzt auf Medical Wellness. medical + wellness (4): 29.

World Health Organization (WHO) (2003): WHO definition of health. Internet: http.//www.who.int/about/definition/en/ (03.04.2006).

World Tourism Organization (WTO) (2002): Definition of Tourism. Internet: http://www.world-tourism.org/espanol/statistics/tsa_project/TSA (01.04.2006).

ANHANG

ANHANG I: DELPHI-BEFRAGUNG: ONLINE-FRAGEBOGEN 1. BEFRAGUNGSWELLE

Im Folgenden ist der Online-Fragebogen der ersten Befragungswelle (mit Begrüßungs- und Schlusstext) dargestellt. Der Fragebogen der zweiten Welle entsprach dem dargestellten bis auf einige Kürzungen (s. Kap. 6.3.8). Zudem enthielt er die Ergebnisse der ersten Welle als Feedback für die Teilnehmer (s. Kap. 6.3.7).

Sehr geehrte Befragungsteilnehmerin, sehr geehrter Befragungsteilnehmer,

an dieser Stelle gelangen Sie zu dem Fragebogen, welcher Teil der Arbeit an meiner **Dissertation zum Thema "Gesundheitsvorsorgetourismus"** ist. Die Befragung hat zum Ziel, **Expertenwissen und –einschätzungen** zum zukünftigen Gesundheitsvorsorgetourismus zusammenzutragen und so zu einer Prognose der Entwicklungen in diesem Markt zu gelangen.

Unter dem **Begriff "Gesundheitsvorsorgetourismus"** ist die Gesamtheit aller Gesundheitsreisen zusammengefasst, deren Hauptreisemotiv die Gesundheitsvorsorge (Gesundheitsförderung und Prävention) ist.

Die Befragung wurde entsprechend der **Delphi-Methode** entwickelt. Für den Ablauf der Befragung bedeutet das, dass Sie nach der Auswertung dieses Fragebogens (1. Befragungswelle), die Ergebnisse erhalten und um eine erneute Bewertung des Themas gebeten werden (2. Befragungswelle). **Es ist für den Erfolg der Untersuchung sehr wichtig, dass Sie an den wiederholten Befragungsrunden teilnehmen. Sie profitieren von Ihrer Teilnahme, indem Sie die - bestimmt auch für Sie sehr interessanten - Ergebnisse der Befragung zur Verfügung gestellt bekommen.**

Das Ausfüllen des Fragebogens nimmt **max. 10-12 Min.** in Anspruch. Bitten nehmen Sie sich die Zeit und beantworten Sie die Fragen gewissenhaft.

Die Teilnahme an der Befragung ist selbstverständlich **freiwillig**. Ihre Angaben werden ausschließlich in **anonymisierter Form** und nur im Umfang dieses Forschungsprojektes weiterverarbeitet und keinem Dritten zugänglich gemacht. Die Ergebnisse werden ausschließlich als Gruppenergebnis dargestellt.

Mit bestem Dank für Ihre Mitarbeit,

Meike Sonnenschein

bisher beantwortet: 0/19 = 0%

Selbsteinschätzung der Kompetenz im Themenbereich

1) Wie schätzen Sie selbst Ihre Kompetenz im Themenbereich Gesundheitstourismus ein? [!]

○ hohe Kompetenz (regelmäßige Beschäftigung mit dem Thema)
○ mittlere Kompetenz (gelegentliche Beschäftigung mit dem Thema)
○ niedrige Kompetenz (peripherer Kontakt zu dem Thema)

bisher beantwortet: 1/19 = 5%

Zur Nachfrage

2) Wie schätzen Sie die Nachfrageentwicklung für Gesundheitsreisen allgemein bzw. für Gesundheitsvorsorge-Reisen bis zum Jahr 2020 ein?

	starke Zunahme		...		starke Abnahme	
	1	2	3	4	5	keine Angabe
Gesundheitsreisen allgemein	○	○	○	○	○	⊙
Gesundheitsvorsorge-Reisen	○	○	○	○	○	⊙

bisher beantwortet: 2/19 = 11%

Zum Angebot

3) Welche Bedeutung haben folgende Aspekte für ein gutes Gesundheitsvorsorge-Reiseangebot?

	sehr wichtig		...		gar nicht wichtig	
	1	2	3	4	5	keine Angabe
landschaftliche Attraktivität	○	○	○	○	○	⊙
umfassende touristische Infrastruktur	○	○	○	○	○	⊙
Vorhandensein und Qualität medizinischer Angebote	○	○	○	○	○	⊙
Vorhandensein und Qualität von Entspannungsangeboten	○	○	○	○	○	⊙
Vorhandensein und Qualität von Bewegungsangeboten	○	○	○	○	○	⊙
Vorhandensein und Qualität von Kultur- und Freizeitangeboten	○	○	○	○	○	⊙
Ernährungsberatung/gesunde Küche/Diätküche	○	○	○	○	○	⊙
alle Angebote unter einem Dach	○	○	○	○	○	⊙
gehobener Qualitätsstandard der Unterbringung (mind. 4-Sterne-Niveau)	○	○	○	○	○	⊙
Servicequalität	○	○	○	○	○	⊙
Wohlfühlaspekt	○	○	○	○	○	⊙
medizinische Kompetenz des Personals	○	○	○	○	○	⊙
einführender Gesundheits-Check Up	○	○	○	○	○	⊙
Anleitung für eine gesunde Lebensweise (Coaching)	○	○	○	○	○	⊙

bisher beantwortet: 3/19 = 16%

Gesundheitsvorsorge-Reisedestination Deutschland

4) Deutschland ist das Hauptzielgebiet für Gesundheitsvorsorge-Reisen der Deutschen. Wird das auch in Zukunft so bleiben?

○ Ja.

○ Ja, aber andere Länder/Regionen werden zu starken Konkurrenten.

○ Nein, Deutschland wird seine Stellung an andere Länder/Regionen abtreten müssen.

Warum?

⊙ keine Angabe

bisher beantwortet: 4/19 = 21%

Gesundheitsvorsorge-Reisedestination Deutschland

5) Was sind Vorteile bzw. Nachteile Deutschlands als Gesundheitsvorsorge-Reisedestination im Vergleich zu den meisten anderen Ländern?

	starker Vorteil		...		starker Nachteil	
	1	2	3	4	5	keine Angabe
verkehrliche Erreichbarkeit	○	○	○	○	○	⊙
landschaftliche Attraktivität	○	○	○	○	○	⊙
touristische Infrastruktur	○	○	○	○	○	⊙
Gesundheitsinfrastruktur	○	○	○	○	○	⊙
technische Ausstattung der Gesundheitsbetriebe	○	○	○	○	○	⊙
medizinische Kompetenz	○	○	○	○	○	⊙
Tradition der Kur	○	○	○	○	○	⊙
Attraktivität der Unterkünfte	○	○	○	○	○	⊙
Freizeit- und Kulturangebot	○	○	○	○	○	⊙
Modernität der Orte	○	○	○	○	○	⊙
Qualität der Angebote	○	○	○	○	○	⊙
preisgünstige Angebote	○	○	○	○	○	⊙
Preis-/Leistungsverhältnis	○	○	○	○	○	⊙
Servicequalität	○	○	○	○	○	⊙
Wetter	○	○	○	○	○	⊙

bisher beantwortet: 5/19 = 26%

Gesundheitsvorsorge-Reisedestination Deutschland

6) Welche Standorte in Deutschland haben für Gesundheitsvorsorge-Reiseangebote eine besonders große Bedeutung?

○ der Standort ist egal, wenn das Konzept stimmt

○ alle touristischen Orte

○ die Heilbäder und Kurorte

⊙ keine Angabe

bisher beantwortet: 6/19 = 32%

Gesundheitsvorsorge-Reisedestination Deutschland

7) Wie wird sich die Bedeutung der Wohnortnähe einer Gesundheitsvorsorge-Reisedestination innerhalb Deutschlands zukünftig verändern?

	<		>		keine Angabe
Zunahme	○	○	○	Abnahme	⊙

bisher beantwortet: 7/19 = 37%

Gesundheitsvorsorge-Reisedestination Deutschland

8) Wie wird sich bis zum Jahr 2020 die Nachfrage durch Reisende aus folgenden Ländern/Regionen nach Gesundheitsvorsorge-Reiseangeboten in Deutschland verändern?

	starke Zunahme		...		starke Abnahme	
	1	2	3	4	5	keine Angabe
Skandinavien	○	○	○	○	○	⊙
West-/Südwesteuropa	○	○	○	○	○	⊙
Südosteuropa	○	○	○	○	○	⊙
Osteuropa/Russland	○	○	○	○	○	⊙
arabische Länder	○	○	○	○	○	⊙
Nordamerika	○	○	○	○	○	⊙
Mittel- und Südamerika	○	○	○	○	○	⊙
Asien	○	○	○	○	○	⊙
Australien/Ozeanien	○	○	○	○	○	⊙
Afrika	○	○	○	○	○	⊙

bisher beantwortet: 8/19 = 42%

Nachfrageentwicklungen

9) Wird in Zukunft die Nachfrage nach kurzen Gesundheitsvorsorge-Reisen (bis zu einer Woche) im Vergleich zu längeren Reisen eher zu- oder abnehmen?

	<		>		keine Angabe
Zunahme	○	○	○	Abnahme	⊙

bisher beantwortet: 9/19 = 47%

Nachfrageentwicklungen

10) Wie wird sich in Zukunft die Bereitschaft zur Selbstzahlung von Gesundheitsvorsorge-Maßnahmen im Urlaub entwickeln?

	<	<		>	>		keine Angabe
starke Zunahme	○	○	○	○	○	starke Abnahme	⊙

bisher beantwortet: 10/19 = 53%

Nachfrageentwicklungen

11) Wie wird sich in Zukunft die Nachfrage nach Angeboten der alternativen Medizin im Bereich des Gesundheitsvorsorge-Tourismus entwickeln?

| starke Zunahme | < ○ | < ○ | > ○ | > ○ | starke Abnahme ○ | keine Angabe ⦿ |

bisher beantwortet: 11/19 = 58%

Effektivität von Gesundheitsvorsorge-Reisen

12) Tragen Gesundheitsvorsorge-Reisen effektiv zum Ziel der Gesundheitsförderung/Prävention bei?

○ Ja, sie tragen direkt dazu bei und fungieren als Initiator für entsprechende Maßnahmen im Alltag.

○ Ja, im Falle einer gewissen Länge (> 1 Woche) tragen sie dazu bei und fungieren als Initiator für entsprechende Maßnahmen im Alltag.

○ Nein, Gesundheitsvorsorgemaßnahmen im Urlaub wirken nur kurzfristig und sind nicht nachhaltig.

○ Nein, Gesundheitsvorsorgemaßnahmen im Urlaub sind völlig ineffektiv und tragen nicht zum Ziel der Gesundheitsförderung/Prävention bei.

○ sonstiges:

⦿ keine Angabe

bisher beantwortet: 12/19 = 63%

Gesundheitsvorsorge-Reisetypen

13) Umfasst der Begriff "Wellness" die Möglichkeit einer effizienten Gesundheitsförderung/Prävention?

○ ja
○ bedingt
○ nein

Warum?

⦿ keine Angabe

bisher beantwortet: 13/19 = 68%

Gesundheitsvorsorge-Reisetypen

14) Umschreibt der Begriff "Medical Wellness-Reise" eine zukunftsfähige Reiseart, welche effektiv zum Ziel der Gesundheitsförderung/Prävention beiträgt?

○ ja
○ bedingt
○ nein

Warum?

⦿ keine Angabe

bisher beantwortet: 14/19 = 74%

Gesundheitsvorsorge-Reisetypen

15) Welche Betriebsarten sind besonders dazu geeignet, effektive Gesundheitsvorsorge-Reiseangebote auf den Markt zu bringen?

	besonders geeignet			gar nicht geeignet		
	1	2	3	4	5	keine Angabe
Gesundheitszentren in Heilbädern und Kurorten	○	○	○	○	○	⊙
Medical Wellness-Hotels	○	○	○	○	○	⊙
Kliniken	○	○	○	○	○	⊙
Verbindung aus Klinik und Hotel	○	○	○	○	○	⊙
Wellnesshotels	○	○	○	○	○	⊙
Day Spas	○	○	○	○	○	⊙
Thermen	○	○	○	○	○	⊙

bisher beantwortet: 15/19 = 79%

Gesundheitsvorsorge-Reisetypen

16) Wie schätzen Sie die Nachfrageentwicklung folgender Reisearten bis zum Jahr 2020 ein?

	starke Zunahme			starke Abnahme		
	1	2	3	4	5	keine Angabe
"Wellness-Reisen"	○	○	○	○	○	⊙
"Medical Wellness-Reisen"	○	○	○	○	○	⊙
von Krankenkassen bezuschusste "Präventiv-Reisen"	○	○	○	○	○	⊙
"traditionelle Vorsorge-Kurreisen"	○	○	○	○	○	⊙

bisher beantwortet: 16/19 = 84%

Gästezielgruppen

17) Wie wird sich bis zum Jahr 2020 die Nachfrage nach Gesundheitsvorsorge-Reisen durch die einzelnen Zielgruppen verändern?

	starke Zunahme			starke Abnahme		
	1	2	3	4	5	keine Angabe
70jährige und älter	○	○	○	○	○	⊙
60 bis 69jährige	○	○	○	○	○	⊙
50 bis 59jährige	○	○	○	○	○	⊙
40 bis 49jährige	○	○	○	○	○	⊙
30 bis 39jährige	○	○	○	○	○	⊙
unter 30jährige	○	○	○	○	○	⊙

bisher beantwortet: 17/19 = 89%

Gästezielgruppen

18) Wie wird sich in Zukunft der Anteil der männlichen Nachfrager nach Gesundheitsvorsorge-Reisen entwickeln?

| starke Zunahme | < ○ | < ○ | > ○ | > ○ | starke Abnahme | keine Angabe ⊙ |

bisher beantwortet: 18/19 = 95%

Gästezielgruppen

19) Welche Teile der deutschen Bevölkerung werden zukünftig Gesundheitsvorsorge-Reiseangebote nachfragen und ansprechende Angebote auf dem Markt vorfinden?

○ alle sozialen Schichten

○ mittlere und höhere soziale Schichten

○ nur höhere soziale Schichten

⊙ keine Angabe

An dieser Stelle möchte ich mich recht herzlich für Ihre Teilnahme bedanken!

Die Ergebnisse dieser Befragung werde ich Ihnen in Kürze zu einer erneuten Bewertung des Themas zukommen lassen.

Mit freundlichen Grüßen

Meike Sonnenschein

ANHANG II: DELPHI-BEFRAGUNG: ERGEBNISSE IN TABELLARISCHER FORM

Tab. 28: Selbsteinschätzung der Kompetenz der an der Delphi-Befragung teilnehmenden Experten (Frage 1, W1)

Selbsteinschätzung der Kompetenz im Themenbereich Gesundheitstourismus	Anteil
hohe Kompetenz (regelmäßige Beschäftigung mit dem Thema)	64,4%
mittlere Kompetenz (gelegentliche Beschäftigung mit dem Thema)	31,1%
niedrige Kompetenz (peripherer Kontakt zu dem Thema)	4,4%
Gesamt	100%

Welle 1 (W1): N = 89 Experten.
Diese Frage wurde nur in der ersten Befragungsrunde gestellt.

Tab. 29a: Entwicklung des Nachfragevolumens bis 2020 Gesundheitstourismus allgemein und Gesundheitsvorsorgetourismus (Frage 2, W1/W2)

Nachfrageentwicklung		starke Zunahme 1	2	3	4	starke Abnahme 5	keine Angabe	Gesamt
Gesundheitsreisen allgemein	W 1	37,8%	45,6%	15,6%	1,1%	0,0%	0,0%	100%
	W 2	31,3%	65,7%	3,0%	0,0%	0,0%	0,0%	100%
Gesundheitsvorsorgereisen	W 1	40,0%	46,7%	11,1%	2,2%	0,0%	0,0%	100%
	W 2	34,3%	62,7%	3,0%	0,0%	0,0%	0,0%	100%

Welle 1 (W1): N = 89 Experten, Welle 2 (W2): N = 67 Experten

Tab. 29b: Entwicklung des Nachfragevolumens bis 2020 Gesundheitstourismus allgemein und Gesundheitsvorsorgetourismus (Frage 2, GT/GG)

Nachfrageentwicklung		starke Zunahme 1	2	3	4	starke Abnahme 5	keine Angabe	Gesamt
Gesundheitsreisen allgemein	GT	27,8%	69,4%	2,8%	0,0%	0,0%	0,0%	100%
	GG	35,5%	61,3%	3,2%	0,0%	0,0%	0,0%	100%
Gesundheitsvorsorgereisen	GT	33,3%	66,6%	0,0%	0,0%	0,0%	0,0%	100%
	GG	35,5%	58,1%	6,5%	0,0%	0,0%	0,0%	100%

Basis: Welle 2 (W2), N = 67, Gruppe Tourismus (GT): 36 Experten, Gruppe Gesundheit (GG): 31 Experten

Tab. 30a: Bedeutung von Angebotsaspekten im Gesundheitsvorsorgetourismus (Frage 3, W1/W2)

Bedeutung Angebotsaspekte		sehr wichtig 1	2	3	4	gar nicht wichtig 5	keine Angabe	Gesamt
landschaftliche Attraktivität	W 1	31,1%	42,2%	24,4%	1,1%	1,1%	0,0%	100%
	W 2	14,9%	73,1%	11,9%	0,0%	0,0%	0,0%	100%
umfassende touristische Infrastruktur	W 1	15,6%	43,3%	27,8%	10,0%	3,3%	0,0%	100%
	W 2	13,4%	65,7%	19,4%	1,5%	0,0%	0,0%	100%
Vorhandensein und Qualität von medizinischen Angeboten	W 1	62,2%	27,8%	7,8%	2,2%	0,0%	0,0%	100%
	W 2	68,7%	29,9%	1,5%	0,0%	0,0%	0,0%	100%
Vorhandensein und Qualität von Entspannungsangeboten	W 1	53,3%	36,7%	7,8%	1,1%	1,1%	0,0%	100%
	W 2	59,7%	37,3%	3,0%	0,0%	0,0%	0,0%	100%

Fortsetzung Tab. 30a

Bedeutung Angebots-aspekte		sehr wichtig 1	2	3	4	gar nicht wichtig 5	keine An-gabe	Ge-samt
Vorhandensein und Qualität von Bewegungs-angeboten	W 1	51,1%	42,2%	4,4%	2,2%	0,0%	0,0%	100%
	W 2	59,7%	35,8%	4,5%	0,0%	0,0%	0,0%	100%
Vorhandensein und Qualität von Kultur- und Freizeitangeboten	W 1	8,9%	40,0%	36,7%	11,1%	2,2%	1,1%	100%
	W 2	4,5%	64,2%	29,9%	1,5%	0,0%	0,0%	100%
Ernährungs-beratung/gesunde Küche/Diätküche	W 1	33,3%	41,1%	21,1%	3,3%	1,1%	0,0%	100%
	W 2	37,3%	50,7%	10,4%	1,5%	0,0%	0,0%	100%
alle Angebote unter einem Dach	W 1	47,8%	28,9%	18,9%	3,3%	1,1%	0,0%	100%
	W 2	56,7%	32,8%	9,0%	1,5%	0,0%	0,0%	100%
gehobener Qualitätsstandard der Unterbringung (mind. 4-Sterne-Niveau)	W 1	28,9%	40,0%	23,3%	6,7%	1,1%	0,0%	100%
	W 2	25,4%	47,8%	26,9%	0,0%	0,0%	0,0%	100%
Servicequalität	W 1	64,4%	32,2%	3,3%	0,0%	0,0%	0,0%	100%
	W 2	74,6%	23,9%	0,0%	0,0%	0,0%	1,5%	100%
Wohlfühlaspekt	W 1	71,1%	28,9%	0,0%	0,0%	0,0%	0,0%	100%
	W 2	76,1%	20,9%	3,0%	0,0%	0,0%	0,0%	100%
medizinische Kompetenz des Personals	W 1	70,0%	23,3%	4,4%	1,1%	0,0%	1,1%	100%
	W 2	71,6%	23,9%	3,0%	1,5%	0,0%	0,0%	100%
einführender Gesundheits-Check Up	W 1	52,2%	34,4%	8,9%	1,1%	3,3%	0,0%	100%
	W 2	64,2%	29,9%	4,5%	1,5%	0,0%	0,0%	100%
Anleitung für eine gesunde Lebens-weise (Coaching)	W 1	33,3%	51,1%	10,0%	2,2%	1,1%	2,2%	100%
	W 2	46,3%	50,7%	3,0%	0,0%	0,0%	0,0%	100%

Welle 1 (W1): N = 89 Experten, Welle 2 (W2): N = 67 Experten

Tab. 30b: Bedeutung von Angebotsaspekten im Gesundheitsvorsorgetourismus (Frage 3, GT/GG)

Bedeutung Angebotsaspekte		sehr wichtig 1	2	3	gar nicht wichtig 4	5	keine Angabe	Gesamt
landschaftliche Attraktivität	GT	13,9%	75,0%	11,1%	0,0%	0,0%	0,0%	100%
	GG	16,1%	71,0%	12,9%	0,0%	0,0%	0,0%	100%
umfassende touristische Infrastruktur	GT	13,9%	66,6%	19,4%	0,0%	0,0%	0,0%	100%
	GG	12,9%	64,5%	19,4%	3,2%	0,0%	0,0%	100%
Vorhandensein u. Qualität von medizinischen Angeboten	GT	66,6%	33,3%	0,0%	0,0%	0,0%	0,0%	100%
	GG	71,0%	25,8%	3,2%	0,0%	0,0%	0,0%	100%
Vorhandensein u. Qualität von Entspannungsangeboten	GT	63,9%	30,6%	5,6%	0,0%	0,0%	0,0%	100%
	GG	54,8%	45,2%	0,0%	0,0%	0,0%	0,0%	100%
Vorhandensein u. Qualität von Bewegungsangeboten	GT	55,6%	36,1%	8,3%	0,0%	0,0%	0,0%	100%
	GG	64,5%	35,4%	0,0%	0,0%	0,0%	0,0%	100%
Vorhandensein u. Qualität von Kultur- u. Freizeitangeboten	GT	2,8%	72,2%	22,2%	2,8%	0,0%	0,0%	100%
	GG	6,5%	54,8%	38,7%	0,0%	0,0%	0,0%	100%
Ernährungsberatung/gesunde Küche/Diätk.	GT	38,9%	47,2%	13,9%	0,0%	0,0%	0,0%	100%
	GG	35,5%	54,8%	6,5%	3,2%	0,0%	0,0%	100%
alle Angebote unter einem Dach	GT	58,3%	33,3%	8,3%	0,0%	0,0%	0,0%	100%
	GG	54,8%	32,2%	9,7%	3,2%	0,0%	0,0%	100%
gehobener Qualitätsstandard der Unterbringung (mind. 4-Sterne-Niveau)	GT	30,6%	41,7%	27,8%	0,0%	0,0%	0,0%	100%
	GG	19,4%	54,8%	25,8%	0,0%	0,0%	0,0%	100%

Fortsetzung Tab. 30b

Bedeutung Angebotsaspekte		sehr wichtig 1	2	3	4	gar nicht wichtig 5	keine Angabe	Gesamt
Servicequalität	GT	75,0%	25,0%	0,0%	0,0%	0,0%	0,0%	100%
	GG	74,0%	26,0%	0,0%	0,0%	0,0%	0,0%	100%
Wohlfühlaspekt	GT	83,3%	16,7%	0,0%	0,0%	0,0%	0,0%	100%
	GG	67,7%	25,8%	6,5%	0,0%	0,0%	0,0%	100%
medizinische Kompetenz des Personals	GT	75,0%	25,0%	0,0%	0,0%	0,0%	0,0%	100%
	GG	67,7%	22,6%	6,5%	3,2%	0,0%	0,0%	100%
einführender Gesundheits-Check Up	GT	61,1%	36,1%	2,8%	0,0%	0,0%	0,0%	100%
	GG	67,7%	22,6%	6,5%	3,2%	0,0%	0,0%	100%
Anleitung für eine gesunde Lebensweise (Coaching)	GT	47,2%	50,0%	2,8%	0,0%	0,0%	0,0%	100%
	GG	45,2%	51,6%	3,2%	0,0%	0,0%	0,0%	100%

Basis: Welle 2 (W2), N = 67, Gruppe Tourismus (GT): 36 Experten, Gruppe Gesundheit (GG): 31 Experten

Tab. 31a: Zukünftige Bedeutung Deutschlands als Gesundheitsvorsorgedestination der Deutschen (Frage 4, W1/W2)

Deutschland, das zukünftige Hauptzielgebiet der Deutschen	1. Welle	2. Welle
Ja.	11,1%	6,0%
Ja, aber andere Länder/Regionen werden zu starken Konkurrenten.	82,2%	91,0%
Nein, Deutschland wird seine Stellung an andere Länder/Regionen abtreten müssen.	5,6%	1,5%
keine Angabe	1,1%	1,5%
Gesamt	100%	100%

Welle 1 (W1): N = 89 Experten, Welle 2 (W2): N = 67 Experten

Angaben zu Frage 4a:

Anmerkung: Die Frage nach dem „warum" wurde nur in der ersten Befragungsrunde gestellt.

1. Angaben von Befragten mit Wahl der Antwortmöglichkeit 1 (Ja.):

- kurze Entfernungen zum Wohnort werden vorgezogen, da oft Kurzreisen
- kulturelle Abwechslung spielt keine Rolle (und somit auch keine weiten Reisen)

2. Angaben von Befragten mit Wahl der Antwortmöglichkeit 2 (Ja, aber andere Länder/Regionen werden zu starken Konkurrenten.):

Gründe für aktuelle starke Position Deutschlands (Anzahl der Nennungen):

- medizinische Kompetenz (3)
- Wohnortnähe
- verkehrliche Anbindung

Gründe für das Aufholen anderer Länder/Regionen (Anzahl der Nennungen):

- preisgünstigere Angebote (besonders in Ost-/Südosteuropa) (12)
- besseres Preis-/Leistungsverhältnis (3)
- bessere/modernere Angebote (3)
- hohe Qualität (3)
- medizinische Kompetenz (2)
- finanzielle Förderung
- selbstbewusste Herausstellung der Stärken
- nicht-ärztliche Angebote (z.B. Ayurveda)
- exotischere Angebote (z.B. Ayurveda in Indien)
- besserer Service (freundlicher, mehr Zeit etc.)
- Kurtradition
- Krankenkassen werden günstigere Angebote (auch im Ausland) zur Finanzierung oder Bezuschussung bevorzugen.
- Angebot der Low Cost Carier
- Klima

Namentlich erwähnte Länder/Regionen, welche zu Konkurrenten werden
(Anzahl der Nennungen):

- Ost-/Südosteuropäische Länder (8)
- Österreich (2)
- Italien (2)
- Tschechien (2)
- Europäische Nachbarregionen (2)
- deutschsprachiger Raum (1)
- Bulgarien
- Ungarn
- Schweiz

3. **Angaben von Befragten mit Wahl der Antwortmöglichkeit 3 (Nein, Deutschland wird seine Stellung an andere Länder/Regionen abtreten müssen.):**

Gründe für die zukünftig besseren Angebote im Ausland
(Anzahl der Nennungen):

- preisgünstigere Angebote (3)
- Klima
- Globalisierung
- Vergleichbare Behandlungskompetenz
- günstigerer Kosten für medizinische Betreuung

Namentlich erwähnte Länder/Regionen, welche zu Konkurrenten werden
(Anzahl der Nennungen):

- Ost-/Südosteuropa (2)

Tab. 31b: Zukünftige Bedeutung Deutschlands als Gesundheitsvorsorgedestination der Deutschen (Frage 4, GT/GG)

Deutschland, das zukünftige Hauptzielgebiet der Deutschen	Gruppe Tourismus	Gruppe Gesundheit
Ja.	5,6%	6,5%
Ja, aber andere Länder/Regionen werden zu starken Konkurrenten.	91,7%	90,3%
Nein, Deutschland wird seine Stellung an andere Länder/Regionen abtreten müssen.	2,8%	0,0%
keine Angabe	0,0%	3,2%
Gesamt	100%	100%

Basis: Welle 2 (W2), N = 67, Gruppe Tourismus (GT): 36 Experten, Gruppe Gesundheit (GG): 31 Experten

Tab. 32a: Vor- und Nachteile Deutschlands als Gesundheitsvorsorgedestination im internationalen Konkurrenzumfeld (Frage 5, W1/W2)

Vorteile/Nachteile Deutschlands		starker Vorteil 1	2	3	4	starker Nachteil 5	keine Angabe	Gesamt
verkehrliche Erreichbarkeit	W 1	47,8%	38,9%	13,3%	0,0%	0,0%	0,0%	100%
	W 2	56,7%	40,3%	3,0%	0,0%	0,0%	0,0%	100%
landschaftliche Attraktivität	W 1	12,2%	34,4%	51,1%	2,2%	0,0%	0,0%	100%
	W 2	7,5%	65,7%	23,9%	1,5%	0,0%	1,5%	100%
touristische Infrastruktur	W 1	13,3%	44,4%	36,7%	3,3%	1,1%	1,1%	100%
	W 2	11,9%	58,2%	29,9%	0,0%	0,0%	0,0%	100%
Gesundheitsinfrastruktur	W 1	37,8%	53,3%	7,8%	1,1%	0,0%	0,0%	100%
	W 2	50,7%	44,8%	4,5%	0,0%	0,0%	0,0%	100%
techn. Ausstattung der Gesundheitsbetriebe	W 1	41,1%	37,8%	18,9%	2,2%	0,0%	0,0%	100%
	W 2	47,8%	43,3%	7,5%	1,5%	0,0%	0,0%	100%
medizinische Kompetenz	W 1	53,3%	34,4%	8,9%	3,3%	0,0%	0,0%	100%
	W 2	62,7%	35,8%	0,0%	1,5%	0,0%	0,0%	100%
Tradition der Kur	W 1	25,6%	32,2%	34,4%	5,6%	1,1%	1,1%	100%
	W 2	22,4%	35,8%	41,8%	0,0%	0,0%	0,0%	100%

Fortsetzung Tab. 32a

Vorteile/ Nachteile Deutschlands		starker Vorteil 1	2	3	4	starker Nachteil 5	keine An- gabe	Ge- samt
Attraktivität der Unterkünfte	W 1	8,9%	52,2%	35,6%	3,3%	0,0%	0,0%	100%
	W 2	20,9%	44,8%	34,3%	0,0%	0,0%	0,0%	100%
Freizeit- und Kulturangebot	W 1	5,6%	44,4%	44,4%	5,6%	0,0%	0,0%	100%
	W 2	7,5%	44,8%	47,8%	0,0%	0,0%	0,0%	100%
Modernität der Orte	W 1	6,7%	31,1%	50,0%	6,7%	4,4%	1,1%	100%
	W 2	6,0%	28,4%	64,2%	1,5%	0,0%	0,0%	100%
Qualität der Angebote	W 1	34,4%	42,2%	20,0%	2,2%	0,0%	1,1%	100%
	W 2	31,3%	55,2%	11,9%	1,5%	0,0%	0,0%	100%
preisgünstige Angebote	W 1	1,1%	12,2%	42,2%	30,0%	14,4%	0,0%	100%
	W 2	3,0%	23,9%	53,7%	17,9%	1,5%	0,0%	100%
Preis-/ Leistungs- verhältnis	W 1	8,9%	30,0%	36,7%	17,8%	6,7%	0,0%	100%
	W 2	17,9%	29,9%	40,3%	10,4%	0,0%	1,5%	100%
Servicequalität	W 1	15,6%	36,7%	30,0%	17,8%	0,0%	0,0%	100%
	W 2	25,4%	34,3%	32,8%	7,5%	0,0%	0,0%	100%
Wetter	W 1	0,0%	10,0%	40,0%	38,9%	6,7%	4,4%	100%
	W 2	4,5%	7,5%	55,2%	26,9%	6,0%	0,0%	100%

Welle 1 (W1): N = 89 Experten, Welle 2 (W2): N = 67 Experten

Tab. 32b: Vor- und Nachteile Deutschlands als Gesundheitsvorsorgedestination im internationalen Konkurrenzumfeld (Frage 5, GT/GG)

Vorteile/ Nachteile Deutschlands		starker Vorteil 1	2	3	4	starker Nachteil 5	keine Angabe	Gesamt
Verkehrl. Erreichbarkeit	GT	55,6%	41,7%	2,8%	0,0%	0,0%	0,0%	100%
	GG	58,1%	38,7%	3,2%	0,0%	0,0%	0,0%	100%
Lanschaftl Attraktivität	GT	11,1%	55,6%	30,6%	0,0%	0,0%	2,8%	100%
	GG	3,2%	77,4%	16,1%	3,2%	0,0%	0,0%	100%
Tourist. Infrastruktur	GT	13,9%	63,9%	22,2%	0,0%	0,0%	0,0%	100%
	GG	9,7%	51,6%	38,7%	0,0%	0,0%	0,0%	100%
Gesundheitsinfrastruktur	GT	55,6%	38,9%	5,6%	0,0%	0,0%	0,0%	100%
	GG	45,2%	51,6%	3,2%	0,0%	0,0%	0,0%	100%
Techn. Ausstattung Gesundheitsbetriebe	GT	44,4%	47,2%	5,6%	2,8%	0,0%	0,0%	100%
	GG	51,6%	38,7%	9,7%	0,0%	0,0%	0,0%	100%
Medizin. Kompetenz	GT	61,1%	38,9%	0,0%	0,0%	0,0%	0,0%	100%
	GG	64,5%	32,2%	3,2%	0,0%	0,0%	0,0%	100%
Tradition der Kur	GT	19,4%	36,1%	44,4%	0,0%	0,0%	0,0%	100%
	GG	25,8%	35,5%	38,7%	0,0%	0,0%	0,0%	100%
Attraktivität Unterkünfte	GT	25,0%	38,9%	36,1%	0,0%	0,0%	0,0%	100%
	GG	16,1%	51,6%	32,2%	0,0%	0,0%	0,0%	100%
Freizeit- u. Kulturangebot	GT	8,3%	50,0%	41,7%	0,0%	0,0%	0,0%	100%
	GG	6,5%	38,7%	54,8%	0,0%	0,0%	0,0%	100%
Modernität der Orte	GT	5,6%	33,3%	58,3%	2,8%	0,0%	0,0%	100%
	GG	6,5%	22,6%	71,0%	0,0%	0,0%	0,0%	100%
Qualität d. Angebote	GT	30,6%	52,8%	16,7%	0,0%	0,0%	0,0%	100%
	GG	32,2%	58,1%	6,5%	3,2%	0,0%	0,0%	100%
preisgünstige Angebote	GT	5,6%	19,4%	50,0%	22,2%	2,8%	0,0%	100%
	GG	0,0%	29,0%	58,1%	12,9%	0,0%	0,0%	100%

Fortsetzung Tab. 32b

Vorteile/ Nachteile Deutschlands		starker Vorteil 1	2	3	4	starker Nachteil 5	keine An- gabe	Gesamt
Preis-/ Leistungs- verhältnis	GT	13,9%	27,8%	41,7%	13,9%	0,0%	2,8%	100%
	GG	22,6%	32,2%	38,7%	6,5%	0,0%	0,0%	100%
Service- qualität	GT	25,0%	30,6%	36,1%	8,3%	0,0%	0,0%	100%
	GG	25,8%	38,7%	29,0%	6,5%	0,0%	0,0%	100%
Wetter	GT	5,6%	11,1%	47,2%	27,8%	8,3%	0,0%	100%
	GG	3,2%	3,2%	64,5%	25,8%	3,2%	0,0%	100%

Basis: Welle 2 (W2), N = 67, Gruppe Tourismus (GT): 36 Experten, Gruppe Gesundheit (GG): 31 Experten

Tab. 33a: Eignung von Gesundheitsvorsorgetourismus- Standorten in Deutschland (Frage 6, W1/W2)

Standorte innerhalb Deutschlands	1. Welle	2. Welle
der Standort ist egal, wenn das Konzept stimmt	47,8%	62,7%
alle touristischen Orte	13,3%	9,0%
die Heilbäder und Kurorte	35,6%	28,4%
keine Angabe	3,3%	0,0%
Gesamt	100%	100%

Welle 1: N = 89 Experten, Welle 2: N = 67 Experten

Tab. 33b: Eignung von Gesundheitsvorsorgetourismus- Standorten in Deutschland (Frage 6, GT/GG)

Standorte innerhalb Deutschlands	Gruppe Tourismus	Gruppe Gesundheit
der Standort ist egal, wenn das Konzept stimmt	69,4%	54,8%
alle touristischen Orte	5,6%	12,9%
die Heilbäder und Kurorte	25,0%	32,2%
keine Angabe	0,0%	0,0%
Gesamt	100%	100%

Basis: Welle 2 (W2), N = 67, Gruppe Tourismus (GT): 36 Experten, Gruppe Gesundheit (GG): 31 Experten

Tab. 34a: Zukünftige Bedeutung der Wohnortnähe einer Gesundheitsvorsorgedestination innerhalb Deutschlands (Frage 7, W1/W2)

akzeptierte Entfernung	Zunahme 1	2	Abnahme 3	keine Angabe	Gesamt
1. Welle	37,8%	40,0%	14,4%	7,8%	100%
2. Welle	34,3%	61,2%	3,0%	1,5%	100%

Welle 1: N = 89 Experten, Welle 2: N = 67 Experten

Tab. 34b: Zukünftige Bedeutung der Wohnortnähe einer Gesundheitsvorsorgedestination innerhalb Deutschlands (Frage 7, GT/GG)

akzeptierte Entfernung	Zunahme 1	2	Abnahme 3	keine Angabe	Gesamt
Gruppe Tourismus	30,6%	66,7%	2,8%	0,0%	100%
Gruppe Gesundheit	38,7%	54,8%	3,2%	3,2%	100%

Basis: Welle 2 (W2), N = 67, Gruppe Tourismus (GT): 36 Experten, Gruppe Gesundheit (GG): 31 Experten

Tab. 35a: Entwicklung des Nachfragevolumens durch Ausländer nach Gesundheitsvorsorgereiseangeboten in Deutschland bis 2020 (Frage 8, W1/W2)

Entwicklung ausländische Nachfrage		starke Zunahme 1	2	3	4	starke Abnahme 5	keine Angabe	Gesamt
Skandinavien	W 1	4,4%	21,1%	43,3%	4,4%	1,1%	25,6%	100%
	W 2	1,5%	20,9%	64,2%	3,0%	0,0%	10,4%	100%
West-/ Südwesteuropa	W 1	1,1%	21,1%	45,6%	5,6%	2,2%	24,4%	100%
	W 2	0,0%	22,4%	65,7%	1,5%	0,0%	10,4%	100%
Südosteuropa	W 1	1,1%	28,9%	36,7%	10,0%	0,0%	23,3%	100%
	W 2	3,0%	28,4%	53,7%	4,5%	0,0%	10,4%	100%
Osteuropa/ Russland	W 1	24,4%	38,9%	14,4%	4,4%	1,1%	16,7%	100%
	W 2	14,9%	62,7%	11,9%	1,5%	0,0%	9,0%	100%

Fortsetzung Tab. 35a

Entwicklung ausländische Nachfrage		starke Zunahme 1	2	3	4	starke Abnahme 5	keine Angabe	Gesamt
arabische Länder	W 1	18,9%	35,6%	16,7%	12,2%	0,0%	16,7%	100%
	W 2	10,4%	38,8%	38,8%	3,0%	0,0%	9,0%	100%
Nordamerika	W 1	0,0%	11,1%	45,6%	12,2%	5,6%	25,6%	100%
	W 2	0,0%	9,0%	61,2%	19,4%	0,0%	10,4%	100%
Mittel- und Südamerika	W 1	0,0%	3,3%	41,1%	17,8%	6,7%	31,1%	100%
	W 2	0,0%	1,5%	68,7%	17,9%	0,0%	11,9%	100%
Asien	W 1	4,4%	23,3%	31,1%	11,1%	4,4%	25,6%	100%
	W 2	3,0%	22,4%	46,3%	16,4%	0,0%	11,9%	100%
Australien/ Ozenanien	W 1	0,0%	5,6%	36,7%	15,6%	8,9%	33,3%	100%
	W 2	0,0%	6,0%	55,2%	25,4%	0,0%	13,4%	100%
Afrika	W 1	1,1%	7,8%	36,7%	12,2%	7,8%	34,4%	100%
	W 2	0,0%	13,4%	53,7%	19,6%	0,0%	13,4%	100%

Welle 1 (W1): N = 89 Experten, Welle 2 (W2): N = 67 Experten

Tab. 35b: Entwicklung des Nachfragevolumens durch Ausländer nach Gesundheitsvorsorgereiseangeboten in Deutschland bis 2020 (Frage 8, GT/GG)

Entwicklung ausländische Nachfrage		starke Zunahme 1	2	3	4	starke Abnahme 5	keine Angabe	Gesamt
Skandinavien	GT	2,8%	19,4%	63,9%	2,8%	0,0%	11,1%	100%
	GG	0,0%	22,6%	64,5%	3,2%	0,0%	9,7%	100%
West-/Süd- westeuropa	GT	0,0%	22,2%	66,7%	2,8%	0,0%	8,3%	100%
	GG	0,0%	22,6%	64,5%	0,0%	0,0%	12,9%	100%
Südosteuropa	GT	2,8%	30,6%	50,0%	8,3%	0,0%	8,3%	100%
	GG	3,2%	25,8%	58,1%	0,0%	0,0%	12,9%	100%
Osteuropa/ Russland	GT	16,7%	66,7%	8,3%	0,0%	0,0%	8,3%	100%
	GG	12,9%	58,1%	16,1%	2,8%	0,0%	9,7%	100%
arabische Länder	GT	11,1%	38,9%	41,7%	0,0%	0,0%	8,3%	100%
	GG	9,7%	38,7%	35,5%	6,5%	0,0%	9,7%	100%
Nordamerika	GT	0,0%	5,6%	66,7%	16,7%	0,0%	11,1%	100%
	GG	0,0%	12,9%	54,8%	22,6%	0,0%	9,7%	100%

Fortsetzung Tab. 35b

Entwicklung ausländische Nachfrage		starke Zunahme 1	2	3	4	starke Abnahme 5	keine An- gabe	Ge- samt
Mittel- und Südamerika	GT	0,0%	0,0%	75,0%	11,1%	0,0%	13,9%	100%
	GG	0,0%	3,2%	61,3%	25,8%	0,0%	9,7%	100%
Asien	GT	5,6%	19,4%	47,2%	16,7%	0,0%	11,1%	100%
	GG	0,0%	25,8%	45,2%	16,1%	0,0%	12,9%	100%
Australien/ Ozenanien	GT	0,0%	0,0%	63,9%	19,4%	0,0%	16,7%	100%
	GG	0,0%	12,9%	45,1%	32,2%	0,0%	9,7%	100%
Afrika	GT	0,0%	8,3%	55,6%	22,2%	0,0%	13,9%	100%
	GG	0,0%	19,4%	51,6%	16,1%	0,0%	12,9%	100%

Basis: Welle 2 (W2), N = 67, Gruppe Tourismus (GT): 36 Experten, Gruppe Gesundheit (GG): 31 Experten

Tab. 36: Nachfrageentwicklung Gesundheitsvorsorge-Kurzreisen im Vergleich zu längeren Reisen (Frage 9, W1)

Nachfrageentwicklung kurze Reisen	Zunahme 1	2	Abnahme 3	keine Angabe	Gesamt
1. Welle	97,8%	2,2%	0,0%	0,0%	100%

Welle 1: N = 89 Experten
Diese Frage wurde aufgrund einer hohen Übereinstimmung der Angaben von über 95% nur in der ersten Befragungsrunde gestellt.

Tab. 37a: Entwicklung der Bereitschaft zur Selbstzahlung von Gesundheitsvorsorgemaßnahmen im Urlaub (Frage 10, W1/W2)

Entwicklung Selbstzahler im Urlaub	starke Zunahme 1	2	3	4	starke Abnahme 5	keine An- gabe	Ge- samt
1. Welle	37,8%	58,9%	2,2%	0,0%	0,0%	1,1%	100%
2. Welle	19,4%	79,1%	1,5%	0,0%	0,0%	0,0%	100%

Welle 1: N = 89 Experten, Welle 2: N = 67 Experten

Tab. 37b: Entwicklung der Bereitschaft zur Selbstzahlung von Gesundheitsvorsorgemaßnahmen im Urlaub (Frage 10, GT/GG)

Entwicklung Selbstzahler im Urlaub	starke Zunahme 1	2	3	starke Abnahme 4	5	keine Angabe	Gesamt
Gruppe Tourismus	13,9%	83,3%	2,8%	0,0%	0,0%	0,0%	100%
Gruppe Gesundheit	25,8%	74,2%	0,0%	0,0%	0,0%	0,0%	100%

Basis: Welle 2 (W2), N = 67, Gruppe Tourismus (GT): 36 Experten, Gruppe Gesundheit (GG): 31 Experten

Tab. 38a: Entwicklung der Nachfrage nach Angeboten der Alternativen Medizin im Gesundheitsvorsorgetourismus (Frage 11, W1/W2)

Nachfrageentwicklung Alternative Medizin	starke Zunahme 1	2	3	starke Abnahme 4	5	keine Angabe	Gesamt
1. Welle	38,9%	50,0%	8,9%	1,1%	0,0%	1,1%	100%
2. Welle	31,3%	65,7%	3,0%	0,0%	0,0%	0,0%	100%

Welle 1: N = 89 Experten, Welle 2: N = 67 Experten

Tab. 38b: Entwicklung der Nachfrage nach Angeboten der Alternativen Medizin im Gesundheitsvorsorgetourismus (Frage 11, GT/GG)

Nachfrageentwicklung Alternative Medizin	starke Zunahme 1	2	3	starke Abnahme 4	5	keine Angabe	Gesamt
Gruppe Tourismus	33,3%	66,7%	0,0%	0,0%	0,0%	0,0%	100%
Gruppe Gesundheit	29,0%	64,5%	6,5%	0,0%	0,0%	0,0%	100%

Basis: Welle 2 (W2), N = 67, Gruppe Tourismus (GT): 36 Experten, Gruppe Gesundheit (GG): 31 Experten

Tab. 39a: Effektivität von Gesundheitsvorsorgereisen (Frage 12, W1/W2)

Effektiver Beitrag zum Ziel der Gesundheitsförderung/Prävention	1. Welle	2. Welle
Ja, sie tragen direkt dazu bei und fungieren als Initiator für entsprechende Maßnahmen im Alltag.	51,1%	49,3%
Ja, im Falle einer gewissen Länge (> 1 Woche) tragen sie dazu bei und fungieren als Initiator für entsprechende Maßnahmen im Alltag.	30,0%	38,8%
Nein, Gesundheitsvorsorgemaßnahmen im Urlaub wirken nur kurzfristig und sind nicht nachhaltig.	8,9%	6,0%
Nein, Gesundheitsvorsorgemaßnahmen im Urlaub sind völlig ineffektiv und tragen nicht zum Ziel der Gesundheitsförderung/ Prävention bei.	1,1%	0,0%
Sonstiges	7,8%	4,5%
keine Angabe	1,1%	1,5%
Gesamt	100%	100%

Welle 1: N = 89 Experten, Welle 2: N = 67 Experten

Angaben zu Antwort „sonstiges" (Anzahl der Nennungen):

- kommt auf den Menschen an (3)
- abhängig vom Konzept (3)

Tab. 39b: Effektivität von Gesundheitsvorsorgereisen (Frage 12, GT/GG)

Effektiver Beitrag zum Ziel der Gesundheitsförderung/ Prävention	Gruppe Tourismus	Gruppe Gesundheit
Ja, sie tragen direkt dazu bei und fungieren als Initiator für entsprechende Maßnahmen im Alltag.	47,2%	51,6%
Ja, im Falle einer gewissen Länge (> 1 Woche) tragen sie dazu bei und fungieren als Initiator für entsprechende Maßnahmen im Alltag.	33,3%	45,2%
Nein, Gesundheitsvorsorgemaßnahmen im Urlaub wirken nur kurzfristig und sind nicht nachhaltig.	8,3%	3,2%
Nein, Gesundheitsvorsorgemaßnahmen im Urlaub sind völlig ineffektiv und tragen nicht zum Ziel der Gesundheitsförderung/Prävention bei.	0,0%	0,0%
Sonstiges	8,3%	0,0%
keine Angabe	2,8%	0,0%
Gesamt	100%	100%

Basis: Welle 2 (W2), N = 67, Gruppe Tourismus (GT): 36 Experten, Gruppe Gesundheit (GG): 31 Experten

Tab. 40a: Effektivität von Wellnessreisen (Frage 13, W1/W2)

Effektiver Beitrag zum Ziel der Gesundheitsförderung/Prävention	1. Welle	2. Welle
ja	15,6%	7,5%
bedingt	50,0%	68,7%
nein	33,3%	22,4%
keine Angabe	1,1%	1,5%
Gesamt	100%	100%

Welle 1: N = 89 Experten, Welle 2: N = 67 Experten

Angaben zu Frage 13a:
Anmerkung: Die Frage nach dem „warum" wurde nur in der ersten Befragungsrunde gestellt.

1. **Angaben von Befragten mit Wahl der Antwortmöglichkeit 1 (ja)** (Anzahl der Nennungen):
   - Wellness ist gleich Gesundheitsförderung/Prävention (Zusammenspiel von Bewegung, Ernährung und Entspannung/Stressmanagement) (4)

2. **Angaben von Befragten mit Wahl der Antwortmöglichkeit 2 (bedingt)** (Anzahl der Nennungen):
   - der Begriff ist verwässert/nicht klar definiert (7)
   - Trend zu Medical Wellness (3)
   - fehlende Zertifizierung/Qualitätsüberprüfung (3)
   - Wellness wird nicht sinnvoll zur Gesundheitsförderung/Prävention eingesetzt
   - Wohlfühlen trägt zur Verbesserung des "Jetzt"-Zustandes bei

3. **Angaben von Befragten mit Wahl der Antwortmöglichkeit 3 (nein)** (Anzahl der Nennungen):
   - der Begriff ist verwässert/nicht klar definiert (15)
   - der Begriff ist oberflächlich/nicht qualitätsgebunden (6)
   - der Begriff wird eher mit Beauty und Entspannung etc. verbunden als mit Gesundheitsvorsorge (4)
   - Wellness ist vorrangig auf Wohlfühlen und nicht auf Gesundheitsvorsorge ausgerichtet (4)
   - Präventionsgedanke ist theoretisch inkludiert, hat aber in der Realität keine Bedeutung (3)
   - Trend zu Medical Wellness (3)
   - missbräuchliche Anwendungen (2)
   - Wellness entspricht nicht dem Präventionsgedanken

Tab. 40b: Effektivität von Wellnessreisen (Frage 13, GT/GG)

Effektiver Beitrag zum Ziel der Gesundheitsförderung/Prävention	Gruppe Tourismus	Gruppe Gesundheit
ja	11,1%	3,2%
bedingt	69,4%	67,7%
nein	19,4%	25,8%
keine Angabe	0,0%	3,2%
Gesamt	100%	100%

Basis: Welle 2 (W2), N = 67, Gruppe Tourismus (GT): 36 Experten, Gruppe Gesundheit (GG): 31 Experten

Tab. 41a: Effektivität von Medical Wellnessreisen (Frage 14, W1/W2)

Effektiver Beitrag zum Ziel der Gesundheitsförderung/Prävention	1. Welle	2. Welle
ja	54,4%	67,2%
bedingt	36,7%	29,9%
nein	5,6%	3,0%
keine Angabe	3,3%	0,0%
Gesamt	100%	100%

Welle 1: N = 89 Experten, Welle 2: N = 67 Experten

Angaben zu Frage 14a:
Anmerkung: Die Frage nach dem „warum" wurde nur in der ersten Befragungsrunde gestellt.

1. **Angaben von Befragten mit Wahl der Antwortmöglichkeit 1 (ja)**
   (Anzahl der Nennungen):
   - medizinisch fundierte Gesundheitsvorsorge mit dem Wohlfühlaspekt kombiniert (5)
   - wenn richtiges Konzept und nicht Worthülse (2)
   - Anstieg des allgemeinen Gesundheitsbewusstseins (2)
   - vermittelt dem Gast ein Gefühl der positiven Gesundheitsvorsorge (nicht krankheitsbezogen)
   - wenn von zertifizierten Einrichtungen verwendet
   - wenn Nachhaltigkeit gewährleistet wird
   - wenn entsprechende Qualität geboten wird
   - Heilbäder spielen hier eine große Rolle
   - ärztliche Betreuung ist Voraussetzung

2. **Angaben von Befragten mit Wahl der Antwortmöglichkeit 2 (bedingt)** (Anzahl der Nennungen):
   - Begriff ist nicht klar definiert (2)
   - klingt nach Krankheit
   - oft inkompetente Anbieter
   - verspricht Qualität
   - abhängig von Länge der Reise
   - „Medical" wird mit medizinischen oder ärztlichen Behandlungsleistungen in Verbindung gebracht. Solche Leistungen gehören schon per definitionem nicht in den Bereich der Gesundheitsförderung und (Primär-) prävention.

3. **Angaben von Befragten mit Wahl der Antwortmöglichkeit 3 (nein)**
   (Anzahl der Nennungen):
   - Begriff ist nicht klar definiert (2)
   - mit dem Begriff können gerade ältere Kunden nichts anfangen
   - oft inkompetente Anbieter
   - nur im Alltag und nicht auf Reisen sinnvoll

Tab. 41b: Effektivität von Medical Wellnessreisen (Frage 14, GT/GG)

Effektiver Beitrag zum Ziel der Gesundheitsförderung/Prävention	Gruppe Tourismus	Gruppe Gesundheit
ja	63,9%	71,0%
bedingt	33,3%	25,8%
nein	2,8%	3,2%
keine Angabe	0,0%	0,0%
Gesamt	100%	100%

Basis: Welle 2 (W2), N = 67, Gruppe Tourismus (GT): 36 Experten, Gruppe Gesundheit (GG): 31 Experten

Tab. 42a: Eignung von Betriebsarten für effektive Gesundheitsvorsorgereiseangebote (Frage 15, W1/W2)

Bewertung Eignung der Betriebsarten		besonders geeignet			gar nicht geeignet		keine Angabe	Gesamt
		1	2	3	4	5		
Gesundheitszentren in Heilbädern und Kurorten	W 1	46,7%	38,9%	8,9%	1,1%	0,0%	4,4%	100%
	W 2	58,2%	34,3%	7,5%	0,0%	0,0%	0,0%	100%
Medical Wellnesshotels	W 1	56,7%	32,2%	6,7%	1,1%	0,0%	3,3%	100%
	W 2	70,1%	23,9%	4,5%	0,0%	0,0%	1,5%	100%
Kliniken	W 1	8,9%	20,0%	36,7%	20,0%	7,8%	6,7%	100%
	W 2	4,5%	26,9%	46,3%	19,4%	0,0%	3,0%	100%
Verbindung aus Klinik und Hotel	W 1	37,8%	35,6%	13,3%	7,8%	0,0%	5,6%	100%
	W 2	37,3%	46,3%	11,9%	4,5%	0,0%	0,0%	100%
Wellnesshotels	W 1	12,2%	34,4%	36,7%	12,2%	1,1%	3,3%	100%
	W 2	9,0%	41,8%	37,3%	10,4%	0,0%	1,5%	100%
Day Spas	W 1	4,4%	20,0%	37,8%	23,3%	11,1%	3,3%	100%
	W 2	1,5%	26,9%	41,8%	25,4%	3,0%	1,5%	100%
Thermen	W 1	8,9%	25,6%	42,2%	16,7%	4,4%	2,2%	100%
	W 2	3,0%	23,9%	58,2%	13,4%	0,0%	1,5%	100%

Welle 1 (W1): N = 89 Experten, Welle 2 (W2): N = 67 Experten

Tab. 42b: Eignung von Betriebsarten für effektive Gesundheitsvorsorgereiseangebote (Frage 15, GT/GG)

Bewertung Eignung der Betriebsarten		besonders geeignet 1	2	3	gar nicht geeignet 4	5	keine Angabe	Gesamt
Gesundheitszentren in Heilbädern und Kurorten	GT	52,8%	38,9%	8,3%	0,0%	0,0%	0,0%	100%
	GG	64,5%	29,0%	6,5%	0,0%	0,0%	0,0%	100%
Medical Wellnesshotels	GT	77,8%	19,4%	2,8%	0,0%	0,0%	0,0%	100%
	GG	61,3%	29,0%	6,5%	0,0%	0,0%	3,2%	100%
Kliniken	GT	8,3%	25,0%	38,9%	27,8%	0,0%	0,0%	100%
	GG	0,0%	29,0%	54,8%	9,7%	0,0%	6,5%	100%
Verbindung aus Klinik und Hotel	GT	25,0%	58,3%	13,9%	2,8%	0,0%	0,0%	100%
	GG	51,6%	32,3%	9,7%	6,5%	0,0%	0,0%	100%
Wellnesshotels	GT	11,1%	52,8%	33,3%	2,8%	0,0%	0,0%	100%
	GG	6,5%	29,0%	41,9%	19,4%	0,0%	3,2%	100%
Day Spas	GT	2,8%	27,8%	36,1%	30,6%	2,8%	0,0%	100%
	GG	0,0%	25,8%	48,4%	19,4%	3,2%	3,2%	100%
Thermen	GT	0,0%	25,0%	61,1%	13,9%	0,0%	0,0%	100%
	GG	6,5%	22,6%	54,8%	12,9%	0,0%	3,2%	100%

Basis: Welle 2 (W2), N = 67, Gruppe Tourismus (GT): 36 Experten, Gruppe Gesundheit (GG): 31 Experten

Tab. 43a: Entwicklung des Nachfragevolumens nach verschiedenen Gesundheitsvorsorgereisearten bis 2020 (Frage 16, W1/W2)

Nachfrageentwicklung Reisearten		starke Zunahme 1	2	3	4	starke Abnahme 5	keine Angabe	Gesamt
Wellnessreisen	W 1	20,0%	52,2%	21,1%	4,4%	0,0%	2,2%	100%
	W 2	9,0%	62,7%	25,4%	1,5%	0,0%	1,5%	100%
Medical Wellnessreisen	W 1	44,4%	48,9%	5,6%	0,0%	0,0%	1,1%	100%
	W 2	37,3%	59,7%	3,0%	0,0%	0,0%	0,0%	100%
Von Krankenkassen bezuschusste Präventionsreisen	W 1	27,8%	24,4%	37,8%	5,6%	4,4%	0,0%	100%
	W 2	13,4%	38,8%	41,8%	4,5%	0,0%	1,5%	100%
Traditionelle Vorsorgekurreisen	W 1	1,1%	11,1%	37,8%	38,9%	10,0%	1,1%	100%
	W 2	1,5%	7,5%	49,3%	37,3%	3,0%	1,5%	100%

Welle 1 (W1): N = 89 Experten, Welle 2 (W2): N = 67 Experten

Tab. 43b: Entwicklung des Nachfragevolumens nach verschiedenen Gesundheitsvorsorgereisearten bis 2020 (Frage 16, GT/GG)

Nachfrageentwicklung Reisearten		starke Zunahme 1	2	3	4	starke Abnahme 5	keine Angabe	Gesamt
Wellnessreisen	GT	16,7%	66,7%	16,7%	0,0%	0,0%	0,0%	100%
	GG	0,0%	58,1%	35,5%	3,2%	0,0%	3,2%	100%
Medical Wellnessreisen	GT	36,1%	61,1%	2,8%	0,0%	0,0%	0,0%	100%
	GG	38,7%	58,1%	3,2%	0,0%	0,0%	0,0%	100%
Von Krankenkassen bezuschusste Präventionsreisen	GT	19,4%	33,3%	41,7%	2,8%	0,0%	2,8%	100%
	GG	6,5%	45,2%	41,9%	6,5%	0,0%	0,0%	100%
Traditionelle Vorsorgekurreisen	GT	2,8%	2,8%	52,8%	33,3%	5,6%	2,8%	100%
	GG	0,0%	12,9%	45,2%	41,9%	0,0%	0,0%	100%

Basis: Welle 2 (W2), N = 67, Gruppe Tourismus (GT): 36 Experten, Gruppe Gesundheit (GG): 31 Experten

Tab. 44a: Nachfrageentwicklung durch Zielgruppen unterschiedlichen Alters nach Gesundheitsvorsorgereisen bis 2020 (Frage 17, W1/W2)

Nachfrageentwicklung Altersgruppen		starke Zunahme 1	2	3	4	starke Abnahme 5	keine Angabe	Gesamt
unter 30jährige	W 1	2,2%	8,9%	57,8%	21,1%	4,4%	5,6%	100%
	W 2	1,5%	13,4%	68,7%	16,4%	0,0%	0,0%	100%
30 bis 39jährige	W 1	15,6%	30,0%	41,1%	10,0%	1,1%	2,2%	100%
	W 2	4,5%	43,3%	50,7%	1,5%	0,0%	0,0%	100%
40 bis 49jährige	W 1	36,7%	48,9%	12,2%	1,1%	0,0%	1,1%	100%
	W 2	25,4%	68,7%	6,0%	0,0%	0,0%	0,0%	100%
50 bis 59jährige	W 1	47,8%	45,6%	5,6%	0,0%	0,0%	1,1%	100%
	W 2	61,2%	34,3%	4,5%	0,0%	0,0%	0,0%	100%
60 bis 69jährige	W 1	32,2%	45,6%	21,1%	0,0%	0,0%	1,1%	100%
	W 2	20,9%	64,2%	14,9%	0,0%	0,0%	0,0%	100%
70jährige und älter	W 1	15,6%	33,3%	44,4%	4,4%	0,0%	2,2%	100%
	W 2	4,5%	35,8%	58,2%	1,5%	0,0%	0,0%	100%

Welle 1 (W1): N = 89 Experten, Welle 2 (W2): N = 67 Experten

Tab. 44b: Nachfrageentwicklung durch Zielgruppen unterschiedlichen Alters nach Gesundheitsvorsorgereisen bis 2020 (Frage 17, GT/GG)

Nachfrageentwicklung Altersgruppen		starke Zunahme 1	2	3	starke Abnahme 4	5	keine Angabe	Gesamt
unter 30jährige	GT	0,0%	16,7%	72,2%	11,1%	0,0%	0,0%	100%
	GG	3,2%	9,7%	64,5%	22,6%	0,0%	0,0%	100%
30 bis 39jährige	GT	2,8%	52,8%	44,4%	0,0%	0,0%	0,0%	100%
	GG	6,5%	32,3%	58,1%	3,2%	0,0%	0,0%	100%
40 bis 49jährige	GT	25,0%	72,2%	2,8%	0,0%	0,0%	0,0%	100%
	GG	25,8%	64,5%	9,7%	0,0%	0,0%	0,0%	100%
50 bis 59jährige	GT	58,3%	38,9%	2,8%	0,0%	0,0%	0,0%	100%
	GG	64,5%	29,0%	6,5%	0,0%	0,0%	0,0%	100%
60 bis 69jährige	GT	25,0%	61,1%	13,9%	0,0%	0,0%	0,0%	100%
	GG	16,1%	67,8%	16,1%	0,0%	0,0%	0,0%	100%
70jährige und älter	GT	8,3%	33,3%	58,3%	0,0%	0,0%	0,0%	100%
	GG	0,0%	38,7%	58,1%	3,2%	0,0%	0,0%	100%

Basis: Welle 2 (W2), N = 67, Gruppe Tourismus (GT): 36 Experten, Gruppe Gesundheit (GG): 31 Experten

Tab. 45a: Nachfrageentwicklung nach Gesundheitsvorsorgereisen durch männliche Nachfrager (Frage 18, W1/W2)

Nachfrageentwicklung Männer	starke Zunahme 1	2	3	4	starke Abnahme 5	keine Angabe	Gesamt
1. Welle	21,1%	65,6%	13,3%	0,0%	0,0%	0,0%	100%
2. Welle	6,0%	88,0%	6,0%	0,0%	0,0%	0,0%	100%

Welle 1 (W1): N = 89 Experten, Welle 2 (W2): N = 67 Experten

Tab. 45b: Nachfrageentwicklung nach Gesundheitsvorsorgereisen durch männliche Nachfrager (Frage 18, GT/GG)

Nachfrageentwicklung Männer	starke Zunahme 1	2	3	starke Abnahme 4	5	keine Angabe	Gesamt
Gruppe Tourismus	5,6%	88,9%	5,6%	0,0%	0,0%	0,0%	100%
Gruppe Gesundheit	6,5%	87,1%	6,5%	0,0%	0,0%	0,0%	100%

Basis: Welle 2 (W2), N = 67, Gruppe Tourismus (GT): 36 Experten, Gruppe Gesundheit (GG): 31 Experten

Tab. 46: Zukünftige Nachfrage nach Gesundheitsvorsorgereisen durch unterschiedliche soziale Schichten (Frage 19, W1)

Zukünftige Nachfrage nach Gesundheitsvorsorgereiseangeboten	1. Welle
alle soziale Schichten	3,3%
mittlere und höhere soziale Schichten	94,5%
nur höhere soziale Schichten	2,2%
keine Angabe	0,0%
Gesamt	100%

Welle 1 (W1): N = 89 Experten
Diese Frage wurde aufgrund einer sehr hohen Übereinstimmung der Angaben von über 95% nur in der ersten Befragungsrunde gestellt.

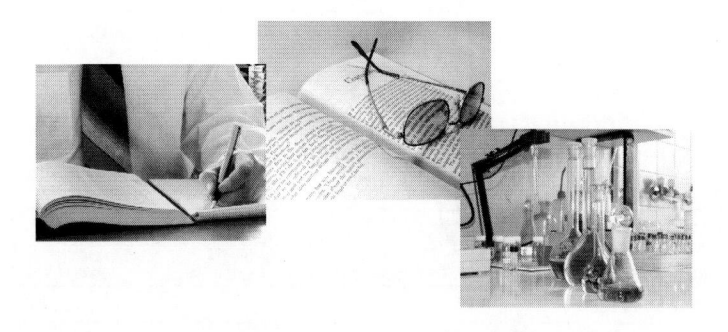

www.dissertationsdruck.org

*Ihr Spezialist
für die Veröffentlichung
wissenschaftlicher Werke!*

... infomieren Sie sich über unsere Veröffentlichungen
www.pb-dissertationen.de